"十二五"职业教育国家规划教材
经全国职业教育教材审定委员会审定

供高专高职医药卫生类专业使用

传染病学

第四版

主　编　易本谊

副主编　林丽萍　付生弟

编　委　(按姓氏汉语拼音排序)

陈吉刚　重庆医药高等专科学校
陈媛玲　曲靖医学高等专科学校
付生弟　湖北三峡职业技术学院
林丽萍　曲靖医学高等专科学校
刘英莲　淄博职业学院
谢　辉　湖北三峡职业技术学院
易本谊　九江学院
张令令　商丘医学高等专科学校

科学出版社

北　京

内容简介

《传染病学》第四版教材内容共分为六章，包括传染病学总论、病毒感染性疾病、细菌感染性疾病、螺旋体感染性疾病、原虫感染性疾病、蠕虫感染性疾病。教材编写紧扣国家执业助理医师资格考试大纲，以培养高等职业医学专业人才为目标，各章节主要是传染病中的常见病及多发病。

本教材可供三年制高职、高专医药卫生类专业学生使用。

图书在版编目(CIP)数据

传染病学 / 易本谊主编. —4版. —北京：科学出版社，2016.12
“十二五”职业教育国家规划教材
ISBN 978-7-03-048532-8

Ⅰ. 传…　Ⅱ. 易…　Ⅲ. 传染病学-高等职业教育-教材　Ⅳ.R51

中国版本图书馆CIP数据核字（2016）第123163号

责任编辑：丁海燕 / 责任校对：李　影
责任印制：李　彤 / 封面设计：张佩战

科学出版社 出版
北京东黄城根北街16号
邮政编码：100717
http://www.sciencep.com
北京虎彩文化传播有限公司 印刷
科学出版社发行　各地新华书店经销
*
2004年 8 月第　一　版　开本：787×1092　1/16
2016年12月第　四　版　印张：15 3/4　插页：4
2022年 1 月第十二次印刷　字数：362 000

定价：59.00 元
（如有印装质量问题，我社负责调换）

前　　言

《传染病学》第四版是医药卫生类专业“十二五”职业教育国家规划教材，本教材是在充分比较了国内外同类教材的优、缺点，认真分析了前几版全国高职高专临床医学专业《传染病学》教材的特点及广大师生的反馈意见，在《传染病学》第三版教材的基础上进行的修订和调整再版。

本教材的内容按传染病学总论、病毒感染性疾病、细菌感染性疾病、螺旋体感染性疾病、原虫感染性疾病、蠕虫感染性疾病顺序编写。在内容的选择上，我们坚持以培养高等职业医学专业人才为目标，紧扣国家执业助理医师资格考试大纲，以职业技能培养为根本，坚持理论联系实际，严格把握内容的选择及深浅度，例如病毒性肝炎、流行性出血热、霍乱、血吸虫病等对于我国人民健康威胁较大的重要传染病的病原学、流行病学、发病机制、临床表现、诊断、治疗以及预防有较深的阐述，对再发以及新发传染病也有所涉及，在教材的编排上，编有“学习目标”、“案例分析”、“链接”、“考点提示”和“目标检测”等内容，有利于学生更好地掌握教学内容，突出了教材的职业性和实用性。

相对于第三版教材，第四版对于部分内容增加了图片、动画及阐述性文档，可利用多媒体、互联网、触控等技术，整合图片、音频、视频等媒体内容和交互效果，支持平板电脑、手机等各类移动阅读终端，增加教材的趣味性，有助于更好地帮助学生理解教材内容，提高学生的学习兴趣。

本教材在编写过程中得到了九江学院、曲靖医学高等专科学校、湖北三峡职业技术学院的关心和支持，在此深表感谢！同时也非常感谢本教材前三版各位编委们所做的工作。

鉴于编者水平有限，本教材中难免存在不足之处，希望广大读者批评指正，不吝赐教！

编　者

2016 年 1 月

目　录

第一章 总　　论

学 习 目 标

1. 掌握传染病的基本特征、诊断方法、治疗和预防原则。

2. 掌握传染病、传染、传染源、病原携带状态、隐性感染、传染病流行过程等基本概念。

3. 理解传染病的发生机制、临床特点。

4. 了解传染病的危害性及防治成就。

5. 树立预防为主的观念，具有良好的职业素质。

第一节 概　　述

传染病（communicable diseases）是由多种病原体感染人体后引起，具有传染性，并在一定条件下可引起流行的感染性疾病。病原体是指感染人体或动物后可导致疾病的病原微生物（包括细菌、病毒、朊毒体、衣原体、立克次体、支原体、螺旋体、放线菌、真菌）和寄生虫（包括原虫、蠕虫、医学昆虫）。感染性疾病是指由病原体感染所致的疾病，包括传染性感染性疾病和非传染性感染性疾病。

传染病学是研究传染病在人体内发生、发展与转归的原因和规律的一门临床学科。其重点在于研究传染病的临床表现、诊断依据、治疗方法和预防措施，目的是促进传染病患者早日康复并控制传染病在人群中传播和流行。

在人类历史上，一些烈性传染病如天花、霍乱、鼠疫等流行十分猖獗并造成重大灾难。有些急、慢性传染病，如伤寒、疟疾、斑疹伤寒、白喉、日本血吸虫病、黑热病等在我国城乡亦曾广泛流行，给广大民众健康和生命造成严重威胁。新中国成立后，在“预防为主”的卫生工作方针指导下，广大医务工作者大力开展防治工作，使传染病的发病率大幅度下降，病死率显著降低，预防工作取得了很大成绩。

时至今日，艾滋病仍有蔓延之势，结核病卷土重来，霍乱在一些发展中国家时有流行。有些传染病，如病毒性肝炎、肺结核、梅毒、细菌性痢疾和阿米巴痢疾、淋病等仍然广泛存在。新发传染病包括变异病原体感染多次出现流行，如埃博拉出血热、传染性非典型肺炎、甲型 H1N1 流感、人感染 H7N9 型禽流感、高致病性禽流感、中东呼吸综合征等，这些新出现的传染病对人民群众的身体健康与生命安全构成严重威胁，传染病防治工作面临比过去更加严峻的形势。许多国家已将传染病疫情的有效应对列为重要的公共卫生问题。我们只有坚持贯彻“预防为主”和“防治结合”的方针，切实落实“三级预防”措施，才能最终达到控制或消灭传染病的目的，实现“人人享有初级卫生保健”的目标。

2015年中国重点传染病疫情报告

国家卫生和计划生育委员会网站数据显示：2015年8月1日至8月31日24时，全国共报告法定传染病598 089例，死亡1369人，其中艾滋病死亡1085人。发病数居前五位的病种依次为：病毒性肝炎、肺结核、梅毒、细菌性和阿米巴性痢疾及淋病。报告死亡数居前五位的病种依次为：艾滋病、肺结核、狂犬病、病毒性肝炎和手足口病。

链接

第二节　感染与免疫

一、感染的概念和构成因素

（一）感染的概念

感染也称传染，是指病原体侵入人体，人体与病原体相互作用、相互斗争的过程，即病原体在人体的寄生过程。

（二）感染的构成因素

构成感染的必备条件是病原体、人体和他们所处的环境三个因素。人们在外界环境中经常会接触到病原微生物，故感染过程会不断发生。病原体通过各种途径进入人体，就开始了感染。病原体是被清除还是定居下来，进而引起组织损伤、炎症过程和各种病理改变，主要取决于病原体的致病力和机体的免疫功能，也和来自外界的干预（如药物治疗等）有关。

考点提示： 感染过程的概念及构成因素

二、感染过程中病原体的作用

在感染过程中人体免疫反应在抵御病原体致病方面起着主导作用，但病原体的侵袭力、毒力、数量和变异性等在传染过程中也起着重要作用。

（一）侵袭力

侵袭力是指病原体侵入人体并在体内扩散的能力。有些病原体可直接侵入人体，如钩端螺旋体、日本血吸虫尾蚴、钩虫丝状蚴等；有些病原体经呼吸道、消化道进入人体，先黏附在呼吸道和消化道黏膜表面，再进一步侵入组织细胞，产生酶和毒素，引起病变，如溶血性链球菌产生红疹毒素、透明质酸酶，金黄色葡萄球菌产生血浆凝固酶等。病原菌的荚膜能够抵抗吞噬细胞的吞噬，菌毛能黏附在黏膜上皮表面，也能增强其侵袭力。病毒常通过与细胞表面的受体结合再进入细胞内。

（二）毒力

毒力由毒素和其他毒力因子组成。毒素包括外毒素和内毒素。外毒素大多是由革兰阳性菌在生长繁殖过程中分泌到细胞外，是具有酶活性的毒性蛋白质。具有代表性的是破伤风外毒素和白喉外毒素；少部分革兰阴性菌也能产生外毒素，如霍乱弧菌产生的霍乱肠毒素。内毒素主要是革兰阴性菌细胞壁中的一种脂多糖，菌体自溶或死亡后裂解释放出来，通过激活单核/巨噬细胞，释放细胞因子而致病。大多数革兰阴性菌都有内毒素，如伤寒杆菌、痢疾杆菌、脑膜炎奈瑟菌等。其他毒力因子中，有些具有穿透能力，如钩虫丝状蚴；有些具有侵袭能力，如痢疾杆菌；有些具有溶组织能力，如溶组织阿米巴原虫。许多细菌还能分泌一些针对其他细菌的毒力因子，如克服正常菌群的毒力因子、对抗体液免疫的毒力因子、对抗巨噬细胞的毒力因子等。

（三）数量

在同一种传染病中，入侵病原体的数量一般与致病能力成正比。然而，在不同的传染病中，能引起疾病的最低病原体数量可有较大差异，如伤寒需要 10 万个菌体，而菌痢仅需 10 个菌体。

（四）变异性

病原体可因遗传、环境、药物等因素而发生变异。一般来说，经过人工多次传代培养，可使病原体的致病力减弱，如用于预防结核病的卡介苗；在宿主之间反复传播可使病原体的致病力增强，如肺鼠疫。病原体的抗原变异可逃避机体的特异性免疫作用而继续引起疾病或使疾病慢性化，如流行性感冒病毒、艾滋病病毒等。

三、感染过程中人体免疫的作用

人体的免疫对感染过程的表现和转归起着重要的作用，可分为保护性免疫和变态反应两种。保护性免疫分为非特异性免疫与特异性免疫两种，都可能引起机体保护和病理损害，变态反应都是特异性免疫应答。增加人体保护性免疫反应能力，减少、控制变态反应发生则是传染病防治中的两项重要内容。

（一）非特异性免疫

在抵御感染过程中非特异性免疫首先发挥作用，这是人类在长期进化过程中形成的，出生时即有的较为稳定的免疫能力。

考点提示： 非特异性免疫的概念及组成

1. 天然屏障　包括皮肤、黏膜及其分泌物（胃酸、溶菌酶等）与附属器（鼻毛、气管黏膜上皮细胞的纤毛）等外部屏障及血-脑脊液屏障和胎盘屏障等内部屏障。

2. 吞噬作用　单核吞噬细胞系统包括血液中游走性单核细胞，以中性粒细胞为主的各种粒细胞和肝、脾、骨髓、淋巴结中固定的吞噬细胞，它们都具有非特异性吞噬功能，可清除体内的病原体。

3. 体液因子　存在于体液中的补体、溶菌酶和干扰素等，均对清除病原体起着重要作用。

（二）特异性免疫

特异性免疫是指由于对抗原进行特异性识别而产生的免疫。感染和免疫接种均能产生特异性免疫。特异性免疫是通过细胞免疫（T 细胞）和体液免疫（B 细胞）作用而产生的免疫应答。

考点提示： 特异性免疫的概念及分类

1. 细胞免疫　T 细胞被某种病原体抗原刺激后能对该抗原产生致敏，当再次与该抗原相遇时，则通过细胞毒性和淋巴因子杀伤病原体及其所寄生的细胞。细胞免疫在对抗病毒、真菌、原虫和部分在细胞内寄生的细菌，如伤寒杆菌、布氏杆菌、结核杆菌、麻风杆菌的感染中起重要作用。T 细胞还有调节体液免疫的功能。

2. 体液免疫　致敏 B 细胞再次受到抗原刺激后，即转化为浆细胞，并产生能与致敏 B 细胞抗原相对应的抗体，即免疫球蛋白（Ig），如 IgG、IgM、IgA、IgD、IgE 等。在感染过程中 IgM 最早出现，持续时间短，是近期感染的标志，有早期诊断意义。IgG 在感染后临近恢复期时出现，持续时间较长，是既往感染的标志。IgG 在体内含量最高，占免疫球蛋白的 80%，能通过胎盘，是用于防治某些传染病的丙种球蛋白及抗毒血清的主要成分。SIgA 是呼吸道和消化道黏膜抗感染的主要抗体，IgE 主要作用于入侵的原虫和蠕虫。

四、感染过程的表现

病原体通过各种途径进入人体即开始了感染过程。由于人体免疫功能、病原体的致病能力各异，以及人体与病原体所处环境的影响，使感染过程出现不同的表现，常见的有以下五种：

（一）病原体被消灭或排出体外

病原体进入人体后，在人体有效的防御作用下，如皮肤黏膜的屏障作用、胃酸的杀菌作用、多种体液成分的溶菌及杀菌作用、血-脑屏障和吞噬细胞的吞噬作用、抗体的抗感染作用、致敏淋巴细胞的杀伤作用等均能使病原体在体内被消灭或通过鼻咽、气管、肠或肾排出体外，人体不产生任何病理变化和临床表现。

（二）病原携带状态

病原体侵入人体后，可在入侵部位或某脏器内生长繁殖，并不断排出体外，而人体不出现任何临床症状。体内有病原体生长繁殖并可排出体外，无临床表现的人，称为病原携带者。病原携带者按照病原体种类不同分带菌者、带毒者、带虫者。按其发生时期的不同，病原携带者一般分为潜伏期病原携带者、恢复期病原携带者、健康病原携带者。按持续时间的不同，病原携带者一般分为暂时性病原携带者（短于3个月）、慢性病原携带者（长于3个月）。所有病原携带者都有一个共同特点：不出现临床症状而能排出病原体。在许多传染病中，如伤寒、菌痢、霍乱、白喉、乙型肝炎等，病原携带者是重要的传染源。但并非所有传染病都有病原携带者，如麻疹和流感，病原携带者极为罕见。

（三）隐性感染

隐性感染又称亚临床感染或不显性感染。病原体侵入人体以后，在人体某一部位生长繁殖，所致病理变化较轻，不出现或仅出现不明显的临床表现，只有通过病原学及免疫学检测才能发现。隐性感染在某些传染病流行期间较为常见，如病毒性肝炎、流行性乙型脑炎、白喉等，其感染人数可超过显性感染数倍以上，感染后可获得对该传染病的特异性免疫力，把病原体消除，使免疫人群扩大。少数人可转为病原携带状态。

（四）潜伏性感染

潜伏性感染又称潜在性感染。病原体侵入人体后，双方保持平衡状态，病原体潜伏在身体的某一部位，不排出体外，不出现临床症状。一旦机体免疫功能下降，潜伏于机体的病原体就趁机大量生长繁殖，引起病理损伤，并出现临床症状。常见的潜伏性感染有带状疱疹、结核病等。潜伏性感染期间，病原体一般不排出体外，这是与病原携带状态的不同之处。潜伏性感染并不是在每种传染病中都存在。

水痘与带状疱疹

水痘与带状疱疹是两种传染病，但病原体相同，即水痘-带状疱疹病毒。幼儿感染水痘-带状疱疹病毒后，病毒潜伏在幼儿的神经节中，当幼儿成年或老年时，机体免疫功能下降，潜伏的水痘-带状疱疹病毒沿神经扩散、蔓延，引起带状疱疹。

链接

（五）显性感染

显性感染又称临床感染。病原体侵入人体后，由于病原体数量多、毒力强，或人体防御能力弱，病原体在体内大量繁殖，导致组织损伤，引起病理改变和临床表现。显性感染后，机体可获得特异性免疫力。但有些传染病的感染者其病后免疫并不巩固，容易再受感染发病，如细菌性痢疾。少数显性感染者可转变为病原携带者。大多数传染病中，显性感染只占全部受感染者的小部分。

感染过程不一定都导致传染病，而传染病的发生必然有感染过程。感染过程中以隐性感染最为多见，病原携带状态次之，显性感染最少，但最易识别。上述五种感染形式，在一定条件下可以互相转化。

考点提示：
感染的表现形式及他们之间的关系

第三节 传染病的发病机制

一、传染病的发生和发展

传染病的发生与发展有一个共同的特点，就是疾病发展的阶段性。发病机制中的阶段性与临床表现的阶段性大多数是吻合的，但少数不一致。例如，伤寒第一次菌血症时还未出现临床症状，第四周体温下降时，肠壁溃疡还未完全愈合。

（一）入侵部位

病原体的入侵部位与发病机制密切相关，入侵部位适当，病原体才能进入、生长、繁殖及引起病变。如破伤风杆菌必须经伤口感染，痢疾杆菌、伤寒杆菌、霍乱弧菌必须经口感染，才能引起病变。

（二）机体内定位

病原体入侵成功并获得立足点后，可在入侵部位直接引起病变，如恙虫病的焦痂；也可在入侵部位繁殖，分泌毒素，在远离入侵部位引起病变，如破伤风、白喉；或者进入血液循环，再定位某一脏器，引起该器官的病变，如病毒性肝炎、流行性脑脊髓膜炎；或者经过一系列的生活史阶段，最后在某脏器中定居，如血吸虫病。不同病原体在机体内定位不同，每种传染病都有其各自的特殊规律。

（三）排出途径

每种传染病都有其病原体排出的途径，这是患者、病原携带者和隐性感染者有传染性的重要因素。有些病原体的排出途径是单一的，如痢疾杆菌只通过粪便排出；有些病原体可有多个排出途径，如脊髓灰质炎病毒既可通过粪便又可通过飞沫排出；有些病原体如疟原虫，只存在于血液中，当虫媒叮咬或输血才离开人体。病原体排出体外的持续时间长短不一，因而不同传染病有不同的传染期。

二、组织损伤的机制

在传染病中，导致组织损伤的方式有以下三种：

（一）直接损伤

病原体借助其机械运动及所分泌的酶可直接破坏组织，如溶组织阿米巴滋养体；或通过细胞病变而使细胞溶解，如脊髓灰质炎病毒；或通过诱发炎症过程而引起组织坏死，如鼠疫杆菌。

（二）毒素作用

有些病原体能分泌很强的外毒素，导致靶器官的损害，如肉毒杆菌的神经毒素；或引起功能紊乱，如霍乱肠毒素。革兰阴性菌裂解后产生的内毒素可致发热、休克、弥散性血管内凝血（DIC）等。

（三）免疫机制

很多传染病的发病机制与免疫应答有关。有些传染病能抑制细胞免疫，如麻疹；或直接破坏T细胞，如艾滋病；有些病原体能通过变态反应而导致组织损伤，其中以Ⅲ型变态反应（如流行性出血热）和Ⅳ型变态反应（如结核病、血吸虫病）最为常见。

三、重要的病理生理变化

（一）发热

发热是传染病的一个重要临床表现，但并不是其特有的表现，炎症、肿瘤和免疫介导的疾病也可引起发热。当机体发生感染、炎症、损伤或受到抗原刺激时，外源性致热源作用于单核吞噬细胞系统，使之释放内源性致热源。内源性致热源通过血-脑屏障作用于体温调节中枢，释放前列腺素 E_2，使产热大于散热而导致发热。

（二）代谢改变

传染病患者发生的代谢改变主要为进食量下降，能量吸收减少，蛋白质、糖类、脂肪消耗增多，水、电解质平衡紊乱和内分泌改变。疾病早期，胰高血糖素和胰岛素分泌增加，血液甲状腺素水平下降，后期随着垂体反应刺激甲状腺素分泌而升高，恢复期各种物质代谢又逐渐恢复正常。

第四节　传染病的流行过程与影响因素

一、流行过程的概念及应具备的基本条件

传染病在人群中发生、发展和转归的过程，称流行过程。传染病的流行过程必须同时具备三个基本条件：传染源、传播途径和易感人群，三个条件相互联系，相互依赖，缺一不可。

（一）传染源

体内有病原体生长、繁殖，并能排出病原体的人或动物称为传染源，包括传染病患者、病原携带者、隐性感染者和受感染的动物。

1. 传染病患者　急性期患者体内有大量病原体生长繁殖，并借助咳嗽、腹泻等症状排出体外，而成为主要传染源。轻型患者无明显症状，不易被发现，且人数较多，是极重要的传染源。慢性患者排出病原体的时间长，活动范围较大，与易感者接触机会较多，也是重要的传染源。

2. 病原携带者　病原携带者因缺乏症状而不易被发现，且能自由活动，长期排出病原体，在某些传染病中，如伤寒、细菌性痢疾等，有重要的流行病学意义。

3. 隐性感染者　病原未清除之前，具有传染性。在某些传染病中，如流行性脑脊髓膜炎、脊髓灰质炎等，隐性感染者是重要的传染源。

4. 受感染的动物　有些动物间的传染病，也可传染给人类，称为动物源性传染病。其中，有的传染病可在哺乳动物和人之间相互传播，称为人畜共患病。受感染的动物是人主要的传染源，如狂犬病。

考点提示： 传染源的概念及组成

动物源性传染病感染和扩散的基本规律

1. 宿主动物直接传播　如钩端螺旋体病因带钩体动物的排泄物污染水源和土壤，当人与疫水接触经皮肤而感染；狂犬病主要由带毒动物咬伤、抓伤，或由皮肤破损处污染而被感染。

2. 虫媒传播　如猪、狗等是流行性乙型脑炎的重要宿主动物，该病经蚊虫叮咬而传播。鼠疫是以蚤为媒介的虫媒病，同时又是可直接接触传染的动物源性传染病。

3. 经中间宿主感染的寄生虫病　如日本血吸虫病是由日本血吸虫引起的人畜共患的疾病，其传播过程必须有储存宿主排出虫卵污染水源，有中间宿主钉螺供其毛蚴发育成尾蚴，当人畜接触含尾蚴的疫水后方获得感染。

链接

（二）传播途径

病原体从传染源体内排出后，再侵入另一易感者体内所经过的途径称为传播途径。传播途径分水平传播和垂直传播，水平传播指个体之间的传播，垂直传播指母亲与胎儿、婴儿之间的传播。主要有以下几种：

考点提示：传播途径的概念及分类、组成

1. 呼吸道传播　包括空气、飞沫、尘埃，是呼吸道传染病的主要传播途径。当患者讲话、咳嗽、喷嚏时，可以从鼻咽部喷出含有病原体的飞沫到周围空气中并漂浮，被易感者吸入造成感染，称为飞沫传播。大的飞沫和痰液坠落到地上，外层干燥后形成蛋白膜，可随尘埃飞扬于空气中，被易感者吸入而感染，称为尘埃传播。经空气传播的传染病流行特征是传播途径容易实现，蔓延速度快，冬春季多见，儿童发病率高。

2. 消化道传播　包括经水传播和经食物传播，常引起消化道传染病。患者因进食被病原体污染的食物或进食患病动物的肉、乳、蛋等而受到感染，或因饮用被病原体污染的水源而被感染。经食物传播的传染病流行特征是患者都有食用被污染食物的病史，不吃者不发病。经饮水传播的传染病流行特征是患者分布与供水范围一致；经水传播的另一种感染方式是易感者的皮肤黏膜与存在某些传染病病原体的疫水接触，病原体经皮肤或黏膜侵入人体，见于血吸虫病、钩端螺旋体病等，其流行特征是有地区性、季节性和职业性。

3. 接触传播　包括直接接触传播和间接接触传播，传染源与易感者直接接触而不需要任何外界因素者为直接接触传播，如性病、狂犬病等；间接接触传播又称日常生活接触传播，是传染源排出的病原体通过污染手或日常生活用具、玩具等传播疾病，其既可引起呼吸道传染病（如白喉），也可传播消化道传染病（如伤寒、痢疾、霍乱等）。

4. 虫媒传播　是指以节肢动物为媒介而造成的传播。又分为吸血节肢动物传播和机械携带传播两种，前者是指通过吸血昆虫叮咬、吸吮患病动物和人的血液而传播，如蚊虫传播乙脑、虱传播斑疹伤寒等。由于吸血节肢动物生长繁殖需要适宜的环境和气候条件，故经虫媒传播的疾病具有明显的地区性和季节性。后者经节肢动物机械地携带病原体，然后再传播给易感者，如苍蝇和蟑螂能够通过机械地携带病原体传播痢疾、伤寒等。

5. 血液、体液传播　经输血、使用血制品或被血液、体液污染的医疗器械所引起的传播，如乙型病毒性肝炎、丙型病毒性肝炎、疟疾及艾滋病等。

6. 母婴传播　某些传染病的病原体可通过产前（胎盘）、产时（产道）、产后（哺乳、喂养）传播，如乙型病毒性肝炎、风疹及艾滋病等。

母婴传播属于垂直传播，以上其他传播途径统称为水平传播。有些传染病只有一种传播途径，如伤寒只经消化道传播；而有些传染病则有多种传播途径，如疟疾可经虫媒传播、血液传播和母婴传播等。

（三）人群易感性

人群易感性是指人群对某种传染病病原体的易感程度或免疫水平。对某一传染病缺乏特异性免疫力的人群称为易感人群。人群易感性以人群中非免疫人口占全部人口的百分比表示。判断某一人群对某种传染病易感水平的高低，可从该病以往在人群中的流行情况、该病的预防接种情况及对人群进行该病抗体水平检测结果而定。人群易感性高低受许多因素影响，如新生儿增加、易感人口迁入、免疫人口死亡、人群免疫力自然消退、一般抵抗力降低和病原体变异等，均能使人群易感性升高。有计划地预防接种或传染病流行之后免疫人口增加、隐性感染后免疫人口增加，均能降低人群易感性。

流行性感冒流行的三个基本环节

当流行性感冒患者讲话、咳嗽、打喷嚏时，会从鼻咽部喷出大量的含有流感病毒的飞沫，悬浮于空气中，周围的人吸入了这种带有病毒的空气以后，病毒进入呼吸道，就有可能引起流行性感冒。可见，流行性感冒的传染源主要是流感患者，传播途径主要是空气飞沫传播，易感人群则包括大多数人。

链接

考点提示： 疫源地的概念及疫源地被消灭的条件

二、疫 源 地

在一定条件下，传染源向周围排出的病原体，通过一定传播途径所波及的范围称为疫源地。病原体从传染源向周围播散的范围较小或者单个疫源地称为疫点，传染病在人群中暴发、流行，其病原体向周围播散时所能波及的地区称为疫区。自然疫源地是指某些可引起人类传染病的病原体在自然界的野生动物中长期存在和循环的地区。

疫源地的范围大小受传染源活动范围、传播途径的特点、传染源周围人群的免疫状态等因素的影响。疫源地消灭必须具备三个条件：①传染源已被移走（住院或死亡）或消除了排出病原体的状态（治愈）；②通过各种措施消灭了传染源排于外环境中的病原体；③所有的易感接触者从可能受到传染的最后时刻算起，经过该病最长潜伏期而无新病例或新感染者。具备了这三个条件时，针对疫源地的各种防疫措施即可解除。

三、流行过程的影响因素

传染病的发生与流行，除要具备流行的三个基本条件外，尚需在适宜的外界因素下才能实现。自然因素和社会因素直接影响和制约流行过程，使流行过程表现出不同的强度和性质。

考点提示： 流行过程的影响因素

（一）自然因素

自然因素主要指地理环境、气候、生态等因素。自然因素通过对流行过程三个环节的作用而影响传染病的发生及发展。它既可影响人体的防御功能，人体与病原体接触机会，病原体的发育、繁殖和致病性，还能影响野生动物和媒介节肢昆虫的地区分布、繁殖季节和活动能力。因而许多传染病的发病呈现明显的季节性和地区性。例如，呼吸道传染病多见于冬春季，与气候寒冷、干燥，人们喜室内活动等有关；消化道传染病多见于夏秋季，与天气炎热，人们喜食生冷食物且大量喝水，冲淡胃酸等有关；钩端螺旋体病的暴发与暴雨造成的洪水泛滥，人们接触疫水的机会增多有关。

（二）社会因素

社会因素包括社会制度、经济和生活条件、风俗习惯、职业活动、居住条件、营养状况、医疗卫生条件、人口增多和城市化、环境污染和生态环境恶化等，对传染病的流行过程有决定性的影响。例如，通过普及传染病预防知识的教育，培养公民良好的卫生意识和应对突发传染病的能力，落实计划免疫措施，大力进行普查普治等，可使许多传染病迅速被控制或消灭。

传染病的流行既是生物现象，也是社会现象。只有在一定的社会因素和自然因素的影响下，流行过程才能发生与发展。而传染病的控制、预防和消灭也离不开这两类因素的作用。这两类因素是通过作用于传染源、传播途径及易感人群而影响到流行过程的。

第五节 传染病的特征

一、传染病的基本特征

（一）有特异性病原体

每种传染病都是由特异的病原体感染引起的，包括各种致病微生物和寄生虫，其中病毒和细菌感染最常见。如霍乱的病原体为霍乱弧菌，梅毒的病原体为梅毒螺旋体，麻疹的病原体为麻疹病毒。因此，特异性的病原体检查对传染病的确诊及防治有重大意义。

（二）有传染性

病原体由一个宿主排出体外，经一定的途径传给另一个宿主，这种特性称为传染性。这是传染病与感染性疾病的主要区别。传染病能由动物传染给人，也能在人群中相互传播，但每种传染病的传染性强弱不一。如霍乱、鼠疫传染性极强，称为烈性传染病，在传染病管理中列为甲类传染病。

传染病患者排出病原体的整个时期称为传染期。不同的传染病传染期长短不一，各种传染病在不同的病程阶段传染性大小也不同。一般传染病在潜伏期末即有传染性，发病早期和极期传染性最强，恢复期传染性逐渐减小。了解各种传染病的传染期是确定传染病患者隔离期限的重要依据。

（三）有流行病学特征

1. 流行性　在一定条件下，传染病能在人群中传播蔓延的特性称为流行性。其流行强度和广度可分为：

（1）散发：指某传染病在某地区的发病保持在常年的一般发病水平，传染病在人群中散在发生。

（2）暴发：指某传染病在短时间小范围内突然出现大批同类病例。

（3）流行：指某传染病在某地区的发病率显著高于常年的一般发病水平。在人群免疫水平较低或疾病的传播途径易于实现时，易造成流行。

（4）大流行：指某传染病在一定时间内迅速蔓延，波及范围广泛，甚至超出国界、洲界。

2. 季节性　由于受气温、湿度、雨水等环境因素的影响，某些传染病的发病率随季节的变化而升降，不同的传染病大致上有不同的季节性。如呼吸道传染病冬春季节多见，而消化道传染病夏秋季节多见。

3. 地方性　因地理气候、人们生活习惯等自然因素和社会因素的不同，某些传染病常局限在一定地区发生，这种传染病称地方性传染病，如血吸虫病、布氏杆菌病等。以野生动物为主要传染源的疾病称自然疫源性传染病，也属于地方性传染病。存在这种疾病的地区称自然疫源地。

（四）有免疫性

人体受某种病原体感染后，能获得针对这种病原体及其产物的特异性免疫力，从而阻止该病原体的侵入或限制其在体内生长繁殖。由于各种传染病的免疫强度和持续时间不同，可出现下列现象：

1. 再感染　传染病痊愈后，经过一段时间免疫力逐渐消失，又感染同一种病原体称为再感染。见于流行性感冒、细菌性痢疾等。

2. 重复感染　传染病尚未痊愈，又受同一种病原体感染，称为重复感染。见于日本血吸虫病、钩虫病等。

考点提示：传染病的基本特征

3. 复发 传染病已经进入恢复期或初愈，体温已降至正常，病原体在体内又复活跃，再次出现临床症状称为复发。见于伤寒、疟疾等。

4. 再燃 传染病已进入缓解后期，体温尚未降至正常而再度上升，症状重新出现，称为再燃。见于伤寒。

二、传染病的临床特点

（一）病程发展的规律性

传染病从发生、发展至恢复，其病程具有一定的规律性和阶段性，大致可分为以下几个时期：

1. 潜伏期 从病原体侵入人体到开始出现临床症状前的这段时间称为潜伏期。各种传染病的潜伏期长短不同，但每种传染病的潜伏期都有一个相对不变的限定时间。了解潜伏期有助于传染病的诊断和确定医学观察、留验的期限。

2. 前驱期 从起病到某种传染病的特殊症状出现以前，出现一些无特异性的症状，如乏力、头痛、发热、食欲缺乏等，时间仅 1～3 日，称为前驱期。起病急的传染病可无明显的前驱期。此期已具有很强的传染性。

3. 症状明显期 此期病情逐渐加重，并逐渐表现出某种传染病所特有的症状和体征，如典型的热型、皮疹、肝脾肿大和脑膜刺激征等。病情由轻变重达到高峰，然后逐渐缓解。本期又可分为上升期、极期和缓解期。本期容易发生并发症，传染性极强。

4. 恢复期 人体免疫力增至一定程度，体内病理生理过程基本终止，症状和体征基本消失，直至完全康复，称为恢复期。此期体内产生的功能失调和组织损伤等病变逐步调整和修复，血清中抗体效价也逐渐升至最高水平。病原体大多被清除，少数患者体内仍带有病原体，可复发或成为病原携带者。此期也可发生并发症和后遗症。

（二）常见症状及体征

1. 发热及热型 发热是机体对感染的一种全身性反应，也是许多传染病所共有的症状；热型是传染病重要特征之一，具有鉴别诊断意义。常见热型有：

（1）稽留热：多为高热，体温常在 40℃上下，昼夜波动范围在 1℃以内，持续数日或数周不退。见于伤寒极期、流行性斑疹伤寒。

（2）弛张热：体温波动较大，24 小时内体温之差在 1℃以上，但低温未到正常。见于伤寒缓解期、流行性出血热。

（3）间歇热：体温突然升高，可达到 39℃以上，经数小时后又下降，间歇期体温完全正常，如此反复发作。见于疟疾、败血症等。

（4）波状热：热度逐渐上升，在数日内达高峰，以后又逐渐下降至低热或正常，经一段时间间歇后又再次逐渐上升，如此反复持续数月之久，称为波状热。见于布氏杆菌病。

（5）双峰热：一昼夜间体温上升、下降、再上升又下降，形成双峰型，每次升降相差 1℃左右，见于黑热病。

（6）不规则热：是指发热患者的体温曲线无一定规律的热型，可见于流行性感冒、败血症、肺结核等。

2. 发疹 是许多传染病的特征，可有皮疹和黏膜疹。不同传染病皮疹的性质、形态、颜色、大小、分布部位、出现时间、出疹顺序、演变、疹后有无脱屑及色素沉着都有不同，了解发疹情况有助于传染病的诊断和鉴别诊断。

（1）常见皮疹种类

1）斑丘疹：斑疹为不高起、不下凹的界限性皮肤颜色的改变。丘疹是高出皮肤而无空腔的界限性隆起。斑丘疹就是斑的中央有一隆起，大小形态不一，多为充血疹，压之褪色，可互相融合。常见于麻疹、风疹、幼儿急疹等。

2）玫瑰疹：稍隆起于皮肤的充血性皮疹，色鲜红似玫瑰，属斑丘疹的一种，散在分布，数量不多，压之褪色，见于伤寒。

3）红斑疹：为广泛、成片的红斑，其中可见密集而形似突起的点状充血性红疹，压之褪色，见于猩红热。

4）瘀点、瘀斑：为散在性点状或片状出血，有时稍隆起，压之不褪色，见于流行性脑脊髓膜炎、流行性出血热等。

5）黏膜疹：为黏膜上的充血性或出血性斑点，如麻疹黏膜斑（Koplik 斑），是出现在口腔两颊黏膜上的针头大小的灰白色小点，周围有一圈红晕，见于麻疹前驱期。

6）疱疹或脓疱疹：疱内含浆液，表面隆起为疱疹，内含脓液则称为脓疱疹，见于水痘、天花、带状疱疹。

7）荨麻疹：为不规则或片块状的瘙痒性皮疹，发生快，消失快，见于寄生虫病，如急性血吸虫病等。

（2）出疹时间：多数传染病发病后出疹时间有一定规律性。如水痘和风疹出疹在发热的第 1 日，猩红热第 2 日、天花第 3 日、麻疹第 4 日、斑疹伤寒第 5 日、伤寒第 6 日出疹。出疹时间有助于传染病的诊断。

（3）出疹顺序：各种传染病出疹顺序不同。麻疹自耳后、发际开始，渐及前额、面部，然后自上而下蔓延至全身，最后到手掌和足底。幼儿急疹则初起于躯干，很快波及全身。水痘的皮疹先见于躯干、头部，逐步延及面部，最后达四肢。

（4）分布：皮疹的分布特点对某些传染病的鉴别有重要价值。如水痘的皮疹多集中于躯干，呈向心性分布。伤寒玫瑰疹则多见于胸部和上腹部。

3. 病原体及其毒素在体内的扩散

（1）毒血症：病原体在局部生长繁殖，不断分泌外毒素或菌体裂解释放内毒素，进入血流引起全身功能失调和中毒症状，如高热、头痛、乏力、食欲缺乏、周围循环衰竭等。

（2）菌血症及病毒血症：病原体在局部生长繁殖后侵入血流，不出现明显症状，称原发性菌血症，继而在血管内皮细胞及肝脾内大量繁殖，再次进入血流，称第二次菌血症。病毒侵入血液，称病毒血症。

（3）败血症：侵入的病原体在血中生长繁殖，引起全身严重中毒症状，称败血症。

（4）脓毒血症：当化脓性病原体引起败血症时，由于人体抵抗力明显减弱，病原体在各组织和器官中引起转移性化脓病灶，形成多发性脓肿，称脓毒血症。

（三）传染病的临床类型

传染病有各种临床类型，按病程的长短可分为急性、亚急性和慢性；根据临床特征可分为典型（普通型）、非典型；根据病情严重程度可分为轻型、中型、重型、暴发型（极重型）等。

考点提示： 传染病的临床特点

第六节　传染病的诊断

传染病能早期正确诊断，不仅可以使患者得到及时治疗，促进康复，而且还有利于及早采取预防措施，防止传染病的扩散。对传染病的诊断应了解患者是否具备传染病的四个基本特点，即有特异病原体、有传染性、有感染后免疫、有流行病学特征。依据三方面的资料进行诊断，即流行病学资料、临床资料、实验室检查资料。

考点提示： 传染病的诊断原则

一、流行病学资料

流行病学资料在传染病诊断中居重要地位。包括：①传染病的地区分布：有些传染病局限在一定的地区范围，如血吸虫病、黑热病等；②传染病的时间分布：多数传染病的发生有较强的季节性和周期性，如流行性乙型脑炎好发于夏、秋季节；③传染病的人群分布：许多传染病的发生与年龄、性别、职业有密切关系。因此，详细了解患者的年龄、性别、籍贯、职业、发病地区、发病季节、居住环境、生活习惯、流行地区旅居史、既往病史、家族史、输血及手术史、密切接触史、不洁饮食史、预防接种史、周围有无类似病例情况等，结合临床资料的归纳分析，有助于传染病的临床诊断。

二、临 床 资 料

临床资料包括病史要点及体格检查要点。全面、准确地询问病史，进行系统、细致的体格检查，对确定临床诊断极为重要。根据潜伏期长短，起病的缓急，发热的程度和类型，皮疹的出疹时间、出疹顺序、皮疹形态和分布，毒血症状及特殊症状与体征可做出初步诊断。如麻疹的口腔黏膜斑，猩红热的红斑疹，流行性脑脊髓膜炎的皮肤瘀斑，伤寒的玫瑰疹，流行性出血热的“三红”及球结膜渗出等。

三、实验室检查资料

（一）三大常规检查及血生化检查

1. 血常规　以白细胞计数和分类意义较大，大部分细菌性传染病白细胞总数及中性粒细胞增多，但是伤寒患者白细胞总数大多减少，布鲁菌病减少或正常。绝大多数病毒性传染病白细胞总数减少且淋巴细胞比例增高，但流行性出血热、流行性乙型脑炎白细胞总数增高。血中出现异型淋巴细胞，见于流行性出血热。嗜酸粒细胞增高多见于寄生虫感染者。

2. 尿常规　流行性出血热、钩端螺旋体病患者尿内有蛋白、白细胞、红细胞，且前者尿内有膜状物。黄疸型肝炎尿胆红素阳性。

3. 粪常规　细菌性肠道感染多呈水样便或血水样便或混有脓血及黏液；菌痢、肠阿米巴病，呈黏液脓血便和果酱样便；病毒性肠道感染多为水样便或混有黏液。

4. 血生化　急性病毒性肝炎时血氨基转移酶、胆红素增高；慢性肝炎重度时白蛋白降低，总蛋白下降，白/球比值下降或倒置；重症肝炎时，胆酶分离，凝血酶原活动度小于40%，血氨升高。

（二）病原学检查

1. 直接检出病原体　许多寄生虫病可通过肉眼观察或显微镜观察检出病原体而确诊。如肉眼发现虫体或绦虫节片，或在骨髓中镜检出疟原虫、利什曼原虫；血液中镜检发现微丝蚴；粪便中检出溶组织内阿米巴原虫及各种寄生虫卵以及通过孵化法在粪便中检出血吸虫毛蚴等，均可迅速准确地确定诊断。

2. 病原体分离　可用人工培养基、组织细胞培养及动物接种等方法分离病原体。该结果可靠，但方法较复杂，只能在有条件的单位进行检查。

3. 分子生物学检测　以核酸杂交法和核酸体外扩增法为主。核酸杂交法包括斑点杂交、Southern 印迹杂交和 Northern 印迹杂交等方法，是利用同位素 ^{32}P 或生物素标记的核酸探针对病原体进行分子水平的检测。核酸体外扩增法以聚合酶链反应（polymerase chain reaction，PCR）法为常用，PCR 法分普通 PCR 法、反转录 PCR（RT-PCR）法及巢式 PCR（nested -PCR）法等多种方法。PCR 法是一种在体外扩增特异性 DNA 序列的技术，它可使靶 DNA 序列在特异的引物启动下，在短时间内便可扩增 100 万倍以上，具有快速、简便、灵敏、省时、对受检样品条件要求不高等特点，可用于病毒、细菌和寄生虫等多种病原体的检测。分子生物学检测敏感性极高，因此，易产生假阳性结果，应严格操作，避免检测失误。

（三）免疫学检测

免疫学检测是目前最常用于传染病和寄生虫病诊断的检测技术。

1. 血清学检查　包括凝集试验、沉淀试验、补体结合试验和中和试验等。此外，尚有酶联免疫吸附试验、放射免疫测定、免疫荧光检查及免疫电镜检查等，对多种病原体的抗原、抗体均能进行精确的检测。

2. 皮肤试验　通过向受试者皮内注射特异性抗原的方法，了解其体内是否含有相应抗体，有抗体时受试者发生变态反应，皮肤局部出现红、肿、痒、痛表现。常用于血吸虫病、卫氏并殖吸虫病等的流行病学调查。

3. T 细胞亚群和免疫球蛋白测定　可了解机体免疫功能状态，用于部分传染病的诊断和病情判定，如用于艾滋病的诊断和预后判定。

（四）其他检查

活体细胞病理检查对确定诊断有重要意义。内镜检查和影像学检查，如超声显像、计算机断层摄影（CT）、磁共振显像（MRI）等也对多种传染病、寄生虫病有一定辅助诊断价值。

传染病的诊断思路及处理流程

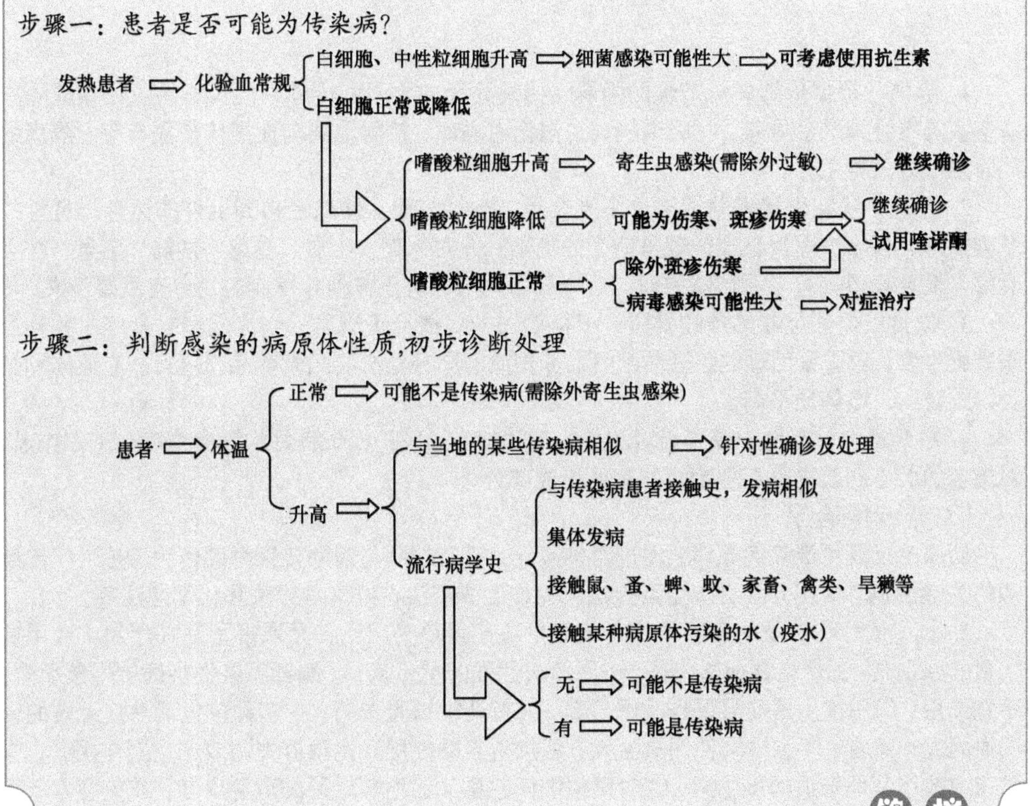

链接

第七节 传染病的治疗

一、治疗原则

（一）治疗与预防相结合

考点提示：传染病的治疗原则

一经确诊，尽早隔离治疗，尽可能做到就近就地治疗，有利于防止转为慢性，有助于消灭病原体，控制传染病的流行。治疗本身也是控制传染源的重要预防措施之一。在治疗患者的同时，必须做好隔离、消毒、疫情报告、接触者的检疫与流行病学的调查。

（二）病原治疗与支持、对症治疗相结合

消灭病原体、中和毒素是最根本的有效治疗措施。支持与对症治疗是增强病原治疗，提高治愈率，促使患者早日康复的重要措施，亦是实施病原治疗的基础。两者不可偏废其一。

（三）中西医治疗相结合

祖国医学几千年来对传染病的治疗积累了丰富的经验，近几十年来可谓日新月异地发展，两者结合必然起着互为补充，促进疗效，甚至对某些单用西药不能解决的疾病，中药可表现出治疗效果。

二、治疗方法

（一）一般治疗

1. 隔离　根据传染病传染性的强弱，传播途径的不同和传染期的长短，收住相应隔离病室。隔离分为严密隔离、呼吸道隔离、消化道隔离、接触隔离与血液体液隔离等。隔离的同时要做好消毒工作。

2. 护理　病室保持安静清洁、阳光充足、空气流通，使患者得到良好的休息。良好的基础护理、临床护理及心理护理是治疗的基础。针对休克、出血、昏迷、抽搐、窒息、呼吸衰竭、循环障碍等有专项特殊护理，对降低病死率、防止各种并发症的发生有重要意义。

3. 饮食　保证足够热量的供应，根据不同的病情给予流质、半流质和软食等，并补充丰富维生素。对进食困难的患者需喂食、鼻饲或静脉补给必要的营养品。适当补充液体和盐类，维持水、电解质平衡。

4. 心理治疗　有助于提高患者战胜疾病的信心。医护人员良好的服务态度、工作作风、对患者的关心和鼓励是心理治疗的重要组成部分。

（二）病原治疗

病原治疗既可消除病原体，促进身体康复，又有控制与消除传染源的作用，是治疗传染病的关键措施。常用方法有抗生素疗法、免疫血清疗法、抗病毒疗法和化学疗法等。

1. 抗生素疗法　抗生素在治疗传染病中应用得最为广泛，并取得了良好疗效。选用抗生素的原则是：①严格掌握适应证，选用针对性强的抗生素；②病毒感染性疾病抗生素无效，不宜选用；③用抗生素前需要作病原培养，并按药敏试验选药；④多种抗生素治疗无效的未明原因发热患者，不宜继续使用抗生素，因抗生素的使用发生菌群失调或严重副作用者，应停用或改用其他合适的抗生素；⑤对疑似细菌感染又无培养结果的危急患者，或免疫力低下的传染病患者可试用抗生素；⑥预防性应用抗生素必须目的明确。

2. 免疫血清疗法　常用的免疫血清制剂有白喉抗毒素、破伤风抗毒素，用于白喉、破伤风的治疗和紧急预防。

3. 抗病毒疗法　常用的抗病毒药物有：①金钢烷胺、金钢烷乙胺可改变膜表面电荷，阻止病毒进入细胞，用于甲型流感的预防。②碘苷（疱疹净）、阿糖腺苷、利巴韦林等用于疱疹性脑炎、乙脑、乙型肝炎、流行性出血热等的治疗，此类药可阻止病毒基因的复制。③干扰素等免疫制剂已广泛用于治疗某些病毒感染性疾病。干扰素、聚肌胞等药用于乙型肝炎、流行性出血热等疾病的治疗，此类药物通过抑制病毒基因起作用。④近年来研制出的核苷类反转录酶抑制剂（齐多夫定、拉米夫定等）、非核苷类反转录酶抑制剂（尼维拉平、地拉夫定等）及蛋白酶抑制剂（沙喹那韦、利托那韦等），联合应用时对人免疫缺陷病毒（HIV）感染已显示较好疗效。

4. 化学疗法　化学合成制剂在治疗细菌感染、寄生虫感染时占有重要位置，常用的有：喹诺酮类药物治疗肠道细菌感染，磺胺药治疗流行性脑脊髓膜炎，氯化喹啉、伯氨喹啉治疗疟疾，吡喹酮治疗血吸虫病和卫氏并殖吸虫病，甲硝唑治疗阿米巴病。

（三）免疫调节治疗

人体免疫功能低下时，可用免疫增强剂，常用的有左旋咪唑，胎盘肽，白细胞介素 α 等。人体免疫功能亢进时，可用免疫抑制剂，常用的有肾上腺糖皮质激素等。

（四）对症与支持治疗

对症疗法不仅可以消除患者的某些难忍症状，还可以减少机体消耗，调整各系统功能以及保护重要脏器免受感染损害，对促进机体康复甚为必要。

1. 降温　对高热患者可用头部放置冰袋、乙醇擦浴、温水灌肠等物理疗法，亦可针刺合谷、曲池、大椎等穴位，超高热患者可用亚冬眠疗法，亦可间断用肾上腺糖皮质激素。

2. 纠正酸碱失衡及电解质紊乱　高热、呕吐、腹泻、大汗、多尿等所致失水、失盐、酸中毒等，通过口服和静脉输液及时补充纠正。

3. 镇静止惊　因高热、脑缺氧、脑水肿和脑疝等发生的惊厥或抽搐，应立即采用降温、镇静、脱水等处理。

4. 纠正心衰　心功能不全应给予强心药、改善血液循环、纠正与解除引起心功能不全的诸因素。

5. 改善微循环　微循环障碍时应补充血容量、纠正酸中毒、调整血管舒缩功能。

6. 纠正呼吸衰竭　去除呼吸衰竭的原因，保持呼吸道通畅，吸氧，使用呼吸兴奋药和人工呼吸器。

（五）中医中药及针灸治疗

中医学认为急性传染病多属温病范畴，一般按“卫气营血”辨证施治。治法常采用清热、解表、宣肺、生津、利湿、泻下、滋阴、息风、开窍等，在治疗流行性乙型脑炎、病毒性肝炎、麻疹肺炎及晚期血吸虫病时，取得较好的效果。针灸在止痉、止痛和治疗瘫痪等后遗症方面也有较好疗效。

（六）康复治疗

某些传染病，如脊髓灰质炎、流行性乙型脑炎、流行性脑脊髓膜炎等，可引起神经系统后遗症，需要采取手法按摩、被动活动、理疗、高压氧等康复治疗措施，以促进机体功能恢复。

第八节　传染病的预防

一、预 防 策 略

《中华人民共和国传染病防治法》规定：国家对传染病防治实行预防为主的方针，防治结合、分类管理、依靠科学、依靠群众。预防为主是我国的基本卫生工作方针。多年来，我国的传染病预防策略可概括为：预防为主，群策群力，因地制宜，发展三级保健网，采取综合性防治措施。

二、综合防疫措施

（一）传染病报告

传染病报告是传染病监测的手段之一，也是控制和消除传染病的重要措施。具体要求参照《传染病信息报告管理规范》。

《中华人民共和国传染病防治法》规定：疾病预防控制机构、医疗机构和采供血机构及其执行职务的人员发现本法规定的传染病疫情或者发现其他传染病暴发、流行以及突发原因不明的传染病时，应当遵循疫情报告属地管理原则，按照国务院规定的或者国务院卫生行政部门规定的内容、程序、方式和时限报告。

严格执行传染病报告制度。2013 年修订的传染病防治法规定管理的传染病分为甲、乙、丙三类，共 39 种。

1. 甲类传染病（2 种）　鼠疫、霍乱。

2. 乙类传染病（26 种）　传染性非典型肺炎、艾滋病、病毒性肝炎、脊髓灰质炎、人感染高致病性禽流感、人感染 H7N9 禽流感、麻疹、流行性出血热、狂犬病、流行性乙型脑炎、登革热、炭疽、细菌性和阿米巴性痢疾、肺结核、伤寒和副伤寒、流行性脑脊髓膜炎、百日咳、白喉、新生儿破伤风、猩红热、布鲁菌病、淋病、梅毒、钩端螺旋体病、血吸虫病、疟疾。

3. 丙类传染病（11 种）　流行性感冒（包括甲型 H1N1 流感）、流行性腮腺炎、风疹、急性出血性结膜炎、麻风病、流行性和地方性斑疹伤寒、黑热病、棘球蚴虫病、丝虫病、手足口病及除霍乱、细菌性和阿米巴性痢疾、伤寒和副伤寒以外的感染性腹泻病。

上述规定以外的其他传染病，根据其暴发、流行情况和危害程度，需要列入乙类、丙类传染病的，由国务院卫生行政部门决定并予以公布。

对乙类传染病中传染性非典型肺炎、炭疽中的肺炭疽和人感染高致病性禽流感，采取本法所称甲类传染病的预防、控制措施。其他乙类传染病和突发原因不明的传染病需要采取本法所称甲类传染病的预防、控制措施的，由国务院卫生行政部门及时报经国务院批准后予以公布、实施。

我国传染病防治法实施办法规定，甲类传染病为强制管理传染病。城镇要求于发现 2 小时内上报，农村不超过 6 小时。以最快的通讯方式向发病地卫生防疫机构报告，并同时报出传染病报告卡。

乙类传染病为严格管理传染病。要求城镇于 6 小时内、农村于 12 小时内向发病地的卫生防疫机构报出传染病报告卡。

丙类传染病为监测管理传染病。责任疫情报告人发现丙类传染病在 24 小时内报告。

（二）管理传染源

考点提示：传染病的分类

1. 对传染病患者的管理　应做到早发现、早诊断、早报告、早隔离、早治疗。

2. 对传染病接触者的管理　凡与传染源有过接触并有受感染可能者，应按具体规定进行医学检疫、预防接种或药物预防。检疫期为最后接触日至该病的最长潜伏期。

3. 对病原携带者的管理 在人群中，尤其对曾患过传染病者，流行区居民和服务性行业、托幼机构、供水行业工作人员等应定期普查，发现病原携带者应做好登记，予以治疗，加强管理，指导督促其养成良好的卫生、生活习惯，进行随访观察，并应调整工作岗位。

4. 对动物传染源的管理 对危害大且经济价值不大的动物传染源应采取捕杀、焚烧或深埋的措施彻底消灭。对危害不大且有经济价值的病畜可予以隔离治疗，必要时宰杀后加以消毒处理。此外还要做好家畜和宠物的预防接种与检疫。

《中华人民共和国传染病防治法》规定：传染病患者、病原携带者和疑似传染病患者，在治愈前或者在排除传染病嫌疑前，不得从事法律、行政法规和国务院卫生行政部门规定禁止从事的易使该传染病扩散的工作。

（三）切断传播途径

对于各种传染病，尤其是消化道传染病、虫媒传染病和寄生虫病，切断传播途径通常是起主导作用的预防措施。除大力开展卫生宣传和群众性卫生运动，消除四害（老鼠、苍蝇、蚊子、臭虫）等一般卫生措施外，采取严格、有效、规范的消毒、隔离和个人防护措施，能有效地降低传染病的发生和蔓延。

1. 消毒

（1）消毒的定义：狭义的消毒是指用物理、化学的方法消灭和清除污染环境中的病原体。广义的消毒则包括消灭传播媒介在内。

（2）消毒的种类

1）预防性消毒：对可能受到病原体污染的物品和场所所进行的消毒。

2）疫源地消毒：对有传染源存在或曾经有过传染源的地点所进行的消毒。可分为：①随时消毒：随时对传染源的排泄物、分泌物及污染的物品进行消毒，以及时杀灭从传染源排出的病原体，防止传播；②终末消毒：对传染源已离开疫源地所进行的最后一次彻底的消毒，以杀灭残留在疫源地内各种物品上的病原体。如患者出院、转科、死亡后，对其所住病室、所用物品的消毒。

（3）消毒方法：有物理和化学消毒方法两种。

2. 隔离

考点提示： 消毒、预防性消毒、随时消毒、终末消毒等概念

（1）隔离的定义：是指将传染源在传染期送到传染病院或传染病科进行治疗和护理，将他们与健康人或非传染患者隔开，暂时避免接触，以防止病原体向外扩散。

（2）传染病区的区域划分及隔离要求

1）清洁区：指未与传染患者接触、未被病原微生物污染的区域，如工作人员会议室、值班室、配餐室、库房等。

隔离要求：①患者及患者接触的物品不得进入清洁区；②工作人员不得穿隔离衣、穿工作服、戴口罩、戴帽子、穿隔离鞋进清洁区。

2）污染区：指已被患者接触、经常受病原微生物污染的区域，如病房、患者洗浴间、厕所、入院处置间、传染科化验室、污物间等。

污染区对工作人员的隔离要求：①工作人员进入污染区需按要求穿隔离衣、戴口罩、戴帽子、穿隔离鞋，必要时戴护目镜或防护面具；②工作人员出入呼吸道病室，要随手关门，防止病室中病原微生物污染中间环境；③工作人员的脸部不可与患者或污染物接触，避免患者对着自己打喷嚏、咳嗽，如果出现此污染，须立即清洗消毒；④严格遵守隔离技术规定，污染的手不能触摸自己的五官及非污染物品，直接、间接接触患者或污染物品后，必须认真清洗双手；⑤污染区一切物品需经严格消毒才能进入半污染区。

污染区对患者的隔离要求：①入院患者经病区污染端进入，更换患者衣服，换下的衣服及

携带物品经消毒处理后交家属带走或由医院统一管理。患者出院经卫生处置后，换上清洁衣服，由病区清洁端出院；②为防止交叉感染，患者不得随意离开病室，只能在病室内活动；③向患者及家属进行宣传，污染物品及信件等未经消毒，不得拿出院外，以免病原微生物污染外界。

3）半污染区：指有可能被病原微生物污染的区域，如内走廊、病室的缓冲间、医护办公室、治疗室、工作人员厕所等。

半污染区的隔离要求：①工作人员进入半污染区穿工作服，一般不穿隔离衣，以减少交叉感染的机会；②患者不得进入半污染区；③治疗室内清洁物品、已消毒的医疗器械和药物必须与污染物品严格分开放置，由病室带回的物品应先消毒后放在一定的位置。

（3）隔离的种类及要求：根据传染途径及传染性强弱的不同，分为以下几种隔离。

1）严密隔离：适用于传染性强、病死率高的传染病，如鼠疫、霍乱、肺炭疽、传染性非典型肺炎、人感染高致病性禽流感等。

严密隔离的要求：① 病室要求设内、外走廊，患者由外门进病室，病室内有独立的卫生间。通向内走廊的门外设有二道间及洗手设施，内走廊的墙上安装双侧推拉递物柜。②患者要住单人间（同一病种可住同一室），门上挂“严密隔离”标记，不得随意开启门窗；门口设用消毒液浇洒过的脚垫，门把手包以消毒液浸湿的布套。③工作人员进入病室要戴口罩、帽子，穿隔离衣，换隔离鞋。密切接触患者，可能受到血液、体液、分泌物污染时，应戴护目镜，必要时戴防护面具。④霍乱患者要设立洞床，患者的分泌物、排泄物及便器需严密消毒。⑤病室的墙壁、地面、家具需每日用消毒液擦洗一次，病室的空气每日用紫外线消毒一次。⑥病室内物品固定、专用，所有用物一经进入病室，均视为污染，必须经严密消毒。⑦患者禁止出病房，禁止陪护、探视；⑧患者出院或死亡，病室须进行终末消毒。

2）呼吸道隔离：适用于经呼吸道传染的疾病，如麻疹、白喉等。

隔离要求：①病室门应紧闭，通向内走廊的门外设有二道间及洗手设施，病室内应有特殊的通风装置；②相同病种的患者住同一病室，床与床之间的距离为 2m；③工作人员接触患者须戴口罩、帽子，必要时穿隔离衣；④患者不能外出，需到其他科室就诊时，必须戴口罩；⑤患者的体液、体液污染过的物品须进行消毒处理；⑥病室用紫外线对空气进行消毒，每日 2 次；通风每日 3 次；地面擦洗每日 2 次。

3）消化道隔离：适用于消化道传染性疾病，如伤寒、菌痢、甲型和戊型肝炎等。

隔离要求：①不同病种的患者，最好分室收住，如条件不允许，不同病种也可同住一室，但每个患者之间必须实行隔离，床边挂上“床边隔离”标记。②工作人员密切接触患者需穿隔离衣，戴手套、帽子，护理不同的病种需更换不同的隔离衣，接触患者后要严格清洗、消毒双手。③患者的呕吐物、排泄物要严格消毒，食具、便器要专用，用后消毒；地面、墙壁每日用消毒液擦洗。④督促患者饭前便后要洗手，控制彼此之间的相互接触；患者之间不得交换报纸、用具、食物等；患者不得随意离开隔离单位。⑤病房设纱门、纱窗，做好灭蝇、防蝇及灭蟑螂工作。

4）接触隔离：适用于病原体直接或间接接触皮肤、黏膜而引起的传染病，如狂犬病、破伤风等。

隔离要求：①不同病种患者分室收住；②接触患者需穿隔离衣、戴手套、戴口罩，接触不同的患者需更换不同的隔离衣并洗手；③为患者换药时应带橡胶手套，患者用过的医疗器械要严格消毒，用过的敷料应焚烧；④患者出院或死亡，病室须进行终末消毒。

5）虫媒隔离：适用于以昆虫作媒介的传染病，如流行性乙型脑炎、疟疾、斑疹伤寒等。

隔离要求：①病室要有严密的防蚊设备；②由虱子传播的疾病，患者需洗澡、更衣、灭虱处理后才能进入病室，患者衣被需灭虱消毒。

6）血液和（或）体液隔离：适用于经血液、体液及血制品传播的疾病，如乙型肝炎、丙型肝炎、艾滋病、梅毒等。

隔离要求：①同病种患者收住一室；②接触患者需穿隔离衣，戴手套，必要时带护目镜；③医疗器械应严格消毒，有条件时使用一次性用品；④被患者的血液、体液污染的物品，应销毁或装入污物袋中，做好标记，送出病房做好彻底消毒或焚烧；⑤接触患者体液或血液后，要认真洗手，再接触其他患者。

（四）保护易感人群

考点提示：隔离的概念和种类

锻炼身体，改善营养，可提高人群的非特异性免疫能力。有计划地进行预防接种，可提高人群的主动和被动的特异性免疫能力。加强个人防护和药物预防对预防某些传染病也有一定作用。预防接种对传染病的控制和消灭起着关键作用。

1. 提高非特异性免疫力　如锻炼身体，增加营养，改善居住条件等。

2. 提高特异性免疫力　人工主动免疫和人工被动免疫均可提高人体的特异性免疫力。

（1）人工主动免疫：将纯化抗原疫苗、减毒活菌、类毒素接种于人体，使人体产生特异性免疫力，称人工主动免疫。免疫力可保持数月甚至数年，主动免疫是控制传染病，以致最终消灭传染病的主要措施。从 2008 年开始，我国卫生部规定：对所有适龄儿童免费接种 15 种疫苗，如麻疹疫苗、流脑疫苗、甲肝疫苗、乙肝疫苗等。

儿童基础免疫程序

卡介苗：新生儿初种，七岁、十二岁各复种一次。

乙肝疫苗：新生儿初种，一个月、六个月各复种一次。

白百破混合制剂：出生后三个月初种，吸附制剂全程注射两针（非吸附制剂全程注射三针），每针间隔最短不少于一个月，最长不超过三个月，第二年加强一次。以后可根据情况用百日咳菌苗或百日咳菌苗、白喉类毒素混合制剂或吸附精制白喉、破伤风二联类毒素进行加强免疫。

麻疹减毒活疫苗：出生后八至十二个月初种，为了提高免疫成功率，第二年可考虑复种一次，以后适当时机进行加强免疫。

脊髓灰质炎活疫苗：出生后两个月初种，先服Ⅰ型，间隔一个月服用Ⅱ、Ⅲ型，一岁、两岁、七岁各复服一次。

链接

（2）人工被动免疫：将特异性抗体注入人体，使人体迅速获得免疫力，称人工被动免疫。免疫力可维持 2～4 周，可用于治疗，也可用于易感接触者的紧急预防。常用制剂有白喉抗毒素、破伤风抗毒素、特异性免疫球蛋白、人丙种球蛋白、胎盘球蛋白等。

3. 药物预防　也可以作为一种应急措施来预防传染病的传播。如口服磺胺药物预防流行性脑脊髓膜炎，口服乙胺嘧啶预防疟疾。但药物预防作用时间短、效果不巩固，易产生耐药性，因此其应用具有较大的局限性。

4. 个人防护　接触传染病的医务人员和实验室工作人员应严格遵守操作规程，配置和使用必要的个人防护用品。有可能暴露于传染病生物传播媒介的个人需穿戴防护用品，如口罩、手套、护腿、鞋套等。疟疾流行区可使用个人防护蚊帐。安全的性生活应使用安全套。

（五）传染病暴发、流行的紧急措施

考点提示：传染病流行的预防措施

根据传染病防治法规定，在传染病暴发、流行时，当地政府需立即组织力量防治，报经上一级政府决定后，可采取下列紧急措施：①限制或停止集市、集会、影剧院演出或者其他人群聚集活动；②停工、停业、停课；③临时征用房屋、交通工具；④封闭被传染病病原体污染的公共饮用水源。

在采用紧急措施防止传染病传播的同时，政府卫生部门、科研院所的流行病学、传染病学和微生物学专家、各级卫生防疫机构的防疫检疫人员、各级医院的临床医务人员和社会各相关部门应立即组织开展传染病暴发调查，并实施有效的措施控制疫情，包括隔离传染源，治疗患者尤其是抢救危重患者，检验和分离病原体，采取措施消除在暴发调查过程中发现的传播途径和危险因素，如封闭可疑水源，饮水消毒，禁食可疑食物，捕杀动物传染源和应急接种等。

传染病突发事件特征

1. 时间分布各异　由自然因素导致的传染病突发疫情，常呈一定的季节性；人为因素引起的传染病突发公共事件分布多无规律。

2. 地点分布各异　不同性质的传染病突发疫情其地点分布极不相同。职业事故常发生在安全保障不力的作业区；食物中毒和流感暴发可以发生在任何社区；生物恐怖事件可以发生在普通场所，也可以发生在特殊区域。

3. 影响各种人群　传染病突发疫情可以影响到每一个人，但对儿童、老人、妇女和体弱多病者以及特种作业人员等的影响更加突出。

4. 造成心灵创伤　传染病突发疫情还可以引发一系列的精神卫生问题。

5. 其他方面　传染病突发疫情除能导致大量伤亡和妨碍居民的心理健康外，还能扰乱社会稳定，影响经济、政治、军事和文化等诸多方面。

6. 后期效应　传染病突发疫情的影响不仅限于事故当时，许多还具有继发效应和远期效应。

7. 发生难以预测　传染病突发疫情常有不确定性，无法有效地预测；难以预测并不等于不能预测，随着科学技术的进步，其预测准确率正在逐步提高。

8. 具有相对性　50年前发现一例天花不算是突发事件，现在发现1例天花便成了传染病突发公共卫生事件；一家社区医院一日收治数例呼吸道传染病患者便成了传染病突发疫情。

链接

传染病突发事件的应急反应机制

制定政策和法律；建立信息系统；建立预警系统；危险评估；物资储备；教育培训；机构建设；制定预案（机构组成与职责；监测与预警信息收集、分析、报告、通报制度；应急处理技术和监测机构及其任务；分级和应急处理工作方案；预防、现场控制、应急设施设备、救治药品和医疗器械以及其他物资和技术的储备与调度；应急处理专业队伍的建设和培训）；科学研究；监督评价。

暴发疫情的处理措施：处置伤病员；公共卫生管理；稳定情绪；寻求合作和援助；善后工作。

链接

（林丽萍）

目标检测

A_1型题

1.《中华人民共和国传染病防治法》规定的甲类传染病是

A. 艾滋病　B. 霍乱　C. 梅毒
D. 狂犬病　E. 伤寒

2. 构成传染过程必须具备的三个因素是

A. 传染源、传染途径、易感人群
B. 病原体、社会因素、自然因素
C. 病原体数量、致病力、特异性定位
D. 屏障作用、吞噬作用、体液作用
E. 病原体、人体、人及病原体所处的环境

3. 传染过程中最少，最易识别的是

A. 潜在性感染　B. 隐性感染
C. 显性感染　D. 潜伏性感染者
E. 恢复期病原携带者

4. 病原体侵入人体后，可在一定部位生长繁殖，并不断排出体外，而人体不出现任何症状，这称为

A. 病原携带状态　B. 隐性感染
C. 显性感染　D. 潜伏性感染
E. 轻型感染

5. 潜伏性感染的含义是
A. 病原体与人体相互作用，保持暂时平衡状态
B. 病原体与人体相互作用，保持永久性平衡状态
C. 病原体与人体相互作用，保持平衡状态，不出现疾病表现，当人体防御功能减弱时，可引起人体发病
D. 病原体侵入人体，引起免疫反应，可引起轻微症状
E. 病原体侵入人体，引起免疫反应，不引起症状

6. 在感染早期出现，是近期感染标志抗体的是
A. IgG　B. IgE　C. IgA
D. IgM　E. IgD

7. 病原体侵入人体后先起作用的非特异性免疫因素是
A. 补体　B. 吞噬细胞
C. 溶菌酶　D. 干扰素　E. 抗体

8. 在感染后临近恢复期出现，是远期感染标志抗体的是
A. IgG　B. IgE　C. IgA
D. IgM　E. IgD

9. 以下传染病不通过虫媒传播的是
A. 疟疾　B. 乙脑　C. 登革热
D. 流脑　E. 斑疹伤寒

10.以下情况不作为传染源的是
A. 隐性感染者
B. 显性感染者（传染病患者）
C. 病原携带者　D. 潜伏性感染者
E. 受感染动物

11. 以下传染病不能通过母婴传播的是
A. 乙肝　B. 艾滋病　C. 水痘
D. 风疹　E. 乙脑

12. 传染病的流行过程必须具备的三个基本环节
A. 病原体、环境、易感人群
B. 病原体、人体、环境
C. 传染源、传播途径、易感人群
D. 病原体、环境、传染源
E. 传染源、环境、传播途径

13. 经呼吸道传播的传染病流行特征，下列叙述错误的是
A. 传播途径容易实现　B. 蔓延速度快
C. 儿童发病率高　D. 冬春季节多见
E. 感染后均可获得持久免疫力

14. 下列对病原携带者的描述错误的是
A. 指没有临床症状而能排出病原体的人
B. 缺乏症状，不易发现
C. 依据携带病原体的不同分为带菌者、带毒者、带虫者
D. 经病原学检查才能发现
E. 作为传染源的意义不大

15. 确定传染病接触者医学观察、留验等期限的主要依据是
A. 传染期　B. 前驱期
C. 症状明显期　D. 最长潜伏期
E. 接触期

16. 确定传染病隔离期限的主要依据是
A. 传染期　B. 前驱期
C. 症状明显期　D. 潜伏期
E. 接触期

17. 化脓菌在各组织和器官中引起化脓性病灶，形成多发性脓肿称
A. 毒血症　B. 脓毒血症
C. 败血症　D. 病毒血症
E. 菌血症

18. 在发热第 4 日出疹的传染病是
A. 风疹　B. 水痘　C. 麻疹
D. 猩红热　E. 伤寒

19. 某种传染病在一个较小的范围、短时间内突然出现大批同类病例称
A. 散发　B. 暴发　C. 流行
D. 大流行　E. 局部流行

20.传染病最主要的特征是
A. 有病原体　B. 有传染性
C. 有免疫性　D. 有地区性
E. 有季节性

21. 传染病最基本的特征是
A. 有特异病原体　B. 有传染性
C. 有免疫性　D. 有地区性
E. 有季节性

22. 体温波动较大，24 小时内体温相差 1℃以上，但最低点未达到正常水平，此热型称为
A. 弛张热　B. 间歇热
C. 不规则热　D. 稽留热
E. 波状热

23. 胸部和上腹部出现玫瑰疹常见于
A. 麻疹　B. 风疹　C. 水痘
D. 伤寒　E. 猩红热

24. 以下传染病病后免疫力不持久的是
A. 麻疹　B. 乙脑　C. 水痘
D. 伤寒　E. 菌痢

25. 传染病与感染性疾病的最主要区别为

A. 病原体　B. 传染性　C. 流行性
D. 免疫性　E. 地区性

26. 传染病尚未痊愈，又受到同一种病原体感染，称为
A. 再感染　B. 重复感染　C. 复发
D. 再燃　E. 重叠感染

27. 已消灭的传染病是
A. 天花　B. 水痘　C. 麻疹
D. 血吸虫病　E. 斑疹伤寒

28. 确诊传染病最重要的实验室检查为
A. 血常规　B. 血液生化检查
C. 病原体检查　D. 尿常规检查
E. 内镜检查

29. 周围血中白细胞总数减少的传染病是
A. 流脑　B. 伤寒
C. 乙脑　D. 流行性出血热
E. 狂犬病

30. 周围血中嗜酸粒细胞增多常见于
A. 严重感染　B. 伤寒
C. 百日咳　D. 结核病
E. 寄生虫病

31. 异常淋巴细胞增多常见于
A. 病毒感染　B. 细菌感染
C. 原虫感染　D. 真菌感染
E. 蠕虫感染

32. 在传染病流行期间，对防止传染病流行具有积极作用的是
A. 显性感染　B. 潜伏性感染
C. 隐性感染　D. 病原携带状态
E. 病原体被清除

33. 传染病治疗中最重要的治疗措施是
A. 病原治疗　B. 对症治疗
C. 支持治疗　D. 并发症的治疗
E. 免疫调节疗法

34. 属于对症治疗的是
A. 抗生素　B. 抗毒素　C. 止血
D. 维生素　E. 针灸

35. 根据正在实施的《中华人民共和国传染病防治法》规定，法定传染病分为
A. 三类共 25 种　B. 两类共 28 种
C. 三类共 35 种　D. 三类共 39 种
E. 两类共 35 种

36. 在传染病管理中列为甲类传染病的为
A. 病毒性肝炎、流脑　B. 流脑、结脑
C. 鼠疫、霍乱
D. 传染性非典型肺炎、手足口病
E. 艾滋病、人感染高致病性禽流感

37. 根据我国传染病防治法规定，下列属乙类传染病的是
A. 霍乱　B. 鼠疫　C. 手足口病
D. 流脑　E. 丝虫病

38. 增强特异性免疫力的措施为
A. 调节饮食　B. 体育锻炼
C. 改善居住条件　D. 良好的卫生习惯
E. 预防接种

39. 注射下列何种制剂可获得自动免疫
A. 丙种球蛋白　B. 胎盘球蛋白
C. 抗毒血清　D. 类毒素
E. 特异性高价免疫球蛋白

40. 注射下列何种制剂可迅速获得免疫力
A. 减毒活疫苗　B. 减毒活菌
C. 纯化抗原疫苗　D. 抗毒素
E. 类毒素

41. 下列情况不能获得特异性免疫的是
A. 隐性感染　B. 患传染病后
C. 生活规律　D. 注射疫苗
E. 注射胎盘球蛋白

42. 对非典患者应采取
A. 严密隔离　B. 呼吸道隔离
C. 接触隔离　D. 消化道隔离
E. 血液-体液隔离

43. 下列属于清洁区的是
A. 病房　B. 内走廊
C. 医护办公室　D. 治疗室
E. 医护值班室

44. 预防传染病最重要的措施是
A. 预防接种　B. 加强锻炼
C. 增加营养　D. 注射丙种球蛋白
E. 药物预防

45. 艾滋病患者需要采取
A. 严密隔离　B. 呼吸道隔离
C. 接触隔离　D. 消化道隔离
E. 血液-体液隔离

46. 属于乙类传染病，但按甲类传染病管理的是
A. 艾滋病　B. 病毒性肝炎
C. 鼠疫　D. 霍乱
E. 肺炭疽

第二章　病毒感染性疾病

学 习 目 标

1. 掌握病毒性肝炎的临床表现、诊断、鉴别诊断、治疗原则。
2. 理解病毒性肝炎的流行病学特征、实验室检查、预防措施。
3. 了解病毒性肝炎的病原学、发病机制、病理变化。

第一节　病毒性肝炎

案例2-1

患者，男，22 岁。因发热、乏力、上腹不适、黄疸 5 日入院。患者 5 日前受凉后发热，体温 39℃左右，伴有头痛，咽痛，身痛乏力，食欲减退，恶心，上腹部胀痛及右上腹隐痛，在当地社区诊所诊断为“上感”及胃病，给予银翘片及复方氢氧化铝片治疗，5 日后热退，精神食欲稍好转，小便由黄色渐变为浓茶样，皮肤黄染进一步加重就诊入院。入院查体：T 37℃，P 70 次/分，R 20 次/分，BP 100/70mmHg，发育正常，营养中等，皮肤巩膜明显黄染，皮肤未见出血点、蜘蛛痣，全身表浅淋巴结未触及，颈软，心肺正常，腹软，肝在右肋下 1.5cm，质软，轻压痛，表面光滑，脾可及 0.5cm，质软，无压痛，肾区无叩痛，生理反射存在，病理反射未引出。实验室检查：血、尿、便常规检查正常，尿胆红素（+），尿胆原（−），总胆红素 78μmol/L，直接胆红素 56μmol/L，谷丙转氨酶（ALT） 200U/L。

问题：

1. 患者最可能的诊断是什么？
2. 请写出诊断依据。
3. 为了进一步明确诊断应做哪些实验检查？
4. 请制定治疗方案。

病毒性肝炎（viral hepatitis）是由多种肝炎病毒引起的，以肝脏损害为主的一组全身性传染病。目前按病原学分类，明确的有甲型肝炎（hepatitis A）、乙型肝炎（hepatitis B）、丙型肝炎（hepatitis C）、丁型肝炎（hepatitis D）及戊型肝炎（hepatitis E）；各型病毒性肝炎临床表现相似，主要以疲乏无力、食欲减退、厌油食及肝功能损害为主，部分病例出现发热及黄疸。甲型和戊型经粪—口途径传播，主要表现为急性感染；乙型、丙型、丁型经血液、体液等胃肠外途径传播，可转变为慢性感染，少数病例可发展为肝硬化或肝细胞癌。

考点提示： 病毒性肝炎的概念、特点

我国乙肝流行现状

我国是乙肝高地方性流行区，目前，我国约有乙肝病毒携带者1.2亿、乙肝患者3000万，每年有40万～50万人死于乙肝相关疾病。

链接

一、病　原　学

病毒性肝炎的病原体是肝炎病毒，目前已证实的有甲、乙、丙、丁、戊五型肝炎病毒，是病毒性肝炎的致病因子。庚型肝炎病毒（hepatitis G virus，HGV）、输血传播病毒（transfusion transmitted virus，TTV）和Sen病毒是否引起病毒性肝炎，目前尚未完全确定。随着肝炎研究的不断深入，不排除还会发现新的肝炎病毒的可能。

（一）甲型肝炎病毒

甲型肝炎病毒（hepatitis A virus，HAV）属于微小RNA病毒科中的嗜肝RNA病毒属。HAV直径为27～32nm，无包膜，电镜下可见实心和空心两种颗粒（图2-1），前者为完整的HAV，有传染性，后者为未成熟的不含RNA的颗粒，具有抗原性，但无传染性。HAV可分为Ⅰ、Ⅱ、Ⅲ、Ⅳ、Ⅴ、Ⅵ、Ⅶ七个基因型，能感染人的血清型只有1个，因此只有一种抗原抗体系统。目前我国已分离的HAV均为Ⅰ型。HAV感染后血清中抗-HAVIgM抗体很快出现，一般持续8～12周，是HAV近期感染的血清学标志；抗-HAVIgG抗体产生较晚，在恢复期达高峰，可持久存在，具有保护性。

HAV对外界抵抗力较强，室温下可生存1周，干粪中25℃能生存30天，在贝壳类动物、污水、淡水、海水、泥土中能生存数月，加热煮沸100℃ 1分钟才能完全使之灭活，对紫外线、氯、甲醛等敏感。

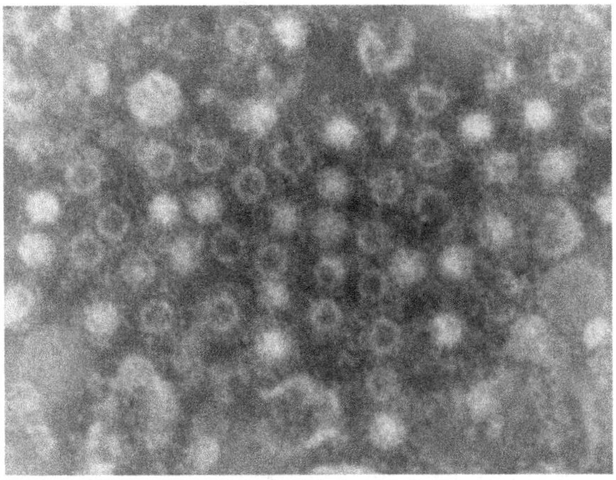

图2-1 电镜下的HAV

（二）乙型肝炎病毒

1. 形态及生物学特性　乙型肝炎病毒（hepatitis B virus，HBV）属嗜肝DNA病毒科。在电镜下观察，HBV感染者血清中可见3种颗粒（图2-2）：①大球形颗粒，又称Dane颗粒（图2-3、彩图2-1），直径42nm，由包膜和核心两部分组成。包膜内含表面抗原（HBsAg）、糖蛋白与细胞脂质；核心内含环状双股DNA、DNA聚合酶（DNAP），核心抗原（HBcAg）及e抗原（HBeAg），是乙肝病毒复制的主体。②小球形颗粒。③管形颗粒。后两种为乙肝病毒空心包膜，不含核酸，是不完整的乙肝病毒颗粒，无感染性。一般情况下，血清中小球形颗粒最多，Dane颗粒最少。HBV的抗原复杂，其外壳中有表面抗原，核心成分中有核心抗原和e抗原，感染后可引起机体的免疫反应，产生相应的抗体。

HBV对外界抵抗力很强，在干燥或冰冻环境下能生存数月到数年，紫外线照射及一般浓度的化学消毒剂均不能使之灭活，在血清中30～32℃可保存6个月，–20℃可保存15年。对0.2%苯扎溴铵及0.5%过氧乙酸敏感，煮沸100℃ 10分钟或高压蒸汽消毒可被灭活。

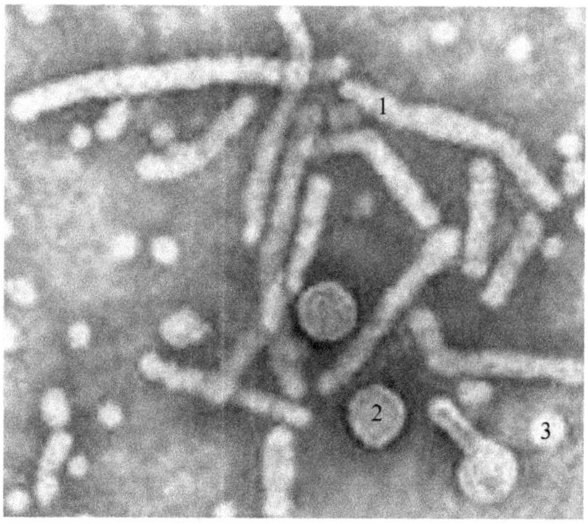

图 2-2　电镜下的 HBV

1. 管形颗粒；2. 大球形颗粒；3. 小球形颗粒

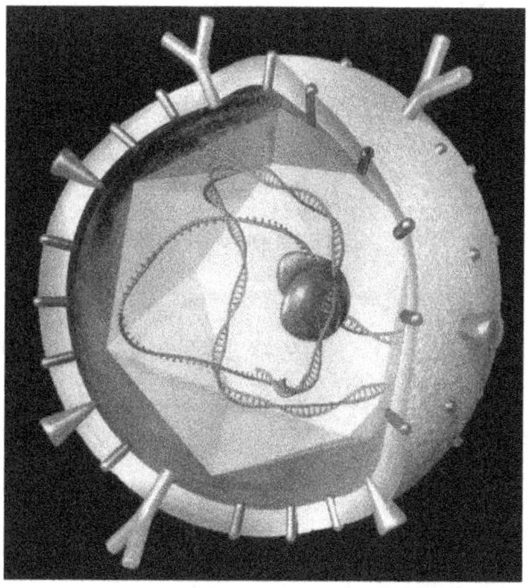

图 2-3　Dane 颗粒模式图

2. 基因结构及编码蛋白　HBV 基因组为不完全的环状双链 DNA，由负链（长链 L）和正链（短链 S）构成。L 链有 4 个开放读码框（open reading frame，ORF），分别是 S 区、C 区、P 区和 X 区（彩图 2-2），其中 S 区完全嵌合于 P 区内，C 区、P 区和 X 区之间有部分重叠。S 区又分为前 S1、前 S2 和 S 区，分别编码包膜上的前 S1 蛋白（pre-S1）、前 S2 蛋白（pre-S2）和 HBsAg；C 区由前 C 基因和 C 基因组成，编码 HBeAg 和 HBcAg，前 C 区基因易发生变异，其中 1896 位核苷酸是最常发生变异的位点之一。P 区是最长的读码框，编码具有反转录酶活性的 DNA 聚合酶、RNA 酶 H 等，参与 HBV 复制。X 基因编码 X 蛋白，即 HBxAg，HBxAg 具有反式激活作用，可激活 HBV 本身、其他病毒或细胞的多种调控基因，促进 HBV 或其他病毒（如艾滋病病毒）的复制。另外，HBxAg 在原发性肝细胞癌的发生中可能起重要作用。

考点提示： 乙型肝炎病毒的病原学特点，Dane 颗粒的概念

3. 抗原抗体系统

（1）表面抗原（HBsAg）与表面抗体（HBsAb 或抗 HBs）：成人感染 HBV 后最早 1～2 周、最迟 11～12 周血中首先出现 HBsAg。急性自限性 HBV 感染时血中 HBsAg 大多持续 1～6 周，最长 20 周，无症状携带者和慢性患者 HBsAg 可持续存在多年，甚至终身。HBsAg 本身只有抗原性，无传染性。抗 HBs 一般在急性感染后期、HBsAg 转阴后一段时间开始出现，6～12 个月上升至高峰，可持续多年，但滴度会逐步下降，少数病例始终不产生抗 HBs。抗 HBs 是一种保护性抗体，其阳性表示对 HBV 有免疫力，见于乙型肝炎恢复期、既往感染及乙肝疫苗接种后。

（2）pre-S1 与抗 pre-S1：在感染早期紧接着 HBsAg 出现于血液中，在急性期很快转阴提示病毒清除和病情好转。pre-S1 阳性是 HBV 存在和复制的标志。抗 pre-S1 是一种保护性抗体，在感染早期即可出现。

（3）pre-S2 与抗 pre-S2：pre-S2 可作为判断 HBV 复制的一项指标。抗 pre-S2 是一种保护性抗体，抗 pre-S2 也可作为乙肝疫苗免疫效果的观察。

（4）e 抗原（HBeAg）与 e 抗体（HBeAb 或抗 HBe）：HBeAg 是一种可溶性蛋白，一般仅见于 HBsAg 阳性的血清中，其出现略晚于 HBsAg。HBeAg 的存在表示患者处于高感染低应答期。HBeAg 消失而抗 HBe 出现称为 e 抗原血清转换，转换过程意味着机体由免疫耐受转为免疫激活，常有病变活动激化。抗 HBe 阳转后，病毒复制多处于静止状态，传染性降低。

（5）核心抗原（HBcAg）与核心抗体（HBcAb 或抗-HBc）：HBcAg 是 HBV 复制的标志。血液中的 HBcAg 主要存在于 Dane 颗粒核心中，游离的 HBcAg 极少；肝组织 HBcAg 主要存在于受感染的肝细胞核内。HBcAg 具有极强的抗原性，HBV 感染几乎均可检出 HBcAb。HBcAb 在 HBsAg 阳性后 3～5 周出现，其中抗-HBcIgM 大多数出现在发病的第一周，多数在 6 个月内消失，抗-HBcIgG 出现较迟，但可保持多年甚至终身。

（三）丙型肝炎病毒

丙型肝炎病毒（hepatitis C virus，HCV）属黄病毒科丙型肝炎病毒属，是一种单股线状 RNA 病毒。HCV 呈球形，直径 30～60nm，外有脂质外壳、囊膜和棘突结构，内有由核心蛋白和核酸组成的核衣壳。HCV 基因组是一个大小为 30～80nm 的单股正链 RNA，两则分为 5′和 3′非编码区。HCV 是五种感染病毒中最易变异的，目前全世界已发现 10 个以上的基因型，我国以Ⅱ/1b 型为主，其次是Ⅲ/2a 型。HCV 感染者血中的 HCV 浓度极低，血清中 HCV 抗原检出率不高。抗 HCV 有 IgM 和 IgG 两型，均不是保护性抗体。抗 HCVIgM 在发病后即可检测到，一般持续 1～3 个月，如果血清中抗 HCVIgM 持续阳性，提示体内病毒持续复制，易转变为慢性。

HCV 对有机溶剂敏感，10%氯仿可杀灭 HCV，煮沸、紫外线等亦可使 HCV 灭活。血清经 60℃ 10 小时或 1∶1000 甲醛 37℃ 6 小时能使 HCV 传染性丧失。

（四）丁型肝炎病毒

丁型肝炎病毒（hepatitis D virus，HDV）呈球形，直径 35～37nm，是一种缺陷的嗜肝单链 RNA 病毒，在血液中由 HBsAg 包被，其复制、表达抗原及引起肝损害须有 HBV 或其他嗜肝 DNA 病毒的辅佐，但细胞核内的 HBV RNA 无需 HBV 的辅佐即能自行复制。HDV 只有一个血清型，HDVAg 是 HDV 唯一的抗原成分，出现较早，抗 HDV 不是保护性抗体。血液及肝组织中 HDV RNA 的检出是诊断丁型肝炎的最直接证据。

（五）戊型肝炎病毒

电镜下戊型肝炎病毒（hepatitis E virus，HEV）为 20 面体对称圆球形颗粒（图 2-4），无包膜，直径 27～34nm。其基因组为单股正链小 RNA 病毒，全长 7. 2～7. 6kb。HEV 至少可分为 4 个基因型，其中 1 型和 2 型只感染人，3 型和 4 型既可感染人，也可感染动物，可在人和动物之间进行传播。HEVAg 主要存在于细胞质中，血中检测不到，抗 HEVIgM 在发病初期产生，多在 3 个月后转阴，是近期感染的标志。

HEV 在碱性环境中较稳定，对高热、氯仿、氯化铯敏感。

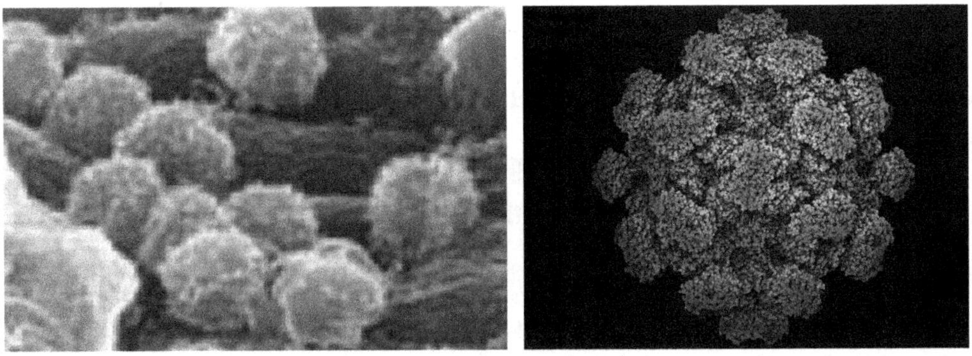

图 2-4　电镜下的 HEV

二、流行病学

我国是病毒性肝炎的高发区。在流行病学方面，甲型肝炎和戊型肝炎相似，乙、丙、丁三型肝炎相似。

（一）传染源

1. 甲型和戊型肝炎 无病毒携带状态，传染源为急性期患者和隐性感染者，其中后者数量远较前者多。甲型肝炎病毒主要通过粪便排出体外，自发病前 2 周至发病后 2～4 周内的粪便具有传染性，而以发病前 5 日至发病后 1 周传染性最强，当血清中抗 HAV 出现时，粪便排毒基本停止。

2. 乙、丙、丁型肝炎 传染源是急、慢性肝炎患者和病毒携带者。传染性病毒存在于患者的血液及各种体液（如乳汁、羊水、子宫阴道分泌物、精液、汗液、唾液、泪液等）中。急性乙、丙、丁型肝炎在潜伏期末及急性期具有传染性，慢性患者和病毒携带者作为传染源的意义更大。

（二）传播途径

甲、戊型肝炎主要经粪—口途径传播。粪便中排出的病毒通过污染饮用水源、食物、蔬菜、玩具等可引起流行，其中水源和食物受到污染可致暴发流行。日常生活接触通常引起散发，甲、戊型肝炎通过注射或输血传播的机会很少。

上海甲肝暴发事件

1988 年上海暴发甲型肝炎，是由食用受粪便污染的未煮熟的毛蚶引起，曾在 4 个月内出现 31 万甲肝病例，造成 47 人死亡。

链接

新疆戊肝暴发事件

1986～1988 年我国新疆南部地区发生两起戊型肝炎暴发，是水源受到持续污染所致。发病人数约 12 万，死亡 707 人。

乙、丙、丁型肝炎的传播途径较相似，其传播途径主要有：①血液、体液传播：感染者血液中的病毒含量均很高，微量的污染血进入人体即可造成感染，如输血及血制品、注射、手术、针刺、共用剃刀和牙刷、血液透析、器官移植等均可传播，现已证实唾液、汗液、精液、阴道分泌物、乳汁等体液含有 HBV，密切的生活接触、性接触也可获得感染。②母婴垂直传播：主要通过宫内感染、分娩时吸入羊水、产道血液、哺乳等方式传播。在我国 HBV 感染者中，母婴传播尤为严重，40%～50%的患者是由该途径传播累积而成。

链接

（三）人群易感性

人类对各型肝炎普遍易感，感染后具有一定的免疫力，但各型之间无交叉免疫。甲型肝炎感染以 6 个月以后的幼儿和学龄前儿童发病最多，通过主动免疫获得的抗 HAV 可持续数十年；HBV 感染多发生在婴幼儿及青少年，新生儿通常无来自母体的抗 HBs，因而普遍易感；丙型肝炎的发病以成人多见，常与输血和血制品、药物依赖注射、血液透析等有关。丁型肝炎的易感者为 HBsAg 阳性的急、慢性肝炎或无症状携带者；戊型肝炎以青壮年发病为多，孕妇感染后易发展为重型肝炎，病死率较高。

考点提示：各型肝炎的流行病学特点

（四）流行特征

病毒性肝炎的分布遍及全世界，但在不同地区各型肝炎的感染率有较大差别。我国属于甲型及乙型肝炎的高发地区，各地区人群感染率差别较大。甲型肝炎全年均可发病，而以秋冬季为发病高峰季，通常为散发，发病年龄多在14岁以下，在托幼机构、小学及部队中发病率较高；如水源被污染或生吃污染水养殖的贝壳类动物食品，可在人群中引起暴发流行。乙型肝炎见于世界各地，人群中HBsAg携带率以西欧、北美及大洋洲最少（0.5%以下），而以亚洲与非洲最高（6%～10%），东南亚地区达10%～20%；我国人群HBsAg携带率约10%，其中北方各省较低，西南方各省较高，农村高于城市。乙型肝炎的发病无明显季节性，患者及HBsAg携带者男多于女；发病年龄在低发区主要为成人，在高发区主要为儿童，一般散发，但常见家庭集聚现象。丙型肝炎见于世界各国，主要为散发，多见于成人，尤其是输血与血制品者，发病无明显季节性，易转为慢性。丁型肝炎在世界各地均有发现。戊型肝炎多发生于雨季或洪水泛滥之后，发病者以青壮年为多，儿童多为亚临床型。

三、发病机制与病理特点

（一）发病机制

1. 甲型肝炎　HAV经口进入体内后，由肠道进入血流，引起短暂的病毒血症期，约1周后侵入肝细胞，2周后由胆汁排出体外。HAV引起肝细胞的损伤机制尚未完全明了，目前认为，感染早期，由于HAV大量增殖，使肝细胞受到轻微破坏，随后机体的细胞免疫和体液免疫作用使肝细胞进一步受损害。

2. 乙型肝炎　发病机制非常复杂，目前尚未完全明了。一般认为HBV并不直接导致肝细胞损害，而是通过一系列免疫反应导致肝细胞病变。HBV侵入人体后，通过血流到达肝脏或一些肝外组织，如胰、胆管、脾、淋巴结、肾、骨髓等。肝细胞的病变主要取决于机体的免疫应答，特别是细胞免疫应答，机体免疫应答的不同，导致的临床表现各异。当机体免疫功能低下、免疫耐受或病毒发生变异时，HBV很难及时清除，导致慢性肝炎或无症状HBsAg携带状态；当机体免疫功能正常时，多表现为急性肝炎，大部分病人可彻底清除病毒；当机体处于超敏反应时，大量抗原-抗体复合物产生并激活补体系统，在多种细胞因子的共同参与下，可导致大片肝细胞坏死，发生重型肝炎。乙型肝炎的肝外损伤主要由免疫复合物引起。

3. 丙型肝炎　HCV进入人体后，首先引起病毒血症，并间断地出现于整个病程中。目前认为HCV感染致肝细胞损伤有下列因素参与：①HCV的直接杀伤作用。HCV在肝细胞内复制，干扰细胞内大分子合成，增加溶酶体膜的通透性，引起细胞病变，HCV表达产物（蛋白）对肝细胞有毒性作用。②宿主免疫因素。HCV特异性细胞毒性T淋巴细胞（CTL、$CD8^+$ T细胞）可攻击HCV感染的肝细胞，另外，$CD4^+$ T细胞被致敏后分泌的细胞因子，在协助清除HCV的同时，也可导致细胞损伤。③自身免疫。在HCV感染者体内可检出多种自身抗体，提示自身免疫机制参与。④细胞凋亡。HCV感染的肝细胞内有大量Fas表达，同时HCV可激活CTL表达FasL，Fas和FasL是一对诱导细胞凋亡的膜蛋白分子，两者结合可导致细胞凋亡。

大多数HCV感染者在急性期及慢性感染早期症状隐匿，急性HCV感染一般临床表现较轻，很少出现重型肝炎。60%～85%的急性丙肝患者可转为慢性，其慢性化的机制为：①HCV变异较多，从而逃脱机体免疫；②HCV在血液中水平很低，诱生免疫耐受；③HCV对肝外细胞具有泛嗜性，特别是外周单核细胞中的HCV，可能成为反复感染肝细胞的来源。

HCV和肝细胞癌（HCC）的关系也很密切，HCV经过慢性肝炎和肝硬化阶段，通过肝细胞不断地破坏和再生，导致HCC。

4. 丁型肝炎　发病机制目前尚未完全阐明，目前认为 HDV 本身及其表达产物对肝细胞有直接作用，但尚缺乏确切证据。

5. 戊型肝炎　发病机制目前尚不清楚，可能与甲型肝炎相似。细胞免疫是引起肝细胞损伤的主要原因。

（二）病理解剖

各临床类型肝炎的病理特点如下：

1. 急性肝炎（acute hepatitis）　常见肝肿大，肝细胞气球样变和嗜酸性变，形成点、灶状坏死，汇管区炎症细胞浸润，坏死区肝细胞再生，网状支架和胆小管结构正常。急性肝炎如出现碎屑状坏死（PN），提示极可能转为慢性。

2. 慢性肝炎（chronic hepatitis）　根据肝组织炎症活动度和纤维化程度的分级（G）与分期（S）标准见表 2-1。

表2-1　慢性肝炎分级、分期标准

炎症活动度			纤维化程度	
级（G）	汇管区及周围	小叶内	期（S）	纤维化
0	无炎症	无炎症	0	无
1	汇管区炎症	变性及少数点、灶状坏死灶	1	汇管区纤维化扩大，局限窦周及小叶内纤维化
2	轻度 PN	变性，点、灶状坏死或嗜酸小体	2	汇管区周围纤维化，纤维间隔形成，小叶结构保留
3	中度 PN	变性、融合坏死或见 BN	3	纤维间隔伴小叶结构紊乱，无肝硬化
4	重度 PN	BN 范围广，多小叶坏死	4	早期肝硬化

病理诊断与临床分型的关系：轻度慢性肝炎时，G1～G2，S0～S2；中度慢性肝炎时，G3，S1～S3；重度慢性肝炎时，G4，S2～S4。

3. 重型肝炎（severe hepatitis）

（1）急性重型肝炎：发病初肝脏无明显缩小，约 1 周后肝细胞大块坏死或亚大块坏死或桥接坏死（BN），坏死肝细胞占 2/3 以上，周围有中性粒细胞浸润，无纤维间隔形成，亦无明显肝细胞再生。肉眼观察肝组织明显缩小，由于坏死区充满大量红细胞而呈红色，残余肝组织淤胆呈黄绿色，故称为红色或黄色肝萎缩。

（2）亚急性重型肝炎：肝细胞呈亚大块坏死，坏死肝细胞小于 1/2，肝细胞再生和汇管区或小叶内结缔组织增生，淤胆明显。肉眼肝脏表面有大小不等的结节。

（3）慢性重型肝炎：在慢性肝炎或肝硬化病变基础上出现亚大块或大块坏死，大部分病例尚可见桥接及碎屑状坏死。

4. 肝炎肝硬化

（1）活动性肝硬化：肝硬化伴明显炎症，假小叶边界不清。

（2）静止性肝硬化：肝硬化结节内炎症轻，假小叶边界清楚。

5. 淤胆型肝炎　除有轻度急性肝炎病变外，常因胆汁代谢、排泄障碍而有肝细胞内胆色素滞留、毛细胆管内胆栓形成及汇管区水肿和小胆管扩张等病变。

（三）病理生理

1. 黄疸　以肝细胞黄疸为主，因肝细胞膜通透性增加及胆红素的摄取、结合、排泄等功能障碍而引起，当血清胆红素浓度高于 34. 2μmol/L 时称为显性黄疸。

2. 肝性脑病　目前认为血氨及其他毒性物质的蓄积是肝性脑病产生的主要原因，另外支链氨基酸/芳香族氨基酸比例失调或肝衰竭时，某些胺类化合物如 β-羟酪胺和苯乙醇胺不能被清除，通过血-脑屏障取代正常神经递质等也可导致肝性脑病。其诱因常见的有：消化道出血、大量利尿剂导致低钾性碱中毒、低钠血症、使用镇静剂或麻醉剂、合并感染、大量放腹水、摄入过多的含氮物质等。

3. 出血　重型肝炎肝细胞坏死使多种凝血因子合成减少、肝硬化脾功能亢进致血小板减少、DIC 导致凝血因子和血小板消耗等均可引起出血。门静脉高压也可引起出血。

4. 急性肾功能不全　又称为肝肾综合征或功能性肾衰竭。重型肝炎和肝硬化时，有效循环血量减少，有效血容量下降，肾缺血，内毒素血症等可导致肾小球滤过率和肾血流下降引起功能性肾衰竭。功能性肾衰竭持续存在和发展，也可导致肾脏实质性损害。

5. 肝肺综合征　重型肝炎和肝硬化患者可出现肺水肿、间质性肺炎、盘状肺不张、胸腔积液和低氧血症等病理和功能改变，统称为肝肺综合征，表现为低氧血症和高动力循环症，临床上可出现胸闷、气促、呼吸困难、胸痛、发绀、头晕等症状，严重者可导致晕厥与昏迷。其发生机制为：肺内毛细血管扩张，出现动-静脉分流，肺通气/血流比例失调，肺气体交换障碍，同时肝衰竭，出现门-体静脉分流，使肠道细菌进入肺循环释放内毒素等。

6. 腹水　重型肝炎和肝硬化时，由于醛固酮分泌过多和利钠肾上腺糖皮质激素减少导致钠潴留，其中钠水潴留是早期腹水形成的主要原因。门静脉压力增高、低白蛋白血症、淋巴液生成过多是后期腹水形成的主要原因。

四、临床表现

不同类型病毒引起的肝炎潜伏期不同，甲型肝炎 2～6 周（平均 4 周），乙型肝炎 1～6 个月（平均 3 个月），丙型肝炎 2 周～6 个月（平均 40 日），丁型肝炎 4～20 周，戊型肝炎 2～9 周（平均 6 周）。根据病程长短及症状轻重不同，病毒性肝炎可分为急性肝炎、慢性肝炎、重型肝炎、淤胆型肝炎和肝炎肝硬化五种临床类型。

（一）急性肝炎

急性肝炎包括急性黄疸型肝炎和急性无黄疸型肝炎。各型肝炎病毒均可引起。甲、戊型不转为慢性，成年急性乙型肝炎约 10%转为慢性，丙型超过 50%、丁型约 70%转为慢性。

1. 急性黄疸型肝炎　临床经过的阶段性较明显，可分黄疸前期、黄疸期、恢复期等三期，病程 2～4 个月。

（1）黄疸前期：甲型、戊型肝炎起病较急，有畏寒、发热等症状。乙型、丙型、丁型肝炎多缓慢起病，发热轻或无发热。此期主要症状有显著乏力、食欲减退、厌油食、恶心、呕吐、腹胀、肝区痛、尿色加深等症状，有时有腹痛、腹泻或便秘。肝功能异常表现为 ALT 升高。部分患者以发热、头痛、四肢酸痛等症状为主，类似感冒。本期持续 5～7 日。

（2）黄疸期：自觉症状稍减轻，发热消退，尿色加深，巩膜及皮肤出现黄疸（图 2-5、彩图 2-3，图 2-6、彩图 2-4），1～3 周内达高峰。可有一过性粪色变浅、皮肤瘙痒及心动过缓等梗阻性黄疸表现。肝大，质较软，肝区疼痛，有压痛和叩痛。少数患者有轻度脾大。肝功能检查 ALT 和胆红素升高，尿胆红素阳性。本期持续 2～6 周。

（3）恢复期：食欲好转，体力恢复，腹胀等消化道症状减轻或消失。黄疸逐渐消退，肝、脾回缩，肝功能恢复正常。本期持续 1～2 个月。总病程 2～4 个月。

2. 急性无黄疸型肝炎　除无黄疸外，其他症状和黄疸型相似。无黄疸型肝炎发病率远高于黄疸型肝炎。无黄疸型肝炎患者临床症状较轻，主要表现为全身乏力、食欲减退、恶心、腹胀、肝区痛、肝大有轻压痛和叩痛等，肝功能轻、中度异常，病程多在 3 个月内。由于此型肝炎症状较轻，易被漏诊。

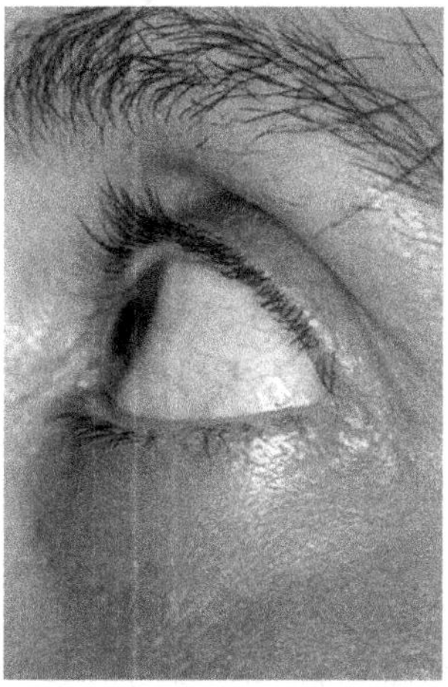

图 2-5　病毒性肝炎患者巩膜黄疸

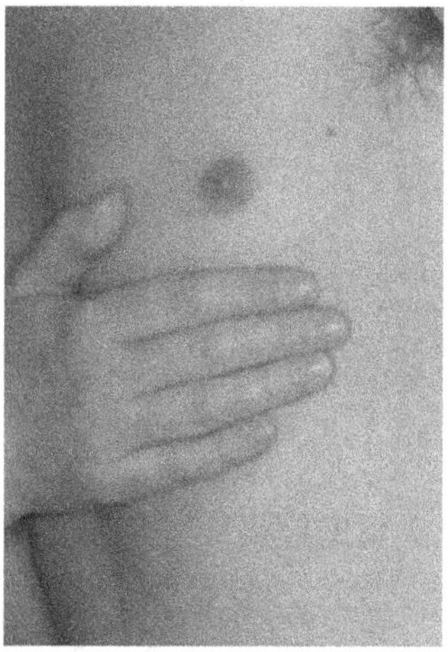

图 2-6　病毒性肝炎患者皮肤黄疸

急性丙型肝炎的临床表现较轻，多无明显症状或症状较轻，ALT 轻中度升高，无黄疸型占 2/3，即使有黄疸，黄疸亦属轻度。

急性丁型肝炎可与 HBV 同时感染或重叠感染，其临床表现决定于原有 HBV 的感染状态。同时感染者临床表现与急性乙型肝炎相似，大多表现为黄疸型，预后良好，极少数可发展为重型。重叠感染者病情较重，ALT 升高可达数月之久，部分可发展为暴发型肝炎，小部分肝炎可向慢性化发展。

戊型肝炎和甲型肝炎类似，一般起病急，黄疸多见，不发展为慢性，也无慢性携带状态，但 3%～10%的急性戊肝患者可有病程超过 6 个月的迁延现象。孕妇感染 HEV 病情重，易发生肝衰竭，尤其妊娠晚期病死率高，其原因与血清免疫球蛋白水平低下有关。老年患者通常病程长、病死率高。

（二）慢性肝炎

急性肝炎病程超过半年或原有乙、丙、丁肝炎或有 HBsAg 携带史而因同一种病原再次出现肝炎症状、体征、肝功能异常者可诊断为慢性肝炎。发病日期不明确或无肝炎病史，但根据肝组织病理学、症状、体征及相关检查符合慢性肝炎者也可诊断。根据病情轻重可分为轻、中、重三度，根据 HBeAg 阳性与否可分为 HBeAg 阳性或阴性的慢性乙型肝炎，分型有助于判断预后和指导抗病毒治疗。

1. 轻度　病情较轻，可反复出现乏力、头晕、食欲减退、厌油、尿黄、肝区不适、睡眠欠佳、肝稍大有轻微触痛等症状，部分病例临床症状、体征轻微或缺如，肝功能指标仅 1 或 2 项轻度异常。

2. 中度　症状、体征、实验室检查介于轻度和重度之间。

3. 重度　有明显或持续的肝炎症状，如乏力、纳差、腹胀、尿黄、便溏等，伴有肝病面容、肝掌（图 2-7、彩图 2-5）、蜘蛛痣（图 2-8、彩图 2-6）、脾大并排除其他原因。实验室检查血清 ALT 和（或）谷草转氨酶（AST）反复或持续升高，白蛋白降低或 A/G 值异常，丙种球蛋白明显升高。

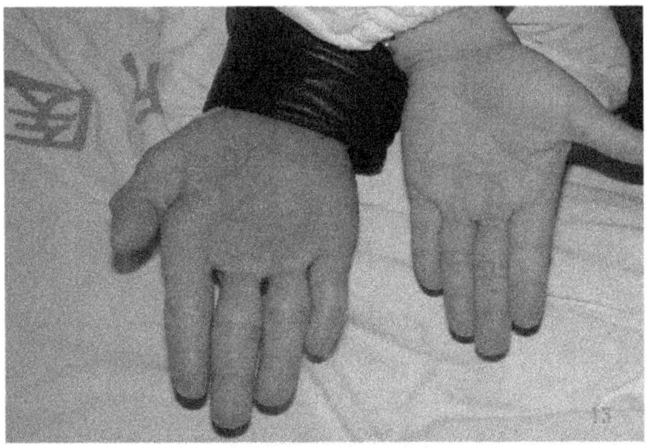

图 2-7 慢性病毒性肝炎患者肝掌

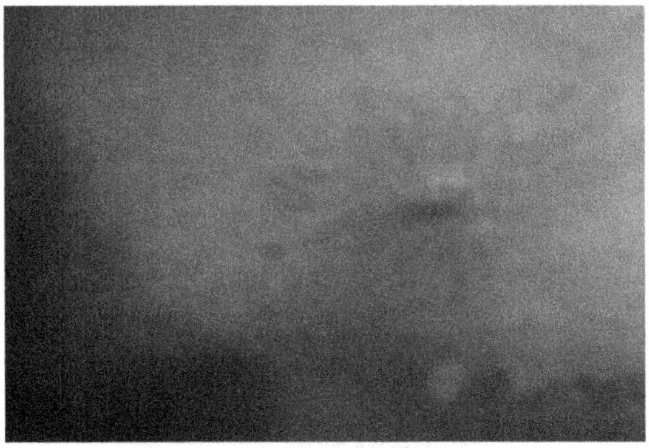

图 2-8 慢性病毒性肝炎患者蜘蛛痣

(三)重型肝炎(肝衰竭)

重型肝炎病因及诱因复杂，包括身体过劳、营养不良、精神刺激、妊娠、合并细菌感染、饮酒、应用肝损药物、重叠感染(如乙型肝炎和戊型肝炎感染)、不适时手术、并发其他急慢性疾病(如甲状腺功能亢进、糖尿病)等。往往出现一系列肝衰竭表现：极度疲乏、严重消化道症状、神经精神症状(嗜睡、性格改变、烦躁不安、昏迷等)、明显出血现象(图2-9、彩图2-7)。可出现肝臭、中毒性鼓肠、肝肾综合征等。黄疸迅速加深，肝浊音界迅速缩小，可见扑击样震颤和病理反射。肝功能异常，多数患者出现胆-酶分离现象(氨基转移酶轻度增高或正常，而胆红素明显增高)和凝血酶原时间(PT)显著延长以及凝血酶原活动度(PTA)明显降低(<40%)，胆红素每日上升≥17.1μmol/L，或大于正常值10倍，血氨升高。

1. 分类 根据病理组织学特征和病情发展速度，重型肝炎可分为四类：

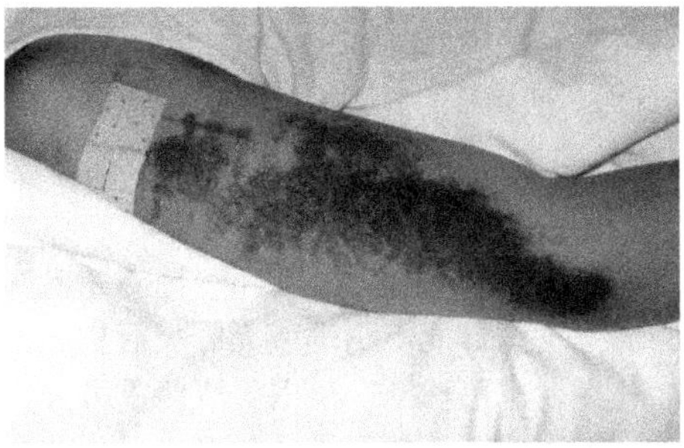

图 2-9 重症病毒性肝炎病人皮肤瘀斑

(1)急性重型肝炎：又称暴发型肝炎。起病急，发病2周内出现Ⅱ度以上肝性脑病表现。发病多有诱因，病死率高，常因水肿、腹水、肝肾衰竭、大出血及脑水肿、脑疝等死亡。病程一般不超过3周。

(2)亚急性重型肝炎：又称亚急性肝坏死。以急性黄疸型肝炎起病，发病15日～26周内出现极度乏力、食欲明显减退或恶心、呕吐，黄疸迅速上升，重度腹胀及腹水，Ⅱ度以上肝性脑病症状或有明显出血现象，肝功能严重损害，PT显著延长及PTA明显降低。晚期可出现难治性并发症，如严重感染、电解质紊乱及酸碱平衡失调、消化道大出血、脑水肿等。白细胞升高、血红蛋白下降、低血糖、低胆固醇、低胆碱酯酶。一旦出现肝肾综合征，预后极差。病程较长，常超过3周至数个月。本病容易转为慢性肝炎及肝硬化。

(3)慢加急性重型肝炎：在慢性肝病基础上出现急性或亚急性肝功能失代偿，临床表现为黄疸(血清总胆红素≥85μmol/L)和凝血障碍(PTA<40%)，4周内并发腹水和(或)肝性脑病。

(4)慢性重型肝炎：是在肝硬化基础上，肝功能进行性减退导致的以腹水和门静脉高压、凝血功能障碍和肝性脑病等为主要表现的慢性肝功能失代偿。

2. 分期 根据临床表现的严重程度，亚急性肝衰竭和慢加急性肝衰竭可分为早、中、晚三期。

（1）早期：①严重乏力并有严重消化道症状；②黄疸迅速加深[血清总胆红素（TBiL）≥171μmol/L 或每日上升≥17.1μmol/L]；③有出血倾向，PTA≤40%；④未发生肝性脑病和腹水。

（2）中期：出现以下两条之一者。①有Ⅱ度以下的肝性脑病或明显腹水；②有出血倾向（出血点及瘀斑），PTA 为 20%～30%。

（3）晚期：出现以下三条之一者。①有难治性并发症，如肝肾综合征、消化道大出血、严重出血倾向、严重感染、难以纠正的电解质紊乱、脑水肿；②出现Ⅲ度以上肝性脑病；③有严重的出血倾向。PTA≤20%。

（四）淤胆型肝炎

淤胆型肝炎亦称毛细胆管炎型肝炎。起病及临床表现类似急性黄胆型肝炎，但乏力及食欲减退等消化道症状较轻而黄疸重且持久，有皮肤瘙痒等梗阻性黄疸的表现。在慢性肝炎、肝硬化基础上发生以下临床表现者为慢性淤胆型肝炎：肝大、皮肤瘙痒、粪色变浅及血清总胆红素增加，以直接胆红素为主，γ-谷氨酰转肽酶（γ-GT）、碱性磷酸酶（ALP）、总胆汁酸（TBA）及胆固醇（CHO）等升高。本型应与肝外阻塞性黄疸相鉴别。

（五）肝炎肝硬化

肝炎肝硬化早期可无症状和体征，单凭临床症状很难确诊，可通过影像学及病理学诊断。按肝脏炎症活动情况肝炎肝硬化分为活动性与静止性两型：

1. 活动性肝硬化　有慢性肝炎活动的表现，乏力、消化道症状明显。ALT 升高、黄疸、白蛋白下降。伴有腹壁静脉曲张、肝缩小且质地变硬、脾进行性增大、腹水、门静脉和（或）脾静脉增宽等门静脉高压表现。

2. 静止性肝硬化　无肝脏炎症活动表现，症状轻或无症状，也可有上述体征。

根据肝组织病理和临床表现肝炎肝硬化可分为代偿性肝硬化和失代偿性肝硬化。

1. 代偿性肝硬化　指早期肝硬化，属 Child-Pugh A 级。ALB≥35g/L，TBiL<35μmol/L，PTA>60%，可有门静脉高压，但无腹水、上消化道出血、肝性脑病等。

2. 失代偿性肝硬化　指中、晚期肝硬化，属 Child-Pugh B、C 级。有明显的肝功能异常和失代偿表现，如腹水、上消化道出血、肝性脑病等。ALB<35g/L，TBiL>35μmol/L，PTA<60%。

未达到肝硬化标准但肝脏纤维化明显，称为肝炎纤维化。

几种特殊类型的肝炎：①小儿病毒性肝炎：多为黄疸型，以甲型肝炎为主，一般起病较急，黄疸前期较短，消化道和呼吸道症状较明显，肝、脾肿大较显著，多数患儿病情较轻，病程较短。婴儿肝炎的病情常较重，发生急性重型肝炎的机会较多。②老年病毒性肝炎：60岁以上老年人肝炎的发病率较低，急性病毒性肝炎以戊型多见。临床上常为黄疸型，淤胆型多见，病程较长，合并症也较多，重型肝炎比例较高，预后较差。③妊娠期合并肝炎：病程较重，尤以妊娠后期最为严重，产后大出血多见，易进展为肝衰竭，死亡率高。

考点提示： 各型肝炎的临床特点

五、实验室检查

（一）血常规检查

急性肝炎初期白细胞总数正常或增高，黄疸期正常或降低，淋巴细胞相对增多，偶见异型淋巴细胞；重型肝炎白细胞升高，红细胞、血红蛋白下降；肝炎肝硬化合并脾功能亢进者红细胞、白细胞、血小板均减少。

（二）尿常规检查

尿胆红素和尿胆原的检测有助于黄疸的鉴别诊断。肝细胞性黄疸两者均为阳性；溶血性黄疸以尿胆原阳性为主；梗阻性黄疸以尿胆红素阳性为主。

（三）肝功能检查

1. 血清酶

考点提示：胆-酶分离现象

（1）谷丙转氨酶（ALT）：是判定肝细胞损害的重要指标。急性肝炎在黄疸出现前3周即开始升高，直至黄疸消退后2～4周恢复正常。慢性肝炎病情活动进展时ALT升高。重型肝炎由于大量肝细胞坏死，ALT随黄疸迅速加深有时不升反而下降，出现胆-酶分离现象。

（2）谷草转氨酶（AST）：在肝细胞炎症时亦升高，其诊断意义稍次于ALT。肝病AST升高提示线粒体受损，病情持久且较严重，通常与肝病严重程度呈正相关。

（3）γ-氨酰转肽酶（γ-GT）：肝炎和肝癌患者可有不同程度的升高，梗阻性黄疸、酒精性肝损害时也可有明显异常。

（4）碱性磷酸酶（ALP或AKP）：可用于肝病和骨病的诊断。当肝内外胆汁淤积时，ALP不能排出体外而回流入血，出现升高。

（5）胆碱酯酶（CHE）：随肝损伤加重而降低，提示肝脏合成功能减弱。

（6）乳酸脱氢酶（LDH）：肝病时该酶可显著升高，但肌病时也可升高，须配合临床加以鉴别。

2. 血清胆红素　是判定肝损伤程度的重要指标之一，黄疸型肝炎及部分肝硬化患者血清直接胆红素和间接胆红素均升高，前者幅度高于后者。

3. 血清蛋白　慢性肝炎、肝硬化、亚急性及慢性肝衰竭患者常有血清白蛋白减少和球蛋白增加，白蛋白/球蛋白（A/G）值下降，甚至倒置。

4. PTA检测　PTA高低与肝损伤程度成反比。PTA小于40%时提示肝损伤严重，是判断重型肝炎的重要依据，也是判断其预后最敏感的指标。

5. 血氨　肝衰竭时血氨升高，常见于重型肝炎和肝性脑病者。

6. 血浆胆固醇　肝细胞损伤严重时，血浆胆固醇合成减少，胆固醇明显下降，胆固醇越低，预后越差。如梗阻性黄疸时胆固醇也可升高。

（四）甲胎蛋白（AFP）

肝炎活动和肝细胞修复时AFP有不同程度的升高，应动态观察。如明显升高提示HCC。

（五）肝纤维化指标

透明质酸、层黏蛋白、Ⅲ型前胶原和Ⅳ型胶原等对肝纤维化的诊断具有一定意义，但无特异性。

（六）病原学检查

1. 甲型肝炎　抗-HAVIgM发病数日阳性，3～6个月后转阴，阳性提示有HAV现症感染。抗-HAVIgG为保护性抗体，阳性表示既往HAV感染，现已产生免疫。如果急性期或恢复期双份血清抗-HAVIgG滴度4倍增长，也是诊断甲型肝炎的标准。用RIA法或免疫电镜（IEM）法可从患者粪便中检出HAV颗粒。

考点提示：乙肝两对半的意义

2. 乙型肝炎

（1）表面抗原（HBsAg）与表面抗体（HBsAb或抗HBs）：HBsAg阳性表示有现症HBV感染，阴性不能排除HBV感染；HBsAb阳性表示对HBV有保护作用，阴性说明对HBV易感。HBV的S区基因变异或表达量太低时，HBsAg可呈阴性。

（2）e抗原（HBeAg）与e抗体（HBeAb或抗HBe）：HBeAg与HBV DNA有良好的相关性，HBeAg阳性是HBV复制活跃与传染性强的指标之一，如持续阳性易转为慢性肝炎。一般HBeAb阳转后病毒多处于静止状态，传染性降低，是HBV感染时间较久、病毒复制减弱和传染性降低的指标。HBeAb长期阳性不能说明没有传染性，约20%患者DNA检测阳性，部分可能由于前C区基因变异，导致不能形成HBeAg。

（3）核心抗原（HBcAg）与核心抗体（HBcAb 或抗-HBc）：HBcAg 是 HBV 的主体，阳性是 HBV 存在的直接证据，但用一般方法不易在血液中检出 HBcAg。抗-HBcIgM 阳性提示 HBV 现症感染。低滴度抗-HBcIgG 阳性提示既往曾有 HBV 感染，高滴度抗-HBcIgG 阳性提示现症感染。

（4）HBV DNA：是病毒复制和有传染性的直接标志。血液中 HBV DNA 阳性表明有 HBV 复制，传染性强，肝细胞内阳性表明 HBV DNA 已与宿主 DNA 整合，均需抗病毒治疗。

3. 丙型肝炎

（1）抗-HCVIgM 和抗-HCVIgG：抗-HCVIgM 仅出现于丙型肝炎急性期或慢性活动期，血清中抗-HCVIgM 在丙型肝炎恢复期或治愈后一定时期内，仍能持续存在。抗-HCVIgG 阳性提示现症感染或既往感染。抗-HCV 阴转与否不能作为抗病毒疗效的指标。

（2）HCV RNA：HCV RNA 阳性是病毒感染和复制的标志。可用 RT-PCR 法在血液中检出 HCV RNA，治愈后消失。定量监测有助于了解病毒复制的程度、抗病毒治疗的选择和疗效的评估。

4. 丁型肝炎　HDVAg 是 HDV 颗粒内部成分，阳性是急性感染的直接证据。HDVAg 在病程早期出现，持续时间平均为 21 日，随着抗 HDV 的产生，HDVAg 多以免疫复合物形式存在，此时检测 HDVAg 多为阴性。抗-HDVIgM 阳性是现症感染的标志抗体；抗-HDVIgG 不是保护性抗体，高滴度表示感染持续存在，低滴度提示感染静止或终止。

5. 戊型肝炎　常用 ELISA 法检测抗-HEVIgM 或抗-HEVIgG。由于两种抗体持续时间不超过 1 年，故均可作为近期感染的标记。

（七）影像学检查

可对肝脏、胆囊、脾脏进行 B 超、CT、MRI 等检查，排除肝脏的占位性病变（如 HCC 等疾病）。

（八）病理学检查

病理学检查是明确诊断、衡量炎症活动度、纤维化程度及评估疗效的金标准。还可在肝组织中检测出病毒，判断病毒的复制状态。

六、并　发　症

肝内并发症多发生在 HBV 和（或）HCV 感染，主要有肝硬化、肝细胞癌、脂肪肝；肝外并发症包括胆道炎症、胰腺炎、甲状腺功能亢进、糖尿病、再生障碍性贫血、溶血性贫血、肾小球肾炎、肾小管性酸中毒、心肌炎等。不同病原所致重型肝炎均可发生严重并发症，主要有肝性脑病、上消化道出血、肝肾综合征、感染等。

七、诊断与鉴别诊断

（一）诊断

多数患者依据流行病学资料、临床表现和实验室检查可明确诊断。

1. 流行病学资料　夏秋、秋冬出现肝炎流行高峰，或出现食物型和水型暴发流行，有助于甲型和戊型肝炎的诊断。有与乙型、丙型、丁型肝炎患者密切接触史，特别是 HBV 感染的母亲所生婴儿或有输血、输入血制品病史、静脉吸毒、多个性伴侣，对乙型、丙型、丁型肝炎的诊断有参考价值。

2. 临床表现

（1）急性肝炎：起病较急，常有畏寒、发热、乏力、全身不适、头痛、厌食、恶心等急性感染症状，并出现腹胀、肝区痛等肝炎症状。部分患者出现黄疸、肝大。血清 ALT 显著升高，A/ G 值正常，黄疸型肝炎时血清总胆红素增高。病程不超过 6 个月。

（2）慢性肝炎：肝炎病程持续半年以上，常有乏力、食欲缺乏、腹胀及肝区不适等症状。可有慢性肝病面容、蜘蛛痣、肝掌及质地较硬的肝大，有时出现脾大和黄疸。血清 ALT 反复或持续升高，根据病情轻重，实验室指标改变等评定轻、中、重三度。

（3）重型肝炎：急性肝炎病情迅速恶化，2 周内出现Ⅱ度以上肝性脑病者为急性重型肝炎。急性肝炎患者病程 15 日～26 周出现极度乏力、厌食、腹胀或呃逆等消化道症状，黄疸迅速加深，出血倾向明显，发生腹水、水肿及肝性脑病，肝功能严重损害，为亚急性重型肝炎。在慢性肝病基础上出现急性肝功能失代偿为慢加急性重型肝炎。在慢性肝炎或肝硬化基础上出现的重型肝炎为慢性重型肝炎。

（4）淤胆型肝炎：起病类似急性黄疸型肝炎，但黄疸及肝大较显著，并有粪色变浅、皮肤瘙痒及血清 ALP 升高、尿胆红素明显增多、尿胆原减少或缺如等梗阻性黄疸表现。

（5）肝炎肝硬化：多有慢性乙型或丙型肝炎病史，厌食、腹胀等消化道症状明显，有脾大及食管静脉曲张、白蛋白下降、A/G 值倒置和门静脉高压等表现。

3. 病原学诊断

（1）甲型肝炎：有急性肝炎临床表现，并具备下列任何一项均可诊断为甲型肝炎。①抗-HAVIgM 阳性；②抗-HAVIgG 急性期阴性，恢复期阳性；③在粪便中检出甲型肝炎病毒颗粒、抗原或 RNA。

（2）乙型肝炎：急性乙型肝炎现已少见，慢性乙型肝炎感染可分为以下几种。

1）慢性乙型肝炎：①HBeAg 阳性慢性乙型肝炎：HBsAg、HBeAg、HBV DNA 阳性，抗-HBe 阴性，血清 ALT 持续或反复升高，或肝组织活检有肝炎病变。②HBeAg 阴性慢性乙型肝炎：HBsAg、HBV DNA 阳性，HBeAg 阴性，抗-HBe 阳性或阴性，血清 ALT 持续或反复升高，或肝组织活检有肝炎病变。根据临床表现及生化等检查，可进一步将上述两种乙肝分为轻、中、重三度。

2）HBV 携带者：①慢性 HBV 携带者：血清 HBsAg、HBV DNA 阳性，HBeAg 或抗-HBe 阴性，但一年内随访 3 次，ALT 均在正常范围内，肝组织活检无明显病变。②非活动性 HBeAg 携带者：血清 HBsAg 阳性、HBeAg 阴性、抗-HBe 阳性或阴性，HBV DNA 检测不到（PCR 法）或低于最低检测限，1 年内连续随访 3 次以上，ALT 均在正常范围。肝组织学检查显示：Knodell 肝炎活动指数（HAI）<4 或其他的半定量计分系统病变轻微。③隐匿性慢性乙型肝炎：血清 HBsAg 阴性，血清和（或）肝组织、细胞内 HBV DNA 阳性并有慢性肝炎的临床表现称之为隐匿性慢性乙型肝炎。

（3）丙型肝炎：抗-HCVIgM 和（或）IgG 阳性，HCV RNA 阳性可诊断为慢性丙型肝炎。

考点提示： 病毒性肝炎的诊断依据

（4）丁型肝炎：有现症 HBV 感染，同时血清 HDVAg 或抗-HDVIgM 或高滴度抗-HDVIgG 或 HDV RNA 阳性，或肝内 HDVAg 或 HDV RNA 阳性，可诊断为丁型肝炎。

（5）戊型肝炎：急性肝炎患者抗-HEVIgG 高滴度，或由阴性转为阳性，或由低滴度到高滴度，或 HEV RNA 阳性，或在粪便中 HEV RNA 阳性或检出 HEV 颗粒，均可诊断为戊型肝炎。

（二）鉴别诊断

1. 感染中毒性肝病　应与各种非肝炎病毒（汉坦病毒、EB 病毒、巨细胞病毒等）及某些细菌（伤寒杆菌、钩端螺旋体等）、原虫（疟原虫、溶组织阿米巴等）、蠕虫（血吸虫、华支睾吸虫等）等感染所引起的感染中毒性肝病进行鉴别诊断。主要根据原发病的临床特点和实验室检查加以鉴别。

2. 酒精性肝损害　一般有长期大量饮酒史，肝炎病毒标志物为阴性。

3. 药物性肝损害　有使用损肝药物的病史，停药后肝功能可恢复。肝炎病毒标志物阴性。

4. 自身免疫性肝炎 主要有原发性胆汁性肝硬化（PBC）和自身免疫性肝病。诊断主要依靠自身抗体的检测和病理组织检查。

5. 肝外梗阻性黄疸 常由胆结石、寄生虫或肝、胆、胰等处肿瘤所致。有原发症状、体征，肝功能损害，以直接胆红素升高为主。可根据原发病表现和 X 线、超声波、胰胆管逆行造影或 CT、MRI 等检查明确诊断。

6. 脂肪肝及妊娠急性脂肪肝 脂肪肝大多继发于肝炎后或身体肥胖者，血中三酰甘油多升高，B 超检查有特异性表现。妊娠急性脂肪肝多以急性腹痛起病或并发急性胰腺炎，黄疸重、肝缩小、严重低血糖及低蛋白血症，尿胆红素阴性。

八、预　　后

（一）急性肝炎

急性肝炎多在 3 个月内临床康复。甲型肝炎预后良好，病死率约为 0.01%；急性乙型肝炎 60%～90%可完全恢复，10%～40%可转为慢性或携带者；急性丙型肝炎易转为慢性肝炎或携带者；急性丁型肝炎合并 HBV 重叠感染约 70%转为慢性；戊型肝炎病死率一般为 1%～5%，妊娠后期患戊型肝炎的病死率可高达 10%～40%。

（二）慢性肝炎

轻度慢性肝炎一般预后较好，重度慢性肝炎预后较差，约 80% 5 年内可发展为肝硬化，少数发展为肝细胞癌。中度慢性肝炎预后在轻度和重度之间。慢性丙型肝炎较慢性乙型肝炎预后稍好。

（三）重型肝炎

重型肝炎预后不良，病死率 50%～70%。年龄小，治疗及时，无并发症，病死率较低。急性肝衰竭存活者远期预后好，多不发展为慢性肝炎及肝硬化。亚急性肝衰竭存活者多发展为慢性肝炎及肝炎后肝硬化。慢性肝衰竭病死率可达 80%以上，存活者可有病情反复。

（四）淤胆型肝炎

急性淤胆型肝炎预后较好，一般能康复。慢性淤胆型肝炎可转为胆汁性肝硬化。

（五）肝炎后肝硬化

静止性肝硬化可长时间维持生命，活动性肝硬化预后不良，部分可转为 HCC。

九、治　　疗

治疗原则以适当休息、合理营养为主，可辅以适当的药物治疗。应防止过劳和精神刺激，避免饮酒和使用有肝损害的药物。

（一）急性肝炎

急性肝炎一般为自限性，多可完全恢复。以一般治疗和对症治疗为主。急性期注意隔离，强调早期卧床休息，症状明显改善后再逐渐增加活动。临床症状消失、肝功能恢复正常后，仍应休息 1～3 个月。

饮食宜给予适合患者口味的清淡食品，并保证摄入足够的热量、维生素 B 族、维生素 C，摄入适量蛋白质（每日 1. 0～2. 0g/kg）。食欲差者可静脉补充葡萄糖溶液和维生素 C。辅以药物对症治疗以恢复肝功能。药物不要太多，以免加重肝脏负担。

一般不需抗病毒治疗，但急性丙型肝炎例外。急性丙型肝炎易转为慢性，早期应用干扰素加利巴韦林进行抗病毒治疗可降低转慢率。

（二）慢性肝炎

根据患者具体情况采用综合性治疗方案，包括适当的休息、合理的饮食和营养、心理辅导、调节机体免疫、改善和恢复肝功能、抗病毒、抗纤维化等治疗。可根据病情采用下列药物：

1. 改善和恢复肝功能　①非特异性护肝药：维生素类、还原型谷胱甘肽、葡醛内酯（肝泰乐）等；②降酶药：五味子、甘草提取物等；③退黄类药物：丹参、茵栀黄、门冬氨酸钾镁、腺苷蛋氨酸、前列腺素 E1、低分子右旋糖酐（右旋糖酐 40）、苯巴比妥、肾上腺糖皮质激素等。应用肾上腺糖皮质激素须慎用，症状较轻、肝内淤胆严重、其他退黄药物无效、无禁忌证时可选用。

2. 免疫调节　如胸腺素、转移因子、特异性免疫核糖核酸等。某些中草药提取物如猪苓多糖、香菇多糖等也有免疫调节作用。

3. 抗纤维化　丹参、冬虫夏草、核仁提取物等。

4. 抗肝炎病毒的治疗药物　目的是抑制肝炎病毒复制，降低传染性，改善肝功能，减轻组织学病变，减少和延缓肝硬化、肝癌的发生，提高生活质量。

（1）干扰素：主要通过诱导宿主产生细胞因子起作用，在多个环节抑制病毒复制，可用于慢性乙肝和丙肝的抗病毒治疗。有普通干扰素和长效干扰素两类，常用于慢性乙肝和丙型肝炎治疗的有 α 干扰素（IFN-α）。

1）IFN-α 治疗慢性乙型肝炎：（成人）普通 3～5MU/次，推荐 5MU，皮下或肌内注射，一周 3 次，疗程为半年至一年。对普通 IFN-α 治疗后复发的患者，再用普通 IFN-α 治疗仍可获得疗效，亦可换用其他普通干扰素亚型、聚乙二醇化干扰素（PEG IFN，长效干扰素）或核苷（酸）类似物治疗。PEG IFN 每周 1 次，皮下注射，疗程为 1 年，剂量应根据患者耐受性等因素决定，效果优于普通干扰素。

2）IFN-α 治疗慢性丙型肝炎：只要血液中 HCV RNA 阳性均应给予 IFN-α 治疗，联合利巴韦林可提高疗效。IFN 3～5MU/次，皮下或肌内注射，每周 3 次，或 PEG IFN-α，每周 1 次，皮下注射，疗程为半年至一年，同时服用利巴韦林。利巴韦林可致畸胎甚至流产，用药期间或治疗结束后应至少避孕 6 个月，并监测和随访，孕妇禁用。

治疗结束后，无论有无应答，停药后 6 个月内每 2 个月检测一次，以后每 3～6 个月检测一次 ALT、AST、血清学指标等，如有病情变化，应缩短检测间隔。

干扰素有一定的适应证和禁忌证，应在医生的监督、指导下用药。

（2）核苷（酸）类抗病毒药物：目前该类药物仅用于乙型肝炎的抗病毒治疗，包括拉米夫定、阿德福韦酯、恩替卡韦、替比夫定等，是反转录酶抑制剂，具有较强的抑制 HBV 复制的作用，可使 HBV DNA 水平下降或阴转、ALT 复常、改善肝组织病变。

1）拉米夫定：每日 100mg，顿服。拉米夫定耐受性较好，仅有部分患者可出现全身不适、乏力、头痛、胃痛及腹泻，部分患者可出现过敏。随用药时间延长，患者耐药比率增加，部分病例会出现病毒变异，病情加重，少数甚至发生肝功能失代偿。对乙型肝炎肝移植患者，移植前用拉米夫定，移植后拉米夫定与乙型肝炎免疫球蛋白（HBIG）联用，可明显降低肝移植后 HBV 再感染的概率，并可减少 HBIG 的剂量。

不适合的情况有：自身免疫性肝病、遗传性肝病、骨髓移植、严重肾功能不全、不稳定糖尿病患者，妊娠妇女。

考点提示： 病毒性肝炎的抗病毒治疗

2）阿德福韦酯：每日 10mg，顿服。剂量较大时有一定肾毒性，主要表现为血清肌酐升高和血磷下降，应定期监测血清肌酐和血磷。本药尤其适合于需长期用药或已发生拉米夫定耐药者。

3）恩替卡韦：每日 0.5mg，顿服。对病毒已发生 YMDD 变异者将剂量提高至每日 1mg 能有效抑制 HBV DNA 复制。对初治患者治疗 1 年时耐药发生率为 0，4～5 年的耐药发生率不足 1.2%。但病毒对已发生 YMDD 变异患者治疗 1 年时耐药发生率为 5.8%。

4）替比夫定：每日 600mg，顿服。不受进食影响，肾功能不全者应减量。具有较好的安全性和耐受性。常见不良反应有：头晕、头痛、疲劳、乏力、腹泻、恶心、皮疹、血淀粉酶升高、脂肪酶升高、ALT 升高和血肌酸激酶升高。

用核苷（酸）类似物治疗时应进行相关监测和随访。

5. 中药治疗 目前治疗肝炎的中成药和中药提取物制剂种类繁多，宜结合病情辨证选用。

（三）重型肝炎

重型肝炎应采用以支持和对症疗法为基础的综合治疗，促进肝细胞再生，预防和治疗各种并发症。有条件可采用人工肝支持系统、肝移植治疗。

1. 支持和对症治疗 患者应卧床休息，实施重症监护，密切观察病情，防止院内感染。饮食方面应避免油腻，宜进清淡易消化饮食。减少膳食中蛋白质含量，控制肠内氨的产生。食欲极差者，可静脉滴注适量葡萄糖溶液，并补充维生素 B、维生素 C、维生素 K 及 ATP、辅酶 A 等。静脉输入新鲜血浆和白蛋白对缓解病情有益。注意维持水、电解质平衡，保持人体内环境稳定。禁用对肝肾有损害的药物。

2. 促进肝细胞再生 肝细胞生长因子、前列腺素 E、肝细胞及干细胞移植等。

3. 抗病毒治疗 重型肝炎患者 HBV 复制活跃（$>10^4$ 拷贝/ml），应尽早给予抗病毒治疗，一般选择以核苷类似物为主。抗病毒治疗对患者近期病情改善不明显，但有助于长期治疗及预后。

4. 并发症治疗

（1）防治肝性脑病：①低蛋白饮食、保持大便通畅、每日口服乳果糖 30～60ml，酸化肠内环境以减少氨的吸收；②定时温水洗肠（不宜用肥皂水等碱性液体）；③为减少肠道细菌分解蛋白产生氨，可服新霉素等肠道不吸收的抗生素；④醋谷胺、谷氨酸钠、精氨酸、门冬氨酸钾镁等有降血氨作用；⑤有脑水肿应及早用甘露醇、山梨醇等脱水剂。

（2）防治出血：针对凝血功能减退，可用适量止血剂及输入新鲜血浆、血液，必要时输入血小板或凝血酶原复合物等。可用奥美拉唑、甲氰咪胍、雷尼替丁或法莫替丁等药以防止消化道出血。有上消化道出血时，可口服凝血酶、去甲肾上腺素、云南白药，使用脑垂体后叶素、血凝酶、安络血、生长抑素等静脉滴注。必要时在内镜下直接止血（血管套扎、电凝止血、注射硬化剂等）。肝硬化出血还可手术治疗。

（3）肝肾综合征：避免使用各种损肾药物，避免引起血容量降低的各种因素。可应用前列腺素 E 和多巴胺静脉滴注并配合使用利尿药，使 24 小时尿量不低于 1000ml。大多不宜透析。对难治性腹水应尽早肝移植。

（4）继发感染：加强护理、严格消毒隔离，一旦出现感染，应尽早应用抗生素，根据细菌培养和临床经验选择敏感抗生素。胆系、腹膜感染选择头孢菌素、喹诺酮类，肺部感染选择去甲万古霉素，厌氧菌感染选择甲硝唑，真菌感染选择氟康唑。严重感染选择广谱抗生素或联合用药，同时要警惕二重感染的发生。

5. 人工肝支持系统 非生物人工肝支持系统已应用于临床，主要是清除血中毒性物质及补充生物活性物质。对于晚期重型肝炎有助于争取时间让肝细胞再生，或为肝移植做准备。

考点提示： 重型肝炎的治疗

6. 肝移植 目前该技术基本成熟。由于肝移植价格昂贵，供肝来源困难、排异反应、继发感染等均阻碍其广泛应用。

（四）淤胆型肝炎

淤胆型肝炎早期治疗同急性黄疸型肝炎。黄疸持续不退时，在护肝治疗的基础上，可试用泼尼松（每日 40～60mg 分次口服）或地塞米松（每日 10～20mg 静脉滴注），2 周后如血清胆红素显著下降，可逐步减量，并于1～2周后停药。

（五）肝炎肝硬化

肝炎肝硬化可参照慢性肝炎和重型肝炎的治疗。有脾功能亢进、门静脉高压时，可考虑手术或介入治疗。

十、预　防

（一）管理传染源

甲型、戊型肝炎应隔离至发病后3周。乙型、丙型、丁型肝炎及病毒携带者，可按血液-体液隔离至病毒消失。凡现症感染者不能从事食品加工、饮食服务、饮水供应、托幼保育等工作。符合抗病毒治疗情况的尽可能给予抗病毒治疗。

（二）切断传播途径

1. 甲型、戊型肝炎　搞好环境卫生和个人卫生，养成良好的卫生习惯。加强水源管理和粪便管理，做好饮水消毒和食品卫生工作。

2. 乙、丙、丁型肝炎　加强托幼单位和服务行业的卫生监督和管理，严格执行餐具、用具消毒制度。儿童实行“一人一巾一杯”制。理发、美容、洗浴用具应按规定进行消毒处理。医疗和预防用的注射器材，实行“一人一针一管”制。各种医疗器械和患者用具应实行“一人一用一消毒”制。对脓、血、分泌物及其污染物品必须严格消毒处理。严防血液透析、介入性诊疗、脏器移植时感染肝炎病毒。

（三）保护易感人群

1. 主动免疫

（1）甲型肝炎：对婴幼儿、儿童和血清抗-HAVIgG阴性的易感人群，均可接种甲型肝炎纯化灭活疫苗或减毒活疫苗。减毒活疫苗稳定性差，保护期短；灭活疫苗保护期长，可持续20年以上，国外均采用。减毒活疫苗接种一针，灭活疫苗接种两针（0、6个月），每次1.0ml。

（2）乙型肝炎：接种乙肝疫苗是我国预防和控制乙型肝炎流行的最关键措施，易感者均可接种，新生儿应进行普种，与HBV感染者密切接触者、医务人员、经常接触血液的人员、托幼机构工作人员、经常接受输血或血液制品者等是主要接种对象。普遍采用0、1、6个月的接种程序，每次注射10～20μg（基因工程疫苗），高危人群可适当加大剂量。接种乙肝疫苗后有抗体应答者的保护效果一般至少可持续12年，因而一般人群不需要进行抗-HBs监测或加强免疫。但对高危人群可进行抗-HBs监测，如抗-HBs少于10mU/ml，可给予加强免疫。对免疫功能低下或无应答者，应增加疫苗的接种剂量和针次；对3针免疫程序无应答者可再接种3针。

（3）戊型肝炎：“重组戊型肝炎疫苗（大肠埃希菌）”由我国著名专家夏宁邵教授带领的研究组历经14年研制成功，2012年获得国家一类新药证书，成为世界上第一个用于预防戊型肝炎的疫苗。

考点提示：甲型、乙型肝炎的预防

2. 被动免疫

（1）甲型肝炎：对近期与甲型肝炎患者有密切接触的易感儿童可用免疫球蛋白肌内注射，注射时间越早越好，不应迟于接触后7～14日，免疫期2～3个月。

（2）乙型肝炎：HBV慢性感染母亲的新生儿出生时立刻注射乙型肝炎免疫球蛋白（HBIG）200U，6小时内注射乙肝疫苗10μg，生后1个月和6个月再分别注射一次，保护率可达95%以上。

目前对丙、丁型肝炎尚缺乏特异性免疫预防措施。

（易本谊）

目标检测

A_1 型题

1. 关于急性肝炎，下列不是常见表现的为
   A. 流感样症状　B. 恶心、呕吐
   C. 持续发热　D. 尿黄及黄疸
   E. 肝肿大
2. 重型肝炎最重要的诊断依据是
   A. 频繁呕吐　B. 黄疸进行性加深
   C. 凝血酶原活动度小于 40%
   D. 出现中毒性鼓肠、腹水　E. 发热
3. 下列不是肝性脑病诱发因素的为
   A. 明显低钾、低钠血症
   B. 合并感染　C. 消化道大出血
   D. 低蛋白饮食　E. 大量放腹水
4. 在肝炎患者中，最能反映病情严重程度的实验室血清学检查项目是
   A. 凝血酶原活动度　B. 谷草转氨酶
   C. 谷丙转氨酶　D. 血清胆碱酯酶
   E. γ-谷氨酰转肽酶
5. 下列试验中，与肝损伤严重程度关系不大的为
   A. 胆红素　B. ALT
   C. 白蛋白　D. 谷草转氨酶
   E. 凝血酶原活动度
6. 关于妊娠期合并急性乙型肝炎患者的特点叙述错误的是
   A. 消化道症状较明显
   B. 无黄疸型肝炎比例高
   C. 产后大出血较常见
   D. 可对胎儿有影响
   E. 妊娠后期患乙型肝炎者易传播给胎儿
7. 下列哪项是 HBV 在机体内复制的指标
   A. HBsAg　B. HBsAb
   C. HBeAg　D. 抗 HBeAb
   E. 抗-HBcIgG
8. 在乙肝病毒标志物中对人体有保护作用的是
   A. 表面抗体（抗-HBs）
   B. 核心抗体（抗-HBc）
   C. DNA 多聚酶（DNAP）
   D. Dane 颗粒　E. e 抗体（抗-HBe）
9. 人被乙型肝炎病毒感染后多表现为
   A. 慢性重型肝炎
   B. 急性无黄疸型肝炎
   C. 急性黄疸型肝炎
   D. 隐性感染　E. 慢性肝炎
10. 急性乙型肝炎病毒感染的窗口期
   A. HBsAg（-）抗 HBs（+）HBeAg（-）抗-HBe（-）抗-HBc（-）
   B. HBsAg（+）抗 HBs（-）HBeAg（-）抗-HBe（-）抗-HBc（+）
   C. HBsAg（-）抗 HBs（-）HBeAg（-）抗-HBe（-）抗-HBc（+）
   D. HBsAg（+）HBeAg（+）抗-HBc（+）
   E. HBsAg（+）抗-HBe（+）抗-HBc（+）
11. 对 HBeAg 阳性母亲所生下的新生儿预防 HBV 感染最有效的措施是
   A. 丙种球蛋白
   B. 高效价乙肝免疫球蛋白
   C. 乙肝疫苗
   D. 乙肝疫苗+高效价乙肝免疫球蛋白
   E. 乙肝疫苗+丙种球蛋白
12. 有关丙型肝炎，下列叙述正确的是
   A. 丙型肝炎病毒只能通过输血传播
   B. 血清丙型肝炎病毒抗体阳性说明有保护性
   C. 丙型肝炎临床表现与乙型肝炎相似，但黄疸发生率比乙型肝炎高
   D. 丙型肝炎的慢性型发生率很高
   E. 急性丙型肝炎时不应使用干扰素抗病毒治疗
13. 下面不是戊型肝炎特点的是
   A. 通常不引起慢性肝炎
   B. 发生在妊娠妇女中病死率高
   C. 通过粪—口途径传播
   D. 我国并不多见
   E. 多发生于成年人，黄疸较深

A_2 型题

14. 患者，男，23 岁。一周来食欲缺乏，实验室检查：ALT 728U/L，血清总胆红素 30μmol/L，甲型肝炎 IgG 抗体（+），HBsAg（+），HBeAg（+），抗 HBcIgM（+），本例可能性最大的临床诊断是
   A. 急性甲型肝炎　B. 慢性乙型肝炎
   C. 急性乙型肝炎
   D. 乙型肝炎病毒携带者
   E. 急性甲型肝炎合并黄疸型乙型肝炎
15. 患者，男，64 岁。ALT 反复异常 18 个月，在外院曾用多种“保肝”药物，输白蛋白及血浆，但 ALT 仍持续轻至中度增高而入院。实验室检查：HBsAg（+），抗-HBs（-），HBeAg（-），抗-HBe（+），抗-HBc（+）。B 超无明显异常，应进一步作下列哪一项检查
   A. 抗-HAVIgM 及抗-HEVIgM

B. 抗 HCV 及抗-HDVIgM
C. CT
D. AFP
E. 凝血酶原时间及胆固醇

16. 患者，男，20 岁。1 周来发热、食欲减退、厌油、恶心呕吐、尿黄，黄疸急剧上升至血清总胆红素 170μmol/L，凝血酶原活动度 35%，近两日出现嗜睡，烦躁不安伴牙龈出血，皮下瘀斑。肝肋下未扪及，关于该患者的诊断首先应想到
A. 急性肝炎　B. 慢性肝炎
C. 中毒性肝炎　D. 淤胆型肝炎
E. 急性重症肝炎

17. 患者，男，55 岁。急性肝炎患者。肝功能：ALT 500U/L，白蛋白 38g/L，球蛋白 26g/L，血清总胆红素 115μmol/L，血清甲型肝炎 IgG 抗体阳性，抗 HBs 阳性，丙型肝炎抗体阴性，戊型肝炎病毒抗体（IgM 和 IgG 型）阳性，诊断应考虑
A. 急性甲型肝炎　B. 急性乙型肝炎
C. 急性丙型肝炎　D. 急性戊型肝炎
E. 急性肝炎，甲、乙、戊型肝炎病毒重叠感染所致

18. 患者，男，40 岁。反复乏力、纳差、肝区不适 5 年。查体：肝病面容，有多个蜘蛛痣，脾可触及，ALT 200U/L，血清白蛋白 38g/L，球蛋白 40g/L，胆红素正常，对本例确诊最有意义的检查是
A. 病毒性肝炎血清学标志物检查
B. 肝功能检查　C. 超声波检查
D. CT 扫描　E. 肝活检病理学检查

A_3 型题

（19～21 题共用题干）

患者，男，25 岁。发热、食欲减退、厌油、恶心、呕吐、尿黄，黄疸急剧加深 6 日，凝血酶原活动度 28%，近两日出现嗜睡，烦躁不安伴牙龈出血，皮下瘀斑。

19. 该患者的诊断可能性最大的是
A. 急性肝炎　B. 中毒性肝炎
C. 急性重症肝炎　D. 淤胆型肝炎
E. 慢性重症肝炎

20. 如在治疗过程中烦躁不安加重，意识障碍加深应立即给予的治疗为
A. 肌内注射苯巴比妥
B. 静脉注射地西泮
C. 用止血药
D. 静脉注射甘露醇
E. 使用血管扩张剂

21. 如血清学标志物检测发现 HBV 感染标志，且 HBV DNA 阳性，除其他治疗外可进行抗病毒治疗，首选的抗病毒药物是
A. 干扰素　B. 拉米夫定
C. 利巴韦林　D. 阿昔洛韦
E. 泼尼松

（22～24 题共用题干）

患者，男，30 岁。乏力、纳差 10 余日。查体：无明显黄疸，肝右肋下 1cm，脾未扪及。肝功能检查：血清 ALT 120U/L，2 个月前因溃疡病出血，输血 1000ml，术后恢复顺利。

22. 该病例首先考虑
A. 甲型病毒性肝炎
B. 乙型病毒性肝炎
C. 丙型病毒性肝炎
D. 丁型病毒性肝炎
E. 戊型病毒性肝炎

23. 为进一步明确病原，应首先考虑的检查为
A. 抗 HAV IgM　B. 抗 HEV
C. HAV RNA　D. HCV RNA
E. HEV RNA

24. 如 HCV RNA 阳性，确诊为急性输血后丙型肝炎，其最佳治疗方案是
A. “保肝”治疗+泼尼松
B. “保肝”治疗+干扰素
C. “保肝”治疗+利巴韦林
D. “保肝”治疗+胸腺素
E. “保肝”治疗+阿昔洛韦

第二节　流行性出血热

学习目标

1. 掌握流行性出血热的临床表现及治疗原则。
2. 理解流行性出血热的病理改变、实验室检查、并发症及诊断依据。
3. 了解流行性出血热的病原学、流行病学、发病机制、鉴别诊断及预防措施。

案例2-2

患者，男，36 岁，农民。因发热 6 日，少尿 2 日入院。患者 12 月 9 日起出现发热，体温波动于 38. 2～39. 8℃，明显乏力，当地疑为“感冒”给予退热药处理，患者症状未见好转，2 日前尿量减少，昨日仅 250ml。入院查体：T 36. 8℃，颜面及结膜充血明显，前臂注射部位皮肤可见 5cm×8cm 瘀斑。实验室检查：WBC 15×10^9/L，中性粒细胞 0. 83，血小板 62×10^9/L，血尿素氮 39. 6mmol/L，血钾 6. 8mmol/L，心电图示心率 48 次/分，高尖 T 波。

问题：

1. 患者最可能的诊断是什么？
2. 请写出诊断依据。
3. 为了进一步明确诊断应做哪些检查？
4. 制定该患者目前的治疗方案。

流行性出血热（hemorrhagic fever with renal syndrome，HFRS）又称肾综合征出血热，是由汉坦病毒（Hantaan virus，HV）引起的、以鼠类为主要传染源的一种自然疫源性疾病。本病主要病理变化是全身小血管广泛性损害，临床上以发热、充血出血和肾损害等为主要表现。典型病例呈五期经过。主要分布在亚欧等国，我国为高发区。

一、病　原　学

汉坦病毒属于布尼亚病毒科，为负性单链 RNA 病毒（图 2-10）。根据血清学检测，汉坦病毒可分为至少 20 个以上的血清型，其中Ⅰ型汉坦病毒（Hantaan virus）、Ⅱ型汉城病毒（Seoul　virus）、Ⅲ型普马拉病毒（Puumala virus）、Ⅳ型希望山病毒（Prospect Hill virus）是经世界卫生组织（WHO）认定的。在我国流行的主要是Ⅰ型和Ⅱ型病毒，近年来发现了Ⅲ型病毒。由于病毒型别不同，引起人类疾病的临床症状轻重有所不同，其中Ⅰ型较重，Ⅱ型次之，Ⅲ型多为轻型。

汉坦病毒对乙醚、氯仿、去氧胆酸盐敏感，对酸、热的抵抗力弱，高于 37℃及 pH 5.0 以下易被灭活，56℃ 30 分钟或 100℃ 1 分钟可被灭活，对紫外线、乙醇及碘酒等消毒剂均敏感。

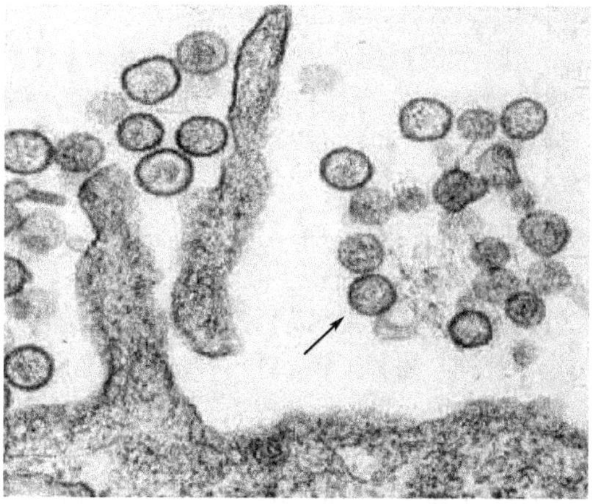

图 2-10　电镜下的汉坦病毒

二、流 行 病 学

（一）传染源

据国内外不完全统计，有 170 多种脊椎动物能自然感染汉坦病毒，我国发现有 53 种动物携带本病毒，主要宿主动物是啮齿类，其他动物包括猫、猪、犬和兔等。黑线姬鼠和褐家鼠为我国主要宿主动物和传染源。林区则以大林姬鼠为主，大白鼠为实验室感染的主要来源。流行性出血热患者早期的血液和尿液中携带病毒，有过接触它们后发病的个别病例报告，但人不是主要传染源。

（二）传播途径

1. 接触传播　经接触宿主动物的血液、排泄物、分泌物等，病毒可由损伤的皮肤和黏膜侵入人体。

2. 呼吸道传播　携带病毒的鼠类排泄物，如尿、粪、唾液等污染尘埃形成气溶胶，可经呼吸道侵入感染人体。

3. 消化道传播　进食被鼠类携带病毒的排泄物污染的食物，可经口腔或胃肠道黏膜感染。

4. 垂直传播　孕妇感染本病毒后，病毒可经过胎盘传给胎儿。

5. 虫媒传播　寄生鼠类的革螨或恙螨可能有传播汉坦病毒的作用，但有待进一步证实。

（三）人群易感性

人群普遍易感，多见于男性青壮年农民和工人。病后有较稳固的免疫力，少有第二次发病者。

（四）流行特征

1. 地区性　本病主要分布在亚洲，其次为欧洲和非洲，美洲病例较少。我国疫情最重，除青海和新疆外，均有病例报告。在农村和林区，传染源为黑线姬鼠和大林姬鼠。

2. 季节性和周期性　本病虽四季均可发生，但有明显的高峰季节，其中黑线姬鼠传播者，发病高峰在 11 月至次年 1 月，5～7 月为小高峰；褐家鼠传播者发病高峰在 3～5 月，大林姬鼠传播者发病高峰在夏季。

3. 人群分布　人群发病的多少与接触传染源的机会多少有关，一般以男性青壮年农民和工人发病较多。

三、发病机制与病理特点

（一）发病机制

本病的发病机制目前尚未完全阐明，但多数研究认为主要包括病毒的直接作用和免疫损伤作用两个方面。

1. 病毒的直接作用　汉坦病毒进入人体后随血液到达全身组织细胞，导致感染细胞功能和结构的损害。病毒主要作用于血管内皮细胞，引起血管壁通透性及脆性增加，血浆外渗，出现组织水肿、出血。

2. 免疫损伤作用　汉坦病毒侵入人体后，可引起机体一系列免疫应答，一方面能清除感染的病原体；另一方面能引起机体组织损伤。其中Ⅰ型、Ⅱ型、Ⅲ型、Ⅳ型变态反应及各种细胞因子和炎症介质，如白细胞介素 1（IL-1）和肿瘤坏死因子（TNF）、γ 干扰素等，均可在发病中起作用，Ⅲ型变态反应是引起本病血管和肾脏损害的主要原因。

（二）病理解剖

基本病理变化是全身小血管和毛细血管广泛受损，引起各脏器病变，其中以小血管和肾脏病变最明显，其次为心、肝、脑等脏器的病变。小血管内皮细胞肿胀、变性和坏死，管壁呈不规则收缩和扩张，纤维样坏死和崩解，管腔内有微血栓形成；肾脏病变为肉眼可见的肾脂肪囊水肿、出血，肾皮质苍白，肾髓质极度充血并有出血和水肿，镜检肾小球充血，基膜增厚，肾小管变性、坏死、受压而变窄、闭塞，肾间质充血、水肿；心脏病变主要是右心房内膜下出血，心肌纤维有不同程度的变性、坏死等；肝大，可出现肝细胞变性、灶性坏死和融合坏死灶；脑实质水肿和出血，神经细胞变性，胶质细胞增生。

（三）病理生理

1. 休克　于病程 3～7 日出现的低血压休克称为原发性休克，少尿期以后发生的休克称为继发性休克。原发性休克的原因是血管通透性增加，血浆外渗血容量下降；继发性休克的原因是大出血、继发感染、有效血容量不足。

2. 出血 其原因包括血管壁损伤、血小板减少和功能异常、肝素类物质增加、DIC 导致的凝血机制异常。

3. 急性肾衰竭 其原因是肾血流障碍、肾小球和肾小管基膜免疫损伤、肾间质水肿和出血、肾小球微血栓形成和缺血性坏死、肾素和血管紧张素Ⅱ的激活、肾小管管腔被蛋白和管型等阻塞。

四、临床表现

本病潜伏期为 4～46 日，一般为 1～2 周。典型病例病程中有发热期、低血压休克期、少尿期、多尿期、恢复期的五期经过，非典型和轻型病例可出现越期现象，重症者可出现发热期、休克期和少尿期之间的互相重叠。

（一）发热期

本期主要表现为发热、全身中毒症状、毛细血管损伤和肾损害。

1. 发热 起病急骤，畏寒发热，体温常为 39～40℃，以稽留热或弛张热多见。热程多数在 3～7 日，少数持续 10 日以上。一般体温越高，热程越长，病情越重。少数患者起病时以低热、胃肠不舒服和呼吸道前驱症状为主。

2. 全身中毒症状 表现为乏力、全身酸痛、头痛、腰痛、眼眶痛。头痛、腰痛、眼眶痛（一般称为“三痛”）是由于相应部位充血和水肿所致。多数病人出现食欲减退、恶心、呕吐、腹痛、腹泻等消化道中毒症状。腹痛剧烈时腹部有压痛、反跳痛，易误诊为急腹症而手术。部分病人出现嗜睡、兴奋不安、谵妄、神志恍惚、抽搐等神经系统症状，此类患者多数发展为重型。

3. 毛细血管损害征 主要表现为充血、出血及外渗水肿。皮肤充血潮红主要见于颜面、颈、胸等部位（皮肤“三红”），重者呈醉酒貌；黏膜充血多见于眼结膜（图 2-11、彩图 2-8）、软腭与咽部（黏膜“三红”）；球结膜水肿；部分患者出现眼睑和脸部水肿，亦可出现腹水；皮肤出血多在腋下和胸背部，如呈搔抓样、条痕样（图 2-12、彩图 2-9）则更具特征性；黏膜出血常见于软腭，呈针尖样出血点，眼结膜呈片状出血；少数患者内脏出血如呕血、黑便、咯血、血尿。如皮肤出现大片瘀斑或腔道大出血，属于重症表现，可能存在 DIC。

4. 肾损害 表现为蛋白尿、血尿、管型尿等。有时尿中排出膜状物。肾区有叩痛。

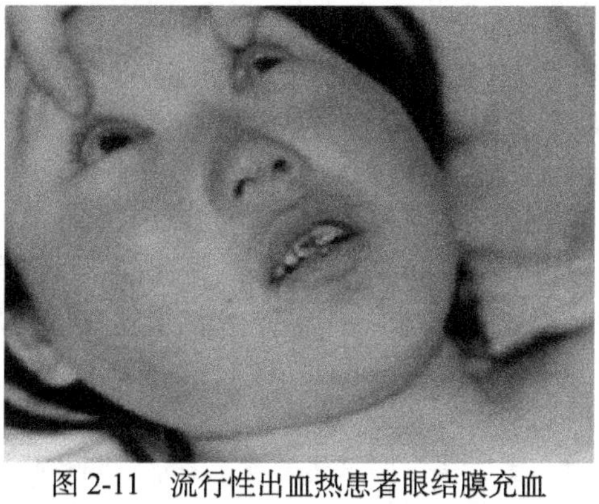

图 2-11 流行性出血热患者眼结膜充血

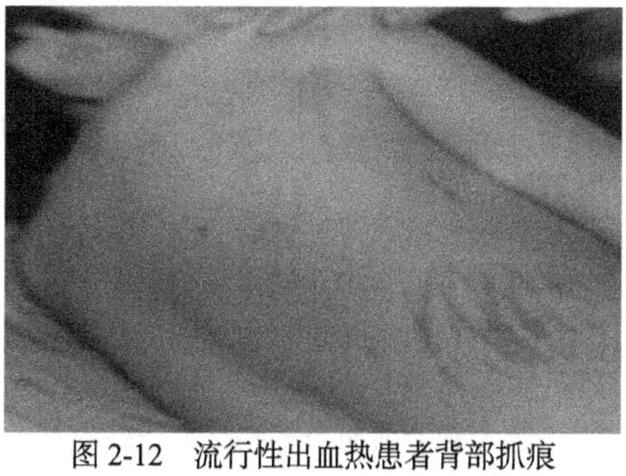

图 2-12 流行性出血热患者背部抓痕

（二）低血压休克期

本期主要表现为低血压及休克，常发生于病程第 4～6 日，多数在发热末期或热退同时出现血压下降，一般持续 1～3 日。轻型患者可不发生低血压或休克，重型患者可出现顽固性休克，易发生 DIC、出血、急性肾衰竭、脑水肿、ARDS 等。

（三）少尿期

本期以少尿或无尿，尿毒症，水、电解质和酸碱平衡紊乱为特征，是本病的极期。一般认为尿量少于400ml/d为少尿，少于100ml/d为无尿。多发生于病程第5～8日，持续2～5日，短者1天，长者10多日。少数患者无明显少尿而存在氮质血症，称为无少尿型肾功能不全。本期主要表现为尿毒症、酸中毒和水电解质紊乱，严重者可出现高血容量综合征和肺水肿。临床表现为厌食、恶心、呕吐、腹胀、腹泻、顽固性呃逆等，可出现头昏、头痛、嗜睡、烦躁、谵妄、昏迷和抽搐等症状；可有不同程度的内脏出血如咯血、呕血、便血、血尿、阴道出血、颅内出血等；出现呼吸增快或Kussmaul深大呼吸提示代谢性酸中毒；电解质紊乱常见高血钾、低血钠和低血钙，少数可发生低血钾和高血镁；可有水肿、体表静脉充盈、脉搏洪大、血压升高、脉压增大、心率增快等高血容量综合征表现。

考点提示： 流行性出血热各期的临床表现

（四）多尿期

一般认为尿量增至2000ml/d以上即进入多尿期。多数患者少尿期后进入此期，少数患者可由发热期或低血压期转入此期。多尿期一般出现在病程的第9～14日，持续时间平均为7～14日。根据尿量和氮质血症情况可分为以下三期：

1. 移行期　每日尿量由400ml增至2000ml为移行期，此期虽然尿量增加，但血尿素氮、血肌酐仍可升高，不少患者因并发症而死于此期，应特别注意观察病情。

2. 多尿早期　每日尿量超过2000ml为多尿早期，此期氮质血症未见改善，症状仍重。

3. 多尿后期　每日尿量超过3000ml，并逐日增加，氮质血症逐步下降，精神食欲逐日好转，此期尿量可达4000～8000ml/d，少数可达15 000ml/d以上。此期应注意继发性休克、继发感染、急性肾衰竭和电解质紊乱（低血钠、低血钾）等的发生。

（五）恢复期

经多尿期后，每日尿量恢复2000ml以下，一般情况逐渐好转，多数患者需1～3个月体力才能完全恢复。

临床类型：根据发热高低，中毒症状轻重和出血、休克、肾功能损害程度的不同，临床上可分为轻型、中型、重型、危重型和非典型等五型。

五、实验室检查

（一）血常规

病程第1～2日白细胞计数多正常，第3日后逐渐升高，一般为（15～30）$\times 10^9$/L，白细胞分类早期以中性粒细胞增多为主，有核左移、中毒颗粒，重型患者可见幼稚细胞呈类白血病反应。第4～5病日后淋巴细胞增多，并出现较多的异型淋巴细胞。血红蛋白和红细胞因血浆外渗、血液浓缩而明显升高。血小板从第2病日起开始减少，可见异型血小板。

（二）尿常规检查

病程第2日即可出现蛋白尿，第4～6日尿蛋白常达（+++～++++），尿蛋白一般随病情加重而增加，至少尿期达高峰。少数患者尿中出现膜状物，是凝血块、大量尿蛋白和脱落上皮细胞的混合凝聚物。镜检可见红细胞、白细胞和管型。

（三）血液生化检查

血尿素氮、血肌酐多在低血压休克期开始上升，多尿移行期末达高峰，多尿后期开始下降。发热期血气分析以呼吸性碱中毒多见，休克期及少尿期以代谢性酸中毒为主。血钾在发热期、休克期处于低水平，少尿期升高，多尿期又降低，血钠、氯、钙在本病各期中多数降低，而磷、镁等升高。

（四）凝血功能检查

发热期开始血小板减少。DIC时，开始为高凝阶段，凝血时间缩短，其后为低凝阶段，血小板进一步减少，可至 $50\times10^9/L$ 以下，纤维蛋白原下降，凝血酶原时间和凝血酶时间延长。

（五）免疫学检查

1. 特异性抗体检测　在第 2 病日即能检出特异性 IgM 抗体，1∶20 为阳性。IgG 抗体 1∶40 为阳性，1 周后滴度上升 4 倍及以上有诊断价值。

2. 特异性抗原检测　早期病人的血清及周围血中性粒细胞、单核细胞、淋巴细胞和尿沉渣细胞均可检出汉坦病毒抗原。

（六）分子生物学检测

应用巢式 RT-PCR 方法可以检出汉坦病毒的 RNA，敏感性较高，具有诊断价值。

六、并　发　症

（一）腔道出血

考点提示：流行性出血热常见的并发症

腔道出血以呕血、便血最为常见，腹腔出血、咯血、鼻出血、阴道出血、颅内出血等均较常见。

（二）肺水肿

肺水肿常见有两种类型：

1. 急性呼吸窘迫综合征（ARDS）　表现为呼吸急促，发绀，肺部可闻及支气管呼吸音和干湿啰音，X 线表现为双侧斑点状或片状阴影，呈毛玻璃样。血气分析 PaO_2 60mmHg 以下，常见于休克期和少尿期。

2. 心源性肺水肿　可由肺毛细血管受损、肺泡内大量渗液引起，亦可因高血容量或心肌受损引起。

（三）中枢神经系统并发症

中枢神经系统并发症包括由汉坦病毒侵犯中枢神经引起的脑炎和脑膜炎；因休克、凝血机制异常、电解质紊乱和高血容量综合征等引起的脑水肿、高血压脑病和颅内出血等，CT 检查有助于诊断。

（四）其他

其他包括继发感染、自发性肾破裂、心肌损害和肝损害等。

七、诊断与鉴别诊断

（一）诊断依据

1. 流行病学资料　在流行季节，病前 2 个月有疫区野外作业及留宿，或有与鼠类或其他宿主动物接触史。

考点提示：流行性出血热的诊断依据

2. 临床表现　临床出现发热及全身中毒症状、“三红征”、“三痛征”、皮肤搔抓样或条痕样出血、肾脏损害。典型患者出现发热期、低血压休克期、少尿期、多尿期和恢复期五期经过。

3. 实验室检查　血象血液浓缩、血红蛋白和红细胞增高，白细胞增加，血小板减少，出现异型淋巴细胞；尿常规显著蛋白尿出现和尿中带膜状物有助于诊断；血清、血细胞和尿中检出病毒抗原以及血清中特异性 IgM 抗体阳性可以明确诊断。反转录聚合酶链反应（RT-PCR）检测汉坦病毒的 RNA 有助于早期和非典型患者的诊断。

（二）鉴别诊断

本病应根据各期病情表现与下列疾病相鉴别。

1. 流感　无出血倾向，无低血压，尿检查正常，血白细胞偏低，病程短。

2. 流行性脑脊髓膜炎　以 15 岁以下儿童多见。发病早期全身散在瘀点、瘀斑，有脑膜刺激征。脑脊液呈化脓性改变，皮肤瘀点及脑脊液涂片可见脑膜炎球菌。无明显肾损害。

3. 败血症 可有原发病灶，而无结膜水肿等外渗体征，出血倾向和肾损害不明显。白细胞数升高以中性粒细胞为主，无异型淋巴细胞，血培养阳性。

4. 急性肾小球肾炎 多见于儿童。尿液检查有异常改变，常伴有水肿、高血压，但无发热等中毒症状及出血倾向。

5. 血小板减少性紫癜 除皮肤有瘀点、瘀斑外，无其他发热等症状，骨髓涂片检查有特征性改变。

八、预 后

本病病死率与临床类型、治疗迟早及措施是否正确相关，近年来通过早期诊断和治疗措施的改进，病死率由10%下降为3%～5%及以下。

九、治 疗

治疗应针对各期病理生理变化采取综合性疗法。"三早一就"为本病的治疗原则，即早发现、早休息、早期治疗和就近治疗。早期宜及早应用抗病毒药物，中晚期进行对症治疗，注意防治休克、肾衰竭和出血。

（一）发热期

治疗原则为抗病毒治疗，减轻外渗，改善中毒症状，预防DIC。

1. 抗病毒治疗 发热期患者，成人可用利巴韦林（病毒唑），每日1g，加入10%葡萄糖溶液500ml中静脉滴注，连用3～5日，能抑制病毒，减轻病情和缩短病程。

2. 减轻外渗 应及早卧床休息。为降低血管通透性可给予芦丁、维生素C等，每日输注平衡盐液或葡萄糖盐水1000ml左右。高热、大汗或呕吐、腹泻者可适当增加。

3. 改善中毒症状 高热时应以物理降温为主，忌用强烈发汗退热药，以防大汗进一步丧失血容量。中毒症状严重时，可用地塞米松5～10mg静脉滴注，热退即停。

4. 预防DIC 适当给予低分子右旋糖酐或丹参注射液静滴，以降低血液黏滞性。

（二）低血压休克期

治疗原则为积极补充血容量，纠正酸中毒和改善微循环。

1. 补充血容量 以早期、快速、适量为原则。补液应晶体和胶体相结合，晶体以平衡盐液为主，对休克较重者，用双渗平衡盐能达到补充血容量的目的，切忌单纯输入葡萄糖溶液；胶体液可用低分子右旋糖酐、20%甘露醇、血浆或白蛋白等，10%低分子右旋糖酐每日输入量不宜超过1000ml，否则易引起出血。扩容量为低血压休克时血浆渗出量的1.5～2倍。一般血浆渗出600～800ml时出现低血压，渗出800～1200ml即可发生休克。因休克期血液浓缩不宜输用全血。年老或原有心肺疾病者输液时应密切观察心肺体征，掌握输注速度和液量。

2. 纠正酸中毒 主要用5%碳酸氢钠5ml/kg静脉滴注或静脉注射，根据动态血气检测结果作为纠酸的依据，避免盲目纠酸。

3. 强心剂的应用 血容量基本补足，心率在140次/分以上者，可静脉给予毛花苷丙（西地兰）或毒毛花苷K强心。

4. 血管活性药与肾上腺糖皮质激素的应用 经以上处理血压仍不稳定时，可选用血管活性药，如多巴胺、间羟胺等静脉滴注。山莨菪碱具有扩张微血管、解除血管痉挛的作用，可酌情应用。也可同时应用地塞米松10～20mg静脉滴注。

（三）少尿期

治疗原则为"稳、促、导、透"，即稳定机体内环境，促进利尿，导泻和透析治疗。

1. 稳定内环境　①控制氮质血症：给予高糖、高维生素、低蛋白饮食。不能进食者，每日静脉注射葡萄糖不少于 200g，并加入适量胰岛素；②维持水、电解质和酸碱平衡：应区分肾前性少尿和肾实质损害所致的少尿。如因前者引起，可快速输注电解质溶液 500～1000ml，同时用利尿剂或 20%甘露醇 100～125ml 静脉注射（有高血容量综合征者，不宜作此利尿试验），观察 3 小时看利尿效果，若尿量不超过 100ml，则为肾实质损害所致少尿，可按前一日尿量和吐泻量加 500～700ml 作为给液量，严格控制液体输入。一般应限制钠盐摄入，根据 CO_2CP 检测结果进行补碱；根据血钾及心电图变化，限制或适量补充钾盐。

2. 促进利尿　少尿原因之一是肾间质水肿压迫肾血管，因此少尿初期可应用 20%甘露醇 125ml 静脉注射，以减轻肾间质水肿，用后若利尿效果明显者可重复应用 1 次，若效果不明显，应停止应用。常用利尿剂为呋塞米（速尿），可从小剂量开始，逐步加大至 100～300mg/次，若效果不明显，4～6 小时重复一次。亦可用血管扩张剂酚妥拉明 10mg 或山莨菪碱 10～20mg 静脉滴注，每日 2～3 次。

考点提示： 流行性出血热各期的治疗原则

3. 导泻和放血疗法　为预防高血容量综合征和高血钾，可以进行导泻，但必须是无消化道出血者。可选用甘露醇 25g，或 50%硫酸镁 40ml 或大黄 10～30g 煎水口服导泻。放血疗法目前已少用，如少尿伴高血容量综合征引起急性心力衰竭、肺水肿时，可考虑放血 300～400ml。

4. 透析疗法　可行血液透析或腹膜透析。适应证：①持续少尿 4 日以上或无尿 24 小时以上；②显著氮质血症，血尿素氮>28. 56mmol/L，有严重尿毒症表现者；③高分解型肾功能不全，每日血尿素氮升高>7. 14mmol/L；④高血钾>6mmol/L，ECG 有高尖 T 波表现；⑤高血容量综合征。

（四）多尿期治疗

治疗原则：移行期和多尿早期的治疗与少尿期相同，多尿后期主要是维持水和电解质平衡，防治继发感染。补液应以口服为主，适当补充钠、钾，补液量要适中，过多可使多尿期延长，过少可导致水、电解质失调，引起二次肾衰竭。由于机体抵抗力极低，应注意防治继发呼吸道和泌尿系统感染。

（五）恢复期治疗

治疗原则为补充营养，逐渐恢复工作。出院后应休息 1～3 个月，定期复查肾功能、血压和垂体功能，如有异常应及时治疗。

十、预　　防

（一）灭鼠防鼠

该措施最为关键。可用器械和药物灭鼠，一般认为灭鼠后Ⅱ型病毒的感染率能得到较好的控制和下降。

（二）切断传播途径

防止鼠类排泄物污染食品，不用手接触鼠类及其排泄物，动物实验时要防止被实验鼠咬伤。

（三）保护易感人群

目前我国研制的汉坦病毒灭活疫苗有沙鼠肾细胞灭活疫苗（Ⅰ型）、地鼠肾细胞灭活疫苗（Ⅱ型）、乳鼠脑纯化汉坦病毒灭活疫苗（Ⅰ型），已在流行地区使用，有 88%～94%接种者能产生中和抗体，但持续 3～6 个月后明显下降，一年后需加强注射。有发热、严重疾病和过敏者禁用。

（易本谊）

目标检测

A_1型题

1. 流行性出血热的病原体是
   A. 细菌　B. 立克次体
   C. 病毒　D. 螺旋体
   E. 支原体
2. 我国流行的流行性出血热最主要的传染源是
   A. 家鼠　B. 黑线姬鼠
   C. 棕背鼠　D. 田鼠
   E. 红背鼠
3. 流行性出血热的基本病理改变是
   A. 全身毛细血管中毒性损害
   B. 血管和淋巴管内皮细胞损害及急性出血
   C. 微血管的内皮细胞损伤
   D. 小血管周围炎性细胞浸润
   E. 全身性小血管内皮细胞肿胀、变性和坏死
4. 流行性出血热最易侵犯的器官是
   A. 肺　B. 肾　C. 脑
   D. 肝　E. 心
5. 流行性出血热少尿的主要原因是
   A. 肾血管内播散性血管内凝血
   B. 继发性醛固酮增多
   C. 肾小管重吸收亢进
   D. 肾小球滤过率下降和缺血性肾小管坏死
   E. 合并肾结石、肾盂积水
6. 流行性出血热移行阶段尿量为
   A. <300ml/d　B. 400～2000ml/d
   C. >3000ml/d　D. <2000ml/d
   E. <500ml/d
7. 对流行性出血热的确诊依据是
   A. 临床上表现为“三痛”和“三红”
   B. 血象中出现异型淋巴细胞和血小板减少
   C. 尿中可见膜状物
   D. 临床上有三大主征：发热，出血、充血，肾损害
   E. 特异性 IgM 抗体 1∶20 以上
8. 关于流行性出血热少尿期治疗原则的叙述错误的是
   A. 腹膜或血液透析
   B. 无消化道出血时可进行导泻疗法
   D. 促进利尿
   C. 宜高糖、高维生素、高蛋白饮食
   E. 稳定内环境，输液量=尿量及吐泻量+（500～700）ml
9. 下列不是流行性出血热常见并发症的为
   A. 肺水肿及心肌损害
   B. 中枢神经系统合并症
   C. 继发感染
   D. 自发性脾破裂
   E. 腔道出血或自发性肾破裂
10. 关于流行性出血热治疗的叙述正确的是
   A. 发热期可用解热镇痛剂退热
   B. 低血压休克期应以血管活性药治疗为主
   C. 病程第 7 日后可用肝素抗凝治疗
   D. 无尿者可用甘露醇静脉注射促进利尿
   E. 病程 4 日内可用抗病毒治疗

A_2型题

11. 患者，男，31 岁，林业工人。因发热、头痛、呕吐 6 天，于 1 月 6 日就诊。查体：T 36℃，腋下有少许点状出血，BP 110/70mmHg，肝右肋下 0.5cm。血常规：WBC 23.0×10^9/L，N 0.65，L 0.23，异型 L 0.12，最可能的诊断是
   A. 钩体病　B. 流行性出血热
   C. 败血症　D. 伤寒
   E. 流行性乙型脑炎
12. 流行性出血热患者病程第 6 天，每日尿量 90ml，BP 170/118mmHg，脉洪大，面水肿，体表静脉充盈，两肺底有散在湿啰音，该病人应采用下列何组最佳措施
   A. 采用高渗葡萄糖溶液降压及利尿
   B. 采用甘露醇降压及利尿
   C. 纠正酸中毒，降压及利尿
   D. 严格控制输液量，高效利尿剂及透析疗法
   E. 采用平衡盐液、降血压、利尿及导泻

A_3型题

（13～15 题共用题干）

患者，男，43 岁，农民。急起发热、头痛、全身乏力 6 日。查体：T 37℃，P 122 次/分，BP 70/60mmHg，神清，呈“酒醉貌”，眼结膜充血，球结膜可见片状出血，注射部位及双臀部可见大片瘀斑，肺部未闻及异常。

13. 最可能的诊断是
   A. 流脑　B. 钩体病
   C. 流行性出血热　D. 败血症
   E. 沙门菌属感染
14. 目前首要的检查是
   A. 出、凝血时间测定　B. 血培养
   C. 骨髓培养
   D. 血、尿常规检查
   E. 免疫功能检测
15. 下列治疗欠妥当的是

A. 低分子右旋糖酐　　D. 血液透析
B. 血管活性药物　　C. 抗生素　　E. 肾上腺糖皮质激素

第三节　艾　滋　病

学 习 目 标

1. 掌握艾滋病的临床表现、诊断和预防措施。
2. 理解艾滋病的病原学、流行病学、实验室检查及治疗原则。
3. 了解艾滋病的发病机制与病理。

案例2-3

患者，女，25 岁。妊娠 6 个月，面部有数个小疱疹，轻度腹泻 1 个月。其丈夫静脉吸毒 2 年，2 个月前死于“肺部感染”。体格检查：T 37. 3℃，P 82 次/分，R 20 次/分，BP 130/80mmHg。实验室检查：大便细菌培养（–）。血常规：白细胞 3. 5×10^9/L，CD4$^+$T 淋巴细胞 0. 25×10^9/L。

问题：

1. 该孕妇应做哪些化验和检查？
2. 如该孕妇抗-HIV 阳性，目前应做何处理？
3. 分娩后母子各应做何处理？

艾滋病是获得性免疫缺陷综合征（acquired immunodeficiency syndrome，AIDS）的简称，是由人类免疫缺陷病毒（human immunodeficiency virus，HIV）引起的慢性传染病。本病主要经性接触、血液和母婴传播。HIV 主要侵犯、破坏 CD4$^+$T 淋巴细胞，导致机体出现明显的获得性免疫功能受损乃至缺陷，最终并发各种严重机会性感染及恶性肿瘤。具有传播迅速、发病缓慢、病死率高的特点。

一、病　原　学

HIV 属反转录病毒科、慢病毒属中的一种单链 RNA 病毒（图 2-13、彩图 2-10）。HIV 直径为 100～120nm，呈球形，由包膜和核心两部分组成，核心包括两条正链 RNA 和病毒复制所需的酶类（如反转录酶、整合酶、蛋白酶等）。病毒的最外层为类脂包膜，其中嵌有 gp120（外膜糖蛋白）和 gp41（跨膜糖蛋白），还包含多种宿主蛋白。HIV 既嗜淋巴细胞，又嗜神经细胞，主要感染 CD4$^+$T 细胞，也能感染单核-吞噬细胞、B 淋巴细胞、小神经胶质细胞和骨髓干细胞等。

根据 HIV 基因差异，目前可将 HIV 分为 HIV-1 型和 HIV-2 型。其中 HIV-1 是引起艾滋病的主要病原，包括我国在内，全球流行的主要是 HIV-1 毒株。HIV-2 传染性和致病性均较低，主要局限于西部非洲和西欧，北美也有少量报道。HIV-1 基因组长 9181bp，HIV-2 基因组长 10 359bp。HIV 基因除包括两端长末端重复序列（LTR）外，中间有 9 个开放性读框（ORF），包括三个结构基因：组抗原基因（gag）、多聚酶（pol）基因、包膜蛋白（env）

基因；两个调控基因：反式激活（tat）基因、病毒蛋白调节因子（rev）基因；四个辅助基因：病毒颗粒感染因子（vif）基因、负调节因子（nrf）基因、病毒蛋白（vrp）基因、HIV-1病毒蛋白 U（vpu）基因（HIV-2 无 vpu 基因，但有 vpx 基因）。它们具有相应的功能，分别编码不同的蛋白。

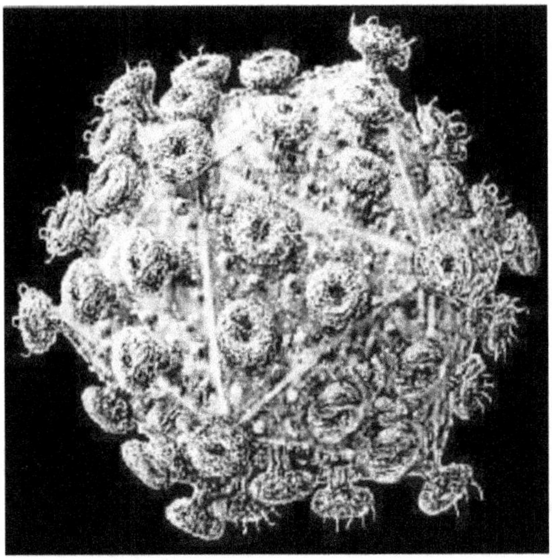

图 2-13　HIV 病毒拟图

HIV 是一种变异性很强的病毒，尤以 env 基因变异率最高。根据 env 基因核酸序列差异性，HIV-1 分为 3 个亚型组 13 个亚型，HIV-2 至少分为 7 个亚型。HIV 变异株在细胞亲和性、复制效率、免疫逃逸、临床表现等方面均有明显变化。及时发现并鉴定 HIV 各种亚型对于追踪流行趋势、确定诊断、开发诊断试剂、新药研制和疫苗开发均有重要意义。

HIV 对外界抵抗力低。56℃ 30 分钟能部分灭活，100℃ 20 分钟可将 HIV 完全灭活。75%的乙醇、0.2%次氯酸钠及含氯石灰（漂白粉）均能灭活 HIV。但 0.1%甲醛、紫外线和γ射线均不能灭活 HIV。

二、流行病学

（一）传染源

HIV 感染者和艾滋病患者是本病唯一的传染源。患者传染性强，无症状 HIV 携带者临床表现不明显，故其为具有重要意义的传染源。血清病毒阳性而 HIV 抗体阴性的窗口期（通常为 2～6 周）感染者也是重要的传染源。

（二）传播途径

HIV 存在于受感染者的血液、唾液、乳汁、泪液和生殖道分泌物中，输血或接触上述体液，均可感染 HIV。目前公认的传播途径主要是性接触、血液接触和母婴传播。

1. 性接触传播　是主要传播途径。包括同性、异性和双性性接触。性接触摩擦所致细微破损，HIV 即可侵入机体致病。精液含 HIV 量远高于阴道分泌物，男传女的概率高于女传男的 2～3 倍，但在性传播疾病高发区，两者无显著差别。性伴侣数量和性伴侣感染阶段、性交方式和性交保护措施与发病率密切相关。

2. 血液和血制品传播　通过输入染有病毒的血液及血制品、共用污染的注射器和针头（含静脉吸毒）、医源性诊疗操作等均可感染 HIV。

3. 母婴传播　感染 HIV 的孕妇可经过胎盘血液循环、分娩时产道损伤和产后血性分泌物、哺乳等传给下一代。目前认为 HIV 阳性孕妇 11%～60%会发生母婴传播。

4. 其他途径传播　接受 HIV 感染者的器官移植、人工授精时感染。医务人员被染毒的针头、刀具刺伤或破损皮肤受污染也可感染 HIV。目前无证据表明可经食物、水、昆虫或生活接触传播。

（三）易感人群

人群普遍易感，多发生在 15～49 岁的青壮年，但儿童和妇女的感染率逐年上升。高危人群为男性同性恋者、静脉药物依赖者、性乱者、血友病、多次接受输血和血制品治疗者、父母有 HIV 感染的儿童。

（四）流行特征

联合国艾滋病规划署于 2015 年 7 月 14 日发布的报告数据显示，全球约有 3690 万艾滋病病毒携带者。全球新发感染者数量总体呈下降趋势，2014 年全球新增艾滋病病毒感染病例 200 万例，与 2000 年新增 310 万病例相比，降低了 35%。撒哈拉以南非洲地区仍然是艾滋病病毒感染最多的地区，感染者占全球艾滋病病毒感染总数的 70%左右。

艾滋病自 1985 年传入我国，疫情已覆盖所有省、自治区、直辖市，流行范围广。据国家卫生和计划生育委员会统计，中国 2014 年新报告艾滋病感染者和病人为 10.4 万例，比 2013 年增加了 14.8%；疫情总体上控制在低流行水平，但各个地区不均衡，部分地区流行程度较高，云南、广西、四川等地感染人数占全国的 45%；各地流行模式存在差异，中老年人、青年学生等重点人群疫情明显上升；经静脉吸毒和经母婴传播降至较低水平，经性传播成为主要传播途径。

三、发病机制与病理解剖

（一）发病机制

本病主要是由于 HIV 侵入人体后，直接或间接地损伤和破坏以 $CD4^+T$ 淋巴细胞为主的多种免疫细胞，导致机体细胞免疫缺陷。病毒侵入人体后，HIV-1 的 gp120 与 $CD4^+T$ 淋巴细胞的受体（CD4 分子、CXCR4 或 CCR5）结合，在 gp41 的参与下，与 $CD4^+T$ 细胞膜融合进入细胞。两条病毒 RNA 链在反转录酶作用下，在细胞核内形成环状单股 DNA，在胞核内 DNA 多聚酶作用下复制形成双股 DNA。后者部分存留于细胞内，部分作为前病毒。前病毒可被激活，转录和翻译成新的 HIV RNA 与病毒蛋白质，以芽生方式释出，再感染并破坏其他细胞。HIV 感染人体后，24～48 小时内到达局部淋巴结，5 天左右在外周血中可以检测到病毒成分。

1. $CD4^+T$ 淋巴细胞损伤　HIV 导致受感染 $CD4^+T$ 细胞溶解破坏和诱导细胞凋亡，gp120 与未感染 HIV 的 $CD4^+T$ 淋巴细胞结合成为靶细胞，被细胞毒性 T 细胞介导的细胞毒作用及抗体依赖细胞毒作用攻击而造成免疫损伤破坏，使 $CD4^+T$ 细胞数量减少和功能异常，导致机体细胞免疫缺陷，使 HIV/AIDS 患者易发生各种机会性感染和肿瘤。

2. 自然杀伤细胞（NK 细胞）损伤　NK 细胞是免疫监视对抗感染和肿瘤的细胞。HIV 感染可导致 NK 细胞减少和抑制 NK 细胞的免疫监视功能，使 HIV 感染者易发生感染和肿瘤。

3. B 淋巴细胞损伤　B 淋巴细胞表面低水平 CD4 分子表达，可被 HIV 感染。感染 HIV 的 B 淋巴细胞功能异常，表现为多克隆化、循环免疫复合物和外周血 B 淋巴细胞增多、对新抗原的刺激反应降低等。

4. 单核-吞噬细胞功能异常　巨噬细胞表面也有 CD4 受体分子，可被 HIV 感染。HIV 感染后，诱导产生一种与 NF-κB 核因子抗原性相结合的因子，防止细胞凋亡，使 HIV 能在单核-吞噬细胞中持续复制而成为病毒储存的场所，使其抗感染功能减弱，并可携带 HIV 透过血-脑屏障，引起中枢神经系统感染。

（二）病理解剖

本病的病理改变主要见于淋巴结和胸腺等免疫器官。病理特点是组织炎症反应少而机会性感染病原体多。淋巴结病变既可表现为反应性病变，如滤泡增生性淋巴结肿、淋巴滤泡萎缩和淋巴细胞缺失等；又可表现为肿瘤性病变，如卡波西肉瘤（Kaposi's sarcoma，KS）及非霍奇金淋巴瘤、伯基特淋巴瘤（Burkitt lymphoma）等。胸腺可发生萎缩、退行性或炎性病变。HIV 侵犯中枢神经系统，可产生神经胶质细胞灶性坏死、血管周围炎性浸润及脱髓鞘病变等。

四、临床表现

潜伏期可从数月到 15 年不等，平均为 9 年。根据我国的艾滋病诊疗标准和指南，将本病的临床经过分为三期：

（一）急性期

初次感染 HIV 后 2～4 周，大多数患者临床症状轻微，持续 1～3 周后缓解。临床表现以发热多见，可伴有全身不适、盗汗、乏力、头痛、咽痛、恶心、厌食、腹泻及关节、肌肉疼痛等症状。体征有淋巴结肿大、皮疹及神经系统症状等。此期血清可检出 HIV RNA 及 p24 抗原，HIV 抗体则在感染后数周才出现。$CD4^{+}T$ 细胞一过性减少，淋巴细胞亚群检查可见 CD4/CD8 比例倒置。血常规可见血小板减少等。

（二）无症状期

可从急性期进入此期，或无明显的急性期症状而直接进入此期。此期持续时间一般为 6～8 年，其时间长短与感染病毒的数量、型别、感染途径、机体的免疫状况、营养、卫生条件及生活习惯等因素有关。此期血中能检出 HIV、HIV 的核心蛋白和包膜蛋白的抗体，$CD4^{+}T$ 细胞计数逐渐下降，临床上无任何症状，但具有传染性。

（三）艾滋病期

此期主要的临床表现为 HIV 相关症状、各种机会性感染及肿瘤。患者 $CD4^{+}T$ 细胞计数明显下降，血浆 HIV 载量明显升高。

1. HIV 相关症状　主要表现为持续 1 个月以上的发热、盗汗、腹泻，体重减轻 10%以上。部分病人表现为精神神经症状，如记忆力减退、精神淡漠、性格改变、头痛、癫痫及痴呆等。另外还可出现持续性全身淋巴结肿大，其特点为：①除腹股沟淋巴结外，有两个或两个以上部位的淋巴结肿大；②肿大的淋巴结直径≥1cm，质地韧，移动性好，无压痛；③持续时间超过 3 个月。

2. 各种机会性感染及肿瘤

（1）呼吸系统：主要是人肺孢子虫引起的肺孢子菌肺炎（pneumocystis pneumonia，PCP），占艾滋病肺部感染的 70%～80%，是艾滋病的主要致死原因之一。表现为慢性咳嗽、发热、发绀，肺部啰音很少。胸部 X 线检查显示间质性肺炎。痰或支气管肺泡灌洗液染色可快速检出肺孢子菌。此外，也可见由巨细胞病毒（CMV）、疱疹病毒（MTB）、鸟分枝杆菌（MAC）、隐球菌、念珠菌、弓形虫等引起的肺炎，常并发肺结核和肺部卡波西肉瘤。

（2）消化系统：约 70%的艾滋病患者发生消化系统病变。可由白色念珠菌、疱疹病毒、巨细胞病毒等引起口腔及食管的炎症和溃疡，口腔的感染表现为鹅口疮、舌毛状白斑、复发性口腔溃疡、牙龈炎等；食管的感染表现为吞咽疼痛、胸骨后烧灼感等。也可由沙门菌、痢疾杆菌、空肠弯曲菌及隐孢子虫感染引起肠炎，表现为腹泻、体重减轻、直肠炎及感染性肛周炎等。大便检查和内镜检查有助于诊断。此外，因隐孢子虫、肝炎病毒及巨细胞病毒感染可引起肝损害，导致血清氨基转移酶升高。

（3）中枢神经系统：30%～70%艾滋病患者有神经系统症状。常由隐球菌、结核菌、弓形虫、艾滋病毒和巨细胞病毒等感染引起脑炎、脑膜炎、脑脓肿等，表现为头晕、头痛、幻觉、癫痫、进行性痴呆、痉挛性共济失调及肢体瘫痪等，尤以播散性感染最为严重，常危及患者生命。

（4）眼部：由巨细胞病毒和弓形虫感染引起视网膜炎，表现为眼底絮状白斑、视力减退甚至失明。眼睑、睑板腺、泪腺、结膜及虹膜等常受卡波西肉瘤侵犯。

（5）皮肤：表现为带状疱疹、传染性软疣、尖锐湿疣、真菌性皮炎和甲癣等。

（6）肿瘤：以卡波西肉瘤和恶性淋巴瘤常见。卡波西肉瘤常侵犯下肢皮肤、口腔黏膜和眼部，也可侵犯淋巴结和内脏。表现为单个或多个结节，呈紫红色或深蓝色，表面凹凸不平或并溃疡，呈浸润性生长，融合成片，向周围扩散。据统计，艾滋病病人伴有卡波西肉瘤后，平均生存期限为 18 个月（图 2-14、彩图 2-11、图 2-15、彩图 2-12）。

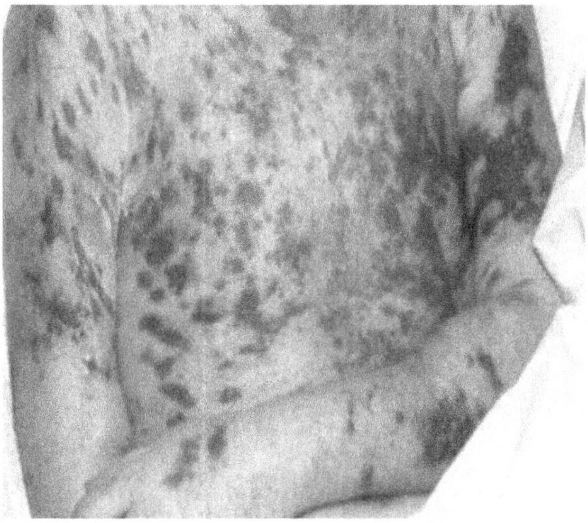

图 2-14 卡波西肉瘤

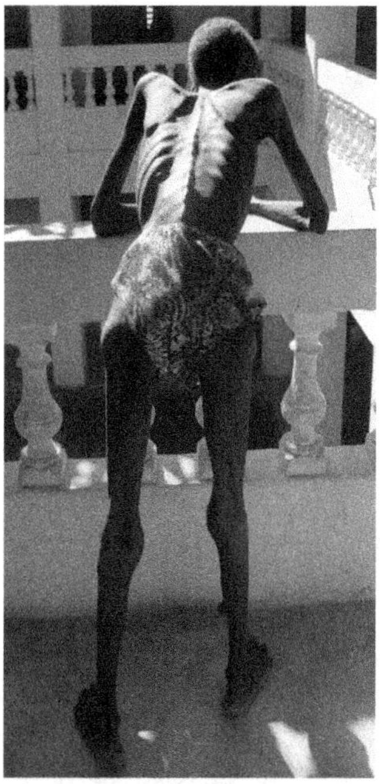

图 2-15 艾滋病恶病质

五、实验室检查

（一）一般检查

白细胞、红细胞、血红蛋白及血小板均有不同程度减少。尿蛋白阳性。

（二）免疫学检查

1. $CD4^+T$ 淋巴细胞检测　$CD4^+T$ 淋巴细胞进行性减少，$CD4^+/CD8^+$ 比例倒置。采用流式细胞术检测 $CD4^+T$ 淋巴细胞绝对数量，可以了解 HIV 感染者机体免疫状况和病情进展，确定疾病分期和治疗时机，判断治疗效果和临床合并症。

2. 其他　链激酶、植物血凝素等皮试常阴性。

（三）病毒及特异性抗原、抗体检测

1. 病毒分离　患者血浆、单核细胞和脑脊液可分离出 HIV。

2. 抗体检测　HIV-1/HIV-2 抗体检测是 HIV 感染诊断的金标准。采用 ELISA、化学发光或免疫荧光法初筛/复检血清 gp24 及 gp120 抗体，灵敏度达 99%。抗体初筛检测结果通常要经蛋白印迹（Western blot，WB）检测确认，即确证试验。

3. 抗原检测　抗 HIV p24 抗原单克隆抗体制备试剂，用 ELISA 法检测血清 HIV p24 抗

原，有助于抗体产生窗口期和新生儿早期感染的诊断。

4. 病毒载量测定　可了解疾病进展、提供抗病毒治疗依据、评估治疗效果。常用的方法有反转录 PCR、核酸序列依赖性扩增、分枝 DNA 信号放大系统和实时荧光定量 PCR 扩增。

5. 蛋白质芯片　目前蛋白芯片技术发展较快，能同时检测 HIV、HBV、HCV 联合感染者血液中的核酸和相应的抗体，应用前景较好。

（四）其他检查

X 线检查有助于了解肺并发肺孢子菌、真菌、结核杆菌感染及卡波西肉瘤等情况。痰、支气管分泌物或肺活检可找到肺孢子菌包囊、滋养体或真菌孢子。粪涂片可查见隐孢子虫。血或分泌物培养可确诊继发细菌感染。隐球菌脑膜炎者脑脊液可查见隐球菌。

六、诊断和鉴别诊断

（一）诊断

1. 诊断原则　HIV/AIDS 的诊断应注意以下原则，结合流行病学资料（包括不安全性生活史、共用针具静脉注射毒品史、输入未经抗 HIV 抗体检测的血液或血液制品、HIV 感染者所生子女及职业暴露史等）、临床表现和实验室检查等进行综合分析。诊断 HIV/AIDS 必须是经确证试验证实 HIV 抗体阳性。HIV RNA 和 p24 抗原的检测能缩短抗体“窗口期”和帮助早期诊断新生儿的 HIV 感染。

2. 诊断标准

（1）急性期：近期内有流行病学史；临床表现为原因不明的发热、全身不适、关节肌肉疼痛、厌食、腹泻等症状，在病程中发生红斑样皮疹及淋巴结肿大等体征；实验室检查 HIV 抗体阴性转为阳性或血清中检出 HIV RNA 及 p24 抗原即可诊断。

（2）无症状期：有流行病学史；无明显临床表现；实验室检查 HIV 抗体阳性或血清中检出 HIV RNA 即可诊断。

（3）艾滋病期：有流行病学史，实验室检查 HIV 抗体阳性或血清中检出 HIV RNA，加之下列各项表现之一者即可诊断为艾滋病期。①不明原因的持续不规则发热 1 个月以上，体温高于 38℃。②慢性腹泻 1 个月以上，次数>3 次/日。③6 个月内体重下降 10%以上。④反复发作的口腔白色念珠菌感染或单纯疱疹病毒感染或带状疱疹感染。⑤反复发作的细菌性肺炎或肺孢子虫肺炎或活动性肺结核等。⑥深部真菌感染。⑦中枢神经系统占位性病变或活动性巨细胞病毒脑炎或脑弓形虫病。⑧反复发生的败血症。⑨中青年人出现痴呆。⑩皮肤黏膜或内脏的卡波西肉瘤和恶性淋巴瘤。

3. 诊断注意事项

（1）病史的隐私性：注意病史的隐私保密制度，寻求病人的合作以获得真实病史。

（2）临床表现的不典型性：上述临床表现在艾滋病的诊断中不具备特异性，需结合病原学检查和流行病学资料才能确诊。

（3）实验结果的准确性：抗-HIV 检测用 ELISA 法作初筛，对连续两次阳性者，再用 WB 法检测确认。HIV RNA 的检测易出现假阳性结果，应引起临床高度重视。另外，$CD4^+T$ 细胞计数及 $CD4^+/CD8^+$ 检测可作为判断病情、估计预后和决定治疗方案的指标。$CD4^+T$ 细胞计数：在急性期呈一过性下降；在无症状期呈逐渐下降；在艾滋病期明显下降，多数 $<200/mm^3$。$CD4^+/CD8^+$ 在各期均可见下降或倒置。

（二）鉴别诊断

1. 原发性 $CD4^+T$ 细胞减少症　少数原发性 $CD4^+T$ 细胞减少症患者可并发严重的机会性感染，与 AIDS 相似，但 HIV 无感染流行病学资料，HIV 病原学检测阴性可与 AIDS 鉴别。

2. 继发性 $CD4^+T$ 细胞减少　多见于肿瘤及自身免疫性疾病经化学或免疫抑制剂治疗

后，根据病史及病原学检查常可鉴别。

3. 其他　艾滋病期应与各种原发的感染性疾病相鉴别。淋巴结肿大时，应与淋巴结结核、良性性病性淋巴结综合征及血液系统疾病相鉴别。

七、治　　疗

本病应强调综合治疗，包括抗病毒、控制机会性感染、抗肿瘤和免疫治疗等。

（一）抗反转录病毒治疗

抗反转录病毒治疗（antiretroviral therapy，ART）是针对病原体的特异治疗。通过抑制病毒复制，保存和恢复患者的免疫功能，降低病死率，提高患者的生活质量，减少艾滋病的传播。目前国际上抗反转录病毒（ant-retroviral，ARV）有六类30余种药物，分为核苷类反转录酶抑制剂（nucleoside reverse transcriptase inhibitors，NRTIs）、非核苷类反转录酶抑制剂（non-nucleoside reverse transcriptase inhibitors，NNRTIs）、蛋白酶抑制剂（protease inhibitors，PIs）、融合抑制剂（FIs）、整合抑制剂和CCR5抑制剂。目前国内的ARV药物有NRTIs、NNRTIs、PIs和整合酶抑制剂四类12种。

1. NRTIs　通过选择性抑制HIV反转录酶，从而抑制HIV的复制。常用药物有下列几种：

（1）齐多夫定（zidovudine或azidothymidine，ZDV或AZT）：成人300mg/次，2次/天。儿童160mg/m^{2}体表面积，3次/天。新生儿和婴幼儿2mg/kg，4次/天。不良反应有骨髓抑制，使患者发生巨幼红细胞性贫血、中性粒细胞和血小板减少，多数患者服药过程中可有疲乏、头痛、恶心、肌炎等表现。长期用药易出现耐药病毒株，因此以联合用药为佳。

（2）司他夫定（stavudine，d4T）：体重≥60kg者，40mg/次，2次/天；体重＜60kg者，30mg/次，2次/天。不良反应有周围神经炎、肝功能轻度损害等。

（3）去羟肌苷（didanosine，DDI）：体重≥60kg者，200mg/次，2次/天；体重＜60kg者，125mg/次，2次/天。不良反应有周围神经炎、腹泻、口腔炎或胰腺炎、诱发癫痫等。

（4）拉米夫定（lamivudine，LAM）：又名3TC，150mg/次，2次/天。与AZT合用有协同作用。

（5）阿巴卡韦（abacavir，ABC）：成人300mg/d，2次/天，可抑制HIV-1、HIV-2，对ATZ、LAM、DDI和奈韦拉平（nevirapine，NVP）耐药病例也有效，与AZT联合有协同作用。

（6）恩曲他滨（emtricitabine）：成人0.2g/d，1次/天，与食物同服。

（7）替诺福韦酯（tenofovir disoproxil fumarate，TDF）：成人300mg/次，1次/天，与食物同服。

2. NNRTIs　主要作用于HIV反转录某位点使其失去活性，从而抑制HIV复制。常与其他抗HIV联合使用。常用药物有：

（1）奈韦拉平（nevirapine，NVP）：200mg/次，2次/天。

（2）地拉韦定（delavirdine）：400mg/次，3次/天。

（3）依非韦伦（efavirenz，EFZ）：600mg/次，1次/天。

（4）依曲韦林（etravirine，ETV）：200mg/次，2次/天。

3. PIs　通过抑制蛋白酶，阻断HIV复制和成熟过程中必需的蛋白质合成，从而抑制HIV复制。主要药物有：

（1）利托那韦（ritonavir，RTV）：300mg/次，2次/天，2周内剂量逐渐加至600mg/次，2次/天，餐后服用。

（2）沙奎那韦（saquinavir，SQV）：600mg/次，3次/天，餐后服用。

（3）英地那韦（indinavir，IDV）：800mg/次，3次/天，餐前服用。

（4）奈非那韦（nelfinavir，NFV）：750mg/次，3次/天，进餐时服用。

4. 整合抑制剂　拉替拉韦（raltegravir，RAV），400mg/次，2 次/天。

5. 高效抗反转录病毒治疗（high active anti-retroviral therapy，HAART）　仅用一种抗病毒药物易诱发 HIV 变异，产生耐药性，因此目前主张联合抗病毒药物治疗，称为 HAART。根据目前的 ARV 药物，可以组成以 2NRTI 为骨架的联合 NNRTI 或 PI 的方案。

（1）$CD4^+T$ 细胞计数正常或低于 $0.5\times10^9/L$：①首次治疗首选方案：AZT 或 3TC+PI。②次选方案：d4T 或 DDI 或 3TC+PI。

（2）$CD4^+T$ 细胞计数正常或下降，首次治疗失败：①首选方案：d4T+DDI+PI；d4T+3TC+PI。②次选方案：2NRTI+PI。

（3）急性 HIV 感染：可选用 AZT+3TC+PI 方案治疗。疗程≥2 年。

6. 治疗指征和时机

（1）成人及青少年开始抗反转录病毒治疗的指征和时机见表 2-2。

表2-2　成人及青少年开始抗反转录病毒治疗的指征和时机

临床分期	$CD4^+T$ 细胞计数（个/mm^3）	推荐意见
急性感染期	无论 $CD4^+T$ 细胞计数为多少	建议治疗
无症状感染期	≥350/μl，<500/μl	考虑治疗
	<350/μl，无论血浆病毒载量值为多少	建议治疗
艾滋病期	无论 $CD4^+T$ 细胞计数为多少	进行治疗

（2）婴幼儿及儿童开始抗反转录病毒治疗的指征和时机：对于小于 12 月龄的婴幼儿，可不考虑病毒载量、$CD4^+T$ 细胞计数及是否伴有 AIDS 症状，建议治疗。对于 1 岁以上的婴幼儿及儿童：①艾滋病期或 $CD4^+T$ 细胞计数比例<15%时，建议治疗；②$CD4^+T$ 细胞计数比例为 15%～20%，推荐治疗；③$CD4^+T$ 细胞计数比例>20%，建议延迟治疗、定期随访以及监测临床表现、免疫学和病毒学指标的变化。

（二）并发症的治疗

1. 肺孢子菌肺炎　可选用喷他脒（戊烷脒，pentamidine），每日 3～4mg/kg，肌内注射或静脉注射，或加氨苯砜（dapsone）100mg/次，1 次/天，或复方磺胺甲噁唑（每片含 SMZ 400mg，TMP 80mg）3 片，3～4 次/天，疗程 2～3 周。

2. 真菌感染　口腔及食管真菌感染用克霉唑 1. 5g 或酮康唑 0.1g，2 次/天；黏膜病变可用制霉菌素 2.5 万 U 涂抹患处，4 次/天；肺部念珠菌病可用氟康唑或伊曲康唑治疗；新型隐球菌脑膜炎可用两性霉素 B、氟胞嘧啶或氟康唑治疗等。

3. 病毒感染　全身性巨细胞病毒、单纯疱疹病毒及水痘-带状疱疹病毒感染，可选用阿昔洛韦 7. 5～10mg/kg 或更昔洛韦 5mg/次，静脉滴注，2 次/天，疗程 2～4 周。

4. 隐孢子虫感染　可选用螺旋霉素、乙胺嘧啶、磺胺嘧啶或克林霉素等药物治疗。

5. 弓形虫感染　螺旋霉素或克林霉素 0.6～1. 2g/d，这两种药物常与乙胺嘧啶合用或交替使用。也可用磺胺嘧啶 1g/次，4 次/天，疗程 4 周。

6. 鸟分枝杆菌感染　可用氨苯砜 100mg/d；或阿奇霉素 500mg，1 次/天；或克拉霉素 500mg，2 次/天；或乙胺丁醇 15mg/（kg·d）；或利福平 600mg/d；或环丙沙星 0.5g，3 次/天。疗程与治疗结核相同。

7. 卡波西肉瘤　在加强抗病毒治疗的同时使用 α-IFN（干扰素），也可用博来霉素 $10mg/m^2$、长春新碱 $2mg/m^2$ 和多柔比星 $20mg/m^2$ 等抗肿瘤药物联合化疗。

（三）免疫治疗

通过抗病毒治疗及其他医疗手段使 HIV 感染者受损的免疫功能恢复或接近正常称为免

疫重建，这是 HIV/AIDS 治疗的重要目标之一。在免疫重建的过程中，患者可能会出现发热、潜伏性感染或原有感染的加重或恶化，称为免疫重建炎症反应综合征（IRSI）。IRSI 发生时，应继续进行抗病毒治疗，症状严重者可短期使用糖皮质激素。

（四）支持及对症治疗

加强营养，补充维生素 B_{12} 和叶酸等，辅以适当的心理治疗。

（五）预防性治疗

有下列情形之一者，应接受预防性治疗：

1. HIV 感染而结核菌素试验阳性者，应接受异烟肼治疗 1 个月。

2. $CD4^+T$ 细胞计数 $<0.2\times10^9/L$ 者，应接受肺孢子菌肺炎的预防性治疗，可用喷他脒或复方磺胺甲𫫇唑。

3. 医务人员被污染的针头刺伤或实验室的意外接触，除根据职业暴露后预防程序进行评估外，应在 2 小时内接受 AZT 等治疗，疗程 4～6 周。

（六）基因治疗

基因治疗是指将某种遗传物质转移到患者细胞内，使其在体内发挥作用，以达到治疗疾病的目的。包括反义技术、RNA 诱饵、RNA 干扰、细胞内抗体、显性阴性突变体、自杀基因等。可在体内外抑制 HIV 的复制。

八、预　　防

（一）管理传染源

本病属于《中华人民共和国传染病防治法》管理的乙类传染病。应健全艾滋病的监测网络，及时发现患者及 HIV 感染者，并作好隔离、治疗工作。对患者血液、分泌物、排泄物应进行严格消毒。对献血员、性病患者和吸毒者等高危人群要进行重点监测，并对接触者进行检疫。加强国境口岸的检疫工作。

（二）切断传播途径

加强艾滋病知识的宣传与教育。严禁吸毒，特别是静脉吸毒。加强禁毒、戒毒工作，消除毒患。加强性生理卫生教育，取缔娼妓，禁止性乱交，高危人群用安全套。加强血液、血制品的管理，严禁 HIV 感染者捐献血液、血浆、器官、组织和精液等。推广使用一次性医用器材，感染者所用的医疗器械必需严格消毒。HIV 感染的育龄妇女应避免妊娠，已妊娠者可采取终止妊娠、择期剖宫产等措施加上抗病毒干预治疗，可用 AZT 加 NVP 方案、AZT 加 3TC 方案或 NVP 方案干预孕产妇，已分娩者不喂母乳，采取人工喂养，新生儿应采用一次性服用 NVP 方案进行抗病毒治疗以降低 HIV 母婴传播的机会。注意个人卫生，不共用毛巾、牙刷、刮脸等用具。做好美发、洗浴等服务性行业的卫生管理，避免接触感染。

考点提示： ①艾滋病的传播途径；②实验室确诊艾滋病毒感染的证据；③艾滋病的预防措施。

（三）保护易感人群

近年来，HIV 疫苗的研制取得了较大的进展。包括核酸疫苗、基因重组疫苗、合成多肽疫苗和亚单位疫苗等。重组 HIV-1 gp120 亚单位疫苗或重组痘苗病毒表达的 HIV 包膜疫苗等均尚在研制中。

（易本谊）

目标检测

A_1 型题

1. 下列不是 HIV 主要传播途径的为
   A. 同性性行为　B. 异性不洁性行为
   C. 共餐共宿　D. 母婴传播
   E. 静脉内吸毒

2. 下列不是 HIV 感染的高危人群的为
   A. 静脉吸毒者　B. 医务工作者
   C. 血友病患者　D. 野外工作人员

E. HIV 感染者所产婴儿

3. 在 HIV 直接和间接作用下杀伤的细胞中，不包括

A. 生殖道上皮细胞

B. $CD4^+$ T 细胞和 $CD8^+$ T 细胞

C. 骨髓干细胞

D. 单核/巨噬细胞

E. NK 细胞和 B 细胞

4. 在 AIDS 进展期机体各种免疫应答能抑制 HIV 复制，但不包括

A. 中和抗体

B. 巨噬细胞吞噬病原　　C. ADCC

D. NK 细胞介导的细胞毒作用

E. T 细胞介导的细胞毒作用

5. HIV 感染的临床分期不包括

A. 潜伏期　　B. 急性感染期

C. 无症状感染期

D. 持续性全身淋巴结肿大

E. 艾滋病期

6. 抗 HIV 核苷类似物抗反转录酶抑制剂不包括

A. 齐多夫定

B. 双脱氧胞苷和双氧肌苷

C. 沙奎那韦　　D. 拉米夫定

E. 司他夫定

7. 在 HIV 感染者的体液和分泌物中传染性最大的是

A. 血液　　B. 精液和阴道分泌物

C. 羊水　　D. 汗液　　E. 唾液

8. 下列途径不易传播 HIV 的是

A. 不洁输血　　B. 同性性交

C. 异性性交　　D. 哺乳

E. 握手

9. 抗 HIV 感染的非核苷类似物反转录酶抑制剂不包括

A. 奈韦拉平　　B. 依非韦伦

C. 地拉韦定　　D. 齐多夫定

E. 施多宁

10. 某患者，视力急剧下降 5 天，测视力双眼均 0.1 左右，血检抗 HIV（+）、抗 CMV（+），$CD4^+$T 淋巴细胞 0.2×10^9/L,应选择的治疗为

A. α 干扰素　　B. 更昔洛韦

C. HAART　　D. 氟康唑

E. 更昔洛韦+ HAART

A_2 型题

11. 患者，男，40 岁。3 周前有不洁性交史。近 3 天发热，体温 38.5℃，感乏力、纳差、全身酸痛，轻度咳嗽无痰，颈部浅淋巴结和腋下淋巴结肿大无压痛。这时如做 HIV 感染相关检查，最适于测

A. $CD4^+$细胞计数　　B. CD4/CD8

C. gp24 抗体和 gp120 抗体

D. β 微球蛋白

E. gp24 抗原和 HIV RNA

A_3 型题

（12~14 题共用题干）

HIV 感染的孕妇，25 岁，已妊娠 14 周。

12. 防止母婴传播的最好方法是

A. 注射抗 HIV 疫苗

B. 注射抗 HIV 免疫球蛋白

C. 口服齐多夫定

D. 立即终止妊娠

E. 口服奈韦拉平

13. 上述孕妇不愿终止妊娠，为防止母婴传播应当

A. 注射抗 HIV 疫苗

B. 注射抗 HIV 免疫球蛋白

C. 口服齐多夫定（第 14～34 周）

D. 口服奈非雷平

E. 加强营养，严密观察

14. 上述孕妇未采取措施已分娩，为防止母婴传播最重要的是给新生儿

A. 注射抗 HIV 疫苗

B. 注射抗 HIV 免疫球蛋白

C. 口服齐多夫定到 6 周龄

D. 人工哺乳

E. 与产妇隔离

第四节　流行性乙型脑炎

学 习 目 标

1. 掌握典型乙脑的临床表现、治疗措施及脑脊液改变。
2. 理解乙脑的流行病学、临床类型及其特点、诊断要点。
3. 了解乙脑病原学、发病机制与病理解剖、实验室检查、鉴别诊断及预防措施。

案例2-4

患儿，男，6岁。突起高热3天，抽搐、意识障碍1天，于7月26日入院。查体：T 40.2℃，P 102 次/分，R 30 次/分，BP 145/88mmHg，昏迷状态，全身皮肤未见皮疹，两侧瞳孔不等大，左侧2.5mm，右侧4mm，对光反射迟钝，颈抵抗、凯尔尼格征阳性，双侧巴宾斯基征阳性，血常规 WBC 19×10^9/L，N 86%。

问题：

1. 患者最可能的诊断是什么？
2. 请写出诊断依据。
3. 为了进一步明确诊断应做哪些实验检查？
4. 制订治疗方案。

流行性乙型脑炎（epidemic encephalitis B）简称乙脑，又称日本脑炎，是由乙脑病毒引起的以脑实质炎症为主要病变的中枢神经系统急性传染病。蚊虫为其主要传播媒介，常流行于夏秋季。临床上以起病急、高热、意识障碍、抽搐、呼吸衰竭、病理反射及脑膜刺激征为特征。重者病死率高，部分病例有严重的后遗症。

一、病　原　学

乙脑病毒属虫媒病毒B组，披盖病毒科黄病毒属，为单股正链RNA的嗜神经病毒。病毒外层为脂蛋白包膜，表面含有血凝素刺突，能凝集雏鸡、鸽、鹅红细胞。乙脑病毒抗原性稳定，较少变异。人与动物感染病毒后，可产生补体结合抗体、中和抗体及血凝抑制抗体，这些特异性抗体检测有助于临床诊断及流行病学调查。

乙脑病毒抵抗力不强，易被常用消毒剂杀灭，不耐热，100℃ 2分钟或56℃ 30分钟即可灭活，但耐低温和干燥，用冰冻干燥法在4℃冰箱中可保存数年。

二、流 行 病 学

（一）传染源

乙脑是人畜共患的自然疫源性传染病，人和动物均可成为传染源。在流行区，家畜（如猪、牛、羊、马、狗）、家禽（如鸭、鸡）等动物的感染率很高，其中猪，尤其幼猪是本病最主要的传染源。人感染后因血中病毒数量少，病毒血症期短，不是本病的主要传染源。

（二）传播途径

蚊虫是本病的主要传播媒介，在我国传播乙脑病毒的主要是库蚊、伊蚊和按蚊。蚊虫感染后并不发病，但可携带病毒越冬或经卵传代，成为乙脑病毒的长期储存宿主。此外，被感染的候鸟、蠛蠓、蝙蝠也是乙脑病毒的长期储存宿主。

考点提示： 乙脑的流行病学

（三）人群易感性

人对乙脑病毒普遍易感，多为隐性感染，感染后可获得较持久的免疫力。病人多为10岁以下儿童，尤以2～6岁儿童发病率最高，但近年来由于儿童和青少年广泛接种乙脑疫苗，成人和老年人的发病率相对增高。

（四）流行特征

本病主要分布于亚洲，我国除东北北部、青海、新疆、西藏外，均有本病流行，农村发病率高于城市，有严格的季节性，以7、8、9三个月多见（占80%～90%病例），乙脑呈高度散发性，集中发病少，家庭成员中很少有多人同时发病者。

三、发病机制与病理特点

病毒随感染的蚊虫叮咬进入机体，在单核/巨噬细胞内繁殖后进入血液循环，引起病毒血症，病毒若不侵入中枢神经系统则呈隐性或轻型感染，仅在少数情况下，如机体免疫力降低，或病毒量多、毒力强时，病毒通过血-脑屏障进入中枢神经系统，引起脑炎。发病与病毒对神经组织的直接侵袭导致神经细胞变性、坏死和胶质细胞增生及炎性细胞浸润有关，亦与免疫性损伤有关。细胞凋亡现象是乙脑病毒导致神经细胞死亡的普遍机制，另外在脑炎发病时，神经组织中大量一氧化氮产生所诱发的脂质过氧化是引起脑组织损伤的一个重要因素。

乙脑的病变累及脑和脊髓，尤以大脑皮质、丘脑和中脑最为严重。肉眼检查可见脑实质和脑膜充血、水肿、出血，重者脑实质出现坏死软化灶。镜下可见小血管内皮细胞肿胀、坏死、脱落；神经细胞变性、肿胀与坏死；胶质细胞增生及血管周围淋巴细胞和单核细胞浸润，形成所谓“血管套”；小胶质细胞、中性粒细胞侵入神经细胞内，形成“噬神经细胞现象”。

四、临床表现

本病潜伏期为4～21日，一般为10～14日。

（一）典型临床表现

1. 初期　为病初的1～3日。起病急，体温在1～2日内升至39～40℃，伴有头痛、精神倦怠、食欲差、恶心呕吐和嗜睡，易误诊为上呼吸道感染。少数患者可有神志淡漠及颈强直。

2. 极期　病程第4～10日，初期症状逐渐加重，突出表现为脑实质受损症状。

（1）持续高热：体温常高达40℃，多呈稽留热型，一般持续7～10日，轻者3～4日，重者可达3周以上。发热越高，热程越长，病情越重（图2-16）。

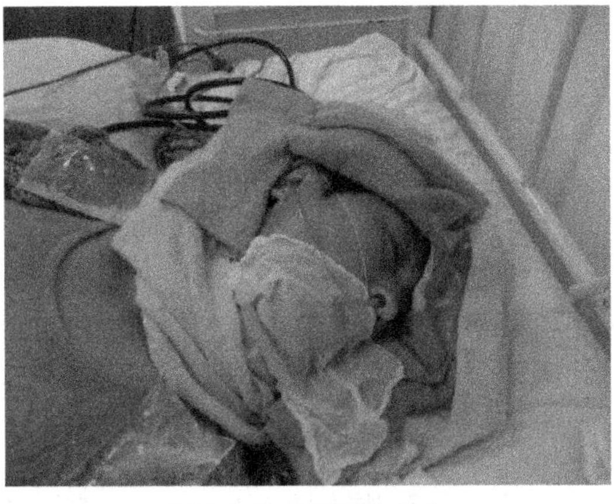

图2-16　乙脑患者高热

（2）意识障碍：多发生于病程第3～8日，表现为嗜睡、谵妄、定向力障碍、昏睡或昏迷等。通常持续1周左右，重者可长达1个月以上。昏迷的深浅、持续时间的长短与病情的严重程度及预后呈正相关。

（3）惊厥或抽搐：发生率为40%～60%，是病情严重的表现，主要系高热、脑实质炎症、脑水肿、呼吸道分泌物堵塞所致。表现为先出现面部、眼肌、口唇的局部小抽搐，随后肢体抽搐、强直性痉挛，可发生于单肢、双肢或四肢，重者可发生全身强直性抽搐，持续数分钟至数十分钟，均伴有意识障碍。长时间或频繁抽搐可加重脑缺氧和脑实质损伤，导致发绀、呼吸暂停（图2-17，图2-18）。

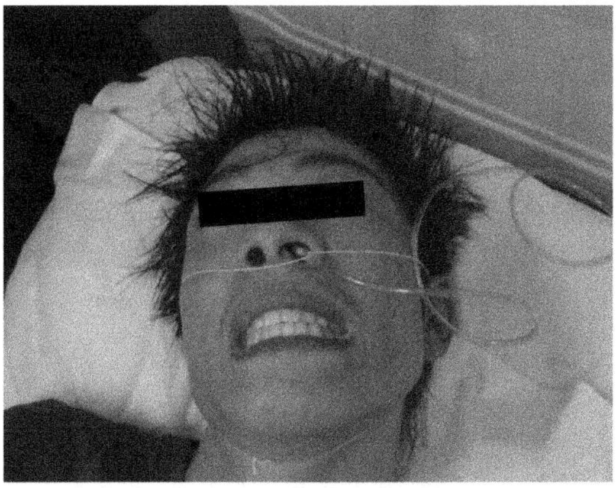

图 2-17　乙脑患者抽搐

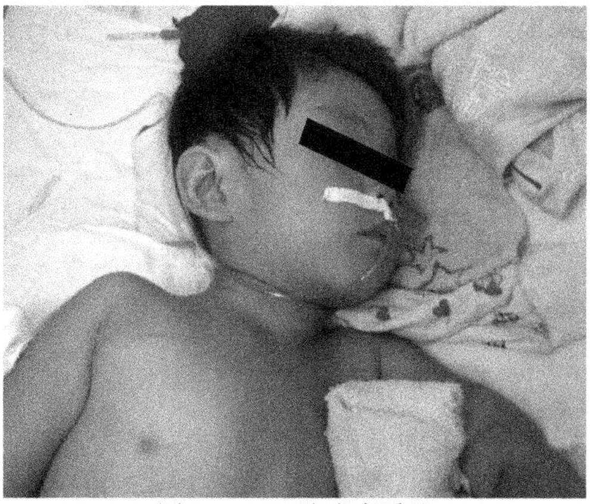

图 2-18　乙脑患者昏迷

（4）呼吸衰竭：主要表现为中枢性呼吸衰竭（图 2-19），多发生在重症病例，由脑实质炎症、脑水肿、脑疝、颅内高压和低血钠脑病所致，其中以脑实质病变，尤其是延脑呼吸中枢病变为主要原因。表现为呼吸节律不规则及幅度不均匀，如呼吸表浅、双吸气、叹息样呼吸、潮式呼吸、抽泣样呼吸等，最后呼吸停止。如发生小脑幕切迹疝（颞叶钩回疝），除呼吸变化外，可表现为患侧瞳孔先变小，随病情进展逐渐散大，患侧上眼睑下垂、眼球外斜，病变对侧肢体的肌力减弱或麻痹，病理征阳性；如发生枕骨大孔疝（小脑扁桃体疝），生命体征紊乱出现较早，意识障碍出现较晚，患者早期可突发呼吸骤停而死亡。

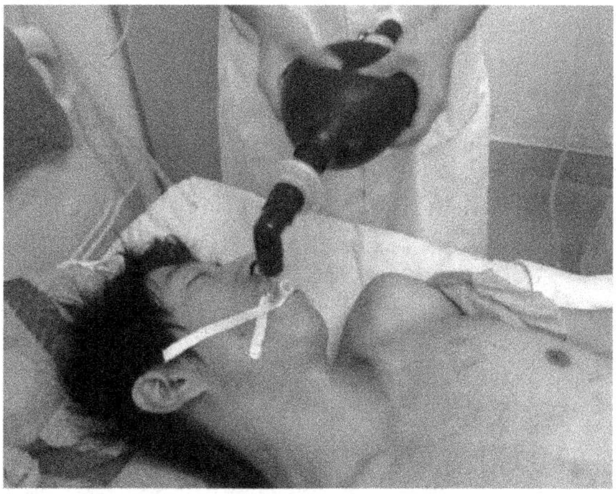

图 2-19　乙脑患者昏迷、呼吸衰竭

高热、惊厥及呼吸衰竭是乙脑极期的严重症状，三者相互影响，互为因果。

（5）颅内高压征：表现为剧烈头痛、频繁呕吐、血压升高和脉搏变慢、四肢肌张力增高、瞳孔忽大忽小、视神经盘水肿等。

（6）其他神经系统症状和体征：乙脑的神经系统表现多在病程 10 日内出现，主要有以下几方面。①神经反射：浅反射如提睾反射减弱、消失，深反射如肱二头肌及肱三头肌反射先亢进后消失。②大脑锥体束受损表现：肢体强直性瘫痪、肌张力增强、巴宾斯基征等病理反射阳性。③脑膜刺激征：以较大儿童及成人多见，表现为颈强直、凯尔尼格征、布鲁津斯基征阳性，婴儿脑膜刺激征大多缺如。④根据病变损害部位不同，还可出现相应的神经症状。如颞叶受损可有失语、听觉障碍；植物神经受累可有膀胱和直肠麻痹（大小便失禁或尿潴留）；丘脑下部受损可出现体温调节障碍，如超高热；延髓麻痹可表现为痰鸣、吞咽困难、语言障碍；锥体外束受损可出现各种震颤、不随意运动等。

考点提示：
典型乙脑的极期表现

（7）循环衰竭：少见，常与呼吸衰竭同时出现。

3. 恢复期　多数患者于病程第 8～11 日后体温逐渐下降，上述精神神经症状和体征逐渐好转，2 周左右完全恢复，但重症病人需 1～6 个月才能逐渐恢复。此期表现可有持续性低热、多汗、失眠、神志迟钝、痴呆、失语、流涎、吞咽困难、颜面瘫痪、四肢强直性瘫痪或不自主运动、癫痫样发作等。如半年后上述症状仍不能恢复，称为后遗症。

4. 后遗症期　5%～20%的重型乙脑病人留有后遗症，主要有意识障碍、痴呆、失语、精神失常、扭转痉挛及肢体强直性瘫痪、癫痫等。

（二）临床分型

临床上根据发热、意识障碍、抽搐程度、病程长短、有无呼吸衰竭及后遗症等病情轻重不同，将乙脑分为轻型、普通型、重型、极重型（又称暴发型）四种类型。病情可由轻型向重型转化，故应密切观察，及时处理。

五、实验室检查

（一）血常规检查

白细胞总数增高，常在（10～20）$\times10^9$/L 以上。白细胞分类可见中性粒细胞达 80%以上，但有部分患者血象始终正常。

考点提示： 乙脑的脑脊液特点

（二）脑脊液检查

外观无色透明或微混浊，压力增高，白细胞多在（50～500）$\times10^6$/L，少数可高达 1000×10^6/L 以上。早期以中性粒细胞为主，随后则淋巴细胞增多。白细胞计数的高低与病情轻重及预后无关。蛋白轻度增高，糖正常或偏高，氯化物正常。少数病例早期脑脊液检查正常。

（三）血清学检查

1. 特异性 IgM 抗体测定　此抗体多在病后 3～4 日即可出现，脑脊液中最早在病程第 2 日即可检测到，2 周时达到高峰，可用于早期诊断。

2. 补体结合试验　补体结合抗体属特异性 IgG 抗体，出现较迟，多在发病后 2 周出现，5～6 周达高峰，抗体水平可维持 1 年左右，不能用于早期诊断，主要用于回顾性诊断或流行病学调查。

3. 血凝抑制试验　血凝抑制抗体出现较早，一般在病后 4～5 日出现，2 周时达到高峰，抗体水平可维持 1 年以上。该试验阳性率高于补体结合试验，操作简便，可用于临床诊断及流行病学调查，但可出现假阳性。

（四）病原学检查

1. 病毒分离　由于乙脑病毒主要存在于脑组织中，脑脊液和血中不易分离出病毒，在病程第 1 周内死亡者的脑组织中可分离出乙脑病毒。

2. 病毒抗原或核酸的检测　在组织、血液或其他体液中通过直接免疫荧光法（IFA）或聚合酶链反应（PCR）可检测到乙脑病毒抗原或特异性核酸。

六、并　发　症

并发症发生率约为 10%，支气管肺炎最常见，多因昏迷患者呼吸道分泌物不易咳出或应用人工呼吸器后所致。其次为肺不张、金黄色葡萄球菌败血症、大肠埃希菌所致的尿路感染、褥疮、皮肤脓疖、口腔炎以及水电解质平衡失调等。

七、诊断与鉴别诊断

（一）诊断依据

1. 流行病学资料　有严格的季节性，多在 7、8、9 月份发病。

2. 临床特点　起病急，有高热、头痛、呕吐、惊厥、意识障碍、病理反射及脑膜刺激征阳性。

3. 实验室检查　血常规可见白细胞总数及中性粒细胞增高；脑脊液检查呈无菌性脑膜炎改变；血清学检查特异性 IgM 抗体早期出现阳性。补体结合试验双份血清抗体效价呈 4 倍以上增高，有助于回顾性诊断，检测到乙脑病毒抗原或特异性核酸者均可明确诊断。

（二）鉴别诊断

1. 中毒型菌痢　多发生在夏秋季，多见于儿童，需特别鉴别。中毒型菌痢起病较乙脑更急骤，多在发病 24 小时内出现高热、抽搐、昏迷和感染中毒性休克表现，一般无脑膜刺激症状，脑脊液多正常，作肛拭子或生理盐水灌肠镜检粪便可见大量脓、白细胞。

2. 化脓性脑膜炎　中枢神经系统表现与乙脑相似，但多以脑膜炎的表现为主，脑脊液呈化脓性改变，涂片和培养可发现病原菌，有原发病灶。

3. 结核性脑膜炎　无季节性，多有结核病史，起病缓慢，病程长，脑膜刺激征明显，脑实质病变表现较轻。脑脊液蛋白明显增高，糖及氯化物均降低，其薄膜涂片与培养可检出结核杆菌，结核菌素试验可阳性，胸部 X 线片有时可发现结核病灶。

考点提示： 乙脑的诊断依据和鉴别诊断

八、预　　后

轻型和普通型乙脑大多可顺利恢复，重型和极重型乙脑患者病死率可高达 20%以上。高热、昏迷时间较长，反复惊厥及有吞咽困难、呼吸衰竭者预后差，主要死亡原因为中枢性呼吸衰竭。

九、治　　疗

目前尚无特效抗病毒治疗药物，可早期试用利巴韦林、干扰素等抗病毒与对症、支持治疗相结合，加强护理，重点处理好高热、抽搐和呼吸衰竭等危重症状，降低病死率和减少后遗症。

（一）一般治疗

病人应隔离于有防蚊和降温设施的病房，室温控制在 30℃以下。密切观察病人的体温、神志、血压、呼吸、瞳孔及肌张力变化，注意口腔和皮肤清洁。昏迷时应定时翻身、侧卧、拍背、吸痰，以防肺部感染和褥疮发生。重型患者应静脉输液，但不宜过多，以免加重脑水肿。一般成人每日补液 1500～2000ml，儿童每日 50～80ml/kg，酌情补充钾盐，纠正酸中毒。昏迷者可采用鼻饲。

（二）对症治疗

高热、抽搐及呼吸衰竭是危及病人生命的三大主要症状，且互为因果，形成恶性循环。因而控制高热、抽搐和呼吸衰竭是抢救乙脑患者的关键。

1. 高热　采取综合降温措施，以物理降温为主，药物降温为辅，使肛温保持在 38℃左右，降温不宜过快过猛。具体措施：①物理降温：包括冰敷额部、枕部和体表大血管部位，如腋下、颈部及腹股沟等处；用 30%～50%乙醇或温水擦浴，冷盐水灌肠等，高热伴有四肢厥冷者提示有循环衰竭，应禁用乙醇擦浴和冷水浴。②药物降温：幼儿、年老体弱者可用 50%安乃近滴鼻，剂量不宜过大，以免出汗过多而虚脱。③亚冬眠疗法：具有降温、镇静、止痉作用，适用于持续高热伴反复抽搐者。以氯丙嗪和异丙嗪每次各 0.5～1mg/kg 肌内注射，每 4～6 小时 1 次，疗程一般为 3～5 日，因该药可抑制呼吸中枢及咳嗽反射，故用药过程中应保持呼吸道通畅并密切观察生命体征变化。

2. 惊厥或抽搐　应去除病因及镇静止痉：①脑水肿所致者以脱水治疗为主，可用 20%甘露醇 1～2g/（kg·次），静脉滴注或静脉注射（20～30 分钟），每 4～6 小时一次，必要时可加用呋塞米、肾上腺糖皮质激素等静脉注射。②高热所致者以降温为主。③呼吸道痰阻者，应及时吸痰、吸氧，保持呼吸道通畅，必要时行气管切开。④低血钠性脑病及低血钙者，应纠正电解质紊乱及代谢性酸中毒。⑤脑实质炎症所致者应及时给予镇静剂。常用镇静剂首选地西泮，成人每次 10～20mg，小儿每次 0.1～0.3mg/kg（每次不超过 10mg），肌内注射或缓慢静脉注射；还可用水合氯醛鼻饲或保留灌肠，成人 1.0～2.0g/次，儿童每次 60～80mg/kg（每次不超过 1g）；亦可采用亚冬眠疗法；必要时可用巴比妥钠预防抽搐，成人每次 0.1～0.2g，儿童每次 5～8mg/kg。

3. 呼吸衰竭　处理措施包括：①保持呼吸道通畅。呼吸道分泌物阻塞者应定时吸痰、翻身拍背、体位引流等，必要时可用化痰药物（α-糜蛋白酶、氨溴索等）和肾上腺糖皮质激素雾化吸入，并适当加入抗生素防治细菌感染，病情危重者，可采用气管插管或气管切开建立人工气道。②氧疗。可通过增加吸入氧浓度来纠正患者缺氧，一般选用鼻导管或面罩吸氧。③脑水肿所致者应加强脱水治疗，常用 20%甘露醇，1～2g/（kg·次），每 4～6 小时一次，2～4 日为一疗程，肾上腺糖皮质激素如地塞米松，可降低毛细血管通透性和渗出，防止脑水肿和脱水反跳。④中枢性呼吸衰竭时可使用呼吸中枢兴奋剂，首选洛贝林，成人每次 3～6mg，儿童每次 0.15～0.20mg/kg，肌内注射或静脉滴注；亦可选用尼可刹米，成人每次 0.375～0.75g，儿童每次 5～10mg/kg，肌内注射或静脉滴注；其他如哌甲酯（利他林）、二甲弗林（回苏林）等可交替或联合使用。⑤改善脑微循环、解除脑血管痉挛，可用东莨菪碱，成人每次 0.3～0.5mg，儿童每次 0.02～0.03mg/kg；或山莨菪碱（654-2），成人每次 20mg，儿童每次 0.5～1mg/kg，加入葡萄糖溶液中静脉注射，10～30 分钟重复 1 次，一般用 1～5 日；此外，还可使用阿托品、酚妥拉明等。⑥纳洛酮对退热、止痉、神志转清、纠正呼吸衰竭等方面有较好的作用，可早期应用。

考点提示： 乙脑的对症治疗

4. 循环衰竭　可根据情况补充血容量，应用升压药物、强心剂、利尿剂等，并注意维持水及电解质的平衡。

（三）中医中药治疗

进行辨证施治，常用白虎汤加减、清瘟败毒饮等。中成药如安宫牛黄丸等。

（四）恢复期及后遗症处理

应注意加强营养及精心护理，防止褥疮和继发感染发生；要注意进行功能训练（包括吞咽、语言、智力和肢体功能），还可结合理疗、针灸、推拿按摩、高压氧、中药等治疗。

十、预　　防

乙脑的预防应采取以防蚊、灭蚊及预防接种为主的综合措施。

（一）管理传染源

早期发现病人，及时隔离病人至体温正常为止。管理的重点为加强对易感家畜、家禽的管理，尤为幼猪，流行季节前给猪进行疫苗接种，减少猪群的病毒血症，能有效控制人群乙脑流行。

（二）切断传播途径

防蚊与灭蚊是预防乙脑的重要措施。搞好环境卫生，及时消灭蚊虫孳生地，彻底消灭幼蚊，夏秋季以灭成蚊为主，冬春季以消灭越冬蚊为主。流行季节宜用蚊帐、蚊香、纱窗等措施防止被蚊虫叮咬。

（三）保护易感人群

预防接种是保护易感人群的根本措施，目前普遍采用地鼠肾组织灭活和减毒活疫苗，人群保护率较高。接种应于流行前 1～2 个月进行。第一年皮下注射 2 次，其间隔为 7～10 日，剂量为 6～12 个月的婴儿，每次 0.25ml，1～6 岁每次 0.5ml，7～14 岁每次 1ml，成人每次

2ml。注射后2～4周产生免疫，免疫力可维持1年，第二年加强一次。连续3次加强后不必再注射，可获得较持久的免疫力。接种时应注意不能与伤寒三联菌苗同时注射，以免引起过敏等不良反应。凡有过敏体质、严重心肾疾病、中枢神经系统疾病及发热患者禁用。我国目前大规模生产的乙脑减毒活疫苗价格低廉，副作用少，抗体产生率高。

（易本谊）

目标检测

A_1型题

1. 有关乙脑的概念下述不正确的是
   A. 乙脑是自然疫源性疾病
   B. 传染源是病人、家畜、家禽
   C. 猪作为传染源的意义比人重要
   D. 蚊虫既是传播媒介，又是乙脑病毒的长期储存宿主
   E. 人对乙脑病毒普遍易感，感染后多为隐性感染
2. 下列不是乙脑病理特点的为
   A. 中枢神经系统小血管内皮细胞肿胀、坏死、脱落
   B. 神经细胞变性与坏死
   C. 胶质细胞增生和炎症细胞浸润
   D. 神经组织出现局灶性坏死，形成软化灶
   E. 大脑两半球表面及颅底的软脑膜充血，浆液性及纤维蛋白性渗出
3. 乙脑的病变最严重的部分是
   A. 大脑皮质　　B. 脊髓
   C. 间脑　　D. 中脑
   E. 大脑皮质、间脑和中脑
4. 以下不是流行性乙型脑炎极期临床表现的为
   A. 高热及惊厥　　B. 呼吸衰竭
   C. 意识障碍及颅内高压表现
   D. 迟缓性瘫痪
   E. 脑膜刺激征及病理征阳性
5. 流行性乙型脑炎死亡的主要原因为
   A. 高热昏迷　　B. 缺氧
   C. 中枢性呼吸衰竭
   D. 低钠性脑病　　E. 外周性呼吸衰竭
6. 对乙脑有早期诊断价值的检测是
   A. 特异性IgM抗体
   B. 中和抗体　　C. 补体结合抗体
   D. 血凝抑制抗体　　E. Vi抗体
7. 关于乙脑与流脑的临床鉴别，最重要的是
   A. 意识障碍的出现与程度
   B. 生理反射异常及出现病理反射
   C. 抽搐发作程度
   D. 皮肤瘀点及瘀斑
   E. 颅内压升高程度，呼吸衰竭的出现
8. 下列不是乙脑常见后遗症的是
   A. 失语　　B. 强直性瘫痪
   C. 弛缓性瘫痪　　D. 扭转痉挛
   E. 精神失常
9. 治疗流行性乙型脑炎脑疝型呼吸衰竭的主要措施是
   A. 降温　　B. 肾上腺糖皮质激素
   C. 呼吸兴奋剂　　D. 脱水剂
   E. 镇静、解痉剂
10. 流行性乙型脑炎综合性预防措施中，应以下列哪项为主
   A. 隔离病人
   B. 管理动物传染源，如猪等
   C. 防蚊、灭蚊　　D. 预防接种
   E. 防蚊、灭蚊与疫苗接种

A_2型题

11. 诊断为流行性乙型脑炎的患儿于发热后第三天上午入院。体温40℃，下午意识突然由嗜睡转为昏迷，反复抽搐，呼吸很不规则，此时应用下列哪组治疗恰当
   A. 迅速气管切开，加大呼吸兴奋剂、镇静剂
   B. 使用人工呼吸器、呼吸兴奋剂、镇静剂
   C. 面罩给氧加大流量，降温，镇静
   D. 降温，呼吸兴奋剂，肾上腺糖皮质激素
   E. 降温，快速脱水，肾上腺糖皮质激素
12. 患儿，5岁。高热2日，昏迷伴抽搐1天入院。查体：深度昏迷，呼吸节律不齐，瞳孔缩小，颈强直，脑膜刺激征阳性。周围血象：WBC 22×10^9/L，N 0.9，L 0.1，PLT 110×10^9/L，下列处理错误的是
   A. 快速静脉注射甘露醇
   B. 吸氧　　C. 降温　　D. 镇静
   E. 立即腰穿送脑脊液检查
13. 近年来，每逢夏季在我国某地区儿童中流行一种传染病，主要表现为发热，头痛，呕吐，3～4天后出现不同程度意识障碍，严重者伴有抽搐及呼吸衰竭，大多数经治疗半个月左右逐渐恢复，5%～20% 重症病人留有中枢神

经系统后遗症，3%～10%病人多因呼吸衰竭死亡，为预防该病再次流行，你认为在该地区儿童中，最好注射下列哪种生物制剂

A. 人血清白蛋白　B. 新鲜血浆
C. 特异性减毒活疫苗
D. 特异性灭活疫苗
E. 以上均不是

A_3型题

（14、15 题共用题干）

患儿，男，7 岁。发热、嗜睡、头痛 3 日，体温 40.2℃，意识呈浅昏迷，颈软，双侧瞳孔缩小，膝反射亢进，巴宾斯基征阳性。周围血象 WBC 15×10^9/L，N 0.75，L 0.25。脑脊液：无色透明，细胞数 100×10^6/L，多核 0.80，单核 0.20，糖 4.5mmol/L，氯化物 120mmol/L，蛋白 0.9mmol/L。

14. 该患儿最可能的诊断是
A. 流行性脑脊髓膜炎
B. 结核性脑膜炎
C. 假性脑膜炎
D. 流行性乙型脑炎
E. 中毒性痢疾

15. 为进一步明确诊断，检查意义最大的是
A. 取血做病毒分离
B. 取脑脊液做病毒分离
C. 乙脑病毒 IgM 抗体测定
D. 头颅 CT
E. 查血液中补体结合抗体

第五节　狂　犬　病

学 习 目 标

1. 掌握狂犬病的临床表现、诊断、治疗和预防措施。
2. 理解狂犬病的病原、流行病学及实验室检查。
3. 了解狂犬病的发病机制、病理解剖及鉴别诊断。

案例2-5

患者，女，43 岁。因发热、头痛伴烦躁 3 天入院。3 天前患者发热（未测体温），无畏寒，伴头晕、头痛，烦躁不安，未予处理。入院当天患者又出现咽喉部不适，流涎，怕光，不愿见人。患者发病来，精神差、失眠、食欲下降、大小便正常。2 个多月前曾被流浪狗咬伤手指，因未出血而未作特殊处理。无精神病等病史及家族史。查体：T 38. 1℃，P 90 次/分，R 22 次/分，BP 136/86mmHg，神志清，颈部有抵抗感。心、肺、腹部无异常。四肢活动正常。凯尔尼格征、布鲁津斯基征(-)，未引出病理征。血常规：WBC 11. 2×10^9/L，N 77. 8%，L 21. 5%。

问题：

1. 该病人的初步诊断是什么？有哪些诊断依据？
2. 该病人还需要做哪些检查以帮助诊断？
3. 该病人应如何处理？

狂犬病（rabies）是由狂犬病毒引起的一种以累及中枢神经系统为主的人兽共患急性传染病，多见于犬、狼、猫等肉食动物，人主要通过被病兽咬伤或抓伤而感染发病。临床表现为特有的高度兴奋、恐水、怕风、流涎、恐惧不安、咽肌痉挛、进行性瘫痪。因恐水症状突出，故又名恐水症（hydrophobia）。狂犬病是最凶险的病毒性传染病，病死率几乎为 100%。

一、病　原　学

狂犬病毒属弹状病毒科，拉沙病毒属。病毒外形似子弹壳，大小约75nm×180nm，中心为单股负链RNA，外面为核衣壳和含脂蛋白及糖蛋白的包膜（图2-20）。狂犬病毒包含5种蛋白质，即糖蛋白（G）、核蛋白（N）、多聚酶（L）、磷蛋白（NS）和膜蛋白（M）。其中，外膜糖蛋白抗原能与乙酰胆碱受体结合，使狂犬病毒具有神经毒性作用，并刺激机体产生具有保护作用的中和抗体；内层N抗原能刺激机体产生补体结合抗体，有助于临床诊断。

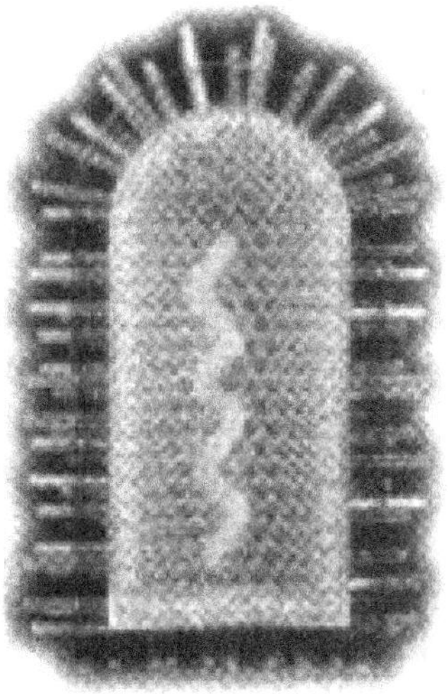
图2-20　狂犬病毒示意图

从狂犬病患者或患病动物体内分离出的病毒称为“野毒株”或“街毒株”，其特点为致病力强，潜伏期长（15～30日），经多种途径感染后均可侵入脑组织和唾液腺，从而繁殖导致发病。固定毒株是野毒株经多次兔脑组织传代而获得的毒株，其特点为毒力减弱，对人和动物失去致病力，但仍保留其抗原性，可供制备狂犬病减毒活疫苗。

狂犬病毒对外界环境抵抗力不强，易被紫外线、苯扎溴铵、碘酒、高锰酸钾、乙醇、甲醛等灭活，加热100℃ 2分钟或60℃ 30分钟即失去活力。但对石炭酸等苯酚类化合物则有高度抵抗力。

二、流 行 病 学

狂犬病在世界各地均有发生，但主要流行于东南亚、非洲及拉丁美洲地区。

（一）传染源

携带狂犬病毒的动物是本病的传染源，在我国主要是病犬，其次为猫、猪、牛、马等家畜。狼、狐狸、蝙蝠及浣熊等野生动物也能传播狂犬病毒，且是发达地区的主要传染源。另外，一些看似健康动物的唾液中也含有狂犬病毒，也能传播狂犬病，应予以重视。

一般认为，狂犬病人不是传染源，不形成人与人之间的传染，因患者唾液中病毒含量很少。

（二）传播途径

狂犬病毒主要通过病兽咬伤侵入人体；病毒也可通过唾液经舔过破损的皮肤黏膜或抓伤使人感染。少数可在宰杀病兽、剥皮、切割等过程中被感染。偶见因进食染毒肉类或接触病兽皮毛、血、尿、乳汁或吸入含有病毒的气溶胶而感染发病的报道。

（三）易感人群

人对狂犬病毒普遍易感，兽医、动物饲养员及野外工作人员受感染机会较多。人被犬咬伤后的发病率为15%～20%，被病狼咬伤后的发病率为50%～60%。被病兽咬伤后是否发病与下列因素有关：咬伤部位是否神经末梢丰富、衣着厚薄及咬伤程度、伤口局部是否及时清洗消毒、是否及时全程注射狂犬病疫苗、被咬伤者的免疫功能是否健全等。

三、发病机制与病理解剖

（一）发病机制

狂犬病毒自皮肤和黏膜破损处进入人体后，对神经组织有强大的亲和力，致病过程分为三个阶段：

1. 伤口局部组织病毒繁殖期　病毒侵入人体后，首先在伤口附近的肌细胞内小量繁殖，在局部停留 3 天或更久后侵入近处的周围神经，此时病人处于潜伏期。

2. 病毒侵入中枢神经期　病毒沿周围神经的轴索向中枢神经系统呈向心性扩散，至脊髓的背根神经节再大量繁殖，入侵脊髓并很快到达脑部，主要侵犯脑干和小脑等处的神经细胞。

3. 病毒向各器官扩散期　中枢神经系统的病毒向周围神经作离心性扩散，侵入各器官组织，尤以唾液腺、舌根部味蕾、嗅神经上皮等处含病毒量较多。由于迷走神经核、舌咽神经核和舌下神经核受损，导致吞咽肌及呼吸肌痉挛，患者出现恐水、吞咽及呼吸困难。交感神经受损时出现唾液分泌增加和多汗。迷走神经节、交感神经节和心脏神经节受损时，可引起病人心血管功能紊乱或猝死。

（二）病理解剖

病理变化主要为急性播散性脑脊髓炎，尤以与咬伤部位相当的脊髓背根神经节和脊髓节段、大脑基底面海马旁回、延髓、中脑、脑桥、小脑等处病变严重。多数患者的神经细胞质中可见嗜酸性包涵体，即内基小体（Negri body），呈圆形或卵圆形，直径 3～10μm，染色后呈樱桃红色，为狂犬病毒的集落，最常见于海马及小脑浦肯野细胞的细胞质中，是本病的特征性病变，对狂犬病毒的感染具有确定诊断的意义。

四、临床表现

本病潜伏期长短不一，大多在 1～3 个月内，超过 3 个月者约占 15%，潜伏期长者可达 10 余年或更长。潜伏期长短与年龄、伤口部位、伤口深浅、入侵病毒数量和毒力等因素相关。典型临床经过分为三期。

（一）前驱期

前驱期多数表现为低热、头痛、疲乏、全身不适、食欲缺乏、恶心、烦躁失眠、恐惧不安等症状，对声、光、风等刺激敏感，并伴有咽喉紧缩感。具有诊断意义的早期表现是已愈合的伤口及其神经支配区域有麻木、痒、痛及蚁走感等异常感觉，发生于 50%～80%的病例。本期持续 2～4 日。

（二）兴奋期

兴奋期表现为高度兴奋，极度恐惧、恐水、怕风、咽肌痉挛、呼吸困难等。体温常升高（38～40℃），恐水表现为本病的特征，但不一定每例都有，典型者表现为患者在饮水、见水、听到流水声音甚至听到“水”字便可引起咽肌严重痉挛，虽极口渴而不敢喝水，常导致声嘶和脱水。严重者伴全身肌肉阵发性抽搐及由于呼吸肌痉挛而导致的呼吸困难、缺氧及发绀。因交感神经功能亢进，患者常表现为多汗、流涎或乱吐唾液、心率加快、血压升高。患者多数神志清晰，但部分患者可有定向力障碍，幻觉、谵妄、精神失常等。本期持续 1～3 日。

（三）麻痹期

本期患者肌肉痉挛发作逐渐减少或停止，肢体软瘫，也可出现眼肌、颜面肌、咀嚼肌等瘫痪症状。患者由安静进入昏迷状态，最后因呼吸和循环衰竭而死亡。本期持续 6～18 小时。

狂犬病病程一般不超过 6 天。绝大多数病例有异常兴奋和恐水等典型表现，属“躁狂型”狂犬病；部分病例可表现为无兴奋期或无明显恐水，即所谓的“瘫痪型”或“静型”狂犬病，也称哑狂犬病。该型患者常以高热、头痛和咬伤部位痛痒起病，继而出现肢体无力、共济失调、瘫痪、大小便失禁等症状，最终出现全身迟缓性瘫痪，呼吸衰竭是最常见的死因。

五、实验室检查

（一）血常规及脑脊液

1. 血常规　外周血白细胞总数轻至中度增多，中性粒细胞一般占 80%以上。

2. 脑脊液　细胞数稍增多，以淋巴细胞为主，蛋白轻度增高，糖及氯化物正常。

（二）病原学检查

1. 抗原检查　取患者脑脊液或唾液涂片、角膜印片或咬伤部位皮肤组织或脑组织通过免疫荧光法或 ELISA 法检测狂犬病毒抗原，阳性率可达 98%。

2. 病毒分离　取患者的唾液、脑脊液、皮肤或脑组织，用细胞培养或用乳小白鼠接种法可分离病毒。

3. 内基小体检查　取死者或动物脑组织作切片染色，镜检找内基小体，阳性率为 70%～80%。

4. 核酸测定　取唾液或皮肤活检组织，采用反转录聚合酶联反应（RT-PCR）法可检测出狂犬病毒 RNA。

（三）抗体检查

用中和试验、补体结合试验或 ELISA 法检测血清中抗狂犬病毒抗体。血清中特异性抗体仅出现在疾病晚期。

六、诊断与鉴别诊断

（一）诊断

1. 流行病学资料　被病犬或病兽咬伤、抓伤史；切割或宰杀可疑动物史。

2. 临床特征　典型恐水、怕风、咽喉痉挛，或畏光、怕声、多汗、流涎和咬伤部位麻木、感觉异常等表现。

3. 实验室检查　可通过检测病毒抗原、病毒核酸，尸检脑组织中的内基小体或分离病毒来确诊本病。因特异性抗体产生较晚，主要用于流行病学调查和回顾性诊断。

（二）鉴别诊断

狂犬病应与破伤风、脊髓灰质炎、类狂犬病性癔症、狂犬病疫苗接种后神经系统并发症及其他病毒性脑炎等相鉴别。

七、治　　疗

迄今尚无特效治疗措施。故强调在咬伤后及时给予预防性治疗，对发病后患者以对症综合治疗为主。

（一）隔离患者

单室严格隔离患者，加强监护，密切注意病情变化。让其安静卧床，加装床栏，防止患者痉挛发作时坠床受伤，尽量避免声、光、风的刺激。医护人员必须穿隔离服、戴口罩及手套。患者的分泌物、排泄物及污染物品均须严格消毒。

（二）支持及对症治疗

1. 一般治疗　给予足够能量，维持水、电解质及酸碱平衡。

2. 镇静　兴奋不安、痉挛发作时可应用地西泮或巴比妥类镇静剂。

3. 脑水肿　给予甘露醇等脱水剂。

4. 呼吸功能维护　保持呼吸道通畅，必要时气管切开，间歇正压给氧。

5. 心功能维护　可用 β 受体阻滞剂、降压药及强心剂治疗患者的心动过速、心律失常及血压升高等症状。

6. 继发感染的防治　可适当使用抗生素。

八、预　　防

（一）管理传染源

以犬的管理为主。捕杀野犬、家犬应登记管理及接种动物用狂犬疫苗。狂犬及其他患病动物应立即击毙，并焚烧或深埋处理。对疑患狂犬病的犬、猫和在隔离期内死亡动物的脑组织应速送卫生防疫部门以检验狂犬病毒。加强进出口动物的检疫措施。

（二）伤口处理

及时有效地处理伤口是预防本病的关键措施之一，伤口处理越及时、彻底，就越利于本病的预防。被动物咬伤、抓伤后立即用20%肥皂水、清水或用0.1%苯扎溴铵彻底清洗所有伤口（注意苯扎溴铵不可与肥皂水合用），反复冲洗伤口至少30分钟，力求去除狗涎，挤出污血。冲洗后用75%的乙醇或2%碘酒反复消毒伤口处。伤口一般不予包扎、缝合，以利排血引流。如有人高效抗狂犬病免疫球蛋白或马抗狂犬病免疫血清，则应在伤口底部或周围作浸润注射。此外，还应注意选用抗生素及破伤风抗毒素或类毒素预防细菌或破伤风感染。

考点提示：①狂犬病毒病原学特点及野毒株、固定毒株的概念；内基小体的定义及诊断价值；②狂犬病的流行病学特点；③狂犬病典型表现的临床分期；④狂犬病的诊断条件；⑤狂犬病的治疗原则及预防措施

（三）预防接种

1. 疫苗接种　对预防发病有肯定作用。WHO推荐使用的有三类疫苗：人二倍体细胞疫苗、原代细胞培养疫苗（地鼠肾细胞疫苗、狗肾细胞疫苗和鸡胚细胞疫苗等）、传代细胞疫苗（Vero疫苗和BHK疫苗）；在我国批准使用的疫苗有地鼠肾细胞疫苗、鸡胚细胞疫苗和Vero疫苗三种，主要采用地鼠肾细胞疫苗。

（1）暴露前预防：用于兽医、狂犬病研究、动物管理人员等高危人群。接种方法：分3剂，分别于0、7、28天肌内注射1ml，1～3年内加强注射一次。

（2）暴露后预防：凡被可疑动物咬伤、抓伤或舔到有损伤皮肤者，或被狂犬病患者唾液沾染了破损皮肤的人员均需及时注射疫苗。接种方法：分5剂，分别于0、3、7、14、28天肌内注射2ml；若伤势严重，可分10次，分别于0～5、10、14、30、90天各注射一次；部分Vero疫苗可采用2-1-1（4剂）免疫程序。特殊情况者疫苗注射首剂量加倍。儿童用法用量相同。

2. 被动免疫制剂的应用　常用的制剂有精制抗狂犬病马血清与人抗狂犬病免疫球蛋白。凡被严重咬伤者（头面、颈部、手指、3处以上部位咬伤、咬穿皮肤或舔伤黏膜），应尽快使用抗狂犬病免疫血清，皮肤过敏试验阴性时可注射精制抗狂犬病免疫血清（每毫升含100U），剂量按40U/kg计算，以一半剂量作伤口处浸润注射，另一半剂量作臀部肌内注射。皮肤试验阳性时，须行脱敏注射法成功后方可使用。人抗狂犬病病毒免疫球蛋白使用前无需做过敏试验，按20U/kg计算注射剂量（特别严重者可酌情增至40U/kg），如果注射总剂量大于10ml，可在1～2日内分数次注射。

免疫血清与狂犬病疫苗联合应用时，因免疫血清可干扰宿主的主动免疫而影响抗体的产生，因此应在完成末次疫苗接种后的第15、75日，或第10、20、90日再各注射加强针一次。

（张令令）

目标检测

A_1型题

1. 狂犬病毒属于
   A. DNA病毒　B. 肠道病毒
   C. 弹状病毒　D. 反转录病毒
   E. 杯状病毒
2. 对狂犬病毒描述不正确的是
   A. 单股负链RNA病毒
   B. 对外界抵抗力不强
   C. 有嗜神经性
   D. 侵入器官组织后唾液腺中病毒含量高
   E. 进入人体后在血液中大量繁殖
3. 下述狂犬病野毒株的特点应除外
   A. 毒力强
   B. 潜伏期短

C. 对人和犬有亲和力
D. 能在唾液腺中繁殖
E. 对 50%~70%乙醇敏感
4. 我国狂犬病的主要传染源是
A. 患者 B. 病犬
C. 家猫 D. 野狼
E. 吸血蝙蝠
5. 下列不属于狂犬病传播方式的为
A. 动物咬伤
B. 带毒动物舔过皮肤伤口
C. 野外洞穴内可通过气溶胶传播
D. 患者咬伤 E. 器官移植
6. 被狂犬咬伤后是否发病，影响最小的因素是
A. 衣着厚薄 B. 咬伤部位
C. 咬伤程度 D. 伤口处理情况
E. 患者年龄
7. 关于狂犬病的流行病学，下列叙述错误的是
A. 发展中国家狂犬病主要传染源是病犬
B. 发达国家狂犬病主要传染源是野生动物
C. 病毒主要通过咬伤的皮肤侵入体内
D. 外观正常的动物不会引起狂犬病
E. 狂犬病可通过呼吸道传播
8. 关于狂犬病发病过程及病理变化描述不正确的是
A. 病毒先在伤口附近肌细胞内小量繁殖
B. 主要侵犯脑干和小脑处神经细胞
C. 唾液腺中的病毒量较低
D. 病理主要表现为急性脑脊髓炎
E. 电镜下最具特征的表现是内基小体
9. 下列属于狂犬病早期最有意义的临床表现的是
A. 低热、头痛，全身不适
B. 恶心、呕吐 C. 烦躁、失眠
D. 伤口及其神经支配区麻木、蚁走感
E. 对声、光、风敏感
10. 关于狂犬病的临床表现，下列叙述错误的是
A. 极度恐怖 B. 恐水和怕风
C. 大量流涎出汗
D. 大部分兴奋期神志不清
E. 部分病人可出现精神失常和谵妄
11. 对狂犬病描述不正确的是
A. 人兽共患疾病 B. 易侵犯神经系统
C. 对声、光、水刺激敏感
D. 全都出现异常兴奋表现
E. 病死率极高

A_2 型题

12. 患者，女，46 岁。因发热 3 天来诊，体温波动在 38～38. 5℃，伴恶心、烦躁、喉头紧缩感，无咳嗽、咳痰等呼吸道症状，自患病以来食欲差，睡眠差、易惊醒。曾于 1 个月前被自家养的狗咬过，因只有齿痕无出血而未行处理。该例应首先考虑
A. 病毒性脑炎
B. 流行性脑脊髓膜炎 C. 乙型脑炎
D. 结核性脑膜炎 E. 狂犬病
13. 患者，男，11 岁。被家犬咬伤左前臂，创面较大，伤口较深。家犬外观正常，未曾接种狂犬疫苗。对该患者采取的处理措施不正确的是
A. 肥皂水清洗伤口
B. 清创后缝合包扎伤口
C. 伤口周围浸润注射抗狂犬病免疫球蛋白
D. 注射破伤风抗毒素
E. 接种狂犬疫苗

A_3 型题

（14~16 题共用题干）

患者，男，35 岁，农民。一年前被家犬咬伤过，未做特殊处理，家犬尚健在；此人 2 天前出现低热，头痛，恶心，烦躁不安，胡言乱语，不欲进食。入院查体：T 38.5℃，P 110 次/分，BP 155/90mmHg，神志清楚，呈极度恐惧状，颈软，双肺无异常发现，心律不齐，每分钟可闻及 3～4 次期前收缩。血常规示：WBC 1. 2×10^9/L，N 84%。

14. 此患者最可能的诊断是
A. 病毒性脑炎
B. 精神分裂症躁狂型
C. 破伤风 D. 狂犬病
E. 高血压脑卒中
15. 此患者诊断最有意义的检查是
A. 脑脊液常规 B. 脑电图
C. 血液细菌培养 D. 心电图
E. 免疫检测特异性抗原
16. 对于患者的处理，下列不妥的是
A. 隔离于安静的单人房间
B. 维护心血管和呼吸功能
C. 禁用镇静剂，以免呼吸抑制
D. 适当脱水 E. 静脉补液

第六节 麻 疹

学习目标

1. 掌握麻疹的临床表现、诊断、鉴别诊断和治疗原则。
2. 理解麻疹的流行病学特征和预防措施。
3. 了解麻疹的病原学、发病机制和病理变化。

案例2-6

患者，女，17岁，学生。因发热伴咳嗽、流涕、流泪4日，出疹1日，于2006年1月2日入院。精神差，急性病容。头面及躯干部有散在红色斑丘疹，疹间可见正常皮肤，压之褪色，表浅淋巴结未触及。结膜充血，口腔颊部可见黏膜斑。两肺呼吸音粗，无湿啰音，心率68次/分，律整，各瓣膜间均未闻及病理性杂音。腹平软，肝脾肋下未触及。实验室检查：血常规示Hb 120g/L，WBC 7×10^9/L，N 0.88，L 0.12。X线检查：两肺纹理增多、增浓，左肺可见淡薄斑片状阴影，右肺门影增浓，心膈未见异常。

问题：

1. 该患者最可能的诊断是什么？
2. 主要的诊断依据有哪些？
3. 该疾病需要与哪些疾病鉴别？
4. 该病可能出现哪些并发症？
5. 该患者主要的治疗措施有哪些？

麻疹（measles，rubeola）是麻疹病毒引起的急性呼吸道传染病。临床表现以发热、流涕、咳嗽、眼结膜充血为主要症状，以口腔黏膜斑（Koplik spots）及皮肤斑丘疹为特征，可引起肺炎、喉炎、脑炎等并发症。病程多为7～10日，传染性强，主要发生在儿童，易造成流行，病后有持久免疫力。自从婴幼儿广泛接种麻疹减毒活疫苗以来，该病的流行已基本得到了控制。

一、病 原 学

麻疹病毒属副黏液病毒，只有一个血清型，与其他副黏液病毒不同之处是无特殊的神经氨酸酶，电镜下病毒呈球状或丝状，直径90～150nm，核心由单链RNA和核壳体组成，外层有脂蛋白包膜，包膜有3种结构蛋白。其中血凝素是表面主要蛋白，可凝集猴红细胞，能够识别靶细胞受体，促进病毒黏附于宿主细胞；融合蛋白在病毒扩散时使病毒细胞与宿主细胞融合；基质蛋白与组合病毒成分及病毒繁殖有关。研究认为，缺乏对融合蛋白的抗体可引起异型麻疹，而缺乏对基质蛋白的抗体则与麻疹亚急性硬化性全脑炎的发生有关。麻疹病毒可在人、猴、犬、鸡的组织细胞中生长繁殖，经细胞培养连续传代后，无致病性，但仍保持免疫性，故常用人羊膜或鸡胚细胞培养传代而制备减毒活疫苗。

麻疹病毒在外界生活力弱，对日光和一般消毒剂很敏感，过酸或过碱（$pH<5$ 或 $pH>10$）均易被灭活。在空气飞沫中保持传染性不超过2小时，不耐热，在55℃ 15分钟水中即被破坏，但耐寒、耐干燥，在0℃可保存约1个月，−70～−15℃可保存数月至数年。感染麻疹病毒后可产生补体结合抗体、血凝抑制抗体及中和抗体。补体结合抗体主要为 IgM，如果出现早、持续时间短，提示新近感染；后两者主要为 IgG，如果持续时间长，提示人体对麻疹有免疫力。

二、流行病学

（一）传染源

人为麻疹病毒的唯一宿主，因此患者是唯一的传染源。急性患者为最重要的传染源，无症状带病毒者和隐性感染者较少，传染性也较低。从潜伏期最后 2 日至出疹后 5 日内均有传染性，前驱期传染性最强，出疹后逐渐降低，疹退时已无传染性。传染期患者口、鼻、咽、眼结合膜分泌物及痰、尿、血液中（特别在白细胞内）都有麻疹病毒。恢复期不带病毒。

（二）传播途径

本病主要通过飞沫传播，患者咳嗽、打喷嚏时，病毒随排出的飞沫经口、咽、鼻部或眼结合膜侵入易感者。密切接触者亦可经污染病毒的手传播，间接传播甚少见。

（三）人群易感性

人群普遍易感，易感者与患者接触后 90%以上发病，病后有持久免疫力。该病主要在 6 个月至 5 岁小儿间流行。6 个月以内婴儿因从母体获得抗体很少患病。目前成人麻疹病例的报道越来越多，其主要原因为幼时接种过麻疹疫苗，以后未再复种，使体内抗体的水平降低而成为易感者。

考点提示： 麻疹的流行病学

（四）流行特征

麻疹是一种传染性很强的传染病，一年四季均可发生，以冬春季为高峰。发病率无性别和种族差异，与营养状况及卫生条件关系甚大。自麻疹疫苗接种以来，发病率已显著下降。近年来麻疹的发病年龄向大年龄组推移，青少年及成人发病率相对上升，甚至在局部地区有小的流行。

三、发病机制与病理解剖

（一）发病机制

麻疹病毒经空气飞沫侵入易感者的口咽部或眼结膜细胞内增殖引起感染，1～2 日内病毒从原发病灶入侵局部淋巴组织，再进入血液形成第一次病毒血症。病毒被单核巨噬细胞系统吞噬，并在其中（如扁桃体、胸腺、淋巴结、呼吸道和消化道黏膜下淋巴组织、肝、脾等）广泛增殖。5～7 日后大量病毒再入血液，造成第二次病毒血症，病毒由血白细胞携带播散至全身各组织器官，主要部位有呼吸道、眼结膜、口咽部、皮肤、胃肠道等，此时出现一系列临床表现。病毒血症持续到出疹后 2 日。少数患者可发生麻疹病毒性肺炎。麻疹的发病机制涉及两方面因素，一方面病毒直接侵入细胞，在细胞内繁殖，引起细胞病变；另一个重要的方面是迟发超敏性细胞免疫反应造成的病变，麻疹病毒使体内 T 淋巴细胞大量分化繁殖，形成致敏淋巴细胞，能与麻疹病毒抗原发生免疫反应，导致受染细胞破坏，释放各种淋巴因子，病变处形成组织坏死和炎症反应。病程第 1～5 日以后，由于机体特异性免疫应答致病毒被清除，临床进入恢复期。

（二）病理解剖

麻疹的特征性病理变化是感染部位形成两种类型多核巨细胞：一种是网状内皮巨细胞，又称“华-佛细胞”；另一种是上皮巨细胞，两者均含多个核，系数个细胞融合而成。前者广泛存在于全身淋巴组织和肝、脾等脏器中；后者主要位于皮肤、眼结膜、鼻、咽、呼吸道和胃肠道黏膜等处，核内外含有嗜酸性包涵体。皮疹为病毒或免疫损伤致真皮内毛细血管内皮细胞肿胀、增生，单核细胞浸润，毛细血管扩张，红细胞和血浆渗出，表皮细胞变性、坏死。由于崩解的红细胞和血浆渗出，使皮疹消退后遗留色素沉着，表皮细胞坏死及退行性变形成脱屑。口腔黏膜斑的病变与皮疹相似。在麻疹过程中，呼吸道病变最显著，肠道黏膜也可有呼吸道黏膜同样的病变。麻疹病毒性肺炎有透明膜形成和多核巨细胞浸润，重症者称为麻疹性巨细胞肺炎，见于免疫功能低下者，常伴有细菌性支气管肺炎；并发脑炎时脑组织中出现充血、水肿、点状出血及脱髓鞘病变。

四、临床表现

潜伏期为6～21日，平均为10日左右，感染严重或输血感染者可短至6日；曾接受主动或被动免疫者可延长至3～4周。

（一）典型麻疹

典型麻疹临床病程可分为三期：

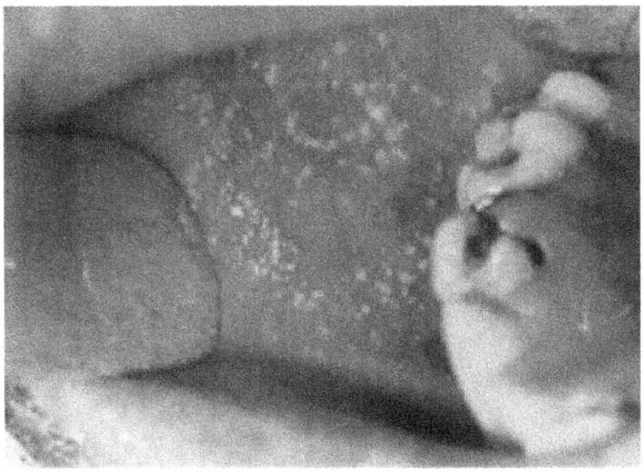

图2-21　麻疹黏膜斑

1. 前驱期　从发热到出疹为前驱期，一般持续3～4日。主要表现为上呼吸道炎症和眼结膜所致的卡他症状，急性起病，发热、咳嗽、流涕、流泪、喷嚏、咽痛、畏光、结膜充血、眼睑水肿、全身乏力等，部分患者有头痛，并可出现食欲减退、呕吐、腹泻，婴幼儿偶有惊厥。于发热2～3日，约90%患者在口腔两侧颊黏膜靠第一磨牙处，可见0.5～1mm大小细砂样灰白色小点，绕以红晕，称麻疹黏膜斑（Koplik spots）（图2-21），初起时仅数个，1～2日内迅速增多融合，扩散至整个颊黏膜，形成表浅的糜烂，似鹅口疮。该黏膜斑亦可见唇内、牙龈等处，偶见于结膜，很少见于软硬腭。黏膜斑出现2～3日即可消失，对早期诊断有重要价值。

考点提示： 麻疹早期诊断的依据

2. 出疹期　发热3～4日后，呼吸道症状明显加重，开始出现典型皮疹（图2-22，图2-23），从耳后、发际开始，渐及前额、面、颈、躯干及四肢，最后达手掌及足底，2～5日遍及全身。皮疹初为淡红色斑丘疹，直径2～5mm，稀疏分明，皮疹间皮肤正常。皮疹呈充血性，压之褪色。出疹高峰时部分皮疹可融合，呈暗红色。部分病例出现出血性皮疹，压之不褪色。皮疹高峰时，全身中毒症状加重，严重者体温高达40℃左右，精神委靡、嗜睡或烦躁不安，甚至谵妄、抽搐，婴幼儿常出现惊厥。咳嗽加重，结膜充血，面部水肿，全身表浅淋巴结及肝脾肿大，肺部可闻干、湿啰音，胸部X线片可见弥漫性肺部浸润病变。

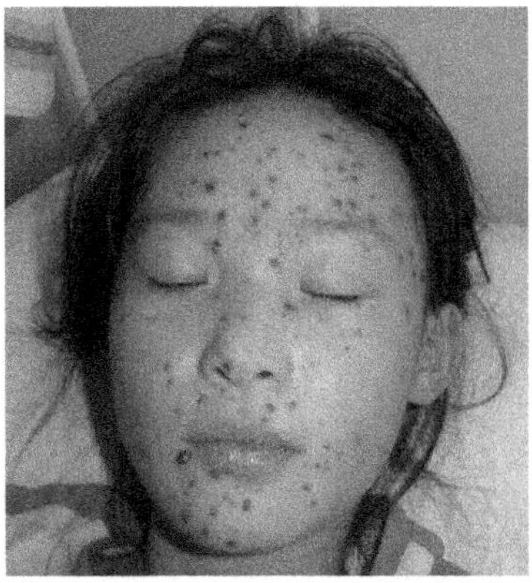

图2-22　麻疹皮疹（面部）

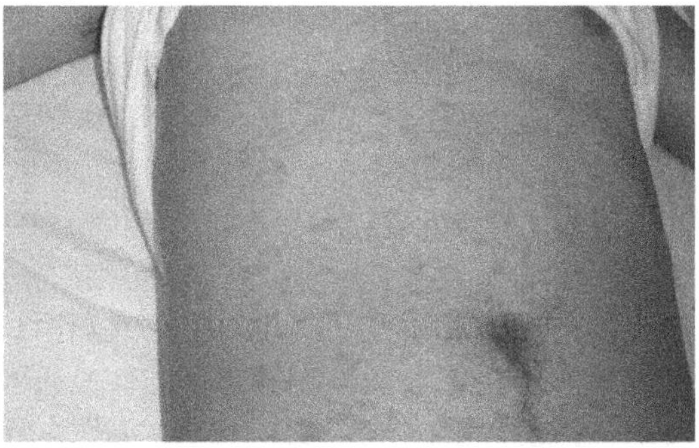

图2-23　麻疹皮疹（躯干）

考点提示：麻疹皮疹的特点

3. 恢复期　皮疹出齐后，病情缓解，体温 12～24 小时内降至正常，上呼吸道症状减轻，皮疹按出疹顺序消退，初留浅褐色色素斑，经 1～2 周消失，伴有糠麸样脱屑，2～3 周内褪尽。无并发症者病程为 10～14 日。

成人麻疹较小儿重，上呼吸道症状轻，全身中毒症状较重，体温高，皮疹密集、多粗大、成片，出疹顺序与小儿不同，从四肢向躯干蔓延，四肢密集者多脱屑严重且瘙痒，出、褪疹较缓，并发症少。孕妇患麻疹早期可发生死胎，稍晚则可发生流产或死产，如在分娩前不久得麻疹，病毒可经胎盘传给胎儿，出生时新生儿可患麻疹，新生儿患麻疹往往无明显前驱症状而发疹较多。近几年发生的麻疹临床症状多不典型。

麻疹过程中，呼吸道病变最显著，有鼻炎、咽炎、支气管炎及肺炎。肠道黏膜也可有呼吸道黏膜同样的病变。麻疹病毒感染过程中机体免疫反应明显降低，可使湿疹、哮喘、肾病综合征得到暂时缓解。但患者易继发细菌感染，结核病灶可复发或恶化。

（二）非典型麻疹

由于病毒毒性强弱不一，侵入人体数量不同，感染者的年龄差异，免疫力高低不等，使麻疹可出现非典型表现。

1. 轻型麻疹　潜伏期长（21～28 日），呼吸道症状轻，发热低，多在 39℃以下，无麻疹黏膜斑或不典型，皮疹少而色淡，病程 3～5 日，并发症少。多见于接受过疫苗免疫者或婴儿体内保留母体免疫力者。

2. 重型麻疹　多见于全身情况差、免疫力低或继发严重细菌感染者，病情重，病死率高。

（1）中毒性麻疹：中毒症状重，起病即高热，体温高达 40℃以上，早期出现大量紫蓝色融合性皮疹，伴有气促、发绀、心率快，甚至谵妄、抽搐及昏迷。

（2）休克性麻疹：除中毒症状外，出现循环衰竭，表现为面色苍白、发绀、四肢厥冷、脉细弱、心率快、第一心音低钝、血压下降等。皮疹稀少、色淡而迟迟不能透发或皮疹刚出现又突然隐退。

（3）出血性麻疹：皮疹为出血性，常伴有黏膜、内脏出血和严重中毒症状。

（4）疱疹性麻疹：疱疹位于真皮内，内含澄清液，周围有红晕，疱疹有时融合成大疱。发热高，中毒症状严重。

3. 异型麻疹　在接种麻疹灭活疫苗后 4～6 年，再接触麻疹患者时可患异型麻疹，机制尚不十分清楚，可能系超敏反应。主要表现为突起高热，头痛、肌痛、腹痛，无麻疹黏膜斑，病后 2～3 日出现皮疹，从四肢远端开始，逐渐扩散到躯干。皮疹为多形性，常伴四肢水肿，上呼吸道卡他症状不明显，但肺部可闻到啰音。肝、脾均可大。异型麻疹病情较重，但为自限性。其最重要的诊断依据是恢复期检测麻疹血凝抑制抗体呈现高滴度，但病毒分离阴性。一般认为异型麻疹无传染性。

五、实验室检查

（一）血常规

白细胞总数减少，淋巴细胞比例相对增多。如白细胞数增加，尤其是中性粒细胞增加，常提示继发细菌感染。

（二）血清学检查

酶联免疫吸附试验测定血清特异性 IgM 和 IgG 抗体，敏感性和特异性好。其中，IgM 抗体阳性是诊断麻疹的标准方法，IgG 抗体恢复期较早期增高 4 倍以上，也可诊断麻疹。

（三）病原学检查

1. 病毒分离　可取患者早期眼、鼻、咽分泌物或血、尿标本接种于原代人胚肾细胞，分离麻疹病毒，但不作为常规检查。

2. 病毒抗原检测　取患者早期眼鼻咽分泌物、血细胞及尿沉渣细胞，用免疫荧光或免疫酶法查麻疹病毒抗原，如阳性，可作早期诊断。

3. 核酸检测　采用反转录聚合酶链反应从临床标本中扩增麻疹病毒 RNA，是一种非常敏感和特异的方法。

六、并 发 症

（一）肺炎

肺炎为最常见的并发症，发生率为 12%～15%，以出疹 1 周内最常见，多见于 5 岁以下患者，占麻疹患儿死因的 90%以上。麻疹病毒本身引起的肺炎临床表现多不严重，若并发细菌性肺炎，则病情加重，有高热、咳嗽、脓痰、气急、鼻翼扇动、口唇发绀、肺部啰音等表现。白细胞增多，痰培养有病原菌生长，常见细菌为金黄色葡萄球菌、肺炎球菌及流感杆菌，也可为多种菌混合感染。

（二）喉炎

喉炎多见于 2～3 岁小儿，发生率为 1%～4%。麻疹过程中有轻度喉炎，但继发细菌感染可发生严重的喉炎及支气管炎，表现为声嘶、犬吠样频咳、呼吸困难、缺氧等呼吸道梗阻表现。

（三）心肌炎

心肌炎多见于婴幼儿。主要表现为气急、烦躁不安、面色苍白、发绀、四肢厥冷、脉细速而弱、心率>160 次/分、心音低钝、肝肿大等心力衰竭症状，皮疹不能透发或突然隐退。心电图示 T 波和 ST 段改变。

（四）脑炎

脑炎主要见于儿童，发生率为 0.01%～0.5%，多发生在出疹后 2～6 日，也可发生在出疹后 3 周内。目前认为此为麻疹病毒直接侵犯脑组织所致，晚期发生有脑组织脱髓鞘病变，可能与免疫反应有关。临床表现与其他病毒性脑炎相似，常有高热、头痛、呕吐、嗜睡、神志不清、惊厥及强直性瘫痪等，多在 1～5 周后恢复，病死率为 12%～15%。可留有智力障碍、瘫痪、失明及耳聋等后遗症。

考点提示： 麻疹的并发症

（五）亚急性硬化性全脑炎

亚急性硬化性全脑炎是麻疹罕见的远期并发症，为亚急性进行性脑炎。发病率为 1/100 万～4/100 万。其机制主要与病毒基因变异，病毒变异后机体不能产生对基质蛋白的抗体，导致病毒在脑细胞中长期潜伏有关。病理变化为脑组织退行性变。潜伏期为 2～17 年，起病缓慢，先是智力减退、行为异常、烦躁、睡眠障碍，数月后病情逐渐发展，出现持续性肌痉挛、智力异常、视听障碍、语言不清、共济失调，最后因昏迷、强直性瘫痪而死亡。脑中可查出麻疹抗原，分离出麻疹病毒。血清与脑脊液中麻疹抗体呈持续强阳性。多数患者于起病 6～9 日后死亡。

七、诊断与鉴别诊断

（一）诊断

典型麻疹患者根据流行病史及临床表现不难诊断。在麻疹流行期间，易感者在 3～4 周内有麻疹接触史，出现急起发热、咳嗽、流涕、流泪、畏光、结膜充血，以及口腔黏膜见到典型的麻疹黏膜斑即可诊断。出现典型皮疹、疹退后糠麸脱屑、色素沉着可确诊。出疹期血液白细胞减少为本病特点，前驱期患者鼻咽分泌物、痰和尿沉渣可找到多核巨细胞，以免疫荧光法检测到剥脱细胞中麻疹病毒抗原为早期诊断依据。非典型麻疹临床难以诊断，需借血清抗体测定或病毒分离来确诊。

（二）鉴别诊断

几种常见出疹性疾病临床鉴别要点见表 2-3。

表2-3　常见出疹性疾病临床鉴别要点

	麻疹	风疹	猩红热	幼儿急疹
病原体	麻疹病毒	风疹病毒	β型A组溶血性链球菌	人疱疹病毒6型
潜伏期	6～21日	14～21日	2～5日	1～2周
全身症状	重，高热，呼吸道症状明显	轻，低热，呼吸道症状较轻	明显，高热，咽痛	轻，高热
口腔黏膜	麻疹黏膜斑	软腭、咽部可有黏膜疹	杨梅舌	杨梅舌
淋巴结	全身表浅淋巴结肿大	耳后、枕后淋巴结肿大	颌下、颈部淋巴结肿大	颈、枕部淋巴结肿大
皮疹与发热的关系及特点	发热3～4日出红色斑丘疹，热退疹渐消，有色素沉着	发热当日出淡红色斑丘疹，2～3日消退，无色素沉着	发热1～2日出疹，普遍充血，皮肤上弥漫密集大头针帽大小丘疹	退热时出疹，为不规则红色斑丘疹，无色素沉着
病程	10～14日	2～3日	1～2周	4～6日

1. 风疹　见于幼儿及学龄前儿童，前驱期短，全身症状和上呼吸道症状轻，无麻疹黏膜斑，发热1～2日后出疹，迅速遍及全身，为稀疏斑丘疹，1～2日内消退，不脱屑，不留痕。常伴耳后、枕后、颈部淋巴结肿大。无并发症，预后好。

2. 幼儿急疹　见于1岁以内婴幼儿，急起高热，持续3～4日，无明显其他症状，热退后出现淡红色斑丘疹，皮疹稀疏、大小不等，以躯干为多，疹褪不脱屑，亦无色素沉着。热退后出疹为其特点。

考点提示： 麻疹的诊断与鉴别

3. 猩红热　发热和咽痛明显，1～2日后全身出现针头大小密集红色皮疹，为充血性，压之褪色，皮疹间皮肤充血，疹褪后皮肤片状脱屑。面部无皮疹，口周呈苍白圈，有杨梅舌等特征。白细胞总数及中性粒细胞数增高，咽拭子可获A组β型溶血性链球菌。

4. 药物疹　近期有用药史，皮疹呈多样性，瘙痒，低热或无热，停药后皮疹不发展而逐渐消退。病程中无呼吸道炎症及黏膜斑。

八、预　　后

单纯麻疹预后好，有并发症及重型麻疹预后较差，病死率较高。

九、治　　疗

对麻疹病毒尚无特效抗病毒药物，单纯麻疹重点在加强护理、对症治疗和预防并发症的发生。中医学对治疗麻疹有丰富的经验，宜中西医结合处理麻疹患者。

（一）一般治疗

患者应单间呼吸道隔离，卧床休息直至体温正常或至少出疹后5日，如并发肺炎应再延长5～10日。注意室内清洁、温暖、通风，保持空气新鲜，室温适中，不宜直接吹风或过分闷热。眼、鼻、口腔及皮肤保持清洁，可用生理盐水每日清洗口、鼻、眼。给富营养、易消化饮食，鼓励多饮水。恢复期可每日增加一餐以促进康复。对住院麻疹患儿应补充维生素A来降低并发症和病死率。

麻疹的家庭护理和隔离

轻型麻疹患者不需住院治疗，可在家由家长护理，进行家庭隔离。患儿饮食以营养丰富、容易消化的流质、半流质为主，忌生冷、刺激食物。居室空气新鲜，阳光充足，避免阳光直射患儿的眼睛。

链接

（二）对症治疗

高热者输液，可酌用小剂量解热药物或头部冷敷；咳嗽可用祛痰镇咳药；剧咳和烦躁不安可用少量镇静药；体弱病重患儿可早期注射丙种球蛋白；必要时给氧；保证水电解质及酸碱平衡等。

（三）中医中药治疗

根据不同病期进行辨证施治，中医认为麻疹系热毒蕴于肺脾二经所致，治疗原则为前驱期应驱邪外出，以透疹解表为主，宜用宣毒发表汤或葛根升麻汤加减，出疹期宜清热解毒透疹，除继续外用透疹药外，可用银翘散加减；若疹出不透重用三黄石膏汤或犀角地黄汤；若皮疹色白不红、虚弱肢冷者，用人参败毒饮。恢复期宜养阴清肺，用沙参麦冬汤或竹叶石膏汤。

（四）并发症治疗

1. 肺炎　治疗同一般肺炎，主要为抗菌治疗，最好根据致病菌药敏结果选用抗菌药物。常用青霉素、氨苄西林、红霉素等，疗程1～2周，或体温正常后5日停药。高热、中毒症状严重者，可考虑短期应用氢化可的松或地塞米松，症状好转即减量而停药。进食少者可适当补液，加强支持疗法。

2. 喉炎　保持室内湿度，给以蒸汽吸入，止咳祛痰剂内服。选用1～2种抗菌药物。重症者可用泼尼松或地塞米松静脉滴注。呼吸道梗阻缺氧者吸氧，给予镇静剂保持安静，喉阻塞严重者应及早考虑气管切开。

3. 心肌炎　严重心肌炎，应用肾上腺糖皮质激素治疗。有心衰者，宜早期快速使用洋地黄制剂，如毛花苷丙，饱和量：2岁以下0.03～0.04mg/kg，2岁以上0.02～0.03mg/kg，首次给饱和量的1/2，第2、3次给饱和量的1/4，用10%葡萄糖溶液稀释后缓慢静脉注射或壶腹缓慢滴入，3次给药的间隔时间为6～8小时。第2日，心衰未完全控制，可给维持量（饱和量的1/4）。毒毛花苷K每次0.007～0.01mg/kg，以10%葡萄糖溶液稀释后缓慢静脉注射，必要时在2～4小时后重复一次。

4. 脑炎　主要为对症及支持疗法。参考流行性乙型脑炎治疗。亚急性硬化性全脑炎目前无特殊治疗。

十、预　　防

本病采用以预防接种为主的综合性预防措施。

（一）管理传染源

对麻疹患者应早期诊断，早期隔离治疗。患儿应隔离至出疹后5日，有并发症者延长至出疹后10日。流行期间，集体托幼机构的儿童应暂停接送，并加强晨间检查，对接触者中的易感儿童应隔离检疫3周，已做被动免疫者应隔离4周。

（二）切断传播途径

流行期间避免易感儿童到公共场所或探亲、访友。无并发症麻疹应在家中隔离，患儿的病室每日应开窗通风1～2小时。医护人员接触患者，应穿隔离衣、洗手。

（三）保护易感人群

1. 主动免疫　是保护易感人群预防麻疹的最好办法。接种主要对象为婴幼儿，但未患过麻疹的儿童和成人均可接种麻疹减毒活疫苗。目前发达国家初种麻疹疫苗的年龄大多定在15个月，而发展中国家由于仍常有麻疹流行，初种年龄为8个月。第1次皮下注射0.2ml，儿童和成人剂量相同。易感者在接触患者2日内若接种疫苗，仍有可能预防发病或减轻病情。疫苗接种后反应较轻微，少数接种者可出现短时低热。接种禁忌为妊娠、过敏体质、免疫功能低下者（如肿瘤、白血病、使用免疫抑制剂及放射治疗者等）；活动性结核应治疗后再考虑接种；发热及一般急、慢性疾病者应暂缓接种；凡 6 周内接受过被动免疫制剂者，应推迟 3 个月接种。

2. 被动免疫　年幼体弱者接触麻疹患者后，可采用被动免疫以预防发病。接触患者后 5 日内注射，可有保护作用。6 日后注射可减轻症状。免疫有效期为 3～8 周。目前常用人血丙种球蛋白 3ml（或 0.25ml/kg）肌内注射或胎盘丙种球蛋白 3～6ml 肌内注射。

考点提示： 麻疹的预防

（林丽萍）

目标检测

A_1 型题

1. 麻疹出疹期典型皮疹出疹的顺序是
   A. 躯干→四肢→手掌→足底
   B. 额面→颈→躯干→四肢
   C. 面→颈→耳后→躯干→四肢
   D. 耳后、发际→躯干→四肢→手掌、足底
   E. 耳后、发际→额、面→颈→躯干→四肢→手掌、足底
2. 麻疹并发脑炎时下列叙述错误的是
   A. 多见于儿童
   B. 病情轻重与麻疹轻重有平行关系
   C. 多发生在出疹后 2～6 日
   D. 发生在早期可能为病毒直接侵犯中枢神经
   E. 发生于恢复期可能与免疫反应有关
3. 下列对于麻疹的早期诊断最有价值的是
   A. 明显的上呼吸道炎症状
   B. 结膜充血、怕光、流泪、眼睑水肿
   C. 咳嗽和声音嘶哑
   D. 口腔颊部黏膜可见白色点状黏膜斑
   E. 颈部淋巴结肿大
4. 控制麻疹流行最有效而可行的措施是
   A. 普遍肌内注射丙种球蛋白
   B. 普遍接种麻疹活疫苗
   C. 普遍接种麻疹活疫苗加普遍肌内注射丙种球蛋白
   D. 隔离患儿
   E. 成人血 10～15ml 两侧臀部深层肌内注射
5. 关于麻疹肺炎的治疗，不适当的是
   A. 足量抗生素　B. 吸氧
   C. 呼吸困难者，行气管切开
   D. 少量输血，改善体力
   E. 补充液体、电解质及葡萄糖
6. 风疹的主要传播途径是
   A. 血液传播　B. 空气飞沫传播
   C. 直接接触传播　D. 虫媒传播
   E. 性接触传播

A_2 型题

7. 患儿，2 岁。发热 4 日，有流涕、咳嗽、流泪等症状，今日晨起发现前额及耳后有淡红色斑丘疹，体温 39℃，口颊黏膜充血，最可能的诊断是
   A. 风疹　B. 幼儿急疹
   C. 猩红热　D. 麻疹
   E. 肠道病毒感染

A_3 型题

（8、9 题共用题干）

患儿，男，10 个月，于 2008 年 12 月 26 日入院。患者 5 日前无明显诱因发热、咳嗽，3 日前皮肤又出现红色斑丘疹，曾在当地诊所治疗，效果差。入院查体：T 39.5℃，P 108 次/分，R 25 次/分，BP 未测。口腔颊黏膜充血，全身膝关节以上皮肤可见红色斑丘疹，压之褪色，疹间皮肤正常，双肺呼吸音粗，双下肺可闻及湿啰音及少许干啰音，心率 108 次/分，律齐，其余检查正常。

8. 该患者最可能的诊断是
   A. 麻疹并支气管炎
   B. 幼儿急疹并支气管炎
   C. 猩红热并肺炎
   D. 麻疹并肺炎
   E. 风疹并上呼吸道感染
9. 该疾病的治疗原则是
   A. 抗病毒治疗　B. 对症治疗
   C. 抗菌治疗
   D. 抗菌、抗病毒、对症治疗
   E. 支持疗法

第七节　流行性腮腺炎

学习目标

1. 掌握流行性腮腺炎的临床表现、诊断、鉴别诊断和治疗。
2. 理解流行性腮腺炎的流行病学和预防。
3. 了解流行性腮腺炎的病原学、发病机制和病理变化。

案例2-7

患者，男，13岁，学生。因两腮肿大8日，发热3日，阴囊水肿1日，于2009年1月16日入院。入院前曾在当地诊所按"流行性腮腺炎"给"外敷膏药"，3日前始发热，体温高达39℃，在当地诊所给予输液治疗（用药不祥），体温时高时低，昨日上午出现阴囊肿痛，今急来求治，门诊以"发热待诊"收入病房。入院查体：T 36.7℃，P 80次/分，R 20次/分，BP 110/60mmHg。营养中等，神志清，急性病容，自动体位，皮肤黏膜无黄染，无皮疹，表浅淋巴结未触及，头颅无畸形，外耳道及鼻腔无异常分泌物，左下颌腺肿大，有压痛，心、肺、腹无异常。

问题：

1. 该患者最可能的诊断是什么？
2. 主要的诊断依据有哪些？
3. 该疾病需要与哪些疾病鉴别？
4. 该患者的主要治疗有哪些？

流行性腮腺炎（epidemic parotitis mumps）俗称痄腮，是由腮腺炎病毒引起的急性呼吸道传染病。临床上以腮腺非化脓性肿胀、疼痛、发热伴咀嚼受限为特征。儿童可并发脑膜脑炎，成人多并发睾丸炎或卵巢炎。本病好发于冬春季，儿童和青少年多见。

一、病　原　学

腮腺炎病毒属于副黏病毒科，是单股RNA病毒。腮腺炎病毒呈球形，大小悬殊，直径100～200nm。有脂蛋白包膜，表面有含血凝素的神经氨酸酶糖蛋白（HN），相当于v抗原（病毒抗原），刺激机体在感染后2～3周产生v抗体，该抗体具有保护作用。其核蛋白（NP）又称s抗原（可溶抗原），刺激机体在发病后1周产生s抗体，此抗体无保护作用，可用于诊断。在病程早期，可自唾液、血液、脑脊液、尿、甲状腺中分离出病毒。腮腺炎病毒抗原结构稳定，仅一个血清型，人是唯一的宿主。感染腮腺炎病毒后无论发病与否都能产生免疫反应，再次感染发病者很少见。

此病毒抵抗力不强，紫外线照射可迅速灭活，一般室温中2～3日传染性即消失，加热至55～60℃，经过10～12分钟即失去活力。

二、流 行 病 学

（一）传染源

患者及隐性感染者为传染源。患者腮腺肿大前7日至肿大后9日，均能从唾液中分离出病毒。有脑膜炎表现者能从脑脊液中分离出病毒，无腮腺肿大的其他器官感染者亦能从唾液和尿液中排出病毒。根据血清免疫学试验（中和试验、补体结合试验、血清抑制试验等）的测定结果，可证明隐性感染病例，在该病流行时隐性感染所占比例较大，由于本身无症状，易被忽略而不予隔离而传播广。

（二）传播途径

本病主要经空气飞沫传播，密切接触亦可传播。

（三）人群易感性

本病普遍易感。患病后可获得持久免疫力。80%的成人曾患过显性或隐性感染而获得一定免疫力，发病率较低。1岁以内婴儿由于体内尚有从母体获得的特异性抗体，发病者较少。故约90%的病例为1～15岁的少年儿童，尤其多见于5～9岁的儿童。

考点提示： 流行性腮腺炎的流行病学

（四）流行特征

本病为世界性疾病。一年四季不断有散发病例，但以冬、春季为发病高峰。大多数的病例发生在5～15岁年龄组，无免疫力的成年人亦可发生。一般呈散发，在托幼机构、小学、部队以及卫生条件不良的拥挤人群中易引起暴发流行。

三、发病机制与病理解剖

（一）发病机制

腮腺炎病毒经鼻黏膜或口腔黏膜侵入，在局部上皮细胞内和淋巴结中大量复制，引起局部炎症，并进入血液形成第一次病毒血症。腮腺炎病毒经血流播散侵入腮腺组织，引起腮腺病变，亦可进入中枢神经系统而发生脑膜脑炎。腮腺炎病毒在腮腺及中枢神经系统进一步复制增殖后，再次进入血液循环，形成第二次病毒血症，侵犯第一次未受波及的器官，如睾丸、卵巢、胰腺等，因此临床上出现不同器官相继发生病变。本病毒易累及成熟睾丸，幼年患者很少出现睾丸炎。腮腺炎病毒所致脑膜脑炎的发病机制有待进一步的研究，目前考虑是腮腺炎病毒的血溶-细胞融合糖蛋白所致，动物实验表明应用此蛋白的单克隆抗体能预防脑炎和脑细胞坏死的发生。根据本病患者在病程中可始终无腮腺肿胀，而脑膜脑炎、睾丸炎等可出现于腮腺肿胀之前等事实，也证明腮腺炎病毒首先侵入口鼻黏膜经血流累及各种器官组织的观点。也有人认为病毒对腮腺有特殊亲和性，因此进入口腔后即经腮腺导管而侵入腮腺，在腺体内增殖后再进入血液循环，形成病毒血症累及其他组织。

（二）病理解剖

腮腺炎的病理特征是腮腺的非化脓性炎症。腺体组织充血、肿胀，被膜上可见点状出血。腺泡细胞呈混浊肿胀或坏死崩解，间质组织水肿，淋巴细胞、单核细胞及少量中性粒细胞浸润。腮腺导管壁细胞肿胀、坏死，管腔中充满坏死细胞及渗出物，从而造成腺导管阻塞、扩张，淀粉酶潴留。淀粉酶经淋巴管进入血流，使血及尿中淀粉酶增高。颌下腺、舌下腺、睾丸、卵巢、胰腺也可出现相似的病理变化。脑膜脑炎的病理变化有神经细胞的变性、坏死、炎性浸润、星状细胞增生，亦可见急性血管周围脱髓鞘改变。

四、临床表现

本病潜伏期为14～25日，平均为18日。

大多数患者无前驱症状，多数以耳下部肿胀为首发症状，部分病例有畏寒、发热、头痛、咽痛、无力、食欲缺乏等前驱症状。发病数小时至1～2日出现颧弓或耳部疼痛，腮腺逐渐肿大，体温上升，可达39～40℃，通常一侧腮腺先肿大（图2-24），2～4日后累及对侧，双侧腮腺肿大者约占75%。腮腺肿大以耳垂为中心，向前、后、下发展，上缘可达颧骨弓，后缘达胸锁乳突肌，下缘延至颌骨下而达颈部，同时伴有周围组织水肿。局部皮肤紧张发亮，但一般不发红，呈梨形，边缘不清，触之有弹性、疼痛，表面发热但不化脓。可影响张口、

考点提示：流行性腮腺炎的临床特点

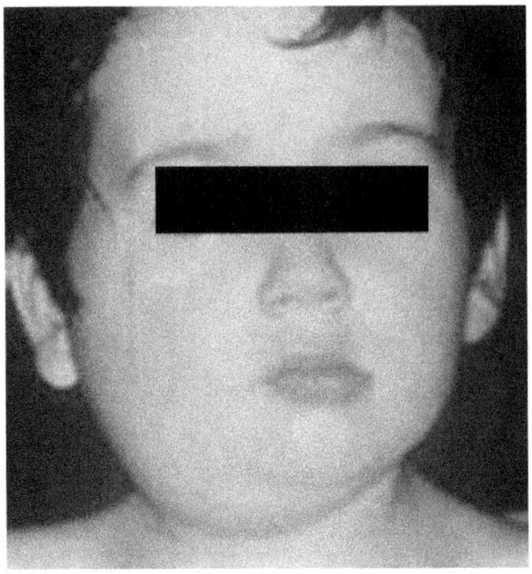

图 2-24　流行性腮腺炎患儿腮腺肿大

咀嚼、吞咽等，腮腺因其导管发炎阻塞，故进酸性食物时因腺体分泌增加而疼痛加重。腮腺管口（位于上颌第二磨牙旁颊黏膜上）早期红肿呈脐形，挤压无脓性分泌物。腮腺肿大 2～3 日达高峰，持续 4～5 日后逐渐消退，整个病程为 10～14 日。颌下腺或舌下腺可以同时受累，颌下腺肿大时颈前、下颌处明显肿胀，可触及椭圆形腺体。舌下腺肿大时，可见舌下及颈前肿胀，并出现吞咽困难。不典型病例可始终无腮腺肿胀，仅表现为颌下腺或舌下腺肿胀。

五、实验室检查

（一）常规检查

白细胞总数大多正常，淋巴细胞相对增加，有睾丸炎者白细胞可增加。尿常规一般正常，有肾损害时尿中可出现蛋白和管型。

（二）血清和尿淀粉酶测定

90%患者发病早期血清和尿淀粉酶增高，其增高幅度与腮腺肿胀程度成正比，但也有可能与胰腺受累有关。无腮腺肿大的脑膜炎患者，血和尿淀粉酶也可增高。故测定淀粉酶可与其他原因引起的腮腺肿大或其他病毒性脑膜炎相区别。血脂肪酶增高，有助于胰腺炎的诊断。

（三）脑脊液检查

在无脑膜炎并发症患者中，约 50%的病例脑脊液中白细胞数轻度增加，且能从脑脊液中分离出腮腺炎病毒。并发脑膜炎时脑脊液变化与其他病毒性脑膜炎相同。

（四）血清学检查

1. 抗体检查　一般用补体结合试验，分别检测 s 抗体及 v 抗体。s 抗体出现早而消失快，s/v 比例高者提示急性感染，其效价一般高于 1∶200 或双份血清效价上升 4 倍可诊断为腮腺炎。近年来采用酶联免疫吸附试验（ELISA）或间接免疫荧光法检测血清中的 IgM 抗体，可作近期感染的诊断，有报道认为用于患者唾液检查阳性率亦很高。

2. 抗原检查　近年来已应用特异性抗体或单克隆抗体来检测腮腺炎抗原，可作早期诊断。

（五）病原学检查

1. 病毒分离　取早期患者的唾液、血、尿、脑脊液等，接种于鸡胚、猴肾等组织中，可分离病毒。

2. 病毒 RNA 检测　应用聚合酶链反应（PCR）技术检测腮腺炎病毒 RNA，可大大提高可疑患者的诊断。

六、并　发　症

流行性腮腺炎实际上是全身感染，病毒经常累及中枢神经系统或其他腺体或器官而产生相应的症状。甚至某些并发症不仅常见而且可不伴有腮腺肿大而单独出现。

（一）神经系统并发症

1. 脑膜炎、脑膜脑炎、脑炎　为儿童腮腺炎中最常见的并发症，男孩多于女孩，发生率占 15%。由于不能对所有的腮腺炎患者进行脑脊液检查，以及有的病例始终未见腮腺肿大，因此难以计算其确切的发病率。有并发症的腮腺炎中 30%～50%甚至 65%脑脊液中白细胞数增高，系因病毒直接侵入中枢神经系统所引起。一般发生在腮腺炎发病后 4～5 日，也可发生在腮腺炎发病前 1～2 周或发病后 2～3 周，也可同时发生。临床表现和脑脊液变化与其他病毒性脑炎相同，头痛、呕吐等急性脑水肿表现较明显。脑电图可有改变，但不似其他病毒性脑炎明显，以脑膜受累为主。预后一般良好，多在 10 日内恢复，个别脑炎病例也可导致死亡。

2. 本病还可并发多发神经根炎、颜面神经炎、脑室管膜炎、小脑共济失调、耳聋等。

（二）生殖系统并发症

生殖系统并发症多见于青春期后的成人，小儿少见。

1. 睾丸炎　多在腮腺肿大开始消退时，突然高热、睾丸肿大、疼痛，常合并附睾炎、鞘膜积液和阴囊水肿。常为单侧，约 1/3 的病例为双侧受累。急性症状持续 3～5 日，10 日左右消退。部分患者睾丸炎后发生不同程度的睾丸萎缩，这是腮腺炎病毒引起的睾丸细胞破坏所致，患双侧睾丸炎且受累严重者，可引起不育症。

2. 卵巢炎　表现为下腹部及腰背部疼痛、月经不调等，一般症状轻微，不影响受孕，偶可引起提前闭经。

（三）急性胰腺炎

急性胰腺炎多在腮腺肿大后 3～7 日发生，发生率低于 10%。主要症状为体温骤升、恶心、呕吐、中上腹部剧痛和触痛。由于单纯腮腺炎可引起血、尿淀粉酶增高，因此需作脂肪酶检查，若升高则有助于胰腺炎的诊断。一般在 1 周左右恢复。

（四）肾炎

绝大多数患者早期尿中可分离出腮腺炎病毒，故认为腮腺炎病毒可直接损害肾脏，轻者尿中有少量蛋白，重者尿常规及临床表现与肾炎相似，个别严重者可发生急性肾衰竭而死亡。但大多数预后良好。

（五）心肌炎

考点提示：流行性腮腺炎的并发症

心肌炎多见于病程第 5～10 日，可与腮腺肿大同时或在恢复期发生，发生率为 4%～5%。表现为面色苍白，心率增快或减慢，心音低钝，心律不齐，暂时性心脏扩大，收缩期杂音。心电图可见窦性停搏、房室传导阻滞、ST 段压低、T 波低平或倒置、期前收缩等，严重可致死。大多数患者仅有心电图改变而无明显临床症状。

（六）其他

本病尚可并发乳腺炎（15 岁以上女性患者发生率占 31%）、甲状腺炎、前列腺炎、骨髓炎、肝炎、肺炎、前庭大腺炎、胸腺炎、血小板减少荨麻疹、急性滤泡性结膜炎、关节炎等。

七、诊断与鉴别诊断

（一）诊断

1. 流行病学资料　当地是否有本病流行，发病前 2～3 周是否有接触史，是否患过流行性腮腺炎，近期是否进行了预防接种，以及患者年龄、发病季节等资料对诊断有参考价值。

2. 临床特点　起病较急，发热，以耳垂为中心的腮腺肿大、疼痛，非化脓性炎症，张口咀嚼困难，食酸性食物时疼痛加重。对于典型病例根据临床特点结合流行病学资料不难确诊。

3. 实验室检查　对于不典型病例，确诊需依靠血清学检查和病毒分离。

（二）鉴别诊断

1. 化脓性腮腺炎　腮腺肿大常为单侧，局部皮肤明显红肿，质硬，界限清楚。脓肿形成后，触之有波动感，挤压腺体时可于腮腺管口看到脓液流出。血白细胞总数及中性粒细胞均明显增高。

考点提示：流行性腮腺炎的诊断和鉴别

2. 其他病毒性腮腺炎　流感 A 病毒、副流感病毒、肠道病毒中的柯萨奇 A 组病毒及淋巴细胞脉络丛脑膜炎病毒等均可引起腮腺炎，需根据血清学检查和病毒分离进行鉴别。

3. 急性淋巴结炎　主要与耳前、耳后、颌下、颈部淋巴结炎相鉴别。本病以边缘清楚、压痛明显、实质坚硬、不以耳垂为中心为临床特点，白细胞总数及中性粒细胞明显增高。

4. 其他原因引起的腮腺肿大　过敏性腮腺炎、腮腺导管阻塞，均有反复发作史，且肿大突然，消退迅速。单纯性腮腺肿大多见于青春期男性，系因功能性分泌增多，代偿性腮腺肿大，无其他症状。

八、治　　疗

本病尚无特效治疗方法，主要为对症处理。

（一）一般治疗

患者应隔离、卧床休息至腮腺肿大消退，给予流质或半流质饮食，避免摄入酸性、辛辣食物。保持口腔清洁卫生，餐后用生理盐水漱口。

（二）抗病毒治疗

发病早期可试用利巴韦林（病毒唑），成人 1g/d、儿童 15mg/（kg·d），静脉注射，5～7 日为一个疗程。亦有报道应用干扰素治疗成人腮腺炎合并睾丸炎患者，能使腮腺炎和睾丸炎症状较快消失。

（三）中医治疗

板蓝根注射液每次 2～4ml，2 次/日，肌内注射，疗程 5～7 日。普济消毒饮、板蓝根 60～90g 水煎服，板蓝根冲剂口服。紫金锭、醋调如意金黄散、醋调青黛散调匀外敷，或用蒲公英、鸭跖草、水仙花根、马齿苋等捣烂外敷，可减轻局部胀痛。

（四）对症治疗

对于腮腺肿胀较重的患者，可适当应用镇痛剂。体温过高者给予药物、物理降温。

（五）并发症治疗

1. 睾丸炎　用"丁"字带托起阴囊，局部冷湿敷。口服泼尼松 15～30mg/d，分 3 次口服，用 2～3 日。男性成年患者，为预防睾丸炎的发生，早期可应用己烯雌酚 1mg，3 次/日，口服。

2. 脑膜脑炎　若剧烈头痛、呕吐，可静脉滴注 20%甘露醇 1～2g/kg，每 4～6 小时 1 次，直至症状好转。对于重症患者可应用地塞米松，5～10mg/d，静脉滴注，疗程 5～7 日。

九、预　　防

（一）管理传染源

对患者按呼吸道传染病隔离，隔离至患者临床症状消失。集体机构儿童、部队人员等接触后医学观察 21 日，对可疑患者应立即暂时隔离。

（二）切断传播途径

病室内要注意通风，对被污染的用具进行煮沸消毒或暴晒处理。

（三）保护易感人群

1. 主动免疫　应用腮腺炎减毒活疫苗进行皮内、皮下注射，还可采用喷鼻或气雾法（在气雾室内进行），90%以上可产生抗体，免疫期为一年。由于腮腺炎减毒活疫苗有致畸作用，故孕妇禁用。

2. 被动免疫　可应用恢复期血清或高价免疫球蛋白，其免疫力可保持 2～3 周。

（林丽萍）

考点提示：流行性腮腺炎的预防

目标检测

A_1 型题

1. 流行性腮腺炎的基本病理变化是
   A. 受累腺体的化脓性炎症
   B. 受累腺体的非化脓性炎症
   C. 腮腺的充血、肿胀
   D. 腮腺的充血、肿胀及粒细胞浸润

E. 受累腺体的充血、肿胀及粒细胞浸润

2. 流行性腮腺炎患者的隔离期为

A. 腮腺肿大前 7 日至肿大后 9 日
B. 腮腺开始肿大至肿大后 9 日
C. 腮腺肿大前 1 日至肿胀完全消退
D. 腮腺开始肿大至肿胀完全消退
E. 发病后 3 周

3. 流行性腮腺炎的表现为

A. 非化脓性炎症，腮腺管口红肿
B. 腮腺肿大，局部红、肿、痛明显
C. 耳后肿大，局部皮肤发红
D. 颌下肿大，有压痛，局部皮肤发红
E. 腮腺肿大，挤压后腮腺管有脓性分泌物流出

A_2 型题

4. 患者，男，16 岁。左腮腺肿大似核桃样，约 2. 5cm×2. 5cm 大小，有触疼，张口、咀嚼、吞咽困难，进酸性食物疼痛加重。T 38. 5℃，P 80 次/分，R 20 次/分，BP 110/70mmHg，急性病容，精神差。该患者最可能的诊断是

A. 流行性腮腺炎
B. 化脓性腮腺炎
C. 其他病毒性腮腺炎
D. 其他原因引起的腮腺肿大
E. 急性淋巴结炎

第八节　传染性非典型肺炎

学 习 目 标

1. 掌握传染性非典型肺炎的临床表现、诊断及鉴别诊断、治疗原则和预防措施。
2. 理解传染性非典型肺炎的流行病学、病原学及实验室检查。
3. 了解传染性非典型肺炎的发病机制。

案例2-8

患者，男，32 岁，公司采购员。2003 年 3 月 5 日以“发热、干咳伴肌肉酸痛 5 天”为主诉来诊，就诊前曾自行服用感冒药及抗生素，症状无明显缓解。患者曾于 2003 年 2 月 23～28 日到广州出差。查体：T 38. 7℃，P 108 次/分，R 30 次/分，BP 110/70mmHg，双肺闻及少许湿啰音，腹软，肝、脾未触及。血常规：WBC 3. 9×10^9/L，N 82. . 3%，L 12. 1%；胸部 X 线片示：双肺有弥漫性斑片状阴影。

问题：

1. 写出该患者的初步诊断及诊断依据。
2. 为明确诊断，需进一步作哪些检查？
3. 该病的治疗原则及预防措施是什么？

传染性非典型肺炎（infectious atypical pneumonia），世界卫生组织（WHO）将其又称为严重急性呼吸综合征（severe acute respiratory syndromes，SARS），是由 SARS 冠状病毒（SARS coronavirus，SARS-CoV）引起的一种新型急性呼吸道传染病。其临床表现与其他非典型肺炎相似，以发热、头痛、肌肉酸痛、干咳少痰等为主要表现，严重者可出现气促或呼吸窘迫，主要通过近距离飞沫、接触患者呼吸道分泌物及密切接触传播。

考点提示： SARS的概念

本病 2002 年 11 月首先在我国广东省发现，具有传染性强、群体发病、病死率较高等特点。2003 年 4 月我国将传染性非典型肺炎列入法定传染病管理，2004 年 12 月将其列为乙类传染病，但按照甲类传染病进行强制管理。

一、病　原　学

SARS 冠状病毒是一种单股正链 RNA 病毒，其核苷酸和氨基酸序列与已知的人类和动

物冠状病毒序列的差异较大，属于新一类的冠状病毒。电镜下病毒颗粒直径为 80～140nm，周围有鼓槌状突起，突起之间的间隙较宽，使病毒颗粒外形呈日冕状（图 2-25、彩图 2-13 右）。将病毒接种于猿猴，可出现与人类相同的临床表现和病理改变。

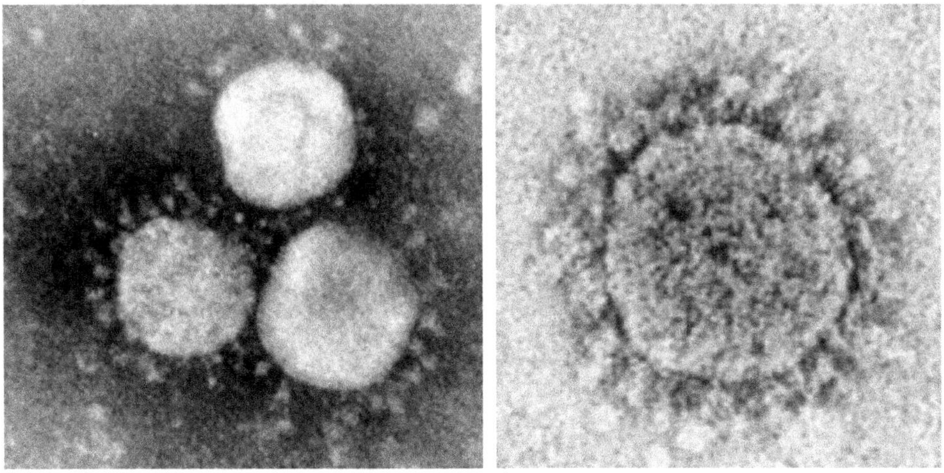

图 2-25　电镜下 SARS 冠状病毒

SARS 冠状病毒在外界的稳定性和抵抗力要强于其他人类冠状病毒。在干燥塑料表面最长可活 4 天，尿液中至少活 1 天，粪便中至少活 4 天，血液中可存活 15 日，随温度升高抵抗力增强，4℃培养中至少活 21 天，-80℃保存稳定性佳。但当暴露于常用的消毒剂或固定剂（如乙醚、氯仿、甲醛和紫外线等）后即失去感染力，56℃ 90 分钟或 75℃ 30 分钟可将其灭活。SARS 冠状病毒对紫外线、乙醚、甲醛、氯仿等均敏感。

SARS 冠状病毒特异性 IgM 抗体于发病早期出现，在急性期或恢复早期达高峰，持续约 3 个月。IgG 抗体于发病后 2 周左右出现，第 3 周早期达高峰，持续约 12 个月以上。实验证明 IgG 抗体可以中和体外分离到的病毒颗粒，可能是保护性抗体，是具有免疫力或抵抗力的标志。

二、流行病学

考点提示： SARS 的流行病学特点

（一）传染源

患者是主要传染源，特别是急性期患者，体内病毒含量高，症状明显，如打喷嚏、咳嗽等症状可经呼吸道分泌物排出病毒；少数患者有腹泻症状，通过排泄物也可以排出病毒，个别病例因频繁剧烈咳嗽或呼吸支持治疗增加呼吸道分泌物，使传染性增强，可造成数十甚至成百人感染，被称为“超级传播者”（super-spreader）。潜伏期患者传染性低或无传染性，康复患者无传染性。本病未发现慢性患者。有研究结果提示果子狸、狸猫等是 SARS 冠状病毒的宿主和传染源，但有待证实。

（二）传播途径

1. 呼吸道传播　短距离飞沫传播是主要的传播途径。SARS 冠状病毒存在于患者呼吸道黏膜或纤毛上皮脱落细胞里，急性期患者咽拭子、痰标本中可以检测到病毒，当患者打喷嚏、咳嗽或大声说话时，带病毒的飞沫喷出，可直接被易感者吸入。飞沫在空气中停留时间短，移动距离约 2m，故仅造成近距离传播。另外，易感者吸入含有 SARS-CoV 的气溶胶也可被感染。

2. 消化道传播　患者的粪便中可检测到病毒的 RNA，推测可能会通过消化道传播。

3. 直接传播　直接或间接接触感染者呼吸道分泌物、消化道排泄物或其他体液，被污染的物品，亦可导致感染。实验人员在处理病毒标本时未遵循严格的安全操作流程也会导致病毒感染。

（三）人群易感性

人群普遍易感。发病者以青壮年为主，儿童和老年人少见。高危人群为患者的密切接触者，如家庭成员、同病房的患者、收治患者的医务人员和探视者等。患病后获得较持久的免疫力，尚无再次发病的报告。

（四）流行特征

SARS 于 2002 年 11 月中旬首先在广东省出现，随后蔓延到山西、北京、内蒙古、天津、河北等地。2003 年年初迅速波及中国香港、越南、加拿大、新加坡等地。本次流行终止后，2003 年 8 月，卫生部公布我国 24 个省、直辖市、自治区有本病的病例报告，全国 5327 例，死亡 349 例。全球约 32 个国家和地区出现疫情，全球累计感染 8422 例，死亡 916 例。医务人员发病 1725 例，约占 20%。本次流行后在新加坡及我国台湾、北京出现实验室感染案例。本病暴发流行发生于冬末春初。有明显的家庭和医院聚集发病现象，社区发病以散发为主，主要流行于人口密度集中的大都市，农村地区甚少发病。

三、发病机制

发病机制尚未阐明。病毒侵入人体后引起短暂的病毒血症。从体外病毒培养分离过程中可观察到病毒对细胞的致病性，推测在人体的病毒可能对肺组织细胞和淋巴细胞有直接的损害作用；此外，SARS 患者发病期间淋巴细胞减少，$CD4^+$、$CD8^+$ T 淋巴细胞均明显下降，患者使用肾上腺皮质激素后可以减轻肺部炎症反应、减轻临床症状。因此，免疫损伤可能是本病发病的主要原因。SARS 患者肺部的病理改变明显，双肺明显膨胀，镜下以弥漫性肺泡损伤病变为主，有肺水肿及透明膜形成。病程 3 周后有肺泡内机化及肺间质纤维化，造成肺泡纤维闭塞。

四、临床表现

本病潜伏期为 1～16 天，平均为 3～5 天。

1. 早期　患者起病急，以发热为首发症状，体温常超过 38℃，伴有头痛、肌肉酸痛、全身乏力，部分患者有腹泻。无典型的上呼吸道卡他症状。起病后 3～7 天，出现干咳、少痰，可有胸痛，偶有血丝痰，肺部体征不明显，部分患者可闻及少许湿啰音。有少数患者不以发热为首发症状，尤其是有近期手术史或有基础疾病的患者。

考点提示： SARS 的临床表现

2. 进展期　病情于 10～14 天达到高峰。发热、乏力等感染中毒症状加重，并出现频繁干咳、气促和呼吸困难，略微活动则气喘、心悸，被迫卧床休息。此时易发生呼吸道的继发感染。有 10%～15%的患者因急性呼吸窘迫综合征而危及生命。

3. 恢复期　发病 2～3 周后，发热渐退，其他症状、体征减轻直至消失。但肺部炎症的吸收和恢复则较为缓慢，体温正常后仍需 2 周左右才能完全吸收并恢复正常。

轻症患者临床症状轻，病程短。重症患者病情重，进展快，易出现呼吸窘迫综合征。儿童患者较成人病情轻，老年患者常因合并其他感染而使症状不典型。

五、实验室检查

1. 血常规　白细胞计数正常或降低，常有淋巴细胞计数减少，$CD4^+$、$CD8^+$ T 淋巴细胞均减少，部分病例血小板减少。

2. 血液生化检查　谷丙转氨酶（ALT）、乳酸脱氢酶（LDH）及其同工酶等均有不同程度的升高。血气分析可有血氧饱和度下降。

3. 血清学检测　间接荧光抗体法（IFA）和酶联免疫吸附试验（ELISA）检测血清中 SARS-CoV 特异性抗体。IgG 抗体在起病后第 1 周检出率低，第 2 周末检出率超过 80%，且效价持续升高，在病后第 6 个月仍保持较高滴度。IgM 抗体发病 1 周出现，在急性期和恢复早期达高峰，3

个月后消失。另外，单克隆抗体技术对 SARS-CoV 特异性抗原检测特异性及敏感性也较高。

4. 分子生物学检测　以反转录聚合酶链反应（RT-PCR）法，检测患者呼吸道分泌物、血液、粪便等标本中的 SARS-CoV RNA。

5. 病毒分离　将患者呼吸道分泌物等标本接种到 Vero 细胞中进行培养，分离到病毒后鉴定是否为 SARS 病毒。

6. 影像学检查　胸部 X 线检查异常表现在发病早期即可出现，肺部可见不同程度的斑片状浸润性阴影或网状改变，常累及双肺或单肺多叶。CT 影像表现为磨玻璃密度影和肺实变影。部分患者进展迅速，呈大片状阴影，阴影吸收消散较慢，与临床症状体征可不一致。

六、诊断与鉴别诊断

（一）诊断

1. 流行病学资料　①发病前与 SARS 患者有密切接触史（曾共同生活，或曾照顾患者，或曾接触患者分泌物，特别是气道分泌物）。②发病前 2 周内曾到过或居住于报告有 SARS 患者并出现继发感染疫情的区域。

2. 临床特征　具备下列临床表现中一项以上，且抗菌药物治疗无明显效果，排除类似疾病：①发热：体温常>38℃，伴有头痛、全身酸痛、乏力、腹泻。②咳嗽无痰、呼吸急促，可有胸闷；严重者出现急性呼吸窘迫综合征。③肺部啰音或有肺实变体征。

3. 实验室检查

（1）血常规：白细胞计数正常或降低，常有淋巴细胞计数减少，$CD4^+$、$CD8^+$ T 淋巴细胞均减少。

（2）影像学检查：肺部 X 线检查表现不同程度的斑片状浸润性阴影或网状改变。常累及双肺或单肺多叶。部分患者进展迅速，呈大片状阴影。阴影吸收消散较慢，与临床症状体征可不一致。对于考虑该病但影像学检查无异常者，建议 1～2 天后复查。

考点提示： SARS 的诊断依据

（3）血清学检测：急性期血清抗体和恢复期血清抗体阳转或抗体滴度升高≥4 倍，可作为确诊依据。

（4）分子生物学检测：患者呼吸道分泌物、血液、粪便等标本中的 SARS-CoV RNA 阳性或从标本中分离出 SARS 病毒有助于本病的确诊。

（二）鉴别诊断

SARS 的诊断在相当程度上属于排除性诊断。在做出诊断前，需要排除上呼吸道感染、流行性感冒、细菌性或真菌性肺炎、艾滋病或其他免疫抑制剂（如器官移植术后等）患者合并的肺部感染、军团病、肺结核、流行性出血热、肺部肿瘤、非感染性间质性肺疾病、肺水肿、肺不张、肺栓塞、肺血管炎、肺嗜酸粒细胞浸润症等。

七、治　　疗

该病目前尚缺少特异性的治疗方法。以综合疗法为主，强调在整个治疗中，针对疾病发生的病理生理异常加以纠正，进行对症治疗；在疾病早期可以进行适当的抗病毒治疗。治疗总原则为：早期发现、早期报告、早期隔离、早期治疗。

（一）病情监测

密切观察病情变化（不少患者在发病后的 2～3 周内都可能属于进展期），监测症状、体温、呼吸频率、血氧饱和度、血常规、胸部 X 线片（早期复查间隔时间不超过 2～3 天），以及心、肝、肾功能等情况。

（二）一般对症治疗

1. 卧床休息，避免劳累，加强营养。

2. 避免用力和剧烈咳嗽。剧烈咳嗽、咳痰者可给予镇咳、祛痰药。

3. 气促或血氧饱和度下降者早期给予持续鼻导管吸氧（吸氧浓度一般为 1～3L/min）或面罩吸氧，经气管插管或切开给氧有利于保持呼吸道通畅和分泌物的排出，呼吸机给氧是最佳氧疗途径，但易出现并发症，常用于重症患者的抢救。

4. 体温高于 38.5℃，或全身酸痛明显者，给予冰敷、乙醇擦浴、降温毯等物理方法降温，并酌情使用解热镇痛药。儿童忌用水杨酸类解热镇痛药。

5. 有心、肝、肾等器官功能损害者，应采取相应治疗。

6. 腹泻患者应注意补液及维持水、电解质平衡。

7. 肾上腺糖皮质激素的使用　目的在于抑制异常的免疫病理反应，减轻严重的全身炎症反应状态，改善机体的状况，减轻肺的损伤，防止或减轻后期的肺纤维化。

具备以下指征之一时可考虑使用：①有严重的中毒症状，持续高热不退，经对症治疗 5 天以上最高体温仍超过 39℃；②胸部 X 线片显示多发或大片阴影，进展迅速，48 小时之内病灶面积增大>50%且占双肺总面积的 1/4 以上；③达到急性肺损伤或 ARDS 的诊断标准。

成人推荐剂量相当于甲泼尼龙每天 80～320mg，具体剂量可根据病情及个体差异进行调整。开始使用时宜静脉给药，1～2 周后可改为口服。一般不超过 4 周，不宜过大剂量或过长疗程。当临床表现改善或胸部 X 线片显示肺内阴影有所吸收时，应及时减量停用。一般每 3～5 天减量 1/3。应同时应用制酸剂和胃黏膜保护剂，还应警惕继发感染。儿童慎用。

8. 抗菌药物的使用　用于治疗和控制继发细菌、真菌感染，也可用于对疑似患者的试验治疗，以帮助鉴别诊断。可选氟喹诺酮类等药物。

9. 早期抗病毒治疗　目前尚未发现针对 SARS-CoV 的特异性药物。早期可用蛋白酶抑制剂类药物洛匹那韦（lopinavir）及利托那韦（ritonavir）等。临床回顾性分析资料显示，利巴韦林等常用抗病毒药对 SARS 疗效不明确。

10. 增强免疫功能　可试用胸腺素、干扰素或静脉用丙种球蛋白等非特异性免疫增强剂，但对 SARS 的疗效尚未肯定，不推荐常规使用。

11. 心理治疗　对疑似病例，应合理安排收住，减少患者担心院内交叉感染的压力；对确诊病例，应加强关心与解释，引导患者加深对本病的自限性和可治愈性的认识。

（三）重症病例治疗

1. 对重症患者必须严密动态观察，加强监护。

2. 及时给予呼吸支持，应积极采用无创正压机械通气（NPPV）或有创性机械通气。呼吸机通气也存在一定弊端，一是增加患者合并继发感染的概率；二是增加患者气道分泌物，使传染性增强。

3. 合理使用糖皮质激素。

4. 注意水、电解质和酸碱平衡，预防和治疗继发感染，早期积极防治 MODS，提高治愈率。

八、预　防

（一）管理传染源

1. 早发现、早报告、早隔离、早治疗　SARS 属乙类传染病，但其预防、控制措施按甲类传染病的方法执行。发现或怀疑 SARS 患者时要于 2 小时内上报。

2. 隔离治疗患者　对确诊和疑似诊断病例应在指定医院按呼吸道传染病分别进行隔离观察和治疗，直至同时具备以下 3 个条件后方可解除隔离：①体温正常 7 天以上；②呼吸系统症状明显改善；③胸部 X 线片阴影有明显吸收。

3. 隔离观察密切接触者　对医学观察者和密切接触者，应在指定地点接受隔离观察，每天测量体温，为期 14 天，隔离观察期间禁止陪护和探视。

（二）切断传播途径

考点提示： SARS 的治疗及预防措施

1. 社区综合性预防　开展本病预防的科普宣传，流行期间居民避免前往空气流通不畅、人口密集的公共场所，减少群众性集会。保持公共场所通风换气、空气流通。对患者用物、住所及逗留过的公共场所进行充分消毒。排除住宅建筑污水排放系统淤阻隐患，注意处理、消毒下水道系统。

2. 注意个人卫生　勤洗手洗脸，保持清洁，多喝水，不随地吐痰，避免在人前打喷嚏、咳嗽；确保住所或活动场所通风；避免去人多或相对密闭的地方，在进入医院看病、探视患者或去空气不流通的地方，应注意戴口罩。

（三）提高人群免疫力

保持乐观稳定的心态，均衡营养，注意保暖，避免疲劳，充足睡眠，在空旷场所做适量的运动等，这些均有助于提高人体对本病的抵抗力。医护人员及其他工作人员进入病区时，要切实做好个人防护工作。实验室研究人员必须采取足够的个人防护措施。

（张令令）

目标检测

A_1 型题

1. 传染性非典型肺炎的最主要传染源是
   A. 患者　B. 隐性感染者
   C. 病原携带者　D. 潜伏期患者
   E. 治愈患者
2. SARS 最主要的传播途径是
   A. 飞沫传播　B. 接触传播
   C. 果子狸等野生动物传播
   D. 消化道传播　E. 损伤皮肤受染
3. 关于 SARS 的临床表现下列叙述不正确的是
   A. 潜伏期常为 3～5 日
   B. 以发热为首发症状
   C. 可伴有头痛、关节酸痛、肌肉酸痛、乏力、腹泻等
   D. 常有上呼吸道感染的卡他症状
   E. 多为干咳、少痰，肺部体征不明显
4. 下列关于 SARS 的治疗措施，描述正确的是
   A. 疑似和确诊患者集中隔离治疗
   B. 对症支持治疗为主
   C. 常规给予糖皮质激素
   D. 使用大剂量抗生素
   E. 特异性抗病毒药物疗效确切
5. 传染性非典型肺炎属于哪类法定传染病，该病流行时应如何管理
   A. 属于乙类传染病，按甲类传染病管理
   B. 属于乙类传染病，按乙类传染病管理
   C. 属于甲类传染病，按甲类传染病管理
   D. 属于丙类传染病，按乙类传染病管理
   E. 属于丙类传染病，按甲类传染病管理
6. 对 SARS 患者发病后的密切接触者，应自与患者最后接触之日起，进行医学观察
   A. 3 天　B. 7 天
   C. 10 天　D. 14 天
   E. 21 天
7. 下列描述不符合传染性非典型肺炎影像学检查的是
   A. 肺部不同程度的片状、斑片状浸润性阴影
   B. 常累及多叶或双肺
   C. 进展迅速
   D. 阴影消散吸收较慢
   E. 肺部阴影与症状体征相符

A_2 型题

8. 患者，女，27 岁，某医院急诊中心护士。2003 年 4 月 2 日因发热来诊，体温 38. 4℃，周身酸痛，无呼吸道卡他症状。白细胞计数 4.5×10^9 / L。该患者曾于 3 天前为一例非典疑似患者进行吸氧、输液等治疗。对该患者的处理下列叙述正确的是
   A. 自行给予解热镇痛药
   B. 居家休养　C. 门诊输液治疗
   D. 隔离观察　E. 住院治疗
9. 患者，男，42 岁。在广州居住，于入院前 3 天（2003 年 2 月 4 日）开始出现发热，咳嗽，痰少，气促。体温 39. 2℃，颌下淋巴结轻度

肿大，肝于肋下 1.0cm 可触及，质软，脾未及。血常规示：WBC 3.83×10^9/L，N 82.8%，L 15.4%。胸部X线片示：双肺斑块状阴影。本例最可能的诊断是

A. 流行性感冒　B. 登革热
C. 肺结核　D. 大叶性肺炎
E. SARS

A_3 型题

（10～12题共用题干）

患者，男，29岁。于2003年2月10日开始出现发热、头痛、关节和肌肉酸痛、乏力、胸闷、咳嗽、咳少许血丝痰，于2月14日入院。体格检查：T 40.1℃，右肺可闻少许湿啰音，肝脾肋下未触及。患者职业为医生，起病前4天，曾抢救1例发热、频繁咳嗽、呼吸困难的患者，当时一起抢救患者的其他两位同事均出现发热。入院后第10天病情加重，出现气促，PaO_2 60mmHg，SpO_2 83%，48小时内肺部阴影面积扩大超过50%。

10. 该患者最可能的诊断是
A. 支气管炎　B. 肺结核
C. 大叶性肺炎
D. 轻症传染性非典型肺炎
E. 重症传染性非典型肺炎

11. 下列相关检查中对于上述病例的确诊最有意义的是
A. 血常规　B. 血液生化检查
C. 胸部X线检查　D. 细胞培养
E. 血清学特异性抗体检测

12. 该患者应采取的抢救措施是
A. 抗生素　B. 镇静剂
C. 强心剂
D. 鼻导管或面罩吸氧
E. 气管插管，呼吸机给氧

第九节 手足口病

学习目标

1. 掌握手足口病的临床表现、诊断、治疗和预防。
2. 理解手足口病的病原学、流行病学及实验室检查。
3. 了解手足口病的发病机制。

案例2-9

患儿，男，1岁6个月。发热伴手足及臀部皮疹3天入院，患儿体温波动在38～39.5℃，常规退热无效，有流涎、拒食表现，手心、足底、臀部散在疱疹。患病来精神差，睡眠差、易惊，食欲下降，大小便正常。患儿姐姐也出现相似症状。查体：T 39.5℃，R 24次/分。神志清，口腔两颊部及咽部黏膜散在小疱疹，手、足、臀部红色斑丘疹并伴有水疱。血常规示：WBC 14.5×10^9/L，N 41%　L 56%。胸部X线片示：双肺有斑点状及小片状阴影。

问题：

1. 该患儿的初步诊断是什么？写出诊断依据。
2. 为明确诊断，需进一步做哪些检查？
3. 该患儿应如何处理？

手足口病（hand-foot-and-mouth disease，HFMD）是由肠道病毒引起的急性传染病，好发于学龄前儿童，尤以3岁以下婴幼儿发病率最高。以发热，手、足、口腔等部位的斑丘疹或疱疹为主要特征，多数患儿1周左右自愈；少数病例可引起脑炎、脑膜炎、肺水肿、循环

障碍等并发症，可危及生命。2008年5月，卫生部将手足口病纳入我国法定传染病（丙类）进行管理。

一、病 原 学

多种肠道病毒可引起手足口病，均为单股正链RNA病毒，小RNA病毒科，肠道病毒属，如柯萨奇病毒A组（CoxA）的16、4、5、7、9、10型，B组的2、5、13型及埃可病毒11型和肠道病毒71型（EV71），其中以柯萨奇病毒A组16型（CoxA16）及肠道病毒71型最为常见。肠道病毒在温暖、潮湿的环境下生存力较强，对75%乙醇、乙醚、5%甲酚皂溶液等都不敏感，但对紫外线及干燥敏感。各种氧化剂（高锰酸钾、漂白粉等）、碘酒、甲醛都能将其灭活。该病毒在56℃环境中30分钟可被迅速灭活，在4℃可存活1年，在–20℃可长期保存，在外界环境中可长期存活。

二、流 行 病 学

（一）传染源

患者、隐性感染者和无症状带毒者都是该病的传染源。感染者在发病前数天咽部、粪便中可检出病毒，具有传染性，通常发病后1周内传染性最强。病人咽部分泌物的排病毒时间可持续1～2周，粪便排出病毒可持续3～5周，破溃的疱疹液体中含大量病毒。在流行期间，患者是最主要的传染源；在散发期间，隐性感染者是主要传染源。

（二）传播途径

手足口病主要是通过粪— 口途径传播，其次为呼吸道飞沫传播，亦可由直接或间接接触感染者的疱疹液、咽部分泌物及排泄物传播。在流行季节，特别在儿科诊室或病区，医源性传播也应十分重视。

（三）人群易感性

人群普遍易感。各年龄组均可感染发病。主要为学龄前儿童，尤以3岁以下年龄组发病率最高，成人大多以隐性感染为主。感染后可获得免疫力，但免疫持续时间尚不确定。病毒各型间无交叉免疫，人群可反复感染。

（四）流行特征

1. 季节性　本病全年可见，有明显的季节特点，5～7月份为流行高峰季节，冬季发病较少见。

考点提示： 手足口病的流行病学特征

2. 流行形式　肠道病毒传染性强、隐性感染比例大、传播途径复杂、传播速度快，在短时间内可造成较大范围的流行，呈暴发流行后散在发生。该病流行期间，托幼机构易发生集体感染，家庭也有发病集聚现象。门诊交叉感染和口腔器械消毒不严格，也会造成流行。

三、发 病 机 制

肠道病毒以接触传播进入人体，引起以消化道为原发病灶的全身感染，病毒在肠内淋巴结繁殖释放入血，形成病毒血症。此时病毒量尚低，感染者虽有传染性，但临床症状不明显。病毒可随血液循环播散到全身组织细胞，大量繁殖后再次释放入血，此时病毒量大，靶向组织的炎症反应强烈，从而出现明显症状。病毒类型决定了对靶向组织的趋向性，如EV71具有明显的嗜神经性。病毒感染导致的细胞损害及免疫反应是本病发病的基础。

四、临床表现

潜伏期一般为 2～10 天，多为 3～7 天。

（一）轻症病例

主要症状为发热和皮疹，可伴有咳嗽、流涕等感冒症状，也可出现食欲减退、恶心、呕吐、腹泻等胃肠道症状。多在 1 周内痊愈，预后良好。

1. 发热　急性起病，体温 38℃左右，多为首发症状。

2. 皮疹（图 2-26，图 2-27）　手、足、口等部位皮疹表现是该病发病期的特征。口腔黏膜出现散在粟粒样小疱疹或溃疡，以颊黏膜、硬腭等处病变多见，患儿疼痛明显，往往表现为拒食伴流涎。手、足远端和臀部、躯干、四肢亦可出现斑丘疹、疱疹，疱疹周围可有炎性红晕，疱内少量液体。一般无疼痛，无痒感，愈合后不留瘢痕。部分病例仅表现为某一部位皮疹或疱疹性咽峡炎。

考点提示： 手足口病的主要临床表现

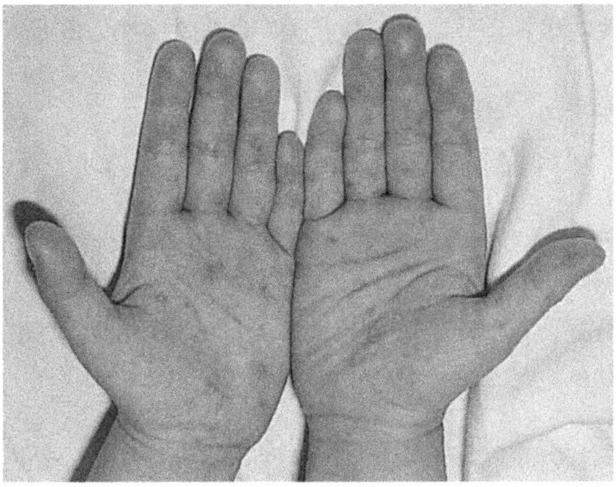

图 2-26　手足口病手部皮疹

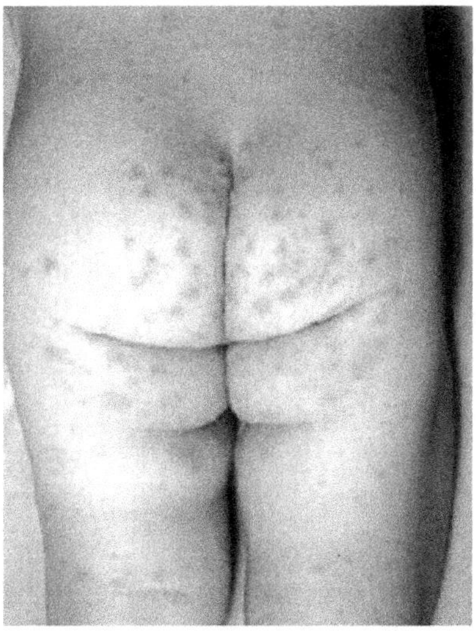

图 2-27　手足口病臀部皮疹

（二）重症病例

少数病例（尤其是 3 岁以下儿童）病情进展迅速，在病程 1～5 天内出现脑炎、脑脊髓炎、肺水肿、循环障碍等。重症患儿的死亡率为 20%，存活患儿可因神经系统严重受损留有后遗症。

1. 神经系统　精神差、嗜睡、头痛、易惊、呕吐、谵妄甚至昏迷；肢体抖动，肌阵挛、眼球震颤、共济失调；无力或急性弛缓性麻痹；惊厥。查体可见脑膜刺激征阳性，腱反射减弱或消失，巴宾斯基征阳性。

2. 呼吸系统　呼吸困难、浅促或节律改变，口唇发绀，咳嗽，咳白色、粉红色或血性泡沫样痰；肺部可闻及湿啰音或痰鸣音。

3. 循环系统　面色苍白，皮肤花斑，四肢发凉，指（趾）发绀；心率增快或减慢，脉搏浅速或减弱甚至消失；血压升高或下降。

五、实验室检查

1. 血常规　白细胞计数正常或轻度升高，病情危重者白细胞计数可明显升高或显著降低。

2. 血生化检查　部分病例可有轻度谷丙转氨酶（ALT）、谷草转氨酶（AST）、肌酸激酶同工酶（CK-MB）升高，病情危重者有肌钙蛋白（cTnI）、血糖升高。

3. 血气分析　可有动脉血氧分压降低，血氧饱和度下降，二氧化碳分压升高，酸中毒。

4. 脑脊液检查　外观清亮，压力增高，白细胞计数增多，多以单核细胞为主，蛋白正常或轻度增多，糖和氯化物正常。

5. 病原学检查　CoxA16、EV71 等肠道病毒特异性核酸监测可阳性，或自咽、气道分泌物、疱疹液、粪便可分离出肠道病毒。

6. 血清学检查　测定血清中肠道病毒中和抗体滴度，急性期血清中特异性 IgM 抗体阳性，或恢复期血清中特异 IgG 抗体比急性期有 4 倍以上的升高提示感染。

六、诊断与鉴别诊断

（一）诊断

1. 流行病学资料　在流行季节发病，有与手足口病病人接触史，多见于学龄前儿童，其中婴幼儿多见。

2. 临床特征　普通病例以发热，手、足、口腔及肛周部皮肤出现斑丘疹和疱疹为主要表现。重症病例神经、循环、呼吸系统症状明显，合并脑炎、脑膜炎、迟缓性瘫痪、肺水肿及心肌炎之一者应诊断为重症手足口病。

3. 实验室检查　临床病例符合下列条件之一者即可确诊。

（1）病原学检查：CoxA16、EV71 等肠道病毒特异性核酸阳性，或自咽、气道分泌物、疱疹液、粪便分离到肠道病毒。

考点提示： 手足口病的诊断依据

（2）血清学检查：急性期血清中特异性 IgM 抗体阳性，或恢复期血清中特异性 IgG 抗体比急性期有 4 倍以上的升高。

（3）核酸检测：自咽拭子或咽喉洗液、粪便或肛拭子、脑脊液、疱疹液或血清以及脑、肺、脾、淋巴结等组织标本中检测到病毒核酸。

（二）鉴别诊断

1. 其他儿童发疹性疾病　手足口病普通病例需要与麻疹、丘疹性荨麻疹、水痘、幼儿急疹、带状疱疹及风疹等鉴别。可根据流行病学特点、皮疹特点、出疹时间、有无淋巴结肿大及伴随症状等进行鉴别，以皮疹形态及部位最为重要。最终可依据病原学和血清学检测进行鉴别。

2. 其他病毒所致脑炎或脑膜炎　由其他病毒引起的脑炎或脑膜炎如单纯疱疹病毒、巨细胞病毒（CMV）、EB 病毒、呼吸道病毒等，应根据流行病学史尽快留取标本进行肠道病毒尤其是 EV71 的病毒学检查，结合病原学或血清学检查做出诊断。

3. 肺炎　重症手足口病可发生神经源性肺水肿，应与肺炎鉴别。肺炎主要表现为发热、咳嗽、呼吸急促等呼吸道症状，一般无皮疹，无粉红色或血性泡沫痰；胸部 X 线片显示肺部阴影加重或减轻均呈逐渐演变，可见肺实变病灶、肺不张及胸腔积液等。

七、治　　疗

本病目前尚无特效的治疗方法，主要以对症治疗为主。

（一）普通病例

1. 隔离休息　注意隔离，避免交叉感染。适当休息。

2. 饮食　清淡易消化饮食，忌刺激性饮食，口腔黏膜糜烂时宜进流质饮食。

3. 护理　做好口腔和皮肤护理，可用金霉素、冰硼散等涂于溃疡表面，促进愈合、防止感染。

4. 对症治疗　发热可给予物理降温，体温超过 38.5℃者酌情给予药物处理；呕吐难以进食者给予补液，保持水电解质平衡。

5. 病原治疗　目前尚无高效、特异的抗病毒药物，可酌情选用利巴韦林抗病毒治疗，每天总剂量为 10～15mg/kg，口服或静脉滴注，疗程为 5～7 天。

（二）重症病例

危重病人应特别注意监测生命体征、血气分析、血糖等指标。除了上述对症支持治疗外，根据脏器损伤情况采取相应的保护及治疗措施。

1. 神经系统受累

（1）控制颅内高压：限制入量，积极给予甘露醇降颅压治疗，每次 0.5～1. 0g/kg，每 4～8 小时一次，20～30 分钟快速静脉注射。根据病情调整给药间隔时间及剂量，必要时加用呋塞米。

（2）酌情应用糖皮质激素治疗，参考剂量：甲泼尼龙 1～2mg/（kg·d）；氢化可的松 3～5mg/（kg·d）；地塞米松 0.2～0.5mg/（kg·d），病情稳定后，尽早减量或停用。个别病例进展快、病情凶险可考虑加大剂量。

（3）酌情应用静脉注射免疫球蛋白，总量 2g/kg，分 2～5 天给予。

（4）其他对症治疗：降温、镇静、止惊。

2. 呼吸、循环衰竭

（1）保持呼吸道通畅，吸氧。呼吸功能障碍时，及时气管插管，使用正压机械通气。

（2）确保两条静脉通道通畅，监测呼吸、心率、血压和血氧饱和度。

（3）在维持血压稳定的情况下，限制液体入量（有条件者根据中心静脉压、心功能、有创动脉压监测调整液量）。

（4）头肩抬高 15°～30°，留置胃管、导尿管。

（5）药物应用：根据血压、循环的变化可选用米力农、多巴胺、多巴酚丁胺等药物；酌情应用利尿药物治疗。

（6）保护重要脏器功能，维持内环境的稳定。

（7）监测血糖变化，严重高血糖时可应用胰岛素。

（8）抑制胃酸分泌：可应用胃黏膜保护剂及抑酸剂等。

（9）继发感染时给予抗生素治疗。

八、预　　防

（一）管理传染源

将患儿与健康人群隔离，直至热退、皮疹消退及水疱结痂为止。手足口病流行期间，托幼机构应加强检查，以便及时发现病人，做到早诊断、早报告、早治疗。普通病例可门诊治疗，并告知患者及家属在病情变化时随诊，且居家期间不接触其他儿童。重症病例应住院隔离诊治。

（二）切断传播途径

手足口病传播途径多，预防难度较大。做好儿童个人、家庭和托幼机构的卫生工作是预防本病感染的关键。

1. 个人预防措施　勤洗手、勤晒衣被、不喝生水、不吃凉食；儿童用品、玩具要清洗消毒；不宜到人口聚集或空气流动欠佳的场所；居室开窗通气，保持卫生。

考点提示：手足口病的预防措施

2. 托幼机构及小学等集体单位的预防控制措施　加强科普宣传；指导儿童正确洗手，养成讲究卫生的习惯。要求环境通风、清洁，每日对地面、接触物品、餐具等进行消毒；每日进行例检，发现可疑患儿及时送诊，并按规定上报。

3. 医疗机构的预防控制措施

（1）疾病流行期间，医院应实行预检分诊，并专辟诊室（台）接诊疑似手足口病患儿，引导发热出疹患儿到专门诊室（台）就诊。候诊及就诊等区域应增加清洁消毒频率，室内清扫时应采用湿式清洁方式。

（2）医务人员在诊疗、护理每一位病人后，均应认真洗手或消毒双手。

（3）诊疗、护理病人过程中所使用的非一次性的仪器、物品等要擦拭消毒。

（4）同一间病房内不应收治其他非肠道病毒感染的患儿。重症患儿应单独隔离治疗。

（5）对住院患儿使用过的病床及桌椅等设施和物品必须消毒后才能继续使用。

（6）患儿的呼吸道分泌物和粪便及其污染的物品要进行消毒处理。

（7）医疗机构发现手足口病患儿增多或肠道病毒感染相关死亡病例时，要立即向当地卫生行政部门和疾控机构报告。

（三）提高人群免疫力

婴幼儿和儿童普遍易感，目前暂无手足口病疫苗。手足口病流行期间，尽量让孩子少去拥挤的公共场所，避免过度劳累，避免受凉，增加营养，加强锻炼，提高机体抵抗力。

（张令令）

目标检测

A_1 型题

1. 下列有关手足口病的流行病学特征叙述不正确的是
   A. 一年四季均可发病
   B. 有严格的地区性
   C. 婴幼儿发病率较高
   D. 暴发流行后散在发生
   E. 流行期间，托幼机构易发生集体感染
2. 重症EV71感染在下列哪一年龄组发生率最高
   A. <3岁　B. 3～5岁
   C. 5～7岁　D. 7～12岁
   E. 12岁以上
3. 下列关于肠道病毒的理化性质的描述不正确的是
   A. 50℃可被迅速灭活
   B. 75%乙醇能够将其灭活
   C. 对紫外线及干燥敏感
   D. 对含氯消毒剂敏感
   E. 在温暖、潮湿的环境下生存力较强
4. 关于手足口病传染性的描述正确的是
   A. 患儿是流行期间主要的传染源
   B. 隐性感染者是流行期间主要的传染源
   C. 隐性感染者无感染性
   D. 皮疹消退就无传染性
   E. 退热后就无传染性
5. 对于手足口病临床表现描述不正确的是
   A. 多以发热为首发症状
   B. 特征表现为手、足、口等部位的瘙痒性皮疹
   C. 口腔黏膜疹可引起口痛，出现流涎、拒食
   D. 皮疹消退后不留瘢痕
   E. 严重者可出现神经损害、循环障碍等并发症
6. 对于手足口病的处置方式叙述不正确的是
   A. 轻症患者，可居家隔离、观察
   B. 同一间病房内不应收治其他非肠道病毒感染的患儿
   C. 普通病例与重症病例不应收住同一病房
   D. 疑似病人最好单独收治
   E. 重症病例应住院隔离诊治

A_3 型题

（7～9题共用题干）

患儿，男性，2岁。因发热、双手足皮疹2日入院。患儿2日前无明显诱因出现发热，发病以来患儿精神及食欲欠佳，并有流涎、拒食现象，大小便尚正常。查体：T 38℃，神志清楚，精神欠佳，双手掌面及双足底部皮肤散有数个2～3mm大小的丘疹和水疱样疹，周围绕有红晕，无触痛，咽部充血，口腔黏膜散有数个粟粒样疱疹

和溃疡，心、肺、腹及神经系统检查无异常。血常规：WBC 5.5×10^9/L，N 40%，L 60%。

7. 患者最可能的诊断是
   A. 水痘　B. 麻疹
   C. 手足口病　D. 风疹
   E. 败血症
8. 若该患儿具有以下哪项特征，说明有可能在短期内发展为危重病例
   A. 体温持续 38℃
   B. 末梢皮肤温暖
   C. 白细胞计数轻度升高
   D. 呼吸、心率增快
   E. 低血糖
9. 针对上述病例采取的治疗措施不正确的是
   A. 隔离治疗
   B. 给予布洛芬快速退热
   C. 口腔皮肤护理
   D. 给予抗病毒药物
   E. 保护重要脏器功能

第十节　水痘和带状疱疹

学 习 目 标

1. 掌握水痘和带状疱疹的临床表现、诊断、治疗和预防。
2. 理解水痘和带状疱疹的病原学、流行病学及实验室检查。
3. 了解水痘和带状疱疹的发病机制。

案例2-10

患儿，男，5岁。于2天前无明显诱因开始发热，体温最高达38.5℃，伴全身不适、食欲缺乏，偶有咳嗽。经口服解热镇痛药，未见明显好转。一天前出现皮疹伴明显瘙痒。患者幼儿园同班同学有类似病人。查体：体温39.2℃，脉搏110 次/分，呼吸28次/分，血压100/65mmHg。周身可见散在斑疹、丘疹、疱疹及结痂疹，疱疹呈椭圆形，直径为3～5mm，内含液体稍混浊，部分疱疹已溃破。

问题：

1. 本病例的初步诊断是什么？有何依据？
2. 哪项检查能确诊？
3. 该患者应如何治疗？

一、水　　痘

水痘是由水痘-带状疱疹病毒（varicella-zoster virus，VZV）感染所引起的急性呼吸道传染病。临床上以全身症状轻，皮肤分批出现的斑疹、丘疹演变为疱疹并结痂为特征，好发于冬春季，儿童多见，传染性强。原发感染为水痘，带状疱疹多见于成人，是潜伏在感觉神经节的水痘-带状疱疹病毒再激活而引起的皮肤感染。其特征为沿身体单侧感觉神经支配相应皮肤节段出现成簇的疱疹，常伴神经痛。

（一）病原学

水痘-带状疱疹病毒属疱疹病毒科，呈球形，平均直径150～200nm。核心为线形双链DNA，由立体对称20面体核衣壳包裹，外层为针状脂蛋白囊膜。病毒能在人胚纤维母细胞

和上皮细胞中增殖，并产生局灶性细胞病变，受感染的细胞核内有嗜酸性包涵体，能与邻近细胞融合成多核巨细胞。病毒只有一个血清型，存在于病变皮肤黏膜组织、疱疹液及血液中，人是唯一已知自然宿主。

该病毒在体外抵抗力较差，不耐酸，不耐热，易被乙醚灭活，在痂皮中不能存活，但在疱液中−65℃可长期存活。

（二）流行病学

1. 传染源　水痘患者为主要传染源，发病前 1～2 天至皮疹完全结痂为止均有传染性。带状疱疹患者也可作为传染源，易感儿童接触带状疱疹患者可引起水痘，但不会发生带状疱疹。

2. 传播途径　本病主要通过空气飞沫和直接接触水痘疱疹液传播，亦可通过污染的用具传播，孕妇分娩前 6 天患水痘可感染胎儿，一般在出生后 10～13 天发病。

3. 人群易感性　本病普遍易感，多发生于 1～6 岁儿童。病后免疫力持久，一般不再患水痘，但体内高效价抗体不能清除潜伏的病毒，故以后可发生带状疱疹。

4. 流行特征　水痘呈全球分布，四季均可发生，以冬春季节多见。水痘传染性极强，易感者接触后 90%发病，故幼儿园、小学等集体机构易引起暴发。

（三）发病机制

病毒经直接接触或经上呼吸道侵入人体，在局部皮肤、黏膜细胞及淋巴结内复制，然后进入血流，形成病毒血症，在单核巨噬细胞系统内再次增殖后释放入血，形成第二次病毒血症，引起病变，主要损害皮肤，偶可累及内脏。水痘皮疹分批出现与病毒间歇性播散有关。皮肤病变主要在表皮棘细胞层，因病变表浅，愈合后一般不留瘢痕。免疫低下者可发生播散型水痘，导致肺、脑、肝、心等脏器出现局灶性坏死、出血，并发脑炎者有脑水肿、点状出血、神经细胞变性坏死等。

（四）临床表现

潜伏期为 7～21 天，平均为 14 天。典型患者临床表现可分为两期。

1. 前驱期　婴幼儿常无前驱期症状或症状轻微，年长儿童及成人可有低热或中等度发热、头痛、乏力、食欲减退、咽痛、咳嗽等表现，持续 1～2 天。

2. 出疹期　皮疹首先见于躯干和头部，以后延及面部和四肢，呈向心性分布，以躯干、胸背、发际较多，其次为面部，四肢远端较少，手掌、足底偶见。部分患者鼻、咽、口腔、结膜和外阴等处黏膜可发疹，黏膜疹易破溃形成溃疡，常有疼痛。水痘皮疹分批出现（图 2-28，彩图 2-14），每批历时 1～6 天，数目由数个至数百个不等，皮疹数目越多，全身症状亦越重。初为红斑疹，数小时后变为丘疹并发展成疱疹。疱疹形似露珠水滴，椭圆形，直径 3～5mm，壁薄易破，周绕红晕。疱液初为透明，数小时后渐转混浊，继发感染可成脓疱（图 2-29，彩图 2-15），常因剧烈瘙痒而烦躁不安。1～2 天后疱疹从中心开始干枯、结痂，红晕消失，1 周左右痂皮脱落愈合，一般不留瘢痕，若继发感染脱痂时间可延长，甚至可留瘢痕。

考点提示： 水痘皮疹的演变特点

水痘为自限性疾病，10 天左右自愈，儿童患者全身症状及皮疹均较轻，部分成人患者病情较重，易并发水痘肺炎。免疫功能低下者易形成播散性水痘，皮疹多而密集，易融合成大疱型或呈出血性，若多脏器受累，病死率高。妊娠期感染水痘可致胎儿畸形、早产或死胎。产前数日内患水痘，可发生新生儿先天性水痘综合征，表现为出生体重低、瘢痕性皮肤病变、肢体萎缩、视神经萎缩、白内障、智力低下等，易继发细菌感染。

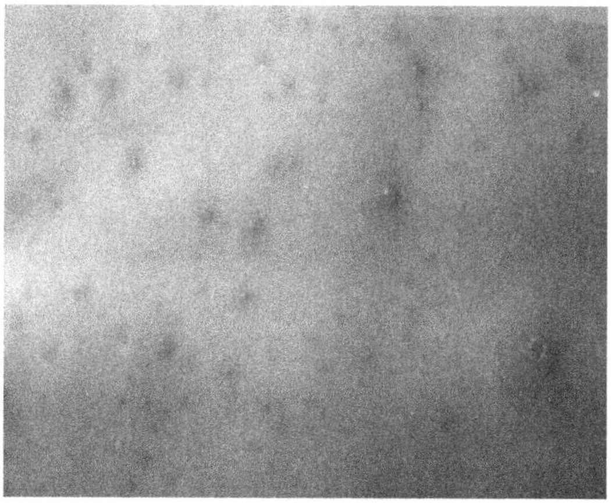

图 2-28　水痘四期皮疹

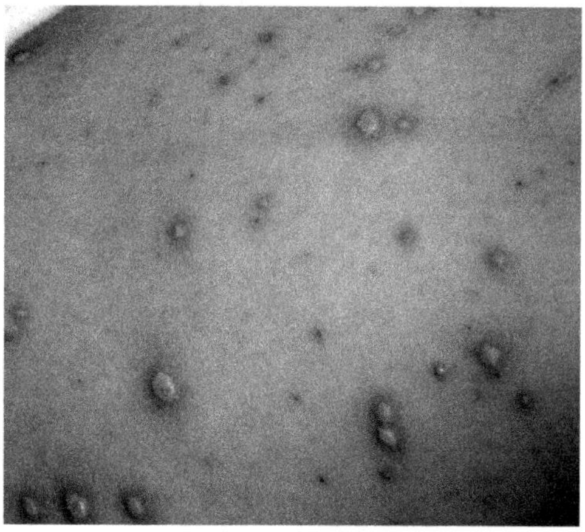

图 2-29　水痘脓疱疹

“四世同堂”：水痘皮疹演变快，分批出现，同一时间、同一部位可见斑疹、丘疹、疱疹和结痂同时存在，故有人称之为“四世同堂”。

链接

（五）并发症

1. 继发感染　疱疹溃破继发细菌感染可形成蜂窝织炎、丹毒、败血症等。

2. 原发性水痘肺炎　多见于成人及婴幼儿，于第 1～6 病日可发病，轻重不一。轻者无明显症状，仅 X 线检查可见炎症浸润；重症可有高热、咳嗽、胸痛、咯血、呼吸困难及发绀等症状。胸部体征不明显，或闻及少量干湿啰音及哮鸣音。白细胞计数增加，胸部 X 线片可见双肺弥漫性结节状阴影，肺门及肺底处较显著。肺炎常随皮疹消退而好转。

3. 水痘脑炎　较少见，5～7 岁男童易发生，多发生于出疹后 3～8 天。临床表现和脑脊液性状类似其他病毒性脑炎，预后较好，病死率为 5%左右。重者可遗留神经系统后遗症。

4. 水痘肝炎　见于重症水痘患者，表现为黄疸、呕吐、肝脏触痛及肝功能异常，有局灶性肝细胞坏死，肝细胞及胆管上皮细胞内有典型的核内包涵体。

5. 其他　可有心肌炎、肾炎、睾丸炎、关节炎、出血性疾病等。

（六）实验室检查

1. 血常规　白细胞总数正常或稍增高，淋巴细胞比例可增高。

2. 疱疹刮片　刮取新鲜疱疹基地组织涂片，用瑞特或吉姆萨染色可见多核巨细胞，用苏木精-伊红染色可查见核内包涵体。

3. 血清学检查　常用酶联免疫吸附法或补体结合试验检测特异性抗体。补体结合抗体于出疹 1～4 天出现，2～6 周达高峰，6～12 个月后逐渐下降。

4. 病原学检查

（1）病毒分离：取病程 3～4 天疱疹液接种于人胚成纤维细胞，分离出病毒后可作进一步鉴定。

（2）抗原检查：对病变皮肤刮取物，用免疫荧光法检查病毒抗原。此方法敏感、快速，并容易与单纯疱疹病毒感染相鉴别。

（3）核酸检测：用聚合酶链反应（PCR）检测患者呼吸道上皮细胞和外周血白细胞中的

病毒DNA是敏感、快速的早期诊断方法。

（七）诊断与鉴别诊断

1. 诊断

（1）流行病学资料：注意当地流行情况，流行季节，有无水痘病史、预防接种史、与水痘病人密切接触史。

（2）临床特征：如发现有发热，典型的皮疹形态、皮疹分布和演变，伴明显的瘙痒等症状，即可作出典型水痘的诊断。

（3）实验室检查：血常规检查见白细胞总数正常或稍升高，淋巴细胞比例增高；疱疹刮片染色可见细胞核内包涵体；补体结合抗体单次高滴度或双份血清抗体滴度升高4倍以上有诊断价值。

2. 鉴别诊断

（1）丘疹样荨麻疹：多见于婴幼儿，系皮肤过敏性疾病，皮疹多见于四肢，躯干较少，可分批出现，为红色丘疹，顶端有小水疱，壁较坚实，周围无红晕，不结痂，痒感很明显。

（2）脓疱病：多发生于夏秋季，以面部、四肢多见，疱疹液体为脓样，疱液培养可见葡萄球菌等。

（3）疱疹性湿疹：湿疹兼患单纯疱疹感染，临床多表现高热、虚脱及水痘样皮疹，体液大量丢失，导致水电解质紊乱、休克或继发性感染而死亡，病死率高。

（4）手、足、口病：多见于4岁以下小儿。四肢远端如手掌、足底或指（趾）间出现水疱疹，很少形成溃疡，不结痂。

（八）治疗

本病以一般治疗和对症治疗为主，可加用抗病毒药，注意防治并发症。

1. 一般治疗和对症治疗　急性期应卧床休息，注意水分和营养补充，加强皮肤护理，避免抓破疱疹导致继发细菌感染。皮肤瘙痒可用含0.25%冰片的炉甘石洗剂或2%～5%碳酸氢钠溶液局部涂擦，口服氯苯那敏有止痒效果。疱疹破裂可涂甲紫或抗生素软膏。维生素 B_{12} 500~1000μg肌内注射，每日一次，连用3日，可促进皮疹干燥结痂。

2. 抗病毒治疗　对免疫缺陷及免疫抑制的患者，应及早使用抗病毒药。首选阿昔洛韦，2岁以上儿童20mg/（kg·d），每日4次，疗程为5日。成人常用量为600～800mg，每日5次，疗程为7～10日。也可用阿糖腺苷、阿昔洛韦或伐昔洛韦等。早期使用α干扰素能较快抑制皮疹发展，促进恢复。

3. 防治并发症　皮肤继发感染时加用抗菌药物，脑炎脑水肿颅内高压者应脱水治疗。肾上腺皮质激素可使病毒在体内大量增殖和播散，不宜使用，但病程后期水痘已结痂而不再出现新疹，若并发重症肺炎或脑炎、中毒症状重、病情危重者可酌情使用。

考点提示： 水痘治疗禁用肾上腺皮质激素

（九）预防

1. 管理传染源　一般水痘患者应在家隔离治疗至疱疹全部干燥结痂或出疹后7日。

2. 切断传播途径　应重视通风，避免与急性期病人接触。对污染用品进行有效消毒。

3. 保护易感者

（1）被动免疫：对于免疫功能低下者、正在使用免疫抑制剂治疗者或孕妇等，如有接触史，可用丙种球蛋白0.4～0.6ml/kg或水痘带状疱疹免疫球蛋白（VZIG）5ml肌内注射，以减轻病情，亦可用于控制、预防医院内水痘暴发流行。

考点提示： 水痘患者的隔离期

（2）主动免疫：主要适用于水痘高危患者，水痘减毒活疫苗对自然感染的预防效果为68%～100%，并可持续10年以上。

二、带状疱疹

带状疱疹及水痘是由同一病毒，即水痘-带状疱疹病毒感染所引起的两种不同表现的急性传染病。带状疱疹多见于曾患水痘的成人，是潜伏在感觉神经节的水痘-带状疱疹病毒再激活后引起的皮肤感染。其特征为沿身体单侧感觉神经支配相应皮肤节段出现成簇的疱疹，常伴神经痛。尤其是 50 岁以上老年人或有慢性疾病及免疫缺陷者。因为水痘“痊愈”后，体内高效价抗体不能清除潜伏的病毒，故多年后仍可发生带状疱疹。

（一）发病机制

水痘-带状疱疹病毒侵入易感者体内，先引起原发感染性水痘，病毒沿神经纤维进入脊髓后根神经节或脑神经的感觉神经节，呈潜伏性感染，在机体受到某些刺激，如受寒、发热、疲劳、创伤、X 线照射，或患白血病、淋巴瘤，服用免疫抑制剂、病后衰弱等情况下，免疫力降低，潜伏病毒被激活而复制，病毒沿感觉神经轴索下行，至该神经支配的皮肤细胞内增殖，引起相应皮肤节段发生疱疹，同时可引起神经节炎，使沿神经分布区域出现疼痛症状。

（二）临床表现

带状疱疹潜伏期长短不一且难以确定，发病前数日局部皮肤常有瘙痒、感觉过敏、针刺感或灼痛。部分患者有低热、乏力、头痛，局部淋巴结可有肿痛。1～3 天后皮肤出现成簇皮疹，初为炎性红斑，数小时发展为丘疹、水疱，数个或更多呈集簇状，数簇连接成片，沿周围神经排列成带状。水疱成批发生，簇间皮肤正常。2～3 天后疱液呈现混浊或部分破溃、糜烂和渗液，1 周左右干燥结痂，10～12 天结痂，2～3 周痂皮脱落，不留瘢痕。病程为 2～4 周。

神经痛为带状疱疹的显著特点，年龄越大，疼痛越重。本病轻者可不出现皮肤损害，仅有节段性神经痛，需靠实验室检测诊断。50 岁以上患者 15%～75%可见带状疱疹后神经痛，持续 1 年以上。重者可发生播散性带状疱疹，局部皮疹后 1～2 周全身出现水痘样皮疹，伴高热，毒血症明显，甚至发生带状疱疹肺炎和脑膜脑炎，病死率高，此类患者多有免疫功能缺陷。

带状疱疹的好发部位：①脊神经胸段最常见，约占 60%，损害常占 2～3 个以上肋间神经分布区。皮疹从后上方向前下方延伸，止于正中线。②面部带状疱疹多发生于面、颊、鼻、唇及颏部，主要累及面神经和三叉神经。③眼部带状疱疹是由于三叉神经第一支受累，常与面部带状疱疹并发。④头部带状疱疹多在头前部即三叉神经第一支分布区。此外，还有额部带状疱疹、臂部带状疱疹、背部带状疱疹或腹部带状疱疹等。

链接

（三）诊断与鉴别诊断

对于既往有水痘病史，根据发病时有单侧性皮疹，多数水疱簇集成群，排列成带状，沿周围神经分布，发疹前后其发疹部位有神经痛，本病不难诊断。

带状疱疹出疹前应注意与胸膜炎、胆囊炎、肋软骨炎、流行性肌痛等鉴别。

（四）治疗

本病为自限性。病情重者应卧床休息，避免摩擦，防止感染。可适当用镇静剂（如地西泮等）、止痛剂（如吲哚美辛）。局部治疗可用 5%碘苷滴眼液溶于 50%二甲基亚砜外涂，每 4 小时一次。高频电疗法对消炎止痛，缓解症状，缩短病程有较好效果。氦-氖激光照射于皮疹相关脊髓后根、神经节或疼痛区，有显著镇痛作用。

对有免疫缺陷或应用免疫抑制剂的带状疱疹患者，以及侵犯三叉神经第一支有可能播散至眼的带状疱疹患者，要积极应用抗病毒治疗，药物及剂量同水痘的治疗。

眼部带状疱疹，除应用抗病毒治疗外，亦可用阿昔洛韦眼药水滴眼，并用阿托品散瞳，以防虹膜粘连。

（五）预防

同水痘。

（刘英莲）

目标检测

A_1型题

1. 水痘的主要传播途径是
   A. 直接接触和空气飞沫传播
   B. 血液传播　C. 性接触传播
   D. 虫媒传播　E. 动物源性接触传播
2. 水痘皮疹特点是
   A. 离心性分布，头面躯干稀疏
   B. 皮疹呈全身散在性分布
   C. 离心性分布，躯干无皮疹
   D. 向心性分布，头面部无皮疹
   E. 向心性分布，躯干、头面部较多，四肢较少
3. 关于水痘的治疗下列叙述错误的是
   A. 急性期应卧床休息
   B. 重症水痘可早期使用肾上腺皮质激素
   C. 避免抓伤而继发细菌感染
   D. 因脑炎出现脑水肿者应脱水治疗
   E. 有免疫缺陷者或应用免疫抑制者应早期使用抗病毒治疗
4. 关于水痘和带状疱疹的叙述错误的是
   A. 水痘应隔离至出疹后7日
   B. 抗病毒治疗首选阿昔洛韦
   C. 带状疱疹无传染性，故患者不必隔离
   D. 疫苗的预防效果可持续10年以上
   E. 水痘和带状疱疹免疫球蛋白可用于易感者接触后免疫

A_2型题

5. 患儿，3岁。体温38.6℃，伴咳嗽，躯干、头面部、四肢近端可见红斑疹、丘疹、疱疹、脓疱疹等不同形态的皮疹，个别皮疹已结痂。该患儿最可能的诊断是
   A. 水痘　B. 带状疱疹
   C. 丘疹样荨麻疹　D. 脓疱疮
   E. 疱疹性湿疹

第十一节　流行性感冒

1. 掌握流行性感冒的临床表现、诊断、治疗和预防。
2. 理解流行性感冒的病原学及流行病学。
3. 了解流行性感冒的发病机制及实验室检查。

案例2-11

患者，男，32岁。2天前无明显诱因出现畏寒、高热，体温最高达39.5℃，伴头痛、全身肌肉酸痛、乏力、厌油腻、全身不适等。病后精神、食欲不佳，大小便正常。既往体健，其妻、女7天前曾有类似症状。查体：体温39.1℃，脉搏105次/分，呼吸28次/分，血压120/80mmHg。神志清楚，急性病容，自主体位，颌下淋巴结肿大，面部潮红，眼结膜充血，扁桃体充血、红肿，无脓性分泌物。双肺呼吸音稍粗，心腹无异常。血常规：白细胞3.8×10^9/L，中性粒细胞0.32，淋巴细胞0.68。

问题：

1. 本病例的初步诊断是什么？有何依据？
2. 下一步需做何种检查？
3. 该患者应如何治疗？

流行性感冒简称流感，是由流感病毒引起的一种急性呼吸道传染病。临床上以急起高热、头痛、全身酸痛、疲乏无力等全身中毒症状为主要表现，而呼吸道感染症状较轻。老人、幼儿易并发肺炎。流感病毒传染性极强，容易发生变异，特别是甲型流感病毒，已多次引起世界范围大流行。

一、病　原　学

流感病毒属于正黏液病毒，含单股 RNA，呈球形，直径 80～120nm。病毒由包膜和核壳体构成（图 2-30），包膜由膜蛋白（M）双层类脂膜和糖蛋白突起组成。糖蛋白突起包含血凝素（H）及神经氨酸酶（N）两种微粒，核壳体包含核蛋白（N）、聚合酶蛋白及病毒 RNA。根据流感病毒感染宿主的不同，可分为人及动物流感病毒等。根据病毒核蛋白（N）抗原性不同可分为甲（A）、乙（B）、丙（C）三型，三型间无交叉免疫。根据其表面血凝素（H）和神经氨酸酶（N）蛋白结构及其基因特性又可分成许多亚型。甲型流感病毒的 H 和 N 常发生变异，丙型流感病毒一般不发生变异。不断发生的抗原变异是导致流感反复流行的主要原因。

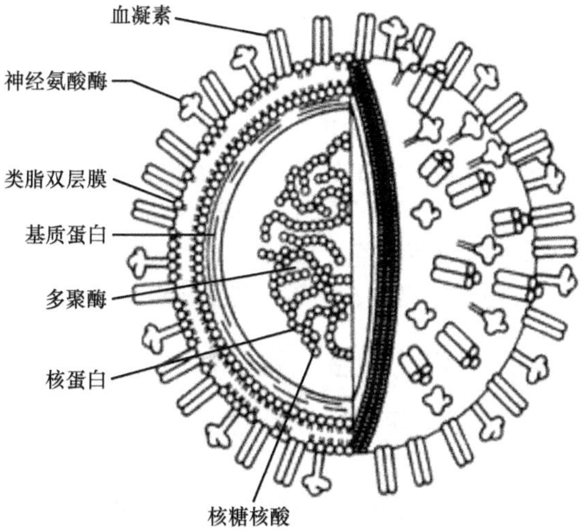

图 2-30　流感病毒结构示意图

流感病毒不耐热，56℃ 30 分钟、100℃ 1 分钟即灭活，对紫外线，以及乙醚、甲醛、氯等常用消毒剂均敏感。但对干燥及寒冷有相当耐受力，在 4℃环境能存活 1 个多月，在真空干燥或−20℃以下可长期保存。在鸡胚羊膜腔中生长繁殖良好，可用来分离病毒。

二、流 行 病 学

（一）传染源

流感患者及隐性感染者为主要传染源。自潜伏期末即有传染性，发病初期 2～3 天传染性最强。动物亦可能为甲型流感的重要储存宿主和中间宿主。

（二）传播途径

本病主要通过空气飞沫传播。通过病毒污染的双手、茶具、食具、毛巾等间接传播也有可能。

（三）人群易感性

人群对流感病毒普遍易感，感染后获得对同型病毒的免疫力，但维持时间短，各型和亚型之间无交叉免疫。

考点提示：流感的流行病学特点

（四）流行特征

流感流行常突然发生，迅速蔓延，流行情况与人群密集程度有关，往往沿交通线传播，大城市向中小城市及农村扩散。甲型流感除散发外，可以呈暴发、流行、大流行甚至世界大流行。乙型流感以局部流行为主。丙型一般仅为散发。流感在一年四季均可流行，而以冬春季较多。患者以小儿与青年较多见。

抗原变异是流感病毒最独特和显著的特征，正是由于这种不断发生的抗原变异而导致流感的反复流行。甲型流感病毒表面血凝素（H）和神经氨酸酶（N）的抗原性每隔10～15年会发生突然而完全的质变称为抗原转变，产生新亚型，可引起世界性大流行。血凝素抗原和（或）神经氨酸酶内氨基酸序列发生点突变称为抗原漂移，变异周期一般为2～3年，常造成一些地区小规模流行或大地区甚至全国大流行。乙型流感病毒较少发生变异，以局部流行为主。丙型流感病毒一般不发生变异，以散发为主。

链接

三、发病机制与病理改变

流感病毒侵入呼吸道后，借助血凝素作用侵入纤毛柱状上皮细胞，并在其中复制，在神经氨酸酶的协助下，新的病毒颗粒不断释放并播散，继续感染其他细胞，引起细胞变性、坏死与脱落，导致黏膜充血水肿，炎症渗出，从而产生发热、头痛、肌痛等全身症状。老年人、婴幼儿，患有心、肺、肾等疾病或接受免疫抑制剂治疗的患者可发生流感病毒性肺炎或易并发细菌性肺炎。

单纯流感的病变主要在上、中呼吸道黏膜，一般不破坏基膜，不引起病毒血症。发生流感病毒肺炎时，其病理特征为全肺暗红色，黏膜充血，黏膜下有灶性出血、水肿和轻度白细胞浸润。细胞间质水肿，肺泡细胞出血、脱落，甚至肺水肿及毛细血管血栓形成。

四、临床表现

本病潜伏期一般为1～3天，可短至数小时，长至4天。

（一）典型流感

典型流感又称单纯流感，临床最多见。症状以全身中毒症状为主，表现为急性起病，高热、畏寒、寒战、头痛、肌肉酸痛、全身不适等，少数患者伴恶心、呕吐、腹泻；呼吸道症状轻微，常有咽痛，少数有鼻塞、流涕等。发热多于1～2天内达高峰，可达40℃以上，持续2～3天后开始逐渐消退。

（二）轻型流感

临床表现为全身症状和呼吸道症状均较轻，发热一般为轻、中度，咳嗽有少量黏痰，无明显呼吸困难。病程短，仅2～3天。

考点提示：流感的临床特点、肺外并发症

（三）肺炎型流感

肺炎型流感多发生于婴幼儿、老年人、慢性病患者及免疫低下者。病初类似单纯型流感，1～2天后病情迅速加重，表现为高热持续不退，咳嗽剧烈，咳血性痰，呼吸急促，发绀，双肺听诊呼吸音低，布满湿啰音，胸部X线检查可见双侧肺野呈散在性絮状阴影。痰细菌培养阴性，可分离出流感病毒。本型病情严重，抗菌治疗无效，多在1～2周内发生呼吸与循环衰竭而死亡。

（四）其他类型

1. 胃肠型　除发热外，以恶心、呕吐、腹泻为主要症状，2～3天可恢复。
2. 脑炎型　表现为持续高热、意识障碍，成人常有谵妄，儿童可有抽搐，脑膜刺激征阳性，脑脊液细胞数可轻度增加。

（五）并发症

1. 呼吸系统并发症　主要为继发性细菌感染，如细菌性气管炎、支气管炎、肺炎等。细菌性肺炎出现多在流感 2～4 天后，表现为持续高热、剧咳、脓性痰、呼吸困难、发绀、肺部湿啰音，白细胞总数及中性粒细胞显著增高，痰培养病原菌阳性。常见病原菌为肺炎球菌、葡萄球菌、流感嗜血杆菌。

2. 肺外并发症　流感的肺外并发症较少见，主要有 Reye 综合征、中毒性休克、心肌炎及心包炎。

> Reye 综合征是流感病毒感染时的严重并发症。本病常见于 2~16 岁的儿童及青少年，以急性弥漫性脑水肿及以肝脏为主的内脏脂肪变性为病理特征。曾被称为“脑病合并内脏脂肪变性综合征”。临床主要表现为急性颅内压增高，实验室显示肝功能异常，死亡原因大多与急性颅内压增高导致的脑疝有关。水杨酸类制剂可增加本病的发病风险。
>
> 链接

五、实验室检查

（一）血象

发病数天即可见白细胞总数减少，中性粒细胞显著减少，淋巴细胞相对增多，大单核细胞也可增加。合并细菌感染时，白细胞和中性粒细胞增多。

（二）血清学检查

分别对急性期及 2 周后血清进行补体结合试验或血凝抑制试验，前后抗体滴度上升 4 倍以上为阳性。

（三）病毒分离

起病 3 日内取患者咽喉洗漱液或咽拭子做鸡胚接种进行病毒分离，阳性率高。

（四）免疫荧光法检测抗原

取窄玻片伸入鼻道在鼻甲上轻压一下即取出，用染色液染色 3～5 秒，干后油镜检查，可见多数柱状上皮细胞原浆内有嗜酸性包涵体，荧光抗体检测抗原可呈阳性，此方法快速、简便，有一定特异性。

六、诊断与鉴别诊断

（一）诊断

单纯型流感主要根据短时间出现较多数量的相似患者，以全身中毒症状如畏寒、高热、寒战、头痛、肌肉酸痛、厌食、明显乏力、全身不适等为主，上呼吸道症状轻微的临床特点，结合发病季节等流行病学资料不难做出诊断。散发病例及其他类型流感的确诊需依靠实验室检查。

（二）鉴别诊断

1. 普通感冒　是最常见的上呼吸道病毒感染，主要病原体是鼻病毒，起病较慢，一般症状轻微，发热以低、中度热为主，无明显全身中毒症状，临床表现以急性鼻炎和上呼吸道卡他症状如流涕、鼻塞、打喷嚏、干咳等为主，确诊主要依赖病毒分离与血清学检查。

2. 支原体肺炎　与流感型肺炎的 X 线片特点相似，但病情轻，冷凝集试验与 MG 型链球菌凝集试验阳性。

3. 流行性脑脊髓膜炎　早期症状与流感相似，但流脑有明显的季节性，多见于 2 岁以下婴幼儿，早期有剧烈头痛和脑膜刺激征，有败血症表现如皮肤黏膜瘀点、瘀斑，常伴口唇疱疹等，可与流感鉴别。瘀点、瘀斑涂片中查到脑膜炎双球菌可确诊。

4. 钩端螺旋体病　临床特点有明显的腓肠肌疼痛、压痛、浅表淋巴结肿大等，早期感染中毒症状与流感酷似，需结合流行病学资料、病原学及血清学检测确诊。

5. 其他　急性细菌性扁桃体炎、链球菌性咽炎及某些疾病的初期，如肺炎球菌性肺炎、疟疾、伤寒与麻疹等。

七、治　　疗

（一）一般对症治疗

卧床休息，多饮水，注意营养。高热者可予解热镇痛剂，必要时使用止咳祛痰药物。儿童忌服阿司匹林成分的药物，以避免诱发 Reye 综合征。持续高热、不能进食或呕吐剧烈者应预防脱水，适当进行补液。

（二）抗病毒治疗

1. 金刚烷胺　离子通道 M_2 阻滞剂，只对甲型流感病毒有效，可抑制病毒增殖，使患者排毒量减少，早期应用可缩短病毒排毒期和病程。成人每次 0.1g，分 2 次服用；1～9 岁小儿每日 5mg/kg，分 2 次服用，疗程为 5～7 日。肾功能不全者及老年患者慎用，哺乳期妇女、新生儿和 1 岁以下婴儿禁用。

考点提示：流感的治疗要点

2. 奥司他韦（达菲）　神经氨酸酶抑制剂，能特异性抑制甲、乙型流感病毒的神经氨酸酶，从而抑制病毒的释放，减少病毒传播。成人剂量每日 150mg，儿童剂量每日 3mg/kg，分 2 次口服，疗程为 5 日。

（三）防治继发性细菌感染

轻型及单纯型流感患者不主张应用抗生素。在下列情况时可考虑应用：①继发细菌感染；②有风湿病史者；③抵抗力差的幼儿、老年人，尤其是慢性心、肺疾病患者。

八、预　　防

（一）管理传染源

加强监测，早期发现疫情，及时掌握疫情动态。对流感患者及早隔离和治疗，隔离时间为 1 周，或至热退后 2 天。

（二）切断传播途径

流行期间应减少或取消大型集体活动。室内注意通风，保持空气新鲜，可用食醋或过氧乙酸熏蒸，每立方米空间用食醋 5ml。医务人员在工作期间戴口罩，勤洗手，防止交叉感染。病人用过的食具、衣物、手帕、玩具等应煮沸消毒或阳光暴晒 2 小时。

（三）保护易感人群

预防流感的基本措施是接种疫苗。

1. 疫苗接种　应特别注意所种疫苗抗原组成与现行流行株一致，每年应根据流感监测调查结果，更换具有新抗原组成的疫苗。目前在我国使用的流感疫苗有三种：全病毒灭活疫苗、裂解疫苗和亚单位疫苗。

（1）流感全病毒灭活疫苗：接种对象为 12 岁以上儿童、成人及老年人。对儿童副作用较大，12 岁以下的儿童禁止接种此种疫苗。

（2）流感病毒裂解疫苗：是目前使用最广泛的流感疫苗，接种对象为易感者及易发生相关并发症的人群，如儿童、老年人、体弱者、流感流行地区人员等。流感流行季节前或期间进行预防接种，少数人可出现中、低度发热，或注射部位出现轻微红肿、微痛，短期内可自行消失。

（3）流感亚单位疫苗：特别适用于感染流感后易于发生并发症者。注射后 10～15 天产生免疫力。对鸡卵蛋白或疫苗其他成分过敏者及急性发热或急性感染者禁用本疫苗。

2. 药物预防　药物预防甲型流感可使用金刚烷胺，每次 0.1g，每日两次，连服 7～14 日。该药具有中枢神经系统的副作用，老年人及有血管硬化者慎用，孕妇及有癫痫史者应禁用。奥司他韦可用于甲型、乙型流感的预防，成人预防用药推荐剂量为 75mg，每日一次，连用 7 日。此外，亦可采用中草药预防。

附：人禽流行性感冒

人禽流行性感冒又称人禽流感，是由禽甲型流感病毒某些亚型中的一些毒株引起的急性呼吸道传染病。临床上主要表现为高热、咳嗽和呼吸急促，病情轻重不一，其中人感染高致病性禽流感常由 H5N1 亚型引起，病情严重，可出现感染性休克、急性呼吸窘迫综合征、肺出血、多脏器衰竭等严重并发症。

一、病　原　学

禽流感病毒属正黏病毒科甲型流感病毒属，目前可分为 16 个 H 亚型（H1～H16）和 9 个 N 亚型（N1～N9）。禽甲型流感病毒除感染禽外，还可感染人、猪、马、水貂和海洋哺乳动物。到目前为止，已证实感染人的禽流感病毒亚型为 H5N1、H9N2、H7N7、H7N2、H7N3 等，其中感染 H5N1 的患者病情重，病死率高。

禽流感病毒对乙醚、氯仿、丙酮等有机溶剂均敏感。常用消毒剂容易将其灭活，如氧化剂、稀酸、卤素化合物（漂白粉和碘剂）等都能迅速破坏其活性。禽流感病毒对热比较敏感，65℃加热 30 分钟或煮沸（100℃）2 分钟以上可灭活。裸露的病毒在阳光直射下 40～48 小时即可灭活，用紫外线直接照射，可迅速破坏其活性。但病毒对低温抵抗力较强，在较低温度粪便中可存活 1 周，在 4℃水中可存活 1 个月。

二、流　行　病　学

（一）传染源

传染源主要为患禽流感或携带禽流感病毒的禽类，如鸡、鸭、鹅等，其中鸡是最主要的传染源。其他野生禽类或猪等家畜也可能成为传染源。患者是否为人禽流感的传染源尚待进一步确定。

（二）传播途径

本病主要经呼吸道传播，也可通过密切接触感染的禽类及其分泌物和排泄物、受病毒污染的水等被感染。直接接触病毒毒株也可被感染。目前尚无人与人之间传播的确切证据。

（三）人群易感性

人群普遍易感，12 岁以下儿童发病率较高，病情较重。于发病前 1 周内去过家禽饲养、销售及宰杀等场所者；接触禽流感病毒感染材料的实验室工作人员；与禽流感患者有密切接触的人员为高危人群。

三、发病机制和病理解剖

人禽流感的发病机制与普通流感的发病机制基本一致。病理解剖显示，支气管黏膜严重坏死，肺泡内大量淋巴细胞浸润，可见散在的出血灶和肺不张，肺透明膜形成。

四、临 床 表 现

潜伏期一般为 1～3 天，通常在 7 天以内。

急性起病，早期表现类似普通型流感。主要为发热，体温大多持续在 39℃以上，热程 1～7 天，一般为 3～4 天，可伴有流涕、鼻塞、咳嗽、咽痛、头痛和全身不适。部分患者可有恶心、腹痛、腹泻、稀水样便等消化道症状。重症患者病情发展迅速，可出现肺炎、急性呼吸窘迫综合征、肺出血、胸腔积液、全血细胞减少、肾衰竭、败血症、休克及 Reye 综合征等多种并发症。重症患者可有肺部实变体征等。

五、诊断与鉴别诊断

（一）诊断

根据流行病学史、临床表现及实验室检查结果，排除其他疾病后，可作出人禽流感的诊断。流行病学接触史在诊断中具有重要意义。

1. 流行病学接触史 ①发病前 1 周内曾到过疫点。②有病死禽接触史。③与被感染的禽或其分泌物、排泄物等有密切接触。④与禽流感患者有密切接触。⑤实验室从事有关禽流感病毒研究者。

2. 临床表现 主要有发热、咳嗽和呼吸急促等流感样症状，其中人感染甲型 H5N1 亚型流感病毒病情严重，可出现感染性休克、急性呼吸窘迫综合征、肺出血、多脏器衰竭等严重并发症。

3. 实验室检查

（1）外周血象：白细胞总数一般正常，重症患者多有白细胞总数及淋巴细胞数降低。

（2）病原学检测：①病毒抗原及基因检测：取患者呼吸道标本采用免疫荧光法（或酶联免疫法）检测甲型流感病毒核蛋白抗原（NP）及禽流感病毒 H 亚型抗原。还可用 RT-PCR 法检测禽流感病毒亚型特异性 H 抗原基因。②病毒分离：从患者呼吸道标本（如鼻咽分泌物、口腔含漱液、气管吸出物或呼吸道上皮细胞）中分离禽流感病毒。③血清学检查：发病初期和恢复期双份血清抗禽流感病毒抗体滴度有 4 倍或以上升高，有助于回顾性诊断。

（3）胸部影像学检查：重症患者胸部 X 线检查可显示单侧或双侧肺炎，少数可伴有胸腔积液等。

4. 诊断标准

（1）医学观察病例：有流行病学接触史，1 周内出现流感样临床表现者。对于被诊断为医学观察病例者，医疗机构应及时报告当地疾病预防控制机构（按预警病例报告），并对其进行为期 7 天的医学观察。

（2）疑似病例：有流行病学接触史和临床表现，呼吸道分泌物或相关组织标本甲型流感病毒 M1 或 NP 抗原检测阳性或编码它们的核酸检测阳性者。

（3）临床诊断病例：被诊断为疑似病例，但无法进一步取得临床检验标本或实验室检查证据，而与其有共同接触史的人被诊断为确诊病例，并能够排除其他诊断者。

（4）确诊病例：有流行病学接触史和临床表现，从患者呼吸道分泌物标本中分离出特定病毒或采用 RT-PCR 法检测到禽流感 H 亚型病毒基因，且发病初期和恢复期双份血清抗禽流感病毒抗体滴度 4 倍或以上升高者。

（二）鉴别诊断

本病临床上应注意与流感、普通感冒、细菌性肺炎、传染性非典型肺炎、传染性单核细胞增多症、巨细胞病毒感染、衣原体肺炎、支原体肺炎、肺炎型流行性出血热等疾病进行鉴别诊断。鉴别诊断主要依靠病原学检查。

六、治　　疗

（一）隔离

对疑似病例、临床诊断病例和确诊患者应进行隔离治疗。

（二）一般和对症治疗

注意休息、多饮水、增加营养，给易于消化的饮食。密切观察，监测并预防并发症。可应用解热药、缓解鼻黏膜充血药、止咳祛痰药等缓解症状。儿童忌用阿司匹林或含阿司匹林以及其他水杨酸制剂的药物，避免引起儿童 Reye 综合征。

（三）抗病毒治疗

应在发病 48 小时内试用抗流感病毒药物。

1. 神经氨酸酶抑制剂奥司他韦（oseltamivir）　为新型抗流感病毒药物，试验研究表明对禽流感病毒 H5N1 和 H9N2 有抑制作用，成人剂量每日 150mg，儿童剂量每日 3mg/kg，分 2 次口服，疗程 5 天。

2. 离子通道 M2 阻滞剂金刚烷胺（amantadine）和金刚乙胺（rimantadine）　可抑制禽流感病毒株的复制。早期应用可阻止病情发展、减轻病情、改善预后。金刚烷胺成人剂量每日 100～200mg，儿童每日 5mg/kg，分 2 次口服，疗程 5 天。治疗过程中应注意中枢神经系统和胃肠道副作用。肾功能受损者酌减剂量。有癫痫病史者忌用。

（四）中医药治疗

参照流行性感冒及风温肺热病进行辨证论治。使用口服中成药或注射剂，可与中药汤剂配合应用。

（五）重症患者的治疗

重症患者或发生肺炎的患者应入院治疗，对出现呼吸功能障碍者给予吸氧及加强血氧监测和呼吸支持，防止继发细菌感染和发生其他并发症。

七、预　　防

（一）监测及管理传染源

加强禽类疾病的监测，一旦发现禽流感疫情，动物防疫部门立即按有关规定进行处理。养殖和处理的所有相关人员做好防护工作。加强对密切接触禽类人员的监测。当这些人员中出现流感样症状时，应立即进行流行病学调查，采集病人标本并送至指定实验室检测，以进一步明确病原，同时应采取相应的防治措施。有条件者可在 48 小时以内口服神经氨酸酶抑制剂。

（二）切断传播途径

医护人员接触人禽流感患者应戴口罩、戴手套、戴防护镜、穿隔离衣，做好个人防护；加强检测标本和实验室禽流感病毒毒株的管理，严格执行操作规范，防止医院感染和实验室的感染及传播；注意饮食卫生，不喝生水，不吃未熟的肉类及蛋类等食品；勤洗手，养成良好的个人卫生习惯。

（三）保护易感人群

对密切接触者必要时可试用抗流感病毒药物预防，或采用中医药方法辨证施治。禽流感疫苗的研制是禽流感防控的重要手段，我国目前已完成了 H5N1 禽流感疫苗的Ⅱ期临床研究，并且被中国药品食品监督管理局批准为储备疫苗，可以用于紧急情况下的疫苗接种。

（刘英莲）

目标检测

A_1型题

1. 流感的病原体是
   A. 细菌　B. 病毒
   C. 衣原体　D. 支原体
   E. 立克次体
2. 流感病毒传染性最强的是
   A. 发病初期表现出病症的时候
   B. 发病中期病重的时候
   C. 发病末期将好的时候
   D. 病好后症状刚刚消失的时候
   E. 恢复期
3. 流感的免疫状况为
   A. 病后可获得稳固免疫力
   B. 接种病菌后可获得稳固免疫力
   C. 病后可获得对同型病毒的免疫力
   D. 各压型间有交叉免疫力
   E. 接种病菌后对同一亚型的变种有免疫力
4. 流感常易引起暴发流行或大流行的原因是
   A. 流感病毒毒力强
   B. 流感病毒易变异
   C. 老年人慢性器质性疾病增多
   D. 侵入机体的流感病毒数量多
   E. 人群中新生人口比例增加
5. 关于流感，下述不正确的是
   A. 老年人及儿童患者易并发肺炎
   B. 患者需隔离至热退后 2 日
   C. 白细胞总数正常或稍低
   D. 确诊主要靠病毒分离
   E. 金刚烷胺对甲、乙、丙型流感病毒均有抑制作用
6. 流感的临床表现不包括
   A. 起病缓慢　B. 高热
   C. 头痛、乏力、全身酸痛
   D. 严复者可出现肺炎、呼吸困难
   E. 上呼吸道症状、卡他症状相对较轻
7. 能抑制流感病毒的药物是
   A. 万古霉素　B. 氟康唑
   C. 氧氟沙星　D. 红霉素
   E. 金刚烷胺
8. 人禽流感患者的密切接触者需医学观察
   A. 3 天　B. 7 天
   C. 14 天　D. 5 天
   E. 10 天
9. 预防流感最有效的办法是
   A. 使用抗生素　B. 使用抗毒素
   C. 使用中草药　D. 免疫预防
   E. 使用抗病毒化学药物
10. 影响人禽流感预后的主要因素是
   A. 早期使用抗生素
   B. 早期使用抗毒素
   C. 禽流感病毒株亚型
   D. 血中白细胞数增高
   E. 血中出现异常淋巴细胞

A_2型题

11. 患者，男，27 岁，农学院技术员。7 天前到越南养鸡场参观，2 天前高热，全身酸痛，咳嗽，X 线发现双肺实质炎症及左侧胸腔少量积液，临床诊断考虑
   A. 传染性非典型肺炎
   B. 流行性感冒
   C. 钩端螺旋体病
   D. 人禽流感
   E. 羌虫病

第三章　细菌感染性疾病

学习目标

1. 掌握伤寒的临床表现、诊断、鉴别诊断和治疗原则。
2. 理解伤寒的流行病学特征、实验室检查和预防措施。
3. 了解伤寒的病原学、发病机制和病理变化。

第一节　伤　寒

案例3-1

患者，女，22 岁。发热 3 天，伴头痛、全身不适，当地医院按“上感”治疗，病情未减轻，体温持续上升，伴腹痛、腹泻，于发病第 10 天住院。查体：T 40.3℃，嗜睡状态，HR 80 次/分，肝肋下 2cm，质软，脾肋下 1cm，腹部稍胀气，右下腹轻压痛，白细胞 3.5×10^9/L，中性粒细胞 0.5，嗜酸粒细胞（E）未见，ALT 160U/L，ECG 示心肌损害，余无明显异常。

问题：

1. 患者最可能的诊断是什么？
2. 为明确诊断，需做哪些检查？
3. 请写出诊断依据及治疗原则。
4. 如何减少本病的发生？

伤寒（typhoid fever）是由伤寒杆菌引起的经消化道传播的急性传染病。临床特征为持续性发热、全身中毒症状、相对缓脉、肝脾肿大、玫瑰疹及白细胞减少等。主要并发症为肠出血、肠穿孔。

一、病　原　学

伤寒杆菌属于沙门菌属中的 D 群，不形成芽胞，无荚膜，革兰染色阴性，呈短杆状，有鞭毛，能运动。在普通培养基上能生长，在含有胆汁的培养基中生长较好。此菌在菌体裂解时释放强烈的内毒素，对本病的发生发展起着较重要的作用。伤寒杆菌的菌体（O）抗原、鞭毛（H）抗原和表面（Vi）抗原可刺激机体产生相应的特异性、非保护性 IgM 和 IgG 抗体，其中“O”及“H”抗体的检出有助于本病的临床诊断，Vi 抗原因其抗原性不强，所产生的“Vi”抗体效价低，对本病的诊断作用不大，但 90%带菌者为阳性，故可用于发现带菌者。

伤寒杆菌在自然界中生活力强，在水中可存活 2～3 周，在粪便中可维持 1～2 个月，在牛奶中能生存繁殖；耐低温，在冰冻环境中可持续数月，但对光、热、干燥及消毒剂的抵抗力较弱；加热 60℃ 15 分钟或煮沸后立即死亡；消毒饮用水余氯达 0.2～0.4mg/L 时可迅速杀灭。

二、流行病学

（一）传染源

患者及带菌者为伤寒的唯一传染源。全病程均有传染性，以病程第2～4周传染性最大。少数患者可长期或终身排出细菌，是伤寒不断传播甚至流行的主要传染源。

（二）传播途径

病菌随患者或带菌者的粪便排出，污染水和食物，或经手及苍蝇、蟑螂等间接污染水和食物而传播。水源污染是传播本病的重要途径，常酿成流行。

（三）人群易感性

人对伤寒普遍易感，病后可获得持久性免疫力，再次患病者极少。

（四）流行特征

1. 季节性　本病终年可见，但以夏秋季最多。

2. 年龄　一般以儿童及青壮年居多。

3. 流行形式

（1）散发性：多由于与轻型病人或慢性带菌者经常接触而引起。

（2）流行性：水源或食物污染可引起暴发流行。

三、发病机制

伤寒杆菌进入人体后是否发病取决于摄入细菌的数量、致病性以及宿主的防御能力。伤寒沙门菌摄入量达 10^5 以上才能引起发病。胃酸 pH 小于 2 时伤寒沙门菌很快被杀灭。未被胃酸杀灭的伤寒沙门菌到达回肠下段，侵入肠黏膜，部分病菌被巨噬细胞吞噬并在其胞质内繁殖；部分经淋巴管进入回肠集合淋巴结、孤立淋巴滤泡及肠系膜淋巴结中繁殖，然后由胸导管进入血流引起短暂的菌血症，此阶段相当于临床上的潜伏期。伤寒杆菌随血流进入肝、脾和其他网状内皮系统继续大量繁殖，再次进入血流，引起第二次严重菌血症，并释放强烈的内毒素，引起临床发病。病程第1～2周，血培养常为阳性，骨髓属网状内皮系统，细菌繁殖多，持续时间长，培养阳性率最高。病程第2～3周，经胆管进入肠道的伤寒杆菌，部分再度侵入肠壁淋巴组织，在原已致敏的肠壁淋巴组织中产生严重的炎症反应，引起肿胀、坏死、溃疡。若病变波及血管则可引起出血，若溃疡深达浆膜则致肠穿孔。病程第4～5周，人体免疫力增强，伤寒杆菌从体内逐渐清除，组织修复而痊愈，但约3%可成为慢性带菌者，少数病人由于免疫功能不足等原因引起复发。

四、临床表现

潜伏期可短至3天，长至60天，平均1～2周。

（一）典型伤寒

典型患者临床表现可分为4期（图3-1）：

1. 初期（病程第1周）　病多缓起，发热是最早出现的症状，发热前可伴畏寒，但寒战少见；体温呈阶梯状上升，于5～7日达39～40℃，伴有全身不适、乏力、食欲缺乏、恶心、呕吐、咳嗽等。

2. 极期（病程第2～3周）　出现伤寒特有的典型表现。肠出血、肠穿孔等并发症多在本期出现。

（1）高热：体温上升到达高热以后，多为稽留高热，持续10～14天。近年来，由于早期不规律使用抗生素或激素，使得弛张热及不规则热型增多。

（2）消化系统症状：食欲缺乏，舌尖与舌缘的舌质红，苔厚腻（即伤寒舌），腹部不适、腹胀、多便秘少腹泻、右下腹压痛。

（3）神经系统症状：患者表情淡漠、反应迟钝（伤寒面容）、耳鸣、听力减退。重者可有谵妄、昏迷、病理反射、脑膜刺激征等（中毒性脑病）。

考点提示： 典型伤寒的临床表现

（4）相对缓脉或重脉：患者体温高而脉率相对缓慢（系副交感神经兴奋所致，而一般体温每升高 1℃，脉搏增快 15 次左右），部分患者尚可出现重脉（末梢血管扩张所致）。并发中毒性心肌炎时，相对缓脉不明显。

（5）玫瑰疹：约半数患者在病程第 7～14 天于胸、腹、背部出现淡红色丘疹，直径达 2～4mm，压之退色，散在分布，多在 10 个以下，在 2～4 日内消退。

（6）肝脾肿大：半数以上病人在病程第一周末开始，常可触及肝脾肿大，通常为肋缘下 1～3cm，质软有压痛，重者出现肝功能明显异常及黄疸（中毒性肝炎）。

3. 缓解期（病程第 4 周）　体温开始波动下降，各种症状逐渐减轻，脾脏开始回缩。但本期内仍有发生肠出血及肠穿孔的危险。

4. 恢复期（病程第 5 周）　体温恢复正常，食欲常旺盛，但体质虚弱，一般约需 1 个月方全康复。

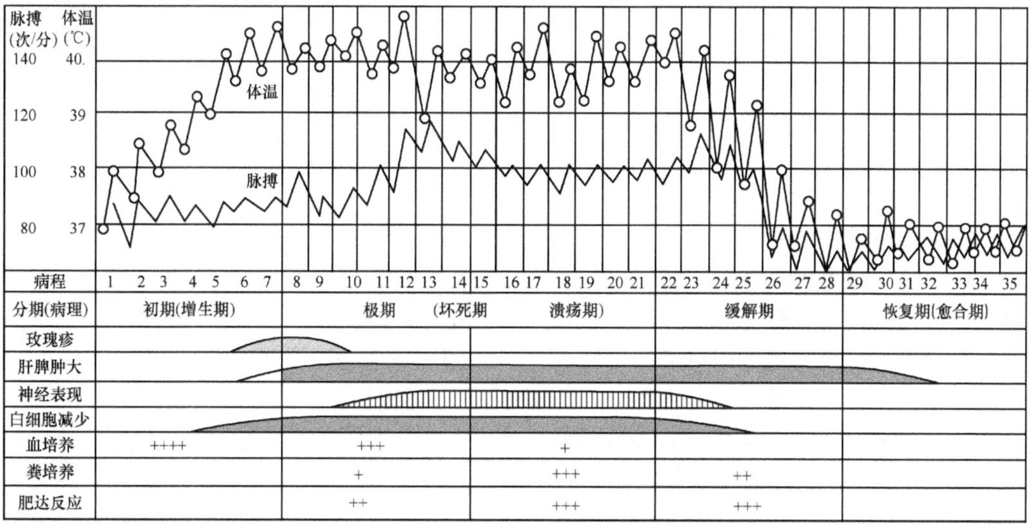

图 3-1　典型伤寒病程示意图

（二）非典型伤寒

除典型伤寒外，临床偶可见到轻型、暴发型、迁延型、逍遥型及顿挫型等；小儿和老年患者症状常不典型，小儿发病热型常不规则，老年患者并发支气管肺炎和心力衰竭多见，病死率高。

（三）伤寒的复发和再燃

复发是指伤寒患者进入恢复期，热退 1～3 周后，发热等临床表现重又出现，血培养再度阳性。再燃是指伤寒患者进入缓解期，体温波动下降，但尚未达到正常时，热度又再次升高，持续 5～7 天后才恢复正常。复发和再燃与抗菌治疗不彻底、机体抵抗力低下有关。

（四）并发症

1. 肠出血　为常见并发症，多见于病程第 2～3 周，可以大便潜血阳性至大量血便。少量出血可无症状或仅有轻度头晕、脉快；大量出血时热度骤降，脉搏细速，并有头晕、面色苍白、烦躁、出冷汗、血压下降等休克表现。病程中过早下床活动或随意起床、饮食中含固体及纤维渣滓较多、过量饮食、排便时用力过度、腹泻以及治疗性灌肠等为常见诱因。

考点提示：伤寒常见并发症

2. 肠穿孔　为最严重的并发症，多见于病程第2～3周，表现为突然右下腹剧痛，伴有恶心、呕吐、出冷汗、脉搏细数、体温暂时下降等，但不久体温又迅速上升并出现腹膜炎征象，肝浊音界减少或消失，X线检查膈下有游离气体，白细胞计数升高。诱因与肠出血基本相同。

3. 其他　尚可并发中毒性心肌炎、中毒性肝炎、肺部感染、胆囊炎等。

五、实验室检查

1. 血象　白细胞计数（WBC）偏低或正常；中性粒细胞（N）可减少；嗜酸粒细胞（E）减少或消失，其消长情况可作为判断病情与疗效的指征之一。

2. 细菌学检查　为确诊依据之一。①血培养：发病第1周采血阳性率可达80%以上，以后阳性率下降。②骨髓培养：全病程均可获较高的阳性率，第1周可高达90%，且较少受抗菌药物的影响。③粪培养：在第2周起阳性率逐渐增加，第3～4周时阳性率最高，可达75%。④尿培养：初期多为阴性，第3～4周阳性率仅为25%左右。⑤其他：十二指肠引流液培养有助诊断，但操作不便；玫瑰疹刮取液在必要时也可进行。

考点提示：细菌培养阳性率、肥达反应阳性及意义

3. 血清学检查　伤寒血清凝集试验（肥达反应）为确诊依据之二（必须多次重复检查）。肥达反应“O”抗体凝集效价≥1∶80，“H”抗体凝集效价≥1∶160以上；或恢复期血清“O”抗体效价增高4倍以上，对伤寒诊断有意义。

六、诊断与鉴别诊断

（一）诊断

1. 流行病学资料　注意当地流行情况，有无伤寒病史，最近是否有与伤寒病人密切接触史，以及发病季节等流行病学资料均有重要的诊断参考价值。

2. 临床症状及体征　①持续高热1～2周及以上。②显著消化道症状。③特殊中毒症状出现伤寒面容、谵妄等。④相对缓脉。⑤玫瑰疹。⑥肝脾肿大。

3. 实验室检查　细菌学检查为确诊依据之一；伤寒血清凝集试验（肥达反应）为确诊依据之二（必须多次重复检查）。

肥达反应

肥达反应是用已知的伤寒抗原检测待测者血清中的伤寒抗体，帮助伤寒诊断的一种血清学试验。起病后第1周末开始出现阳性，第3～4周阳性率最高。5～7天复查一次，抗体效价逐渐上升者较有诊断价值。

链接

（二）鉴别诊断

1. 病毒感染　上呼吸道或肠道病毒感染均可有持续发热，白细胞数减少，与伤寒相似。但此类病人起病较急，多伴有上呼吸道症状，常无缓脉、脾大或玫瑰疹，伤寒的病原与血清学检查均为阴性，常在1～2周内不药而愈。

2. 疟疾　发热前常有畏寒与寒战，热退时大汗。体温波动大，呈间歇热，周期性发作，退热后一般情况好。血涂片检查可发现疟原虫。

3. 钩端螺旋体病　本病的流感伤寒型在夏秋季流行期间常见，起病急，伴畏寒、发热，

发热与伤寒相似。但此病有疫水接触史，临床表现有眼结合膜充血，全身酸痛，尤以腓肠肌疼痛与压痛为著，以及腹股沟淋巴结肿大等；血象白细胞数增高。进行有关病原、血清学检查即确诊。

4. 急性粟粒性肺结核　有时可与伤寒相似，但患者多有结核病史或与结核病患者密切接触史。发热不规则，常伴盗汗、脉搏增快、呼吸急促等。发病 2 周后胸部 X 线检查可见双肺有弥漫的细小粟粒状病灶，抗结核治疗有效。

5. 革兰阴性杆菌败血症　少部分败血症患者的白细胞计数不增高，可与伤寒混淆。败血症多有原发病灶，热型多不规则，常呈弛张热，伴寒战，无相对缓脉。白细胞总数虽可减少，但中性粒细胞升高，血培养可分离出致病菌。

七、治　疗

（一）一般治疗

1. 隔离与休息　给予消化道隔离，临床症状消失后连续两次粪便培养阴性方可解除隔离。发热期病人必须卧床休息。

2. 护理　注意皮肤及口腔的护理，注意观察体温、脉搏、血压、腹部、大便等变化。

3. 饮食　给予高热量、高维生素、易消化的无渣饮食。退热后 2 周内，仍应继续进食一段时间无渣饮食，以免诱发肠出血和肠穿孔。

（二）对症治疗

1. 高热　适当应用物理降温，不宜用发汗退热药，以免虚脱。

2. 便秘　用开塞露或用生理盐水低压灌肠，禁用泻剂。

3. 腹泻　可用收剑药，忌用鸦片制剂。

4. 腹胀　可用松节油腹部热敷及肛管排气，禁用新斯的明类药物（引起剧烈肠蠕动）。

（三）抗菌治疗

考点提示： 伤寒的抗菌治疗

1. 喹诺酮类抗菌剂　为首选，其抗菌谱广，杀菌作用强，耐药发生率低，在血液、胆汁、肠道和尿路的浓度较高，口服制剂使用方便，副作用轻。

（1）左氧氟沙星：成人 200～400mg，每日 2～3 次，疗程 2 周。

（2）氧氟沙星（氟嗪酸）：成人 200mg，每日 3 次，疗程 2 周。

（3）环丙沙星：成人 500mg，每日 2 次口服，疗程 2 周。

（4）诺氟沙星（氟哌酸）：成人每次 400mg，每日 3～4 次口服，疗程 2 周。喹诺酮类药物因影响骨骼发育，幼儿及孕妇忌用。

2. 头孢菌素　第三代头孢菌素的抗菌活性强，而且在胆汁中浓度高，不良反应少，儿童和孕妇患者宜首选。

（1）头孢噻肟钠：每次 2g，静脉滴注，每天 2 次；儿童每天 50mg/kg，静脉滴注，每天 2 次，疗程 14 天。

（2）头孢哌酮：每次 2g，静脉滴注，每天 2 次；儿童每天 50mg/kg，静脉滴注，每天 2 次，疗程 14 天。

（3）头孢他啶：每次 2g，静脉滴注，每天 2 次；儿童每天 50mg/kg，静脉滴注，每天 2 次，疗程 14 天。

（4）头孢曲松：每次 1～2g，静脉滴注，每天 2 次；儿童每天 50mg/kg，静脉滴注，每天 2 次，疗程 14 天。

3. 氯霉素　治疗伤寒已有几十年历史，曾被作为治疗伤寒的首选药物，随着耐药菌株的出现及其他副作用，其与氨苄西林、复方磺胺甲嘧唑等药物仅用于敏感菌株的治疗。

（四）并发症治疗

1. 肠出血　禁食，绝对卧床休息，严密观察血压、脉搏、神志变化及便血情况；注意水、电解质的补充并加用止血药；根据出血情况酌量输血；如患者烦躁不安可给予镇静剂；经积极治疗仍出血不止者，应考虑手术治疗。

2. 肠穿孔　对已局限者采取禁食、胃肠减压，加强支持疗法，加强抗感染治疗。肠穿孔尤其伴发腹膜炎的患者应及早手术治疗，同时加用足量有效的抗生素。

3. 其他　针对有关并发症予以处理。

八、预　　防

（一）管理传染源

考点提示： 伤寒的预防措施

1. 患者　应及早隔离治疗，其排泄物及衣物等应彻底消毒。隔离期应自发病日起至临床症状完全消失、体温恢复正常后15日为止；有条件者应作粪便培养，如连续2次阴性，可解除隔离。

2. 带菌者　早期发现，严格登记，认真处理。对托儿所、食堂、饮食行业、自来水厂、牛奶厂等工作人员以及伤寒恢复期病人均应作定期检查（“Vi”凝集试验、粪便培养等），如发现带菌者，应调离工作岗位，并给予彻底治疗。

3. 接触者　对密切接触者应进行检疫。对有发热可疑者，应及早隔离观察。

（二）切断传播途径

切断传播途径是预防和降低伤寒发病率的关键性措施。因此，应深入开展群众性爱国卫生运动，做好卫生宣传工作，搞好“三管一灭”（粪便管理、水源管理、饮食卫生管理和消灭苍蝇）。养成良好卫生与饮食习惯，坚持饭前、便后洗手，不饮生水、不吃不洁食物等。

（三）保护易感者

易感人群可进行预防接种。有用伤寒杆菌Ty21a变异株制成的口服活菌苗，对伤寒的保护率可达50%～96%。

（付生弟）

目标检测

A_1型题

1. 下列可作为伤寒初期确诊依据的为
   A. 血培养伤寒杆菌阳性
   B. 尿培养伤寒杆菌阳性
   C. 胆汁培养伤寒杆菌阳性
   D. 肥达反应阳性
   E. 粪培养伤寒杆菌阳性
2. 对曾使用过抗生素，疑为伤寒的患者，最有价值的检查是
   A. 骨髓培养　B. 粪培养
   C. 血培养　D. 肥达反应
   E. 血嗜酸粒细胞计数
3. 伤寒并发症中最严重的是
   A. 肠出血　B. 溶血尿毒综合征
   C. 中毒性肝炎　D. 肠穿孔
   E. 中毒性心肌炎
4. 肥达反应阳性率最高的时期为
   A. 病后第1周　B. 病后第2周
   C. 病前1周　D. 病后第5～6周
   E. 病后第3～4周
5. 常用于调查伤寒慢性带菌者的抗体为
   A. H抗体　B. A抗体
   C. B抗体　D. Vi抗体
   E. O抗体
6. 伤寒病人排菌量最多的时期是
   A. 起病后第1周　B. 起病前1周
   C. 起病后第2～4周　D. 起病后第5周
   E. 起病后第6周
7. 伤寒发病后，第1周阳性率最高的实验室检查是

A. 大便培养　B. 肥达反应
C. 尿培养　D. 补体结合试验
E. 血培养

8. 伤寒出现肝脾肿大的主要原因为
A. 伤寒性肝炎、脾炎
B. Ⅰ型变态反应
C. Ⅲ型变态反应
D. 中毒性肝炎
E. 全身网状内皮系统增生性反应

9. 伤寒杆菌的主要致病因素是
A. 肠毒素　B. 外毒素
C. 神经毒素　D. 细胞毒素
E. 内毒素

10. 引起伤寒不断流行、传播的主要传染源为
A. 慢性带菌者　B. 暴发型伤寒患者
C. 普通型伤寒患者　D. 伤寒恢复期
E. 伤寒患者的潜伏期

11. 关于伤寒患者的饮食，以下叙述错误的是
A. 忌暴饮暴食
B. 腹胀时不用牛奶
C. 无渣流质、半流质饮食
D. 易消化、高热量、高纤维、高维生素饮食
E. 少量多餐，避免过饱

12. 当伤寒患者出现便秘时，以下处理错误的是
A. 可使用开塞露塞肛
B. 用生理盐水低压灌肠
C. 排便时不要用力过度
D. 禁用泻药
E. 用肥皂水高压灌肠

13. 肥达反应对诊断伤寒有参考意义的抗体效价是
A. “O”≥1∶160、“H”≥1∶80
B. “O”≥1∶80、“H”≥1∶160
C. “O”≥1∶80、“H”≥1∶320
D. “O”≥1∶80、“H”≥1∶80
E. “O”≥1∶320、“H”≥1∶320

A_2型题

14. 患者，女，28岁。发热7日，伴有食欲减退、腹胀，病人发病前有涉水史。体格检查：T 40℃，P 80次/分，脾肋下2cm，外周血WBC 3.5×10^9/L，N 0. 52，L 0.48，下列选项中诊断可能性较大的为
A .阿米巴病　B. 血吸虫病
C. 斑疹伤寒　D. 钩端螺旋体病
E. 伤寒

15. 患者，男，32岁。反复发热30日，病人持续高热10日，在当地医院就诊，曾给予“氯霉素”治疗，5日后热退出院，出院后病人未接受任何治疗，2周后再次出现发热。查体：T 39.5℃，肝肋下2cm，脾肋下1.5cm，外周血WBC 3.0×10^9/L，N 0.70，L 0.30，肝功能检查：ALT 200U/L，TBiL 16μmol/L，大便潜血试验（++），病人最可能的诊断是
A. 病毒性肝炎　B. 阿米巴病
C. 伤寒复发　D. 斑疹伤寒
E. 全身粟粒性结核

16. 患者，男，34岁。发热7日，乏力、食欲明显减退、腹泻、腹胀。发病后曾自服退热药、阿莫西林、小檗碱等药物，效果不好，仍然有发热。查体：肝肋下未触及，脾肋下1cm。外周血WBC 2.8×10^9/L。临床上怀疑病人为伤寒，要确诊需做的检查为
A. 肥达反应　B. 粪便培养
C. 血培养　D. 尿培养
E. 骨髓培养

A_3型题

（17～19题共用题干）

患者，女，34岁，农民。因发热，伴腹胀、乏力于2007年7月20日来诊。查体：体温39.4℃左右，肝脏无肿大，脾肋下可及。血WBC 3.6×10^9/L，N 0.60，L 0.39。

17. 患者最可能的诊断是
A. 结核　B. 系统性红斑狼疮
C. 伤寒　D. 布氏杆菌病
E. 败血症

18. 要确诊，需做的检查为
A. 胸部X线片　B. 肥达反应
C. PPD试验　D. 血培养
E. 大便培养

19. 对患者进行治疗，首选的抗生素为
A. 第三代头孢菌素　B.氨苄西林
C. 利福平　D. 氯霉素
E. 喹诺酮类

第二节　细菌性痢疾

学 习 目 标

1. 掌握细菌性痢疾的临床表现、诊断、鉴别诊断和治疗原则。
2. 理解细菌性痢疾流行病学特征、实验室检查和预防措施。
3. 了解细菌性痢疾的病原学、发病机制和病理变化。

案例3-2

患儿，男，6岁。突起畏寒、高热、抽搐、昏迷。查体：T 40.3℃，P 120次/分，BP 60/40mmHg。颈软，凯尔尼格征（–），布鲁津斯基征（–）。皮肤无瘀点、瘀斑。四肢厥冷，脉搏细速，心肺（–）。血象：WBC 20×10^9/L，N 0.85，L 0.15。

问题：

1. 患者最可能的诊断是什么？
2. 为及时明确诊断，简便而重要的检查项目是什么？
3. 对该患者如何进行抢救？

细菌性痢疾（bacillary dysentery）简称菌痢，是由志贺菌（又称痢疾杆菌）引起的肠道传染病。临床上以发热、腹痛、腹泻、里急后重感及黏液脓血便为特征，严重者可有感染性休克和（或）中毒性脑病。其基本病理变化是直肠、乙状结肠的炎症与溃疡。

一、病　原　学

痢疾杆菌（dysentery bacilli）为肠杆菌科志贺菌属，革兰染色阴性杆菌，菌体短小，无鞭毛，有菌毛。依据抗原结构不同，分为A、B、C、D四群，即志贺痢疾杆菌、福氏痢疾杆菌、鲍氏痢疾杆菌及宋内痢疾杆菌。我国目前仍以B群为主（占62.8%～77.3%），D群次之，近年局部地区A群有增多趋势。

痢疾杆菌对外界环境有一定抵抗力，其中以D群最强，B群次之，A群最弱。日光照射30分钟、加热至60℃ 10分钟或100℃ 1分钟即可杀灭。对酸及一般消毒剂均很敏感。在蔬菜、瓜果及被污染物品上可存活1～2周，但在阴暗、潮湿、冰冻条件下能生长数周，在粪便中存活时间的长短同气温、粪便中杂菌等有关。

二、流 行 病 学

（一）传染源

传染源为患者和带菌者。患者中以急性非典型菌痢与慢性隐匿型菌痢为重要传染源。

（二）传播途径

痢疾杆菌随患者或带菌者的粪便排出，通过污染的手、食品、水源或生活接触，或苍蝇、蟑螂等间接方式传播，最终均经口入消化道使易感者感染。

（三）人群易感性

人群普遍易感，学龄前儿童患病多，与不良卫生习惯有关；成人患者与机体抵抗力降低、接触感染机会多有关，加之患同型菌痢后无巩固免疫力，不同菌群间以及不同血清型痢疾杆菌之间无交叉免疫，故造成重复感染或再感染而反复多次发病。

（四）流行病学特征

细菌性痢疾呈全年散发，以夏秋两季多见，主要原因：一是气温条件适合痢疾杆菌生长繁殖；二是苍蝇多，传播媒介多；三是天热易感者喜冷饮及生食瓜果蔬菜等食品；四是胃肠道防御功能降低，如大量饮水后胃酸等消化液被稀释，抵御痢疾杆菌能力下降。

三、发病机制与病理解剖

痢疾杆菌经口进入胃，易被胃酸杀灭，未被杀灭的细菌到达肠道。正常人肠道菌群对外来菌有拮抗作用，肠黏膜表面可分泌特异性 IgA，阻止细菌吸附侵袭。当机体抵抗力下降或病原菌数量多时，痢疾杆菌借助于菌毛贴附并侵入结肠黏膜上皮细胞，在细胞内繁殖，随之侵入邻近上皮细胞，然后通过基膜进入固有层内继续增殖、裂解，释放内毒素、外毒素，引起局部炎症反应和全身毒血症。大部分细菌在固有层被单核/巨噬细胞杀灭，少量可达肠系膜淋巴结，也很快被网状内皮系统消灭，因此痢疾杆菌菌血症实属少见。当肠黏膜固有层下小血管循环障碍，水肿、渗出，上皮细胞变性、坏死，形成浅表性溃疡等炎性病变时，刺激肠壁神经丛使肠蠕动增加，临床上表现为腹痛、腹泻、里急后重、黏液脓血便等。感染 A 群菌可释放外毒素，由于外毒素的特性，故肠黏膜细胞坏死，如水样腹泻及神经系统症状明显。

中毒型菌痢是机体对大量病原菌毒素产生的异常强烈反应。表现为急性微循环障碍和细胞代谢功能紊乱。病程中出现感染性休克、DIC、脑水肿及中枢性呼吸衰竭，甚至多脏器功能衰竭（MOF）。慢性菌痢发生机制尚不明了，可能与急性期治疗不及时、不彻底，或者机体抵抗力下降，尤其胃肠道的原有疾患或营养不良等因素有关。

菌痢的病理变化主要发生于结肠，以乙状结肠和直肠为主，严重者可以波及整个结肠和回肠末端。急性菌痢初期肠黏膜为急性卡他性炎，随后出现特征性假膜性炎和溃疡，最后愈合；慢性菌痢肠黏膜水肿和肠壁增厚，溃疡不断形成和修复，可导致瘢痕和息肉的形成。

四、临床表现

潜伏期一般为 1～3 天（可短至数小时，长至 7 天）。病前多有不洁饮食史。临床上依据其病程长短及病情轻重，可分为以下临床类型：

（一）急性菌痢

考点提示： 急、慢性菌痢的主要临床表现

1. 急性典型型（普通型）　起病急，畏寒、发热，多为 38～39℃及以上，伴头昏、头痛、恶心等全身中毒症状及腹痛、腹泻，粪便开始呈稀泥糊状或稀水样，量多，继则呈黏液或黏液脓血便，量不多，每日排便十次至数十次不等，伴里急后重。左下腹压痛明显，可触及痉挛的肠索，肠鸣音亢进。病程为 1～2 周。

2. 急性非典型型（轻型）　一般不发热或有低热，腹痛轻，腹泻次数少，每日 3～5 次，为糊状便或稀便，黏液多，一般无肉眼脓血便，无里急后重。病程一般为 4～5 日。

3. 急性中毒型　此型多见于 2～7 岁健壮儿童，起病急骤，进展迅速，病情危重，病死率高。突然高热起病，肠道症状不明显，依其临床表现分为三种临床类型：

（1）休克型（周围循环衰竭型）：此型较为多见，以感染性休克为主要表现，由于全身微血管痉挛，微循环障碍，可出现面色苍白、四肢厥冷、脉搏细数、血压下降、皮肤花斑、发绀等。并可出现心、肾功能不全的症状。重型病例不易逆转，可致多脏器功能损伤和衰竭，危及生命。

（2）脑型（呼吸衰竭型）：以中枢神经系统症状为主要表现。早期可有剧烈头痛、频繁

呕吐，典型呈喷射状呕吐；面色苍白、口唇发灰；血压可略升高，呼吸与脉搏可略减慢；伴嗜睡或烦躁等不同程度意识障碍，为颅内压增高、脑水肿早期表现。晚期表现为反复惊厥、血压下降、脉细速、呼吸节律不齐、深浅不匀等中枢性呼吸衰竭；瞳孔不等大，或忽大忽小，对光反应迟钝或消失；肌张力增高，腱反射亢进，可出现病理反射；意识障碍明显加深，直至昏迷。

（3）混合型：以上两型同时或先后存在，此型最为严重，病死率极高（90%以上）。该型实质上包括循环系统、呼吸系统及中枢神经系统等多脏器功能损害与衰竭。

（二）慢性菌痢

病情迁延不愈超过 2 个月以上者称为慢性菌痢，多与急性期治疗不及时或不彻底，细菌耐药或机体抵抗力下降有关，也常因饮食不当、受凉、过劳或精神因素等诱发。依据临床表现分为以下三型：

1. 急性发作型　有慢性菌痢病史，常因进食生冷食物、受凉或劳累等因素而诱发急性菌痢样症状，但发热等全身毒血症症状不明显。

2. 慢性迁延型　急性菌痢发作后，迁延不愈，消化道症状时轻时重，常有腹部不适或隐痛，腹胀、腹泻、黏液脓血便等，亦可腹泻与便秘交替出现。病程久之可有失眠、多梦、健忘等神经衰弱症状，以及乏力、消瘦、食欲下降、贫血等表现。左下腹压痛，可扪及乙状结肠，呈条索状。

3. 慢性隐匿型　一年内有菌痢史，临床症状消失 2 个月以上，但大便培养可检出痢疾杆菌，乙状结肠镜检查可见肠黏膜病变。此型在流行病学上具有重要意义。

（三）并发症

本病并发症不多见，但近年来报告有增多趋势，主要有痢疾杆菌败血症、溶血性尿毒综合征（HUS）、类白血病反应及关节炎等。

五、实验室检查

（一）血常规

急性菌痢白细胞总数和中性粒细胞多增加，中毒型菌痢可达（10～20）$\times 10^9$/L 及以上，慢性菌痢常有轻度贫血象。

（二）便常规

粪便外观多为黏液脓血便，镜检可见较多白细胞或成堆脓细胞、少量红细胞和巨噬细胞。

（三）病原学检查

1. 细菌培养　大便培养出痢疾杆菌即可确诊。应取早期、新鲜、含黏液脓血的粪便或肛拭取标本，勿与尿液混合，多次送检，可提高检出阳性率。

2. 特异性核酸检测　采用核酸杂交或聚合酶链反应可直接检查粪便中痢疾杆菌核酸，灵敏度高、特异性强。

（四）免疫学检查

采用免疫学方法检测粪便中的痢疾杆菌抗原较简便、快速，但由于粪便中抗原成分复杂，易出现假阳性。

六、诊断与鉴别诊断

（一）诊断

1. 流行病学资料　菌痢多发生于夏秋季节。多见于学龄前儿童，病前 1 周内有不洁饮食或与患者接触史。

2. 临床表现

（1）急性典型菌痢：发热伴腹痛、腹泻、黏液脓血便、里急后重、左下腹压痛等，临床诊断并无困难。

（2）急性非典型菌痢：急性发作性腹泻，每日便次超过 3 次或腹泻连续 2 日以上，仅有稀水样或稀黏液便者，应注意：①病前 1 周内有菌痢接触史；②左下腹明显压痛；③粪便镜检白细胞 10 个每高倍视野（HP），平均每个 HP 白细胞多于 10 个，或连续 2 次镜检白细胞总数每个 HP 超过 5 个（不含灌肠液或肛拭子）；④粪便培养检出痢疾杆菌。具有上述前三项中之一和后一项者即可诊断。

考点提示： 菌痢的诊断依据

（3）急性中毒型菌痢：儿童多见，该型病情进展迅猛、高热、惊厥，于起病数小时内发生意识障碍或伴循环、呼吸系统衰竭的临床表现先后或同时出现者。

（4）慢性菌痢：有急性菌痢病史，病情迁延不愈，病程超过 2 个月。

3. 实验室检查　粪便镜检有大量的脓细胞、白细胞，培养检出痢疾杆菌可确诊。

（二）鉴别诊断

1. 急性菌痢　应同其他病因所致的急性腹泻相鉴别。

（1）急性阿米巴痢疾（又称肠阿米巴病）：其鉴别要点见表 3-1。

表3-1　急性菌痢与急性阿米巴痢疾的鉴别要点

鉴别要点	急性菌痢	急性阿米巴痢疾
病原及流行病学	志贺菌，散发或流行	阿米巴原虫，散发
潜伏期	1～7 天	数周至数月
全身症状	重，多有发热及毒血症状	轻，多无发热及毒血症状
消化道症状	腹痛重，有里急后重，腹泻每日十余次或数十次	腹痛轻，无里急后重，腹泻每日数次
腹部压痛部位	左下腹压痛	右下腹压痛
粪便检查	量少，黏液脓血便，镜检 WBC 多，RBC 少，可见巨噬细胞，培养有志贺菌	量少，暗红色果酱样血便，有腥臭味，镜检 WBC 少，RBC 多，有夏科-莱登晶体，有阿米巴滋养体，培养无志贺菌
乙状结肠镜检查	肠黏膜弥漫性充血、水肿及浅表溃疡	肠黏膜大多正常，有散在溃疡，边缘隆起，周围有红晕

（2）细菌性胃肠型食物中毒：由进食被细菌及毒素污染的食物引起，常见病原菌有沙门菌、变形杆菌、大肠埃希菌及金黄色葡萄球菌等。有集体进食同一食物及在同一潜伏期内集体发病的病史。有恶心、呕吐、腹痛、腹泻等急性胃肠炎表现，大便多为稀水便、脓血便，里急后重少见。确诊有赖于从病人呕吐物、粪便及可疑食物中检出同一病原菌。

（3）其他病原菌引起的肠道感染：在痢疾样腹泻患者中，检出非志贺菌的病原菌者占相当高的比例，如侵袭性大肠埃希菌、邻单胞菌、气单胞菌及空肠弯曲菌等均不少见，其临床表现与急性菌痢类似。诊断有赖于大便培养出不同的病原菌。

2. 慢性菌痢　应同下列疾病相鉴别。

（1）结肠癌及直肠癌：多见于中老年人，并发局部感染时酷似菌痢，需依据肛门直肠指检、肠镜及肠黏膜活检等手段确诊。

（2）慢性非特异性溃疡性结肠炎：此病患者一般状况较差，症状迁延不愈，抗生素治疗无效。粪便培养多次均无致病菌。肠黏膜有出血点、质脆，接触易出血。钡灌肠检查，肠黏膜皱纹消失，晚期结肠袋消失，结肠变短，管腔狭窄为其特征。

3. 中毒性菌痢 应与下列病症相鉴别。

（1）感染性休克：中毒性肺炎胸部 X 线片示肺部病灶；败血症、暴发型流行性脑脊髓膜炎等，血及大便培养检出不同的致病菌。

（2）流行性乙型脑炎（简称乙脑）：其中枢神经系统症状出现有个过程，其极重型亦需 2～3 天，较中毒性菌痢为晚；粪便镜检无异常，细菌培养阴性；脑脊液检查呈病毒性脑膜炎改变；乙脑病毒特异性抗体 IgM 阳性有诊断价值。

七、治　　疗

（一）急性菌痢的治疗

1. 一般治疗 卧床休息、消化道隔离至临床症状消失、粪便培养 2 次阴性。饮食以少渣易消化的流质或半流质为宜，忌食生冷、油腻及刺激性食物。补充足够水分，维持水、电解质及酸碱平衡。

考点提示： 菌痢的抗菌治疗，中毒性菌痢的抢救措施

2. 抗菌治疗 由于耐药菌株增加，应根据当地流行菌株药敏试验或粪便培养的结果选择抗生素，抗生素疗程一般为 3～5 天。

常用药物包括以下几种：

（1）喹诺酮类：有强大的杀菌作用，且组织渗透性强，少有耐药产生，口服吸收好，是目前最为理想的药物。常用的有诺氟沙星（氟哌酸）、环丙沙星、氧氟沙星、左氧氟沙星等。该类药物因影响骨骼发育，幼儿及孕妇如非必要不宜使用。

（2）WHO 推荐的二线用药：匹美西林和头孢曲松可应用于任何年龄组，在志贺菌对喹诺酮类药物耐药时可考虑使用。

（3）其他：可适当选用庆大霉素、阿米卡星、磷霉素及磺胺类药物等。

3. 对症治疗 高热以物理降温为主，必要时适当使用退热药；腹痛剧烈者可用解痉药如颠茄合剂、阿托品；毒血症状严重者可给予小剂量肾上腺皮质激素。

（二）慢性菌痢的治疗

1. 抗菌治疗 应积极做病原菌分离及细菌药敏试验，以合理选择有效的抗菌药物。可联合应用 2 种不同类型的抗菌药物，疗程延长到 10～14 天，重复 1～3 个疗程。亦可应用药物保留灌肠疗法，灌肠液内加用小量肾上腺糖皮质激素，以增加其渗透作用而提高疗效。

2. 对症治疗 肠功能紊乱者可用镇静、解痉药物。出现肠道菌群失调，可用微生态制剂如乳酸杆菌或双歧杆菌制剂等。慢性菌痢常并存其他慢性疾病，应积极给予相应的治疗。

（三）中毒性菌痢的治疗

病情凶险、变化迅速，须密切观察病情变化，采取以对症治疗为主的综合抢救措施。

1. 抗菌治疗 选择敏感抗菌药物，联合用药，静脉给药，待病情好转后改口服。具体抗菌药物同急性菌痢。

2. 对症治疗

（1）降温、镇静：高热给予物理降温及退热药，如高热伴躁动不安及反复惊厥者，可用亚冬眠疗法（氯丙嗪和异丙嗪），争取短时间内使体温降至正常。反复惊厥者可给予镇静剂，如地西泮、水合氯醛等。

（2）抗休克：基本同感染性休克的治疗。主要有：①扩充有效血容量；②纠正酸中毒；③用血管活性药；④强心治疗；⑤用糖皮质激素。

（3）防治脑水肿与呼吸衰竭：①脱水：20%甘露醇。②改善微循环：东莨菪碱或山莨菪碱等。③用糖皮质激素。④吸氧，慎用呼吸中枢兴奋剂，必要时气管内插管与气管切开，用人工呼吸器。

八、预　　防

（一）管理传染源

早期发现患者和带菌者，早期隔离，直至粪便培养隔日 1 次、连续 2～3 次阴性方可解除隔离。早治疗，彻底治疗。对于托幼、饮食行业、供水等单位人员，定期进行查体、作大便培养等，以便及时发现带菌者。对于慢性菌痢带菌者，应调离工作岗位，彻底治愈后方可恢复原工作。

考点提示： 菌痢的预防要点

（二）切断传播途径

对于菌痢等消化道传染病来说，切断传播途径是最重要的环节。认真贯彻执行“三管一灭”（即管好水源、食物和粪便，消灭苍蝇），注意个人卫生，养成饭前便后洗手的良好卫生习惯。严格贯彻、执行各种卫生制度。

（三）保护易感者

痢疾菌苗疗效一般不够肯定。近年来主要采用口服活菌苗。有人使用志贺菌依链株减毒活菌苗口服，可产生 IgA，以防止痢疾菌毛贴附于肠上皮细胞，从而防止其侵袭和肠毒素的致泻作用，保护作用仅有 6 个月。此外，已研制或正在研制的菌苗尚有口服多价依链株减毒活菌苗、基因工程杂交菌苗等。

（付生弟）

目标检测

A_1 型题

1. 以下哪项是预防菌痢综合措施中的重点
   A. 发现处理带菌者
   B. 隔离治疗患者
   C. 切断传播途径
   D. 口服痢疾减毒活菌苗
   E. 加强体育锻炼，增强体质
2. 中毒性菌痢为及时明确诊断，用于确诊简便而重要的检查方法是
   A. 脑脊液检查
   B. 血培养
   C. 肛门拭子或生理盐水灌肠取粪便镜检
   D. 免疫学检查
   E. 乙状结肠镜检查
3. 我国目前感染率最高的痢疾杆菌菌群是
   A. 痢疾志贺菌　　B. 福氏志贺菌
   C. 鲍氏志贺菌　　D. 宋氏志贺菌
   E. 空肠弯曲菌
4. 菌痢急性期出现频繁腹泻时，以下处理措施错误的是
   A. 严格执行消化道隔离
   B. 应及早使用止泻药物
   C. 卧床休息
   D. 保持水、电解质平衡
   E. 大便不要用力过度
5. 关于痢疾杆菌生物学特点的叙述错误的是
   A. 按菌体抗原可分为 A、B、C、D 四群
   B. 在外环境中生存能力较强
   C. 室温下在水果和食品上存活 1～2 周
   D. 温度越高，保存时间越长
   E. 对各种化学消毒剂很敏感
6. 一建筑工地菌痢暴发流行，经采取措施很快控制住流行，为防止继续发生，下列措施不恰当的是
   A. 隔离患者 1 周
   B. 饮用水消毒
   C. 注射卡介苗
   D. 未发病者预防性口服诺氟沙星
   E. 注意环境卫生
7. 细菌性痢疾病理改变最严重的部位是
   A. 空肠　　B. 升结肠
   C. 回肠末端　　D. 乙状结肠和直肠
   E. 盲肠

A_2 型题

8. 患儿，3 岁。突然高热、惊厥，呈嗜睡状态，口唇及四肢末梢发绀，肛门采便有脓血异常，应考虑诊断菌痢的型别为
   A. 急性菌痢普通型

B. 非典型菌痢
C. 慢性菌痢急性发作型
D. 中毒型菌痢
E. 慢性菌痢隐匿型

9. 某患者，半年前患急性菌痢，口服小檗碱后好转，近3个月来反复出现腹痛、腹泻，时好时坏，口服抗生素效果不佳，予以药物灌肠治疗时除用抗生素外，还应加用

A. 酮康唑　　B. 甲硝唑
C. 泼尼松　　D. 利福平
E. 诺氟沙星

第三节　细菌性食物中毒

学习目标

1. 掌握细菌性食物中毒的临床表现、诊断和治疗方法。
2. 理解细菌性食物中毒流行病学特征、实验室检查、鉴别诊断和预防措施。
3. 了解细菌性食物中毒的病原学、发病机制和病理变化。

案例3-3

某制衣厂部分工人傍晚后相继出现发热、腹部阵发性绞痛、腹泻，大便为黄色水样便，部分病人大便中有黏液脓血。该厂工人中午均在厂食堂就餐。

问题：

1. 该厂工人最可能的诊断是什么？
2. 为明确诊断，应做何检查？
3. 如何预防此种情况再次发生？

细菌性食物中毒（bacterial food poisoning）是指由于进食被细菌或细菌毒素所污染的食物而引起的急性感染中毒性疾病。其中前者亦称感染性食物中毒，病原体有沙门菌、副溶血性弧菌（嗜盐菌）、大肠埃希菌、变形杆菌等；后者则称毒素性食物中毒，由进食含有葡萄球菌、产气荚膜杆菌及肉毒杆菌等细菌毒素的食物所致。

细菌性食物中毒的特征为：①在集体用餐单位常呈暴发起病，发病者与食入同一污染食物有明显关系；②潜伏期短，突然发病，临床表现以急性胃肠炎为主，肉毒中毒则以眼肌、咽肌瘫痪为主；③病程较短，多数在2～3日内自愈；④多发生于夏秋季。根据临床表现的不同，细菌性食物中毒分为胃肠型食物中毒和神经型食物中毒。本节主要阐述胃肠型食物中毒。

一、病　原　学

引起胃肠型食物中毒的细菌很多，简述如下。

1. 沙门菌　为肠杆菌科沙门菌属，以鼠伤寒沙门菌、肠炎沙门菌和猪霍乱沙门菌较为多见。该菌为革兰染色阴性杆菌。对外界的抵抗力较强，在水和土壤中能活数月，粪便中能活1～2个月，在冰冻土壤中能越冬。不耐热，60℃ 10～20分钟死亡，5%石炭酸或1∶500升汞5分钟内即可将其杀灭。多种家畜（猪、牛、马、羊）、家禽（鸡、鸭、鹅）、鱼类、飞鸟、鼠类及野生动物的肠腔及内脏中能查到此类细菌。

2. 副溶血性弧菌（嗜盐菌）　为革兰染色阴性多形球杆菌，在高盐（含氯化钠3%～4%）环境中生长最好。本菌广泛存在于海鱼、海虾、海蟹、海蜇、墨鱼等海产品以及含盐较高的

咸菜、咸肉等腌制品中。本菌抵抗力较强，在抹布和砧板上能生存 1 个月以上，但对热和酸极为敏感，加热到 56℃ 5 分钟即可灭活，食醋中 3 分钟即可灭活，在 1%盐酸溶液中 5 分钟即被杀灭。

3. 大肠埃希菌　为革兰染色阴性短杆菌。体外抵抗力较强，在水和土壤中能存活数月，在阴凉处室内尘埃可存活 1 个月，含余氯 0.22×10^{-7} 的水中不能生存。本菌为人和动物肠道正常寄居菌，特殊条件下可致病。根据其致病机制不同可分为：①产肠毒素大肠埃希菌（ETEC），是旅游者及婴幼儿腹泻的重要病原；②致病性大肠埃希菌（EPEC），是婴幼儿腹泻和大规模食物中毒的重要病原；③侵袭性大肠埃希菌（EIEC），通常在较大儿童和成人中引起腹泻，类似菌痢的表现；④肠出血性大肠埃希菌（EHEC），表现为出血性肠炎。

4. 变形杆菌　为革兰染色阴性杆菌。其抗原结构有菌体（O）及鞭毛（H）抗原 2 种，此菌在食物中能产生肠毒素。本菌广泛存在于水、土壤、腐败的有机物及人和家禽、家畜的肠道中。致病食物以鱼蟹类为多，尤其以赤身青皮鱼最多见。近年来，变形杆菌食物中毒有相对增多趋势。

5. 金黄色葡萄球菌　为革兰染色阳性球菌，在乳类、肉类食物中极易繁殖，在剩饭菜中亦易生长，此种毒素属于一种低分子质量可溶性蛋白质，可分 5 个血清型（A、B、C、D、E），其中以 A 型引起食物中毒最多见，B、C 型次之。此菌污染食物后，在 37℃经 6～12 小时繁殖而产生肠毒素。此毒素对热的抵抗力很强，经加热煮沸 30 分钟仍能致病。常因带菌炊事人员的鼻咽部黏膜或手指污染食物致病。

二、流行病学

（一）传染源

带菌的动物如家畜、家禽及其蛋品、鱼类及野生动物为本病主要传染源，患者带菌时间较短，作为传染源意义不大。

> **考点提示：**
> 细菌性食物中毒的临床特点

（二）传播途径

被细菌及其毒素污染的食物经口进入消化道而得病。苍蝇、蟑螂亦可作为沙门菌、大肠埃希菌污染食物的媒介。

（三）人群易感性

人群普遍易感，病后无明显免疫力，可重复感染。

（四）流行特征

本病在夏秋季多发。常因食物采购疏忽（食物不新鲜或病死性畜肉）、保存不好、烹调不当（肉块过大、加热不够或凉拌菜）、生熟刀板不分或剩余物处理不当而引起。病例集中，有时集体发病，潜伏期短，有共同进食的可疑食物，未食者不发病。

三、发病机制

病原菌在污染的食物中大量繁殖，并产生肠毒素类物质，或菌体裂解释放内毒素。进入体内的细菌和毒素，可引起人体剧烈的胃肠道反应。

（一）肠毒素

上述细菌中大多数能产生肠毒素或类似的毒素，尽管其分子质量、结构和生物学性状不尽相同，但致病作用基本相似。由于肠毒素刺激肠壁上皮细胞，激活其腺苷酸环化酶，在活性腺苷酸环化酶的催化下，使细胞质中的腺苷三磷酸脱去两个磷酸，而成为环磷酸腺苷（cAMP），cAMP 浓度增高可促进胞质内蛋白质磷酸化过程，并激活细胞有关酶系统，促进液体及氯离子的分泌，抑制肠壁上皮细胞对钠和水的吸收，导致腹泻。耐热肠毒素是通过激活肠黏膜细胞的鸟苷酸环化酶，提高环磷酸鸟苷（cGMP）水平，引起肠隐窝细胞分泌增强和绒毛顶部细胞吸收能力降低而引起腹泻。

（二）侵袭性损害

沙门菌、副溶血弧菌、变形杆菌等，能侵袭肠黏膜上皮细胞，引起黏膜充血、水肿，上皮细胞变性、坏死、脱落并形成溃疡。侵袭性细菌性食物中毒的潜伏期较毒素引起者稍长，大便可见黏液脓血。

（三）内毒素

除鼠伤寒沙门菌可产生肠毒素外，沙门菌菌体裂解后释放的内毒素致病性较强，能引起发热、胃肠黏膜炎症、消化道蠕动，产生呕吐、腹泻等症状。

（四）过敏反应

变形杆菌能使蛋白质中的组氨酸脱羧而成组胺，引起过敏反应。其病理改变轻微，由于细菌不侵入组织，故可无炎症改变。

四、临床表现

潜伏期短，超过 72 小时的病例可基本排除食物中毒。金黄色葡萄球菌为 1～6 小时，副溶血弧菌为 6～12 小时，大肠埃希菌为 2～20 小时，沙门菌为 4～24 小时等。

考点提示： 细菌性食物中毒的主要临床表现

临床表现以急性胃肠炎为主，如恶心、呕吐、腹痛、腹泻等。金黄色葡萄球菌食物中毒呕吐较明显，呕吐物含胆汁，有时带血和黏液，腹痛以上腹部及脐周多见，腹泻频繁，多为黄色稀便和水样便。侵袭性细菌引起的食物中毒，可有发热、腹部阵发性绞痛和黏液脓血便。副溶血弧菌食物中毒的部分病例大便呈血水样。变形杆菌还可发生颜面潮红、头痛、荨麻疹等过敏症状。腹泻严重者可导致脱水、酸中毒甚至休克。本病病程短，多在 1～3 天恢复，极少数可达 1～2 周。

五、实验室检查

（一）血象

沙门菌感染者血白细胞计数多在正常范围。副溶血弧菌及金黄色葡萄球菌感染者，白细胞数可达 10×10^9/L 以上，中性粒细胞比例明显增高。

（二）粪便检查

粪便呈稀水样，镜检可见少量白细胞；血水样便镜检可见多数红细胞。

（三）血清学检查

患病早期及病后两周的双份血清特异性抗体 4 倍升高可明确诊断。由于本病患病数天即可痊愈，血清学检查较少应用。

（四）分子生物学检查

近年来采用特异性核酸探针进行核酸杂交和特异性引物进行聚合酶链反应检查病原菌，可同时做分型。

（五）细菌培养

将患者的呕吐、排泄物以及进食的可疑食物做细菌学培养，如能获得相同病原菌有利于确诊。

六、诊断与鉴别诊断

（一）诊断

1. 流行病学资料　在夏秋季有进食可疑被污染食物史，如采购疏忽、保存不好、烹调不当、生熟刀板不分等。同食者在短期内集体发病有重要的诊断参考价值。

考点提示：细菌性食物中毒的诊断要点

2. 临床表现　急性胃肠炎的临床特征，如恶心、呕吐、腹痛、腹泻等，病程短，恢复快。

3. 实验室检查　收集吐泻物及残存可疑食物进行细菌培养，怀疑细菌毒素中毒者，可做动物试验，以检测细菌毒素的存在。

（二）鉴别诊断

1. 非细菌性食物中毒　包括化学性食物中毒（砷、升汞、有机磷农药等）和生物性食物中毒（发芽马铃薯、苦杏仁、河豚、毒蕈等），潜伏期仅数分钟至数小时，一般不发热，以多次呕吐为主，腹痛、腹泻较少，但神经症状较明显，病死率较高。经可疑食物、排泄物等分析可确定病因。

2. 霍乱　为无痛性泻吐，先泻后吐为多，且不发热，大便呈米泔水样。多伴不同程度脱水、酸中毒、周围循环障碍。大便悬滴镜检及培养找到霍乱弧菌，可确定诊断。

3. 急性菌痢　一般呕吐较少，常有发热、里急后重，粪便多混有脓血，下腹部及左下腹明显压痛，大便镜检有红细胞、脓细胞及巨噬细胞，大便培养有痢疾杆菌生长。

4. 急性坏死性肠炎　全身中毒症状严重，发病早期常有休克。患者脐周或上腹剧痛，血水样大便中常伴有坏死组织，重症者可有肠麻痹及腹膜刺激征。

七、治　　疗

（一）一般治疗

卧床休息。清淡流质或半流质饮食，多饮盐糖水。感染性食物中毒者行消化道隔离。

（二）对症治疗

对症治疗为主要措施，吐泻腹痛剧者暂禁食，用解痉剂（复方颠茄片、654-2、阿托品等），腹部放热水袋；高热者用物理降温或退热药；及时纠正水、电解质紊乱及酸中毒；休克者给予抗休克治疗；变形杆菌食物中毒过敏型以抗组胺药物治疗为主，如苯海拉明等，必要时加用肾上腺皮质激素；精神紧张不安时应给镇静剂。

（三）抗菌治疗

通常无需应用抗菌药物，可以经对症疗法治愈。症状较重考虑为感染性食物中毒，应及时选用抗菌药物，如喹诺酮类药物、氨基糖苷类药物，或根据细菌培养及药物敏感试验选用有效抗生素。

八、预　　防

1. 认真贯彻《食品卫生法》，加强饮食卫生监督及管理：是预防本病的关键措施。

考点提示：细菌性食物中毒的预防措施

2. 做好饮食卫生的宣传教育。禁止食用病死、变质禽畜；肉要煮透，生熟刀板分开；生鱼生肉和蔬菜应分开存放。

3. 消灭苍蝇、鼠类、蟑螂和蚊类等传播媒介。

4. 发现可疑病例，及时作传染病报告，及早控制疫情。

（付生弟）

目标检测

A_1型题

1. 胃肠型食物中毒的主要治疗措施为
   A. 适当休息　B. 病原治疗
   C. 对症治疗　D. 流质、半流质饮食
   E. 支持治疗
2. 能引起过敏症状的病原菌是
   A. 沙门菌　B. 变形杆菌
   C. 副溶血弧菌　D. 大肠埃希菌
   E. 金黄色葡萄球菌
3. 引起胃肠型食物中毒的最常见细菌为
   A. 变形杆菌
   B. 大肠埃希菌
   C. 金黄色葡萄球菌
   D. 沙门菌
   E. 副溶血弧菌
4. 下列哪一项不属于胃肠型食物中毒流行病学特点
   A. 病人均有传染性
   B. 潜伏期短，起病急
   C. 常集体发病
   D. 有共同进食可疑食物史
   E. 夏秋季多发
5. 胃肠型食物中毒与急性菌痢鉴别的关键是
   A. 全身中毒症状轻重
   B. 消化道症状轻重
   C. 脱水严重程度
   D. 粪便培养找到相应病原体
   E. 有无不洁饮食史
6. 以下病原体引起食物中毒呕吐最剧烈的是
   A. 沙门菌属　B. 金黄色葡萄球菌
   C. 大肠埃希菌　D. 嗜盐杆菌
   E. 蜡样芽孢杆菌

第四节　霍　乱

学习目标

1. 掌握霍乱的临床表现、实验室检查、诊断和治疗原则。
2. 理解霍乱流行病学特征、鉴别诊断和预防措施。
3. 了解霍乱的病原学、发病机制和病理变化。

案例3-4

患者，男，36岁。病前3天到过有腹泻流行的沿海地区，3日后上午突起腹泻10余次，呕吐5次，无腹痛及里急后重。粪便初为黄色稀便，继为水样便。查体：T 36℃，BP 80/60mmHg，WBC 15.6×10^9/L，N 0.82，RBC 5×10^{12}/L，粪便呈水样，镜检见少量白细胞及红细胞，粪悬滴检查可见运动力很强的细菌，涂片检查可见革兰染色阴性弧菌。

问题：

1. 该患者最可能的诊断是什么？
2. 诊断明确后如何进行治疗？
3. 为防止疾病传播应采取哪些预防措施？

霍乱（cholera）是由霍乱弧菌引起的烈性肠道传染病。临床表现轻重不一，轻者仅有轻度腹泻；重者剧烈吐泻大量米泔水样排泄物，并引起严重脱水、酸碱失衡、周围循环衰竭及急性肾衰竭。霍乱属于国际检疫的传染病，在《中华人民共和国传染病防治法》中列为甲类传染病。

霍乱的历史

霍乱自古以来即在印度恒河三角洲呈地方性流行，1817～1961 年百余年间发生过七次世界大流行。于 1883 年第五次大流行中，koch 从埃及患者粪便中首次发现了霍乱弧菌。1905 年 Cotschlich 在埃及西奈半岛 EL-Tor（埃尔托）检疫站从麦加朝圣者尸体中分离出类似霍乱弧菌菌株，命名为 EL-Tor 弧菌，后将 EL-Tor 弧菌所致疾病称为副霍乱。由于两种弧菌的形态和血清学特性基本一样，临床表现及防治原则也完全相同，故 1962 年 5 月第十五届世界卫生大会决定将两者所致的疾病统称为霍乱。

链 接

一、病 原 学

霍乱弧菌菌体短小，稍弯曲，革兰染色阴性，无芽胞和荚膜，菌体尾端有鞭毛，运动极为活泼，在暗视野显微镜下呈流星样一闪而过，粪涂片呈鱼群排列。在碱性（pH 8.0～9.0）蛋白胨培养基上易于生长。霍乱弧菌具有耐热的菌体（O）抗原和不耐热的鞭毛（H）抗原。WHO 腹泻控制中心将霍乱弧菌分类为：①O_1群：包括古典生物型和埃尔托生物型。②不典型 O_1群：无致病性。③非 O_1群。O_{139}血清型是 1992 年于孟加拉（Bengal）流行霍乱时发现的，是一种产生毒素的新型非 O_1群霍乱弧菌，它含有与 O_1群霍乱弧菌相同的毒素基因，能引起流行性腹泻，其他非 O_1群一般无致病性，仅少数可引起散发性腹泻。

古典型弧菌在外环境中存活力很有限，但埃尔托型抵抗力较强。一般在未经处理的河水、海水和井水中，埃尔托型可存活 1～3 周甚至更长时间。两者对热、干燥、直射日光和一般消毒剂都很敏感，加热 55℃10 分钟或日光下暴晒 1～2 小时即死亡，煮沸立即死亡，2%漂白粉、0.25%过氧乙酸溶液中数分钟便可将其杀灭。

二、流 行 病 学

（一）传染源

患者和带菌者是霍乱的传染源。重症患者吐泻物带菌较多，极易污染环境，是重要的传染源。轻型患者和无症状感染者不易确诊，往往不能及时隔离和治疗，在传播疾病方面也起着重要作用。近来已有动物（含水生动物）作为传染源的报道，值得重视。

考点提示： 霍乱的流行病学特点

（二）传播途径

本病主要通过水、食物、生活密切接触和苍蝇媒介而传播。以经水传播最为重要。患者吐泻物和带菌者粪便污染水源后易引起局部暴发流行。通常先发生于边疆地区、沿海港口、江河沿岸及水网地区，然后再借水路、陆路、空中交通传播。

（三）人群易感性

人群对霍乱普遍易感。病后可获一定的免疫力，能产生抗菌抗体和抗肠毒素抗体，但也有再次感染的报告。

（四）流行特征

1. 地区分布 两型弧菌引起的霍乱均有地方性疫源地，印度素有“人类霍乱的故乡”之称，印度尼西亚的苏拉威西岛则是 EL—Tor 弧菌的疫源地，每次世界大流行都是从上述地区扩散而来的。我国是外源性，历次世界大流行均受其害。

2. 季节分布 我国发病季节一般在 5～11 月，而流行高峰多在 7～10 月。

3. 流行方式 有暴发及迁延散发两种形式，前者常为经水或食物传播引起暴发流行，多见于新疫区，而后者多发生在老疫区。

三、发病机制和病理

霍乱弧菌经口进入人体胃部，当胃酸缺乏或被稀释或入侵菌量较多时，弧菌即进入小肠，依其黏附因子紧贴于小肠上皮细胞表面，在小肠的碱性环境中大量繁殖，并产生大量的肠毒素，细菌崩解还可释出内毒素。霍乱肠毒素为分子质量 84kDa 的蛋白质，由亚单位 A 和 B 组成，不耐酸，不耐热。肠毒素借助于亚单位 B 与细胞膜表面的单涎酸神经节苷脂（GM1）结合，使活性亚单位 A 进入细胞膜，A 单位中具腺苷二磷酸（ADP）-核糖基转移酶活性，刺激 ADP-核糖，使其转移到具有控制腺苷环化酶（AC）活性的三磷酸鸟呤核苷（GTP）结合蛋白中，使 GTP 酶活性受到抑制，GTP 不能水解成 GDP，使 AC 活性相对增强，促使细胞内腺苷三磷酸转变为环磷酸腺苷（cAMP）。cAMP 浓度的急剧升高，抑制肠黏膜细胞对钠的正常吸收，并刺激隐窝细胞分泌氯化物和水，导致肠腔水分与电解质大量聚集，因而出现剧烈的水样腹泻和呕吐。

大量吐泻引起水和电解质严重丢失是本病的主要病理生理改变。重症患者每日大便排出量可达 18 000ml（胆汁分泌减少致典型吐泻物呈白色“米泔样”），临床上呈现重度脱水、低血容量性休克、低钾和代谢性酸中毒，进而造成急性肾衰竭。

四、临床表现

潜伏期平均为 1～3 天，短者数小时，长者为 5～6 天。典型患者多急骤起病，少数病例病前 1～2 天有头昏、倦怠、腹胀及轻度腹泻等前驱症状。

（一）临床分期

考点提示：霍乱的临床分期及主要表现

1. 泻吐期　严重腹泻和呕吐。多数病人无前驱症状，突然发生剧烈腹泻，继之呕吐，少数先吐后泻，多无腹痛，亦无里急后重，少数有轻度腹痛，个别有阵发性腹部绞痛。腹泻每日十余次至数十次，甚至大便从肛门直流而出，难以计数。大便初为黄色稀便，迅速变为“米泔水”样或无色透明水样，少数重症患者可有洗肉水样便。呕吐一般为喷射性、连续性，呕吐物初为胃内食物残渣，继之呈“米泔水”样或清水样。一般无发热或低热，持续数小时或 1～2 天进入脱水期。

2. 脱水期　脱水、电解质紊乱（低钠低钾等）和代谢性酸中毒。由于剧烈吐泻，病人迅速呈现脱水和周围循环衰竭。轻度脱水仅有皮肤和口舌干燥，眼窝稍陷，神志无改变。重度脱水则出现“霍乱面容”：眼眶下陷，两颊深凹，口唇干燥，神志淡漠甚至不清。皮肤皱缩、湿冷，弹性消失；手指干瘪似洗衣妇，腹凹陷如舟（舟状腹）（图 3-2）。当大量钠盐丢失，体内碱储备下降时，可引起肌肉痛性痉挛，以腓肠肌、腹直肌最为突出。钾盐大量丧失时主要表现为肌张力降低，反射消失，腹胀鼓肠，心律不齐等。脱水严重者有效循环血量不足，脉搏细速或不能触及，血压下降，心音低弱，呼吸浅促，尿量减少或无尿，血尿素氮升高，出现明显尿毒症和酸中毒。

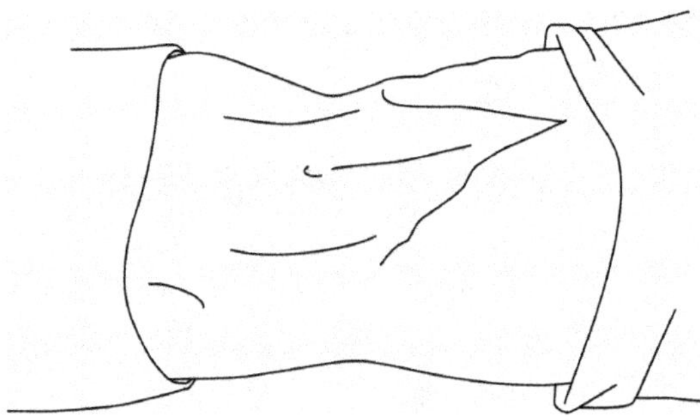

图 3-2　霍乱患者舟状腹

3. 恢复期（或反应期）　症状逐渐消失或出现反应性发热。患者脱水纠正后，大多数症状消失，逐渐恢复正常。约 1/3 患者因循环改善残存于肠腔的毒素被吸收，又出现发热反应，体温为 38～39℃，持续 1～3 天自行消退。

（二）临床分型

1. 轻型　病人微感不适，每日腹泻 10 次以下，大便稀薄，一般无呕吐及脱水表现，血压、脉搏均正常，尿量无明显减少。

2. 中型　泻吐次数较多，每日 10～20 次，大便呈"米泔水"样，有一定程度的脱水，血压降低，收缩压为 70～90mmHg，脉搏细速，24 小时尿量在 500ml 以下。

3. 重型　泻吐频繁，每日 20 次以上，脱水严重，血压低，甚至测不出，脉搏细速常不能触及，尿极少或无尿。

4. 暴发型　极为罕见，病人尚未出现吐泻症状即发生循环衰竭而死亡，称为"干性霍乱"。

（三）并发症

并发症包括急性肾衰竭（最常见）、急性肺水肿、低钾血症等。

五、实验室检查

（一）一般检查

1. 血常规及生化检查　失水可引起血液浓缩、红细胞计数和白细胞计数均升高，血尿素氮和肌酐升高。

2. 尿常规　可有少量蛋白，镜检有少许红细胞、白细胞和管型。

3. 粪便常规　可见黏液和少许红细胞、白细胞。

（二）病原菌检查

1. 粪便涂片染色　粪便涂片并作革兰染色，显微镜下可见革兰染色阴性的弧菌，呈鱼群样排列。

2. 动力试验和制动试验　将新鲜粪便做悬滴或暗视野显微镜检，可见穿梭状运动的弧菌，即为动力试验阳性。随后加上 1 滴 O_1 群抗血清，如细菌停止运动，提示标本中有 O_1 群霍乱弧菌；如细菌仍活动，再加 1 滴 O_{139} 群抗血清，细菌活动消失，则证明是 O_{139} 群霍乱弧菌。

3. 增菌后分离培养　粪便留取应在使用抗菌药物之前，并尽快送实验室作培养。

4. 霍乱弧菌快速辅助检查　目前使用较多的是霍乱弧菌胶体金快速检测法。该法主要检测 O_1 群和 O_{139} 群霍乱弧菌的抗原成分。

5. 血清免疫学检查　霍乱弧菌感染后，能产生抗菌抗体和抗肠毒素抗体。抗体一般在发病后 5 天出现，病程 8～21 天达高峰。血清免疫学检查主要用于流行病学的追溯诊断和粪便培养阴性的可疑患者的诊断。

六、诊断与鉴别诊断

（一）诊断

1. 确定诊断　符合以下三项中一项者：①有吐泻症状，用悬滴及制动试验直接镜检见穿梭状快速运动的弧菌；涂片染色镜检见排列呈鱼群状革兰阴性弧菌；粪便培养有霍乱弧菌生长。②流行区人群，有典型症状，但粪便培养无霍乱弧菌生长者，经血清凝集抗体测定效价呈 4 倍或 4 倍以上增长。③虽无症状但粪便培养阳性，且在粪检前后 5 日内曾有腹泻表现并有密切接触史者。

考点提示：霍乱的确诊依据

2. 疑似诊断　符合下列两项之一者：①有典型症状，但病原学检查未明确者；②流行期间有明显接触史，且出现泻吐症状，不能以其他原因解释者。对疑似病例应填写疑似霍乱报告，作隔离、消毒处理，并每日作粪便培养，如 3 次阴性，且血清学检查 2 次阴性，可否定诊断并作更正报告。

（二）鉴别诊断

1. 急性胃肠炎　一般指细菌性食物中毒感染，可由副溶血性弧菌、金黄色葡萄球菌等引起，病情急起，先吐后泻，水样或黏液脓血便伴腹痛，且发热与中毒症状明显，但循环衰竭少见。

2. 急性菌痢　由志贺菌属引起，患者有发热、腹泻、里急后重及排黏液脓血便，便次多，量少。粪检有大量脓细胞，培养有志贺菌生长。

3. 大肠埃希菌性肠炎　由产毒素性大肠埃希菌（ETEC）或致病性大肠埃希菌（EPEC）引起肠炎，发热、恶心、呕吐及腹绞痛、腹泻，排出水样或蛋花样便，粪培养可有大肠埃希菌生长。

七、治　　疗

治疗原则：严格隔离；迅速补充水、电解质，纠正酸中毒；抗菌治疗；对症治疗。

（一）严格隔离

考点提示：霍乱的补液治疗

《中华人民共和国传染病防治法》将本病列为甲类传染病，故对患者应严密隔离至症状消失 6 天后，粪便培养致病菌连续 3 次阴性为止。对患者吐泻物及食具等均须彻底消毒。可给予流质饮食，但剧烈呕吐者禁食，恢复期逐渐增加饮食，重症者应注意保暖、给氧、监测生命体征。

（二）补液治疗

合理的补液是治疗本病的关键。

1. 静脉补液　①补液原则：早期、迅速、足量，先盐后糖，先快后慢，纠酸补钙，见尿补钾。②补液种类：可采用 5∶4∶1 溶液，即每升液体含氯化钠 5g、碳酸氢钠 4g 和氯化钾 1g，另加 50%葡萄糖 20ml；或用 3∶2∶1 溶液，即 5%葡萄糖 3 份、生理盐水 2 份、1.4%碳酸氢钠液 1 份等。③补液量与速度：应根据患者失水程度、血压、脉搏、尿量和血细胞比容而定，严重者开始每分钟可达 50～100ml，24 小时总入量按轻、中、重分别给 3000～4000ml、4000～8000ml、8000～12 000ml。小儿补液量按年龄、体重计算，一般轻、中度脱水 24 小时以 100～180ml/kg 计。快速输液过程中应防止发生心功能不全和肺水肿。

2. 口服补液　霍乱患者肠道对氯化钠的吸收较差，但对钾、碳酸氢盐仍可吸收，对葡萄糖吸收亦无影响，而且葡萄糖的吸收能促进水和钠的吸收。因此对轻、中型脱水的患者可予口服补液。口服液配方有：①ORS：1000ml 水加葡萄糖 20g、氯化钠 3.5g、碳酸氢钠 2.5g 和氯化钾 1.5g；②1000ml 水加葡萄糖 24g、氯化钠 4g、碳酸氢钠 3.5g、枸橼酸钾 2.5g。成人轻、中型脱水初 4～6 小时每小时服 750ml，体重不足 25kg 的儿童每小时 250ml，以后依泻吐量增减，一般按排出 1 份大便给予 1.5 份液体计算，也可采取能喝多少就给多少的办法。重型、婴幼儿及老年患者则先行静脉补液，待病情好转或呕吐缓解后再改为口服补液。

（三）抗菌治疗

应用抗菌药物有助于缩短腹泻期，减少腹泻量，缩短排菌时间。常用药物有多西环素：成人 200mg，每日 2 次，儿童 3mg/kg，每日 2 次；喹诺酮类如环丙沙星成人 250～500mg，每日 2 次，或诺氟沙星成人 200mg，每日 2 次；或磺胺类等。可选择其中一种，连服 3 日。

（四）对症治疗

重症患者补足液体后，血压仍较低，可加用肾上腺皮质激素及血管活性药物。出现急性肺水肿及心力衰竭时应暂停输液，给予镇静剂、利尿剂及强心剂。严重低钾血症者应静脉滴注氯化钾。对急性肾衰竭者应纠正酸中毒及电解质紊乱，如出现高血容量、高血钾、严重酸中毒，必要时可采用透析疗法。

八、预　　防

（一）管理传染源

要切实执行《中华人民共和国传染病防治法》有关甲类传染病的有关规定。加强疫情监测，建立健全肠道门诊。发现病人立即隔离治疗，直至症状消失后 6 日，并隔日粪便培养 1 次，连续 3 次阴性。对疑似病人行隔离检疫，接触者应检疫 5 日，留粪培养并服药预防。

（二）切断传播途径

改善环境卫生，加强饮水和食品的消毒管理，对病人和带菌者的粪便、其他排泄物和用具衣被等均应严格消毒。消灭苍蝇，不喝生水，做到饭前便后洗手。

（三）保护易感者：提高人群免疫力

提高人群免疫力，霍乱死菌苗保护率为 50%～70%，保护时间为 3～6 个月，仅对同血清型菌株有效，不能防止隐性感染及带菌者，易使人们产生一种虚幻的安全感，未广泛应用。目前正在研制抗原性强、效力高的菌苗，如佐剂菌苗、口服低毒活菌苗、类毒素菌苗及基因工程菌苗等。B 亚单位毒素菌苗，近年证明可获 80%的保护率，正在大范围试验。

（付生弟）

目标检测

A_1 型题

1. 关于霍乱下列说法错误的是
   A. 霍乱是一种烈性肠道传染病
   B. 霍乱被列为乙类传染病
   C. 霍乱是由霍乱弧菌引起的
   D. 霍乱属于国际检疫传染病
   E. 主要传染源是患者和带菌者
2. 霍乱最常见的症状是
   A. 腹痛、腹泻　B. 恶心、呕吐
   C. 无痛性腹泻　D. 发热
   E. 里急后重
3. 典型霍乱的大便性状为
   A. 黄色稀水样　B. 洗肉水样
   C. 米泔水样　D. 柏油样
   E. 泥浆样
4. 霍乱最常见的严重并发症为
   A. 严重脱水　B. 急性肾衰竭
   C. 休克　D. 代谢性酸中毒
   E. 低钾综合征
5. 治疗霍乱的关键环节是
   A. 抗菌治疗
   B. 应用血管活性药物
   C. 补充液体和电解质
   D. 补充脂肪乳剂提供能量
   E. 治疗并发症
6. 霍乱抗菌治疗的目的是
   A. 预防肾衰竭
   B. 减少反应期发热
   C. 控制感染后使血压回升
   D. 控制病原菌，缩短泻吐期、排菌期
   E. 防治脱水及电解质紊乱
7. 确诊霍乱应依靠
   A. 粪便涂片　B. 粪便悬滴及制动
   C. 粪便培养　D. 胆汁培养
   E. 血液检测
8. 下列属于霍乱传染源的是
   A. 患者和带菌者
   B. 霍乱弧菌阳性的水产品
   C. 苍蝇
   D. 粪便
   E. 以上都是
9. 对与霍乱患者密切接触者应采取的处理措施为

A. 严密隔离
B. 注射疫苗
C. 严密检疫5天，留便培养，服药预防
D. 严密检疫10天并做便培养
E. 住院治疗

A_2型题

10. 患者，男，24岁。腹泻2天，每日6～7次，为黄色稀水样便，无脓血；无发热，不腹痛，无里急后重感，未呕吐。就诊时血压、脉搏正常，无明显脱水表现，尿量略少。大便镜检仅见少量白细胞，末梢血象正常。当地有腹泻流行。为尽快判断是否有患霍乱的可能，此患者应立即做的检查为
A. 大便培养
B. 大便悬滴及制动试验、涂片染色
C. 霍乱血清抗体检测
D. 测定血清电解质
E. 血液检测

11. 患者一天来腹泻，初为稀水样便，量多，无腹痛，4～5次后便中粪质减少，似淘米水样，且呕吐3次，为胃内容物，测体温36.8℃，一天内已腹泻十余次，自感口渴、无力。大便镜检见少量白细胞，悬滴动力、制动均阳性。本例的诊断应为
A. 急性细菌性痢疾　B. 食物中毒
C. 急性胃肠炎　D. 疑似霍乱
E. 药物中毒

第五节　流行性脑脊髓膜炎

学习目标

1. 掌握流行性脑脊髓膜炎的临床表现、实验室检查、诊断和治疗原则。
2. 理解流行性脑脊髓膜炎的流行病学特征、鉴别诊断和预防措施。
3. 了解流行性脑脊髓膜炎的病原学、发病机制和病理变化。

案例3-5

患者，男，6岁。畏寒、高热，头痛、呕吐，昏迷20小时，多处皮肤见大量瘀点、瘀斑，颈强直，瞳孔左右不等大，呼吸节律不整齐，BP 60/40mmHg。血WBC 20×10^9/L，N 0.85。

问题：

1. 患儿最可能的诊断是什么？
2. 要确诊该病还要做什么检查？
3. 请写出其治疗原则。

流行性脑脊髓膜炎（epidemic cerebrospinal meningitis）简称流脑，是由脑膜炎双球菌引起的化脓性脑膜炎。临床表现为突起发热，剧烈头痛，频繁呕吐，皮肤黏膜瘀点、瘀斑及颈强直等脑膜刺激征，严重者可有败血症、感染性休克和脑实质损害，脑脊液呈化脓性改变。本病经空气传播，多见于冬春季，儿童易患。

一、病　原　学

脑膜炎双球菌属奈瑟菌属，革兰染色阴性，肾形，多成对排列，或四个相连，具多糖夹膜（图3-3、彩图3-1，图3-4、彩图3-2）。该菌营养要求较高，用血液琼脂或巧克力培养基，在37℃、含5%～10% CO_2、pH 7.4环境中易生长。本菌含自溶酶，如不及时接种易溶解死亡。对寒冷、干燥较敏感，低于30℃、加温至50℃或一般的消毒剂处理

极易使其死亡。

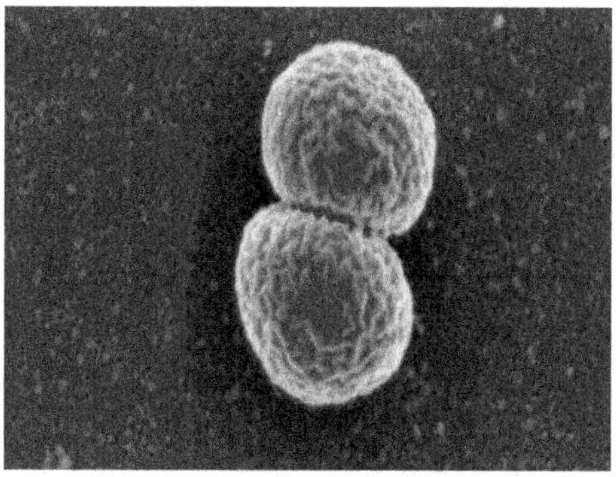

图 3-3　脑膜炎双球菌示意图

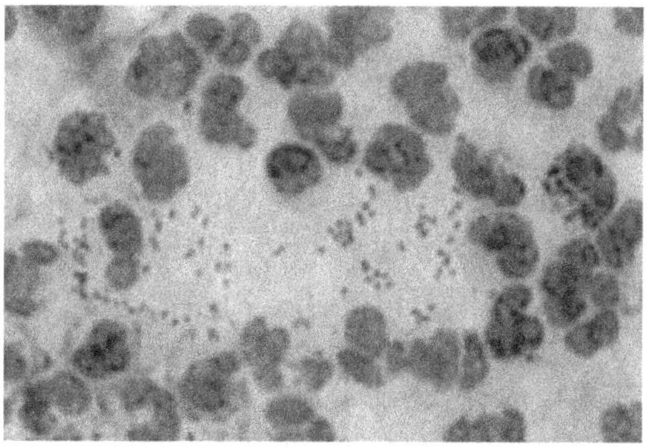

图 3-4　经革兰染色的细胞外脑膜炎双球菌

根据本菌的夹膜多糖抗原的不同，通过血凝试验将本菌分为 A、B、C、D、X、Y、Z、W135、29E、H、I、K 和 L 共 13 个血清群。以 A、B、C 群为多见。近 20 年来欧美一些国家的流行菌群已由 A 群转变为 B 群和 C 群；我国的流行菌群主要是 A 群（90%以上）。

二、流行病学

（一）传染源

传染源是带菌者和病人。病人从潜伏期末开始至发病 10 天内具有传染性。病原菌存在于患者或带菌者的鼻咽分泌物中，借飞沫传播。在流行期间，一家有 2 人以上发病者占 2%～4%，但人群中鼻咽部带菌率常显著增高，有时高达 50%以上，人群带菌率超过 20%时提示有发生流行的可能，所以带菌者作为传染源的意义更大。

（二）传播途径

本病经呼吸道传播。病原菌借咳嗽、喷嚏、说话等由飞沫直接从空气中传播，因其在体外生活力极弱，故通过日常用品间接传播的机会极少。密切接触如同睡、怀抱、喂乳、接吻等对 2 岁以下婴儿传播本病有重要意义。

（三）人群易感性

人群普遍易感，与其免疫水平密切相关。6 个月至 2 岁发病率最高，以后随年龄增长逐渐下降。新生儿有来自母体的杀菌抗体，故发病少见。带菌者及病人在感染后血液中的杀菌抗体 IgG、IgM、IgA 升高，该抗体除对同群病原菌有杀菌作用外，对异群脑膜炎双球菌也有杀菌效力。病后可产生持久免疫力。

（四）流行特征

发病从前一年 11 月份开始，次年 3、4 月份达高峰，5 月份开始下降，其他季节有少数散发病例发生。由于人群免疫力下降，易感者的积累，以往通常每 3～5 年出现一次小流行，7～10 年出现一次大流行。流行因素与室内活动多，空气不流通，阳光缺少，居住拥挤，患上呼吸道病毒感染等有关。中小城市以 2～4 岁或 5～9 岁发病率最高，男女发病率大致相等。大城市发病分散。偏僻山区一旦传染源介入，常引起暴发流行。

三、发病机制

脑膜炎双球菌借菌毛黏附于鼻咽部的柱状上皮细胞而侵入鼻咽部后，是否发病取决于细菌的数量和毒力，以及机体的防御功能。如机体免疫力强，入侵的细菌迅速被消灭；如机体免疫力较弱，细菌可在鼻咽部繁殖，大多数成为无症状带菌者，部分表现为上呼吸道炎症而获得免疫力；少数情况下，若机体免疫力明显低下或细菌数量多、毒力较强时，病菌自鼻咽部黏膜进入血流，形成暂时菌血症，可无症状或仅表现为皮肤出血点；仅极少数病人发展为败血症，通过血-脑屏障侵犯脑脊髓膜，形成化脓性脑膜炎。

普通型流脑菌血症期间，细菌侵袭皮肤血管内皮细胞，迅速繁殖并释放内毒素，导致小血管和毛细血管内皮损伤，有出血、坏死、细胞浸润和血栓栓塞，临床出现皮肤黏膜瘀点、瘀斑。脑膜炎期间，脑膜和脊髓膜血管内皮细胞充血、水肿、出血、坏死及通透性增加，血管周围纤维蛋白、中性粒细胞和血浆外渗，引起脑脊髓膜化脓性炎症及颅内压升高，临床表现为头痛、呕吐、脑膜刺激征及脑脊液混浊。休克型与病菌释放内毒素引起急性微循环障碍有关，细菌进入血液循环并大量繁殖，释放内毒素使全身小血管痉挛，引起严重微循环障碍，导致有效循环血容量减少，引起感染性休克和酸中毒。由于广泛的血管内皮细胞损伤及内毒素作用，使血管通透性增加，血管活性物质释放，凝血系统被激活，另外血小板的凝集破坏和凝血物质的大量消耗，引起 DIC 及继发纤溶亢进，加重微循环障碍、出血、休克。暴发型脑膜炎型与内毒素引起脑血管微循环障碍有关，内毒素可引起脑血管微循环障碍，使脑血管痉挛、通透性增加，引起脑组织充血、水肿、出血、坏死等严重损害，颅内压显著升高，严重者可导致脑疝，出现昏迷加深、瞳孔变化及中枢性呼吸衰竭，从而导致死亡。

四、临床表现

潜伏期为 1～10 日，一般为 2～3 日。

（一）普通型

普通型最常见，占 90%以上。病程可分为上呼吸道感染期、败血症期和脑膜炎期，但由于起病急、进展快，临床常难以划分。

考点提示： 各型流脑的主要临床表现

1. 上呼吸道感染期（前驱期） 为 1～2 天，可有低热、咽痛、咳嗽等上呼吸道感染症状。多数病人无此期表现。

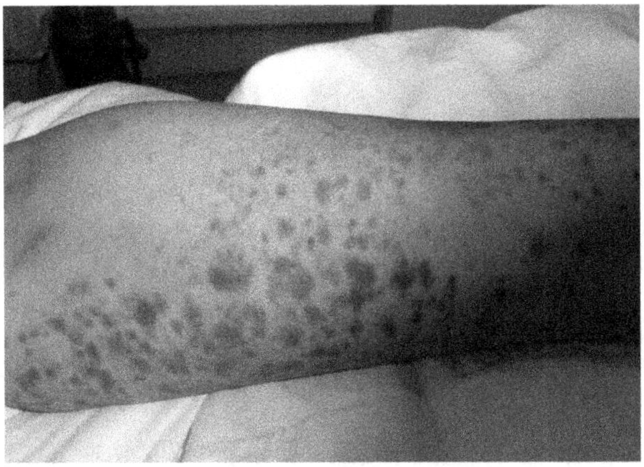

图 3-5 流脑患儿皮肤的瘀点、瘀斑

2. 败血症期 突起畏寒、高热、头痛、呕吐、全身乏力，肌肉酸痛、食欲缺乏及神志淡漠等毒血症症状。幼儿则有哭啼吵闹、烦躁不安、皮肤感觉过敏及惊厥等。少数病人有关节痛或关节炎、脾肿大。70%～90%的病人皮肤黏膜可见瘀点或瘀斑（图 3-5、彩图 3-3）。病情严重者瘀点、瘀斑可迅速扩大，且因血栓形成发生大片坏死。约 10%的患者常在病初几日在唇周及其他部位出现单纯疱疹。多于 1～2 天后进入脑膜炎期。

3. 脑膜炎期 大多数败血症患者于 24 小时左右出现脑膜刺激征，此期持续高热，头痛剧烈、呕吐频繁，皮肤感觉过敏、怕光、狂躁及惊厥、昏迷。血压可增高而脉搏减慢。

婴儿发作多不典型，除高热、拒乳、烦躁及哭啼不安外，惊厥、腹泻及咳嗽较成人多见，脑膜刺激征可缺如。前囟突出，有助于诊断。但有时因呕吐频繁、失水仅见前囟下陷，造成诊断困难。

4. 恢复期　经治疗后体温逐渐降至正常，皮肤瘀点、瘀斑消失，大瘀斑中央坏死部位可形成溃疡，后结痂而愈，症状逐渐好转，神经系统检查正常，一般在1～3周内痊愈。

（二）暴发型

少数病人起病急骤，病情凶险，如不及时抢救，常于24小时内甚至6小时之内危及生命。儿童多见，此型病死率达50%，婴幼儿可达80%。

1. 暴发型败血症（休克型）　本型多见于儿童。突起高热、头痛、呕吐，精神极度萎靡。常在短期内全身出现广泛瘀点、瘀斑，且迅速融合成大片，皮下出血，或继以大片坏死。循环衰竭是本型的特征，表现为面色苍白，唇周及指端发绀，四肢厥冷，皮肤呈花纹状，脉搏细速，血压下降，甚至不可测出。脑膜刺激征缺如，脑脊液大多清亮，细胞数正常或轻度增加，血培养常为阳性。

2. 暴发型脑膜脑炎（脑膜炎型）　亦多见于儿童，以脑实质损害为主要表现。除高热、全身毒血症状、瘀斑外，严重颅内高压为本型的突出症状，病人血压升高，出现剧烈头痛，频繁呕吐，呈喷射性，意识障碍加深，迅速陷入昏迷，反复或持续惊厥；锥体束征阳性；严重者可发生脑疝，出现瞳孔变化，压迫延髓呼吸中枢迅速出现中枢性呼吸衰竭。查体可见脑膜刺激征、巴宾斯基征阳性等。

3. 混合型　为最严重的一型，病死率常高达80%，兼有两种暴发型的临床表现，常同时或先后出现。

（三）轻型

轻型多发生于流行后期，病情轻微，仅有较轻的上呼吸道症状。

（四）慢性败血症型

本型不多见，多发生于成人，病程迁延数周或数月。反复出现寒战、高热、皮肤瘀点和瘀斑。关节疼痛亦多见，发热时关节疼痛加重并呈游走性，也可发生脑膜炎、全心炎或肾炎。

（五）并发症与后遗症

并发症与后遗症包括肺炎、关节炎、心内膜炎、硬膜下积液、脑神经损害等。由于早期使用抗菌药治疗，现均已少见。

五、实验室检查

1. 血象　白细胞总数明显增加，一般在20×10^9/L以上。中性粒细胞在80%～90%以上。有DIC者，血小板减少。

2. 脑脊液检查　压力升高、外观混浊似米汤样。细胞数常达1×10^9/L，以中性粒细胞为主。蛋白显著增高，糖和氯化物明显减少。

3. 细菌学检查　①涂片：包括皮肤瘀点和脑脊液沉淀涂片检查。②细菌培养：血或脑脊液培养阳性率较低，应在抗生素使用之前进行。

4. 免疫学检查　用酶联免疫或放射免疫等方法测定流脑病人脑脊液中脑膜炎球菌特异多糖抗原和血清特异抗体，是近年来开展的快速诊断方法，敏感性高，特异性强，适用于已用抗生素治疗、细菌学检查阴性者。

六、诊断与鉴别诊断

（一）诊断

考点提示：流脑的诊断依据

1. 流行病学资料　本病在冬春季节流行，多见于儿童，大流行时成人亦不少见。

2. 临床表现　突起高热、头痛、呕吐，皮肤黏膜瘀点、瘀斑（在病程中增多并迅速扩大），脑膜刺激征。

3. 实验室检查　细菌学检查和免疫学检查可确诊。

（二）鉴别诊断

1. 其他化脓性脑膜炎　肺炎球菌脑膜炎、流感杆菌脑膜炎、葡萄球菌脑膜炎等大多体内有感染灶存在。如肺炎球菌脑膜炎大多发生在肺炎、中耳炎的基础上；葡萄球菌脑膜炎大多发生在葡萄球菌败血症病程中。无皮肤瘀点、瘀斑，确诊需依据脑脊液、血液细菌学和免疫学检查。

2. 结核性脑膜炎　多有结核史，起病缓慢，伴有低热、盗汗、消瘦等症状，无瘀点、瘀斑，脑脊液外观混浊呈毛玻璃状，在试管内放置 12～24 小时有薄膜形成，薄膜和脑脊液沉淀涂片抗酸染色可检出结核杆菌，细胞数为数十个至数百个，以淋巴细胞为主。

3. 流行性乙型脑炎　发病多在 7～9 月份，有蚊子叮咬史，起病后脑实质损害严重，惊厥、昏迷较多见，皮肤一般无瘀点、瘀斑。脑脊液细胞数很少超过 1×10^9/L，蛋白质稍增加，糖正常或略高，氧化物正常。确诊有赖于血清学检查。

七、治　　疗

（一）普通型

考点提示：普通型流脑的抗菌治疗，暴发型流脑的治疗要点

1. 一般治疗　呼吸道隔离，卧床休息，保持病室安静、空气流通。给予流质饮食，昏迷者宜鼻饲，并输入足量液体，使每日尿量在 1000ml 以上。密切观察病情，必要时给氧。昏迷病人加强护理，防止肺部感染和压疮。

2. 对症治疗　高热时给予物理及药物降温，头痛剧烈者可予镇痛或高渗葡萄糖、脱水剂脱水，惊厥者适当应用镇静剂。

3. 抗菌治疗　①青霉素：为高效、低毒且价廉的杀菌药物，尚无明显的耐药性，缺点为不易透过血-脑屏障，在脑脊液中的浓度仅为血液浓度的 10%～30%，故需大剂量使用才能达到有效杀菌浓度。剂量：成人为 20 万 U/（kg · d），儿童为 20 万～40 万 U/（kg · d），分次静脉滴注或肌内注射，疗程 5～7 日。不宜作鞘内注射，因可引起发热、肌肉抽搐、惊厥、脑膜刺激征、呼吸困难、循环衰竭等严重反应。②第三代头孢菌素：高效、低毒、易透过血-脑屏障。头孢噻肟成人每日 4～6g，儿童每日 150mg/kg，分 3～4 次静脉快速滴注。头孢曲松成人每日 2～4g，儿童每日 100mg/kg，分 1～2 次静脉滴注。③氯霉素：高效、易透过血-脑屏障，在脑脊液中的浓度为血液浓度的 30%～50%，适用于对青霉素过敏的病人。使用氯霉素应密切注意其副作用，尤其对骨髓的抑制，新生儿、老人慎用。④磺胺：易透过血-脑屏障，由于耐药菌株增加，副作用大，目前已较少使用。

（二）暴发型败血症（休克型）

1. 抗菌治疗　大剂量青霉素或头孢菌素、氯霉素等，用法同前。

2. 抗休克治疗

（1）扩充血容量：低分子右旋糖酐、平衡盐液、生理盐水、葡萄糖溶液等。

（2）纠正酸中毒：根据血气分析结果应用 5%碳酸氢钠。

（3）用血管活性药物：经扩容和纠酸后，如果休克仍未纠正，可应用血管活性药物，如

山莨菪碱（654-2）、东莨菪碱、阿托品、多巴胺、异丙肾上腺素等。

（4）用强心药物：如强心苷丙（西地兰）或毒毛花苷 K 等。

（5）用肾上腺皮质激素：如氢化可的松、地塞米松等，疗程为 2～3 天。

3. 抗凝治疗　凡疑有 DIC 者，不必等待实验室检查结果，可用肝素治疗。用肝素后可输新鲜血液以补充被消耗的凝血因子。

（三）暴发型脑膜脑炎（脑膜炎型）

1. 抗菌治疗　同休克型。

2. 降低颅内压治疗　20%甘露醇、50%葡萄糖交替或反复应用。

3. 用肾上腺皮质激素　如地塞米松等。

4. 防治呼吸衰竭　①吸氧。②吸痰，保持呼吸道通畅。③给予呼吸中枢兴奋剂如洛贝林、尼可刹米、二甲弗林等。④呼吸停止者，应立即作气管插管或气管切开给予机械通气。

5. 对症治疗　高热时给予物理及药物降温，头痛剧烈者可予镇痛或高渗葡萄糖、脱水剂脱水，惊厥者适当应用镇静剂，必要时可用亚冬眠疗法（氯丙嗪和异丙嗪）。

八、预　　防

（一）管理传染源

早期发现病人就地进行呼吸道隔离和治疗，接触者医学观察 7 日。

（二）切断传播途径

流行期间加强卫生宣教，搞好环境卫生，保持室内通风，应尽量避免大型集会或集体活动，不要携带幼儿到公共场所，外出应戴口罩。

考点提示： 流脑的预防措施

（三）保护易感者：提高人群免疫力

1. 菌苗预防　我国普遍采用 A 群夹膜多糖菌苗预防接种，保护率达 90%以上，副作用少，剂量为 0.5ml，皮下注射 1 次。国外有 A 群、C 群或 A～C 群双价高分子量多糖菌苗。

2. 药物预防　国内仍采取磺胺药作预防。对于某些有本病流行的机构团体或与患者密切接触者，成人每日 2g，儿童 50～100mg/（kg · d），共 3 日。有人主张在耐磺胺药地区口服利福平，成人每日 0.6g，儿童 5～10mg/（kg · d），连服 3 天。

（付生弟）

目标检测

A_1 型题

1. 普通型流脑败血症期最重要的体征是
   A. 皮肤瘀点或瘀斑　B. 皮肤荨麻疹
   C. 带状疱疹　D. 皮肤瘙痒
   E. 头痛、呕吐
2. 流行性脑脊髓膜炎血液化验时
   A. 白细胞总数升高，分类以中性粒细胞为主
   B. 白细胞总数下降，分类以淋巴细胞为主
   C. 白细胞总数正常，分类中性粒细胞减少
   D. 白细胞总数下降，血小板增加
   E. 白细胞总数升高，分类以淋巴细胞为主
3. 典型流脑病例脑脊液检查的表现是
   A. 白细胞增多，蛋白升高，糖含量减少
   B. 白细胞减少，蛋白升高，糖含量升高
   C. 白细胞减少，蛋白正常，糖含量正常
   D. 白细胞增多，蛋白降低，糖含量升高
   E. 白细胞增多，分类以淋巴细胞为主
4. 流脑的细菌学检查主要包括
   A. 尿样沉渣、痰培养和血培养
   B. 脑脊液培养、咽拭子、大便培养
   C. 脑脊液沉渣、皮肤瘀点涂片和血培养
   D. 血培养、咽拭子、尿沉渣检查
   E. 尿沉渣检查、大便培养
5. 典型流脑的临床表现主要为
   A. 发热头痛、恶心呕吐、健忘失眠、呼吸困难
   B. 突发高热、剧烈头痛呕吐、皮肤划痕症阳

性、肌肉痉挛

C. 突发高热、恶心呕吐、肌肉酸痛、烦躁不安

D. 突发高热、剧烈头痛呕吐、皮肤黏膜瘀点、脑膜刺激征

E. 畏寒、高热

6. 关于流脑病原体的描述正确的是：

A. 革兰阴性杆菌，在外环境中生命力特强

B. 革兰阴性双球菌，在体外生活力低，对一般消毒剂敏感

C. 革兰阴性球菌，在体外生活力强，对一般消毒剂不敏感

D. 革兰阳性双球菌，在外界生活力低，对一般消毒剂敏感

E. 革兰阳性球菌，在外环境中生命力特强

7. 流脑的流行季节性：

A. 全年均可发生，但多发于冬春季

B. 全年均可发生，但多发于夏秋季

C. 只有夏秋季节发生，其他季节不发生

D. 只有冬春季节发生，其他季节不发生

E. 四季发病无明显区别

8. 流行性脑脊髓膜炎的主要传播途径是：

A. 消化道传播　B. 呼吸道传播

C. 血液传播　D. 性传播

E. 接触传播

9. 流行性脑脊髓膜炎的高发人群为

A. 6个月以前的婴儿　B. 6个月至14岁儿童

C. 成人高发　D. 老年人高发

E. 6个月至2岁婴幼儿

第六节　猩　红　热

学习目标

1. 掌握猩红热的临床表现、诊断和治疗要点。
2. 理解猩红热流行病学特征、鉴别诊断和预防措施。
3. 了解猩红热的病原学、实验室检查、发病机制和病理变化。

案例3-6

患儿，男，8岁。24小时前开始发热，体温38℃，伴有咽痛、乏力、食欲缺乏，在家口服退热药治疗，今天上午病情加重，体温升高到39.5℃，咽痛加剧，面部及躯干部皮肤充血潮红，其父母认为是过敏反应，今下午6时急来就诊。查体见草莓样舌，咽部明显充血，扁桃体肿大并可见其上有脓性分泌物，患者全身皮肤在弥漫性潮红的基础上，广泛散布着密集而均匀的与毛囊一致的针尖大小的充血性猩红色皮疹，右肘窝部皮肤可见“帕氏线”，患儿口周皮肤相对发白，双肺、心脏及腹部均未见异常。

问题：

1. 该患儿最可能的诊断是什么？
2. 应首先做何种检查？
3. 如何确诊？
4. 需同哪些疾病进行鉴别？

猩红热（scarlet fever）是由A组β型溶血性链球菌引起的急性呼吸道传染病。临床表现为发热、咽峡炎、全身弥漫性猩红色皮疹和疹退后皮肤明显脱屑。少数患者可出现变态反应性心、肾、关节损害。

一、病　原　学

A组β型溶血性链球菌，又称化脓性链球菌，革兰染色阳性，呈球形或卵圆形，直径为

0.5～2.0μm，可形成荚膜，无芽胞及鞭毛。在临床分离标本中常呈链状排列。在含血的培养基上生长良好，形成直径为1～2mm的白色或灰白色菌落，菌落周围有2～4mm宽、无色透明的溶血环。A组链球菌的抗原主要有三种：①组特异抗原即“C”抗原，为细胞壁的多糖成分，根据其不同，可将链球菌分为A～H、K～U 19个组。其中A组是猩红热的主要病原体。②型特异抗原又称表面抗原，是链球菌细胞壁的蛋白质抗原，分为M、T、R、S等四种抗原成分，与致病性有关的是M抗原，T、R、S抗原作用不明。根据M抗原的不同，将A组链球菌分为100多个血清型。③核蛋白抗原即“P”抗原，无种、组、型的特异性，各种链球菌的P抗原均相同。

A组链球菌的致病力与菌体本身及其产生的毒素、酶类有关。有致病力的菌体成分主要包括荚膜、细胞壁的脂壁酸及M抗原。荚膜及M抗原具有抗吞噬作用，M抗原是主要的致病因子，而脂壁酸能使细菌黏附于宿主细胞膜上。细菌产生的毒素和酶主要包括：①链球菌致热外毒素，也称红疹毒素，是本病的主要致病因素，它具有抵抗单核/巨噬细胞的功能，增强机体对内毒素的敏感性，引起发热和猩红热样皮疹。该毒素有数种不同的抗原型，其抗体之间无交叉保护作用，可使易感者数次患猩红热。②溶血素O和S，可溶解红细胞、损伤白细胞和血小板，并能引起组织坏死。③链激酶，可溶解血块，阻止血浆凝固。④链道酶，能溶解DNA，破坏宿主的细胞和组织。⑤透明质酸酶，能溶解细胞间的透明质酸，有利于细菌在组织中扩散。⑥烟酰胺腺嘌呤二核苷酸酶，可杀伤白细胞。⑦血清混浊因子，可抵制机体特异性和非特异性免疫。

该菌对热及干燥抵抗力不强，56℃ 30分钟及一般消毒剂均能将其杀灭，但在痰、渗出物中可存活数周之久。

二、流行病学

猩红热多见于温带，寒带及热带少见。全年均发病，但冬春季为发病高峰。近数十年来，由于抗生素的应用，该病发病率明显下降，临床表现为脓毒型和中毒型的病例明显减少，病死率明显下降，轻型病例增多。既往我国北方多于南方，但近年来南方有增多趋势。目前已无大流行，多呈散发，主要见于5～15岁儿童，且重症者少见。

（一）传染源

传染源主要是患者和带菌者。猩红热患者自发病前24小时至疾病高峰期传染性最强。A组β型溶血性链球菌引起的咽峡炎患者，排菌量大且不易被重视，也是重要的传染源。

（二）传播途径

本病主要由飞沫经呼吸道传播。也可由皮肤伤口或产道感染，引起“外科猩红热”、“产科猩红热”。

（三）人群易感性

人群普遍易感，感染后可获得抗菌免疫和抗毒免疫。抗菌免疫主要为机体针对M抗原产生的特异性抗体，能消除M抗原对机体的抗吞噬作用，有型特异性，可抵抗同型细菌的侵犯，但不同型之间无交叉免疫，无保护作用。抗毒免疫主要为致热外毒素（红疹毒素）的特异抗体，该免疫较为持久，但该毒素有5种血清型，其间无交叉免疫，故再次感染另一种红疹毒素的链球菌仍可再发病。

三、发病机制与病理解剖

A组链球菌经咽、扁桃体侵入，借助脂壁酸黏附于黏膜上皮细胞，进入组织引起炎症。

通过 M 抗原的保护而使细菌不被吞噬，在透明质酸酶、链激酶及溶血素等的作用下，使炎症扩散，偶可侵入血流而致败血症和组织坏死。可形成以下三种病变。

（一）化脓性病变

细菌在入侵部位引起化脓性病变。病原菌侵入咽部或其他部位，由于 A 组菌的 M 抗原能抵抗机体白细胞的吞噬作用，因而可在局部产生化脓性炎症反应，引起化脓性咽峡炎、扁桃体炎及邻近器官合并症，如中耳炎、乳突炎、颈淋巴结炎等；若细菌侵入血液循环可致败血症。

（二）中毒性病变

中毒性病变主要为外毒素所引起。病原菌产生的毒素进入血液循环引起毒血症，出现高热、头痛等全身中毒症状；红疹毒素使皮肤和黏膜血管充血、水肿、上皮细胞增殖与白细胞浸润，以毛囊周围最明显，出现典型猩红热皮疹。最后表皮细胞死亡而脱落，形成脱屑。肝、脾、淋巴结等间质血管周围有单核细胞浸润，并有不同程度的充血及脂肪变性。心肌有混浊肿胀及变性，严重者有坏死。肾脏可呈间质性炎症表现。中毒型患者的中枢神经系统可发生营养不良变化。

（三）变态反应性病变

少数病人在病程 2～3 周时可出现变态反应性变化，主要为心、肾及关节滑膜等处非化脓性炎症。其原因可能是 A 组链球菌的某些型与被感染者心肌、肾小球基膜或关节滑膜的抗原相似，从而产生交叉免疫反应所致，也可能是抗原抗体复合物沉积而致的变态反应。

四、临床表现

潜伏期为 1～7 日，一般为 2～3 天。根据病情轻重不同，可有以下临床类型。

（一）典型猩红热（普通型猩红热）

流行期间 95%以上患者属此型，按病程可分三期。

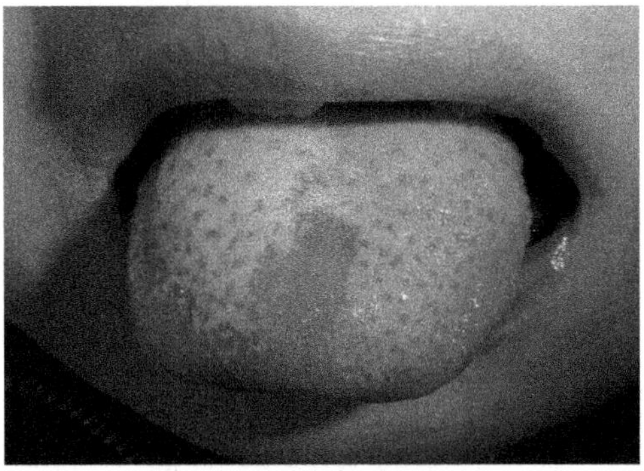

图 3-6　猩红热草莓舌

1. 前驱期　起病多急骤。呈持续性发热，一般可达 39℃左右。咽痛症状明显，吞咽时加重。可有头痛、食欲缺乏、恶心、肌肉酸痛及全身不适等全身中毒症状。婴幼儿可出现谵妄和惊厥等症状。查体可见咽部充血，扁桃体红肿、腺窝处可有点片状脓性分泌物，软腭黏膜可有充血及出血性黏膜内疹。舌被白苔、舌乳头红肿并突出于白苔之外，以舌尖及舌前部边缘明显，称为草莓舌（图 3-6）。2～3 日后白苔脱落，舌面光滑呈肉红色，舌乳头仍突起，称为杨梅舌（图 3-7）。部分患者可伴有颈部、颌下淋巴结肿大，有压痛。

2. 出疹期　皮疹为本病的重要特征，一般于病程第 1～2 天出现，此时全身中毒症状明显，体温最高。皮疹从耳后、颈部及上胸部开始，24 小时内迅速蔓延全身（图 3-8）。典型皮疹是在全身皮肤弥散性充血的基础上，广泛散布着密集而均匀的与毛囊一致的针尖大小的充血性丘疹。疹间无正常皮肤，压之褪色，严重病例可有出血性皮疹。在皮肤皱褶处如腋窝、肘窝及腹股沟等处，因压迫、摩擦引起皮下出血，形成紫红色线状疹称为帕氏线（Pastia's lines）。面部潮红而无皮疹，口鼻周围相对苍白，称“口周苍白圈”。少数患者可出现带黄白色脓头且不易破溃的皮疹，称为粟粒疹。皮疹出现后48小时达高峰，然后依出疹顺序消退，一般2～4天退尽。重者可持续1周。

3. 恢复期　皮疹消退约1周后开始脱皮。脱皮轻重与皮疹轻重一致，可呈糠屑状、片状、大片状，有时甚至呈手套、袜套状（图3-9，彩图3-7）。脱皮可持续2～4周，少数严重者可有暂时性脱发。

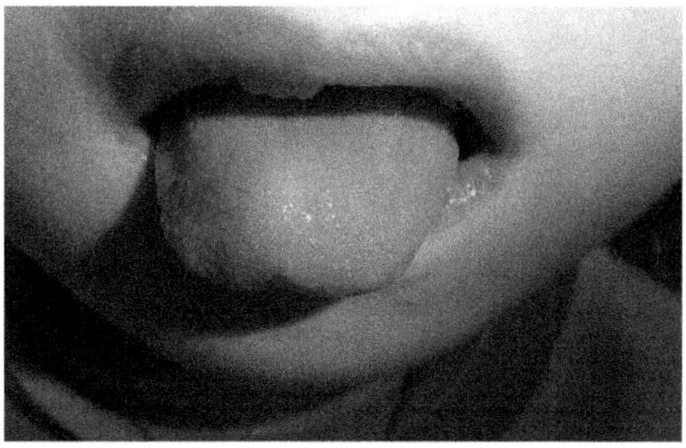

图3-7　猩红热杨梅舌

考点提示： 典型猩红热的各期表现

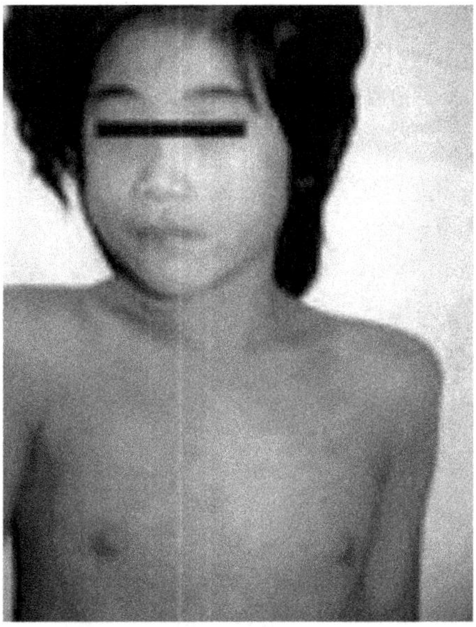

图3-8　猩红热皮疹

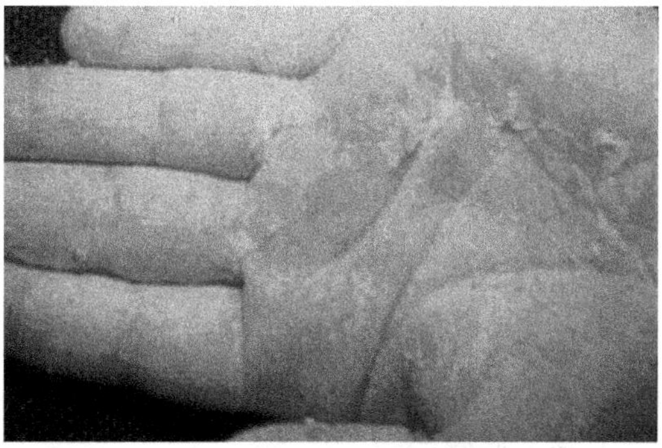

图3-9　猩红热患儿手部脱皮

（二）非典型表现

1. 轻型　近年来多见。发热症状不明显，或有短暂低热，皮疹少，消退快，脱屑轻或无脱屑，全身中毒症状轻，咽峡炎症状亦轻微。但仍可发生变态反应性并发症。

2. 中毒型　主要表现为毒血症症状。高热、头痛、剧烈呕吐，甚至神志不清、中毒性心肌炎及感染性休克。咽峡炎不重伴皮疹很明显，可为出血性。本型病死率高，目前已少见。

3. 脓毒型　主要表现为严重的化脓性咽峡炎，咽部渗出物多，往往形成脓性假膜，可有溃疡及坏死，并向周围组织扩散，引起邻近组织的化脓性炎症及败血症。皮疹可呈粟粒疹，体温可呈弛张热。此型病情重，病死率亦高，多见于营养及卫生条件极差的小儿，近年也罕见。

4. 外科或产科猩红热　病原菌从伤口或产道侵入致病。皮疹首先出现在伤口周围，继而波及全身。全身症状轻，常无明显咽峡炎，预后较好。可从伤口分泌物中培养出病原菌。

五、并　发　症

（一）化脓性并发症

感染直接侵袭附近组织、器官，引起鼻窦炎、化脓性中耳炎、乳突炎、颈部淋巴结炎和蜂窝织炎等。

（二）中毒性并发症

中毒性并发症是由毒素引起的非化脓性病变，如关节炎、中毒性肝炎和中毒性心肌炎等，多发生于病程第一周，预后良好。

（三）变态反应性并发症

变态反应性并发症以风湿热和急性肾小球肾炎常见，多发生于病程 2～3 周。病情较轻，多能痊愈，很少转为慢性。

六、诊断与鉴别诊断

（一）诊断依据

1. 流行病学资料　冬春季节，当地有本病流行，或有与猩红热患者密切接触史。

2. 典型临床表现　骤起发热、咽峡炎，约在病程的第二日出疹，在全身皮肤弥漫潮红基础上出现针尖大小的猩红色皮疹，以及疹退后脱皮，草莓舌、口周苍白圈、帕氏线等也有助于诊断。

3. 实验室检查　白细胞总数增高，多在（10～20）$\times10^9$/L，中性粒细胞多在 80%以上，咽拭子及病灶分泌物培养出 A 组 β 型溶血性链球菌可确诊。

（二）鉴别诊断

本病应与其他原因引起的咽峡炎如咽白喉、传染性单核细胞增多症等相鉴别。还应与其他出疹性疾病如麻疹、风疹、药物疹、川崎病及金黄色葡萄球菌感染等相鉴别。

七、治　疗

（一）一般治疗

休息，进行呼吸道隔离。流质或半流质饮食。对于高热、进食少、中毒症状严重者，可给予补液、对症等治疗。加强护理，保持皮肤及口腔卫生。

（二）病原治疗

考点提示： 猩红热的病原治疗

早期病原治疗可缩短病程，减少并发症，目前青霉素仍为首选药物。成人每次 80 万～120 万 U，每日 3～4 次肌内注射；儿童每日（2.5 万～5 万）U/kg，分 2～4 次肌内注射，疗程 7～10 日。对中毒型及脓毒型者可加大剂量，成人每次 200 万～300 万 U，每日 3～4 次静脉滴注；儿童每日（10 万～20 万）U/kg，分次静脉滴注。青霉素过敏者可用大环内酯类药物，常用红霉素，儿童每日 20～40mg/kg，成人每日 1～2g，分 3～4 次口服，病重者可分次缓慢静脉滴注，疗程 7～10 日。也可用复方磺胺甲噁唑（SMZ-TMP），成人每天 4 片，分 2 次口服，小儿酌减。对中毒型猩红热患者，应输新鲜血并肌内注射丙种球蛋白 3～6ml/d。

（三）并发症治疗

在病原治疗的同时，针对相应的并发症进行治疗。

八、预　防

（一）管理传染源

考点提示： 猩红热的预防要点

隔离患者，并积极进行治疗。隔离期为 6～7 日，或咽拭子培养 3 次阴性且无并发症者，可解除隔离。若有化脓性并发症应隔离至痊愈为止。接触者应医学观察 7 日，发现有扁桃体炎及咽峡炎患者均应青霉素治疗。儿童机构工作人员的带菌者，应暂时调离工作，并予以治疗，至3次培养阴性方可恢复工作。

（二）切断传播途径

患者的分泌物及污染物应随时消毒，流行期间儿童尽量避免到公共场所，接触患者应戴口罩。

（三）保护易感者

目前尚无主动免疫菌苗。对儿童机构、部队或其他有必要的集体单位，可酌情采用药物预防。如用苄星青霉素，成人每月肌内注射120万U，儿童每月60万～90万U，可保护30日。青霉素过敏者，可选用红霉素口服。

（谢　辉）

目标检测

A_1型题

1. 引起猩红热的病原体是
   A. 金黄色葡萄球菌
   B. 表皮葡萄球菌
   C. A组α溶血性链球菌
   D. A组β溶血性链球菌
   E. B组溶血性链球菌
2. 猩红热的主要传播途径是
   A. 经消化道传播　B. 经呼吸道传播
   C. 经产道感染　D. 皮肤伤口
   E. 经血液传播
3. 猩红热潜伏期一般为
   A. 1～2日　B. 2～3日
   C. 3～4日　D. 7～9日
   E. 7～14日
4. 下列哪项是猩红热的特征性表现
   A. 发热、中毒症状、第三日出现皮疹
   B. 发热、咽峡炎、第二日出现猩红色皮疹
   C. 发热、杨梅舌、第二日出现猩红色皮疹
   D. 发热、咽峡炎、口周苍白圈
   E. 发热、口周苍白圈、第三日出现猩红色皮疹
5. 关于猩红热皮疹的叙述错误的是
   A. 发热后第二日出疹
   B. 皮肤在弥漫性充血基础上出现针尖大小的猩红色丘疹
   C. 于耳后、颈及上胸开始出疹
   D. 皮疹于48小时达高峰
   E. 退疹后留下色素沉着
6. 有关猩红热临床表现的描述不恰当的是
   A. 发热多为持续性
   B. 发热程度及热程与皮疹多少和消长无关
   C. 咽峡炎明显
   D. 腭部黏膜疹或出血疹可先于皮疹出现
   E. 可见草莓舌或杨梅舌
7. 确诊猩红热的检查是
   A. 咽拭子或脓液中分离出B组溶血性链球菌
   B. 咽拭子或脓液中分离出A组溶血性链球菌
   C. 咽拭子或脓液中分离出金黄色葡萄球菌
   D. 咽拭子或脓液中分离出表皮葡萄球菌
   E. 咽拭子或脓液中分离出奈瑟菌属
8. 猩红热病原治疗首选
   A. 红霉素　B. 头孢菌素
   C. 青霉素　D. 四环素
   E. 氯霉素

A_3型题

（9～11题共用题干）

某10岁儿童，因发热3日伴出疹2日于12月1日入院。入院查体：T 39℃，P 120次/分，R 20次/分，神志清楚，发热面容，全身皮肤潮红并可见与毛囊分布一致的红色丘疹，舌苔白厚，舌乳头突出呈草莓样，咽部充血，扁桃体肿大，并可见脓性分泌物。双肺、心脏、腹部均无阳性体征。血常规：WBC 15×10^9/L，N 0.95。

9. 本病例最可能的诊断是
   A. 风疹　B. 麻疹
   C. 川崎病　D. 猩红热
   E. 药物过敏
10. 确诊本病的检查是
    A. 血培养　B. 大便培养
    C. 咽拭子培养　D. 脑脊液培养
    E. 尿培养
11. 治疗本病首选的抗生素是
    A. 红霉素　B. 氯霉素
    C. 青霉素　D. 阿奇霉素
    E. 链霉素

第七节 肺 结 核

学 习 目 标

1. 掌握肺结核的临床表现、实验室检查、诊断和治疗原则。
2. 理解肺结核的流行病学特征、鉴别诊断和预防措施。
3. 了解肺结核的病原学、发病机制和病理变化。

案例3-7

患者，女，45 岁。食欲缺乏、乏力 3 月余，曾经多次求诊于综合医院消化内科，诊断为浅表性胃炎，服药治疗一直无效。近 3 周出现午后发热，体温波动于 37～38℃，且有轻微干咳，少量稀薄痰液，昨晚咯血一次，量约 100ml，胸部 X 线片显示右上肺斑片状密度增高影。血常规：WBC 5.6×10^9/L，N 0.65。红细胞沉降率（ESR）35mm/h。

问题：

1. 该患者最可能的诊断是什么?
2. 应做哪些检查?
3. 如何确诊?
4. 应与哪些疾病相鉴别?

肺结核（pulmonary tuberculosis）是结核病中一种最常见的临床类型，是由结核分枝杆菌（mycobacterium tuberculosis）侵入人体引起的肺部慢性感染性疾病。临床特点为低热、盗汗、乏力、消瘦等结核中毒症状和慢性咳嗽、咯血等呼吸道症状。

一、病 原 学

结核分枝杆菌（简称结核杆菌）属放线菌目、分枝杆菌科、分枝杆菌属，包括人型、牛型和鼠型等种类。对人类致病的主要为人型，牛型少见。结核杆菌镜检为细长稍弯曲的杆菌，无鞭毛、无芽胞、不能活动。该菌需氧，生长慢，培养 4～6 周繁殖成菌落。结核分枝杆菌不易着色，但着色后可抵抗盐酸乙醇脱色，故称抗酸杆菌。对外界抵抗力强，耐干燥、耐冷、耐酸、耐碱。在干燥环境中可以存活数月或数年，在阴湿处能生存数月以上，低温条件下如-40℃仍能存活数年。对热、紫外线、乙醇比较敏感；煮沸 1 分钟、5%～12%甲酚皂溶液 2～12 小时、75%乙醇 2 分钟均可将其灭活。将痰吐在纸上直接烧掉是最简易的灭菌方法。

结核分枝杆菌菌体含有类脂质、蛋白质和多糖类。在人体内，类脂质能引起单核细胞、上皮样细胞和淋巴细胞浸润而形成结核结节；蛋白质可引起过敏反应、中性粒细胞和单核细胞浸润，多糖类则引起某些免疫反应（如凝集反应）。病灶中菌群常包括数种不同生长速度的结核杆菌。代谢旺盛、不断繁殖的结核杆菌（A 群）致病力强，传染性大，也易被抗结核药物所杀灭；在吞噬细胞内的酸性环境中受抑制的结核杆菌（B 群）和偶尔繁殖菌（C 群）只对少数药物敏感，可为日后复发的根源；休眠菌（D 群）一般耐药，逐渐被吞噬细胞所消灭。

在繁殖过程中，结核分枝杆菌由于染色体上基因突变出现极少量耐药菌（自然变异），单用一种药物可杀灭大量敏感菌，但天然耐药菌却不受影响，继续生长繁殖，最终菌群中便以耐药菌为主（敏感菌被药物淘汰），抗结核药物失效。另一种发生耐药性的机制是药物与结核杆菌接触后，有些菌发生诱导变异，逐渐能适应在含药环境中继续生存（继发耐药）。在固体培养基中每毫升含异烟肼（INH）1μg、链霉素（SM）10μg 或利福平（RFP）50μg 能生长的结核分枝杆菌分别称为各该药的耐药菌。

患者以往未用过某药，但其痰菌对该药耐药，称为原始耐药菌感染。长期不合理用药，经淘汰或诱导机制出现耐药菌，称为继发耐药。复治患者中很多为继发耐药病例。结核分枝杆菌的耐药现象日趋严重，耐药的产生主要与基因突变有关，如利福平耐药与 rpoB 基因突变有关，异烟肼耐药与 ahpe、inhA、KatG 基因突变有关。对至少包括异烟肼（INH）和利福平（RFP）两种或两种以上药物产生耐药的结核病称为耐多药结核病（multiple-drug-resistant tuberculosis，MDR-TB）。对异烟肼、利福平耐药的同时对任何氟喹诺酮类药物以及至少对 1 种二线抗结核注射剂（硫酸卷曲霉素、卡那霉素和阿米卡星）耐药的结核病称为广泛耐多药结核病（extensively drug-resistant tuberculosis，XDR-TB）。

二、流 行 病 学

（一）传染源

传染源是痰排菌的肺结核患者和动物（主要是牛）。经正规化疗后，痰排菌量减少，传染性降低。

（二）传播途径

本病以空气传播为主。肺结核患者咳嗽、打喷嚏排出的结核分枝杆菌悬浮在飞沫核中播散，健康人吸入可致感染；痰中的结核杆菌在痰干燥后随尘埃吸入也可感染。

（三）人群易感性

人群普遍易感。婴幼儿、青春后期及老年人发病率较高。糖尿病、硅肺、百日咳，以及过度劳累、妊娠等为肺结核的诱发因素。恶性肿瘤、肾移植、肝移植及 AIDS 等好发结核病。

（四）流行现状

近十年来，结核病流行具有高感染率、高患病率、高病死率及高耐药率的特点。据世界卫生组织《2012 年全球结核病报告》，结核病仍然是当今一个主要传染病杀手。其流行的主要特点为：①罹患结核病的人数不断下降，但全球负担仍然很重，2011 年有 870 万新发病例；②估计每年有 140 万人死于结核病，其中包括 50 万名妇女；③目前在应对耐多药结核病方面的进展一直比较缓慢。从世界情况看，估计患病的患者中只有 1/5 等到诊断。在我国，结核病仍然是危害人民健康和生命的主要传染病，目前结核病年发病人数约为 130 万，占全球发病人数的 14%，位居全球第二。中西部地区、农村地区结核病防治形势严峻。

三、发病机制与病理解剖

（一）发病机制

1. 免疫与变态反应　结核病的免疫主要是细胞免疫，表现在淋巴细胞的致敏和吞噬细胞作用的增强。入侵的结核杆菌被吞噬细胞吞噬后，经处理加工，将抗原信息传递给 T 淋巴细胞，使之致敏。当致敏的 T 淋巴细胞再次遇到结核杆菌时，便释放出一系列的淋巴因子（包括趋化因子、巨噬细胞移动抑制因子、巨噬细胞激活因子等），使巨噬细胞聚集在细菌周围，吞噬并杀灭细菌，然后变为类上皮细胞和朗汉斯巨细胞，最终形成结核结节，使病变局限化。结核杆菌侵入人体后4～8周，身体组织对结核分枝杆菌及其代谢产物所发生的敏感反应称为变态反应。这是因为另一亚群T淋巴细胞释放出炎性因子、皮肤反应因子和淋巴细胞毒素等，使局部出现渗出炎症甚至干酪样坏死，并伴有发热、乏力及食欲减退等全身症状。此时如用结核菌素做皮肤试验，呈阳性反应。注射局部组织充血是第Ⅳ型（迟发型）变态反应的表现。感染结核杆菌后，还可能发生多发性关节炎、皮肤结节性红斑及疱疹性结合膜炎等，这些也是结核病变态反应的表现，常发生于原发结核感染的患者。

肺结核病的发生、发展与转归取决于入侵结核杆菌的数量、毒力和人体免疫、变态反应的高低。人体抵抗力处于劣势时，结核病容易发生发展；反之，感染后不易发病，即使发病也比较轻且容易痊愈。

考点提示： 结核病的病理特点

2. 初感染与再感染　将同等量的结核菌接种给两组豚鼠，一组在接种前6周已接种过小量的结核菌，另一组从未接触过结核菌。结果接触过结核菌的这一组豚鼠迅速出现局部炎性反应，红肿、溃烂及坏死，局部淋巴结受累，而且坏死灶也迅速愈合，这说明豚鼠对结核菌具有免疫力；而后一组局部反应于2周后才出现，逐渐形成溃疡，经久不愈，同时细菌大量繁殖，经淋巴和血液循环播散到全身，易于死亡，这说明豚鼠对结核菌无免疫力。这种机体对结核杆菌再感染与初感染不同反应的现象称为科赫（Koch）现象。

（二）病理变化

1. 结核病的基本病变　结核杆菌侵入人体后引起炎症反应，结核分枝杆菌与人体抵抗力之间的较量互有消长，可使病变过程十分复杂，但其基本病变主要有渗出、变质和增生三种性质。

（1）以渗出为主的病变：表现为充血、水肿和白细胞浸润。早期渗出性病灶中有中性粒细胞，以后逐渐为单核细胞（吞噬细胞）所代替。在大单核细胞内常可见到吞入的结核杆菌。渗出性病变往往出现在结核炎症的早期或病灶发生恶化时，有时亦见于浆膜结核。病情好转时，渗出性病变可以完全消散吸收。

（2）以增生为主的病变：开始时可有一短暂的渗出阶段。当大单核细胞吞噬并消化了结核分枝杆菌后，细菌的磷脂成分使大单核细胞形态变大而扁平，类似上皮细胞，称为类上皮细胞。类上皮细胞相聚成团，中央可有多核巨细胞（朗汉斯巨细胞）出现。它们能将结核分枝杆菌抗原的信息传递给淋巴细胞，在其外围常有较多的淋巴细胞聚集，形成典型的结核结节，为结核病特征性的病变，"结核"由此得名。结核结节中不易找到结核杆菌。增生为主的病变往往发生在菌量较少、人体细胞介导免疫占优势的情况下。

（3）以变质为主的病变：常发生在渗出或增生性病变的基础上。当人体抵抗力降低或菌量过多，变态反应过于强烈时，上述渗出性病变和结核结节连同原有的组织结构一起坏死。这是一种组织凝固性坏死。大体标本的坏死区呈灰白略带黄色，质松而脆，状似干酪，故名干酪样坏死。镜检可见一片凝固的、染成伊红色的、无结构的坏死组织。

上述三种病变可同时存在于一个肺部病灶中，但往往有一种病变是主要的。例如，渗出性病变和增生性病变的中央常可出现少量干酪样坏死，而变质为主的病变，常同时伴有不同程度的渗出和结核结节的形成。

2. 结核病变的转归　干酪样坏死病灶中结核分枝杆菌大量繁殖可引起液化，液化的干酪样坏死物部分被吸收，部分由支气管排出后形成空洞，亦可在肺内造成支气管播散。当人体免疫力增强和在抗结核药物治疗下，病灶可以逐渐愈合。渗出性病灶可以通过单核巨噬细胞系统的吞噬作用而吸收消散，甚至不留瘢痕。病灶在愈合过程中常伴有纤维组织增生，形成条索状瘢痕。干酪样病灶也可由于失水、收缩和钙盐沉着，形成钙化灶而愈合。

3. 结核病灶的播散　人体初次感染结核分枝杆菌时，结核分枝杆菌被细胞吞噬，经淋巴管被带到肺门淋巴结，少量结核杆菌常可进入血液循环向全身播散，但并不一定伴有明显的临床症状（隐性菌血症）。坏死病灶侵蚀血管，大量结核分枝杆菌进入血液循环，可引起急性粟粒性肺结核、结核性脑膜炎、骨结核和肾结核等。肺内结核分枝杆菌也可沿支气管播散到其他肺叶。当大量痰结核分枝杆菌被吸入消化道，也可引起肠结核、腹膜结核等。肺结核可局部进展扩大，直接蔓延到胸膜引起结核性胸膜炎。

四、临床表现

（一）临床类型

根据结核病的发病过程和临床特点，肺结核可分为以下五型：

1. 原发型肺结核（Ⅰ型）　初次感染后发病的肺结核，包括原发综合征和胸内淋巴结结核。病灶多见于肺上叶下部及下叶上部。典型表现有肺原发病灶、引流淋巴管和肺门或纵隔淋巴结结核性炎症，三者合称为原发综合征。X 线检查呈哑铃形阴影（图 3-10）。若胸部 X 线片只有肺门淋巴结肿大，则诊断为胸内淋巴结结核。此型多见于儿童和既往未受感染的成年人，临床症状轻微，90%以上患者呈自限性。

考点提示： 肺结核的临床类型及其主要表现

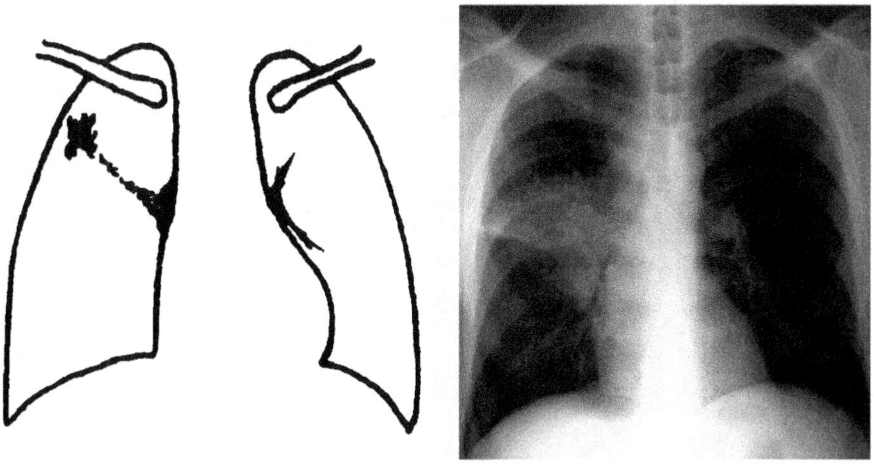

图 3-10　原发型肺结核

2. 血行播散型肺结核（Ⅱ型）　也称为粟粒型肺结核。多由原发型肺结核发展而来。原发感染后潜伏于病灶中的结核分枝杆菌进入血液循环或因肺及其他脏器活动性结核病灶侵袭淋巴管而引起，包括急性、亚急性和慢性血行播散型肺结核。其中急性粟粒型肺结核为结核分枝杆菌短期大量进入血液播散至肺部所致，临床上通常有高热等急性中毒症状，部分患者同时伴有结核性脑膜炎。结核分枝杆菌少量多次进入血液或机体免疫功能较好时形成亚急性和慢性血行播散型肺结核。急性血行播散型肺结核 X 线检查可见双肺野分布较均匀、密度和大小相近的粟粒状阴影（图 3-11）。

3. 浸润型肺结核（Ⅲ型）　继发性肺结核最常见的类型，干酪性肺炎和结核球也属此型，成人肺结核此型最多见，小儿极少。多为已静止的原发病灶的重新活动，偶为外源性再感染。因为机体已产生特异性免疫力，病变趋向局限于肺的一部，多在肺尖、锁骨下区及下叶背段。胸部 X 线片表现为片絮状或斑点结节状阴影，可有空洞及支气管内播散灶（图 3-12）。干酪性病变时密度增高而不均匀。

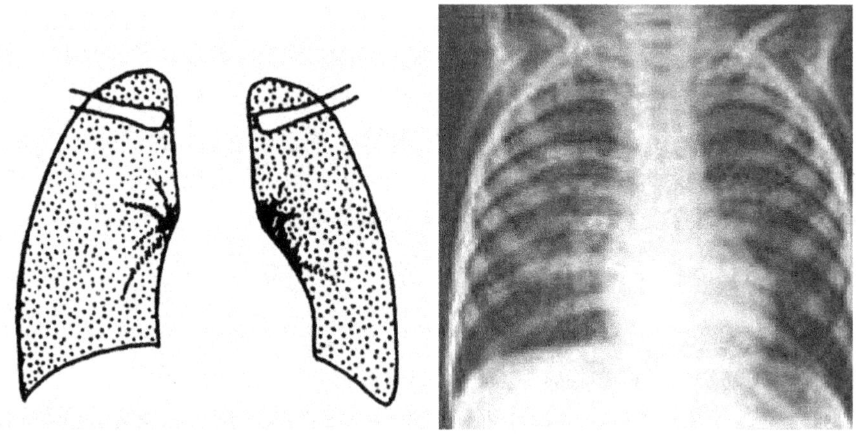

图 3-11　急性血行播散型肺结核

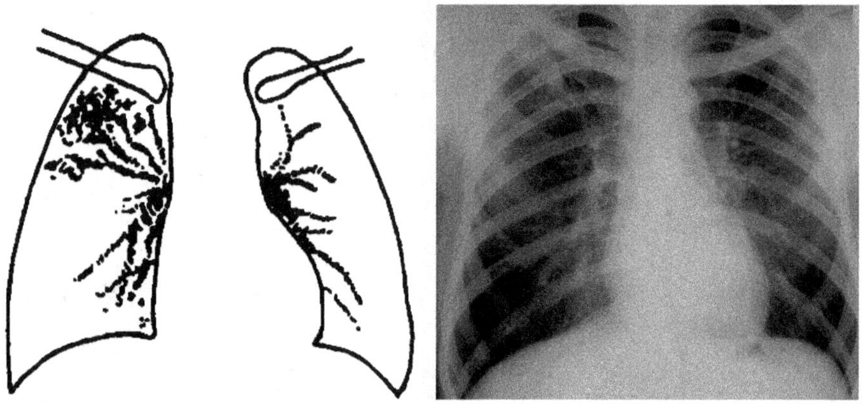

图 3-12　浸润型肺结核

4. 慢性纤维空洞型肺结核（Ⅳ型）　是肺结核病晚期表现。由于肺结核空洞长期不愈，随机体免疫力高低而改变，使病灶吸收、修复或恶化反复交替出现，导致病变广泛，纤维化病变较多，形成慢性纤维空洞型肺结核。X 线显示一侧或两侧单个或多个厚壁空洞，多伴有支气管播散病灶及病灶广泛纤维化、代偿性肺气肿和胸膜肥厚（图 3-13）。

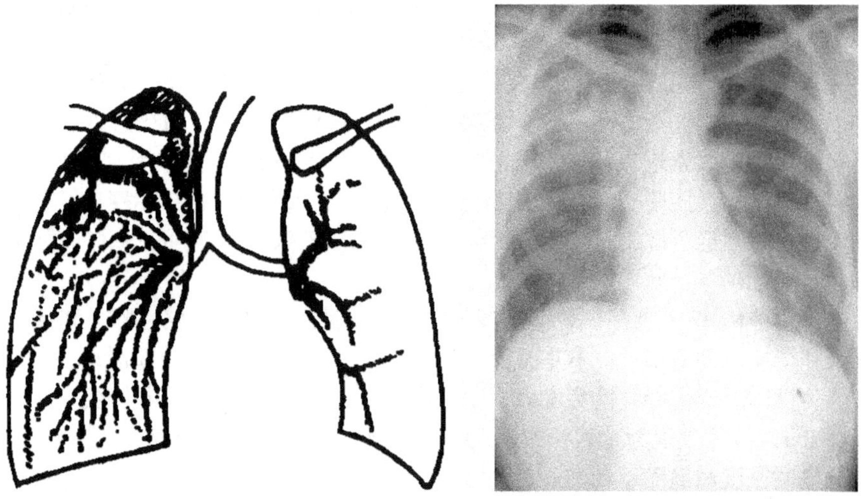

图 3-13　慢性纤维空洞型肺结核

5. 结核性胸膜炎（Ⅴ型）　为结核分枝杆菌及其代谢产物进入处于高度敏感状态的胸膜引起的炎症反应。常发生于原发感染后数月，为播散型结核的一部分。在病情发展的不同阶段有干性胸膜炎、渗出性胸膜炎及结核性脓胸等。临床上以渗出性胸膜炎最常见。X线检查特点：少量积液时肋膈角变钝；中等量积液时肺野下部密度增加，膈影被遮，阴影上缘由腋部向内向下呈弧形；大量积液时肺野大部呈均匀浓密阴影，纵隔被推向对侧（图 3-14）。

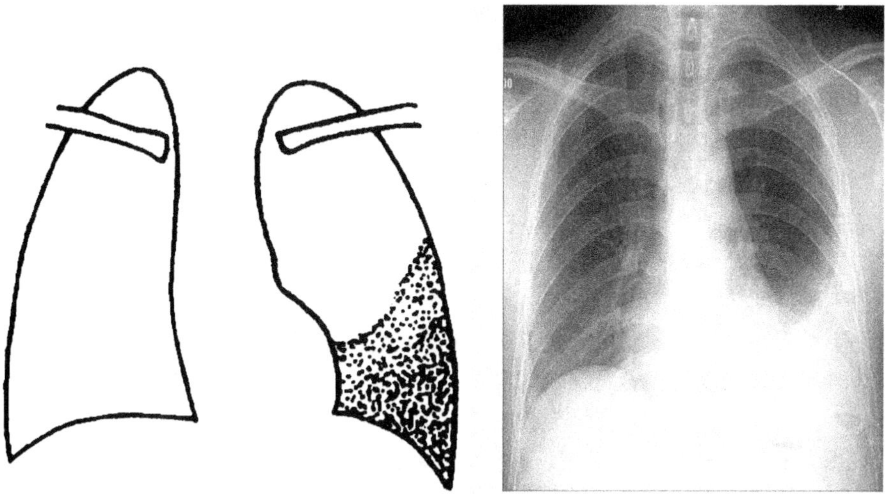

图 3-14　结核性胸膜炎

附：结核病分型，①原发型肺结核；②血行播散型肺结核；③继发型肺结核（浸润型肺结核、慢性纤维空洞型肺结核、干酪性肺炎、结核球等）；④结核性胸膜炎；⑤肺外结核（骨结核、肠结核、泌尿系结核等）。

（二）症状与体征

肺结核的临床表现多种多样，临床表现与病灶的范围、类型、性质及机体反应性有关。

1. 全身症状（结核中毒症状）　发热为最常见症状，多为长期低热，以午后为著，下午或傍晚开始升高，凌晨降至正常。部分患者有倦怠乏力、食欲减退、夜间盗汗、体重减轻等症状，女性患者可有月经不调、月经减少甚至闭经。

2. 呼吸系统症状

（1）咳嗽、咳痰：为最常见的症状。多为干咳或少量黏液痰，继发细菌感染时，可有脓性痰。合并支气管结核时，表现为刺激性咳嗽。

（2）咯血：咯血量不等，可为痰中带血、血痰或咯血。多数为少量咯血，少数为大咯血。

（3）胸痛：为结核累及胸膜的表现。常随呼吸、咳嗽而加重。

（4）呼吸困难：多为慢性进行性呼吸困难，甚至出现发绀。并发气胸及大量胸腔积液时，可出现急性呼吸困难。

3. 体征

（1）早期病灶小或位于肺组织深部时，多无异常。

（2）渗出型病变为主的肺实变和干酪性肺炎时，触觉语颤增强，叩诊呈浊音，听诊可闻及支气管呼吸音和细湿啰音。

（3）空洞性病变时，可闻及支气管呼吸音、湿啰音及金属调空瓮音。

（4）慢性纤维空洞性肺结核时，气管向患侧移位，患侧胸廓塌陷，叩诊浊音，呼吸音减弱及肺气肿征象。

（5）结核性胸膜炎时有胸腔积液的体征：气管向健侧移位，患侧胸廓饱满，触觉语颤减弱，叩诊呈实音，听诊呼吸音消失。

（6）少数患者可以出现结核性风湿病（蓬塞病）表现，其多见于女性青少年，常表现为关节肿痛、四肢大关节附近间歇出现结节性红斑或环形红斑。

五、实验室检查

（一）一般检查

外周血白细胞计数一般正常。在急性进展期白细胞可增多，重症感染时可发生类白血病样血象。红细胞沉降率（血沉）可增快，但无特异性。

（二）病原体检查

痰结核分枝杆菌检查：是确诊肺结核的主要方法，也是制订化疗方案和考核治疗效果的主要依据。每一个肺结核可疑症状或肺部有异常阴影的患者都必须查痰。

1. 痰标本的收集　肺结核患者的排菌具有间断性和不均匀性的特点，传染性患者查一次痰也许不呈阳性结果，所以要多次查痰。通常初诊患者要送三份痰标本，包括清晨痰、夜间痰和即时痰，如无夜间痰，宜在留清晨痰后 2～3 小时再留一份痰标本。复诊患者每次送两份痰标本。无痰患者可采用痰诱导技术获取痰标本。

2. 痰涂片检查　是简单、快速、易行和可靠的方法，但欠敏感。每毫升痰中含 5000～10 000 个细菌便可呈阳性结果。通常采用的是齐-尼（Ziehl-Neelsen）染色法，目前 WHO 推荐使用 LED 荧光显微镜检测抗酸杆菌。痰涂片检查阳性只能说明痰中含有抗酸杆菌，不能区分是结核分枝杆菌还是非结核分枝杆菌，由于非结核分枝杆菌少，故痰中检出抗酸杆菌有极重要的意义。

3. 培养法　结核分枝杆菌培养为痰结核分枝杆菌检查提供了准确可靠的结果，常作为结核病诊断的金标准。同时也为药物敏感性测定和菌种鉴定提供菌株。结核分枝杆菌培养费时较长，一般为 2～6 周，阳性结果随时报告，培养至 8 周仍未生长者报告阴性。沿用的改良罗氏法（Lowenstein-Jensen）结核分枝杆菌培养费时较长，一般为 2～8 周。近期采用测定细菌代谢产物的 BACTEC-TB960 法，10 日可获得结果并提高 10%的分离率。

4. 特异性核酸检测　如 PCR、核酸探针检测特异性 DNA 片段、色谱技术检测结核硬脂酸和分枝菌酸等菌体特异成分以及采用免疫学方法检测特异性抗原和抗体等，使结核病快速诊断取得一些进展，但也有假阳性，这些方法仍需改进和完善。

（三）免疫学检测

1. 结核菌素皮肤试验　结核菌素是结核杆菌的特异代谢产物，是鉴定人体是否感染结核杆菌和感染反应程度的一种生物制剂，包括旧结核菌素（old tuberculin，OT）和结核杆菌纯蛋白衍化物（purified protein derivative，PPD）。我国应用的 PPD 主要有两种，一种是人结核杆菌制成的 PPD-C；另一种是卡介苗（BCG）制成的 BCG PPD。以 PPD 0.1ml（5U）于前臂皮内注射，试验后 48～72 小时观察和记录结果：手指轻摸硬结边缘，测量硬结的横径和纵径，得出平均直径=（横径+纵径）/2，而不是测量红晕直径，硬结为特异性变态反应，而红晕是非特异性变态反应。硬结直径 5～9mm 为弱阳性，10～19mm 为阳性，≥20mm 或虽＜20mm 但局部出现水疱和淋巴管炎为强阳性反应，提示有活动性结核的可能。

2. 血清学诊断　随着对分枝杆菌分子生物学和免疫学研究的不断深入，酶联免疫吸附试验、斑点免疫渗滤实验、间接荧光法、免疫印迹和蛋白芯片等方法已应用于临床以检测血清、痰液、胸腔积液等体液中的相关抗体。

（四）影像学检查

影像学检查是诊断肺结核的重要手段，包括 X 线胸透、胸部 X 线片、CT 等。胸部 X 线片检查可以发现早期轻微的结核病变，确定病变范围、部位、形态、密度、与周围组织的关系；判断病变性质、有无活动性、有无空洞，空洞大小和洞壁特点等。肺结核病影像特点是病变多发生在上叶的尖后段、下叶的背段和后基底段，密度不均匀，边缘较清楚和变化较慢，易形成空洞和播散病灶。诊断最常用的摄影方法是正、侧位胸部 X 线片，常能将心影、肺门、血管、纵隔等遮掩的病变以及中叶和舌叶的病变显示清晰。CT 能提供横断面的图像，减少重叠影像，易发现隐匿的胸部和气管、支气管内病变，早期发现肺内粟粒阴影，减少微小病变的漏诊；能清晰显示各型肺结核病变特点和性质、与支气管的关系、有无空洞，以及进展恶化和吸收好转的变化；能准确显示纵隔淋巴结有无肿大。常用于对肺结核的诊断以及与其他胸部疾病的鉴别诊断，也可用于引导穿刺、引流和介入性治疗等。

（五）内镜检查

内镜检查包括支气管镜、胸腔镜等，可提供病原学和病理学诊断。

六、诊断与鉴别诊断

（一）肺结核的诊断

肺结核的诊断须结合流行病学资料、临床表现与实验室检查、影像学辅助检查综合分析，主要诊断依据为胸部 X 线、CT 检查及痰菌检查。出现下列情况应考虑本病的可能：①反复发作或迁延不愈的咳嗽、咳痰，或呼吸道感染正规治疗 3 周以上仍无效；②痰中带血或咯血；③长期午后低热，伴盗汗、乏力、体重减轻、月经失调；④肩胛区听诊有湿啰音或哮鸣音；⑤密切接触开放性肺结核的婴儿或儿童等。

考点提示： 肺结核的确诊方法

菌阴性肺结核是指三次痰涂片及一次培养阴性的肺结核，其诊断标准为：①典型肺结核临床症状和胸部 X 线表现；②抗结核治疗有效；③临床可排除其他非结核性肺部疾患；④PPD 试验（5TU）强阳性，血清抗结核抗体阳性；⑤痰结核菌 PCR+探针检测呈阳性；⑥肺外组织病理证实结核病变；⑦BALF 检出抗酸分枝杆菌；⑧支气管或肺部组织病理证实结核病变。具备①～⑥中三项或⑦～⑧中任何一项可确诊。

诊断肺结核时，应注明病变范围（左侧、右侧或双侧）、痰菌、初治及复治情况。如原发型肺结核右中，涂（-），初治；继发型肺结核双上，涂（+），复治；继发型肺结核左上，涂（+），复治；急性血行播散型肺结核，涂（-），初治。当患者无痰或未查痰时，则注明（无痰）或（未查），如继发型肺结核左上（无痰），初治。有下列情况之一者称为初治：①尚未开始抗结核治疗的患者；② 正进行标准化疗方案但用药未满疗程者；③不规则化疗未满 1 个月者。有下列情况之一者称为复治：①初治失败的患者；②规则治疗满疗程后痰菌又复阳者；③不规律化疗超过 1 个月者；④慢性排菌患者。

（二）鉴别诊断

结核病临床表现多种多样，易与许多疾病相混淆，临床应结合症状、体征、影像学及实验室检查作全面分析。

1. 肺炎　支原体、细菌性肺炎的胸部 X 线表现可与肺结核相似。支原体肺炎可在 2～3 周好转。细菌性肺炎常急起高热、胸痛、肺部大片炎症，须与干酪性肺炎相鉴别。前者痰可培养分离出致病菌，有效抗菌治疗 2～3 周炎症消失。

考点提示： 肺结核与其他疾病的鉴别要点

2. 肺脓肿　肺结核空洞须与肺脓肿相鉴别，后者起病较急、发热高、脓痰多、血白细胞及中性粒细胞增高、痰细菌培养阳性。空洞型肺结核继发细菌感染应注意与慢性肺脓肿相鉴别。

3. 肺癌　中央型肺癌常有痰中带血、肺门阴影等与肺门淋巴结结核相似的症状。周围型肺癌呈球形、分叶状块影，应与结核球鉴别。肺癌多见于40岁以上男性，有刺激性咳嗽、胸痛及进行性消瘦，无明显毒血症状。胸部影像学、脱落细胞检查、支气管镜与活检有助于鉴别。

4. 支气管扩张　应与慢性纤维空洞型肺结核鉴别。痰查抗酸杆菌阴性、支气管碘油造影或胸部CT检查有助于鉴别。

5. 其他疾病　某些发热性疾病如伤寒、败血症、淋巴瘤等与结核病有诸多相似之处，应注意鉴别诊断。

七、治　　疗

结核病的治疗主要包括抗结核化学药物治疗、对症治疗和手术治疗，其中化学药物治疗是治疗和控制疾病、防止传播的主要手段。

（一）化学药物的治疗

1. 化学药物　目前国际上通用的抗结核药物有十余种，WHO制定的一线药物为异烟肼（INH）、利福平（RFP）、吡嗪酰胺（PZA）、链霉素（SM）、乙胺丁醇（EMB），其中除乙胺丁醇外均是杀菌药，是治疗的首选（表3-2）。

表3-2　抗结核药物的主要种类、常用剂量及毒副作用

药物名称	每日剂量			间歇疗法		主要不良反应	用法**
	成人（g）		儿童（mg/kg）	成人（g）			
	50kg	＞50kg		50kg	＞50kg		
异烟肼（1NH、H）	0.3	0.3	10~15	0.5	0.6	肝毒性	每日1次顿服
链霉素（SM、S）	0.75	0.75	15~30	0.75	0.75	听力障碍、眩晕，肾功能障碍，过敏反应	每日1次
利福平（RFP、R）	0.45	0.6	10~20	0.6	0.6	肝毒性、胃肠反应、过敏反应	每日1次，饭前2小时顿服
利福喷汀（RFT、L）				0.45*	0.6*	同利福平	每日1次，饭前或饭后顿服
吡嗪酰胺（PZA、Z）	1.5	1.5	20～30	2.0	2.0	肝毒性、胃肠反应、过敏反应、高尿酸血症	每日1次顿服或分2～3次服用
乙胺丁醇（EMB、E）	0.75	1.0	15～25	1.0	1.2	视力障碍、视野缩小	每日1次顿服
丙硫异烟胺（PTH、TH）	0.75	1.0	10～20			胃肠反应、口感金属味	每日分3次服用
对氨基水杨酸钠（PAS、P）	8.0	8.0	150～250	10	12	肝毒性、胃肝反应、过敏反应	每日分3次服用
阿米卡星（AMK）	0.4	0.4	10～20	0.40	0.4	同链霉素	每日1次肌内注射
卷曲霉素（CPM）	0.75	0.75		0.75	0.75	同链霉素、电解质紊乱	每日1次肌内注射
氧氟沙星（OFLX、O）	0.4	0.6				肝肾毒性、胃肠反应、过敏、光敏反应、中枢神经系统反应、肌腱反应	每日1次或分2～3次
左氧氟沙星（LEVY、V）	0.3	0.3				同氧氟沙星	每日1次或分2～3次
异烟肼对氨基水杨酸盐（帕星肼、PSNZ）	0.6	0.9				同异烟肼	每日分2～3次

*每周两次；**间歇疗法指用药日

考点提示：肺结核的化疗原则，常用抗结核药物及其副作用

2. 化疗原则　肺结核化学治疗的原则是早期、规律、全程、联用、适量。整个治疗方案分强化和巩固两个阶段。

（1）早期：对所有检出和确诊患者均应立即给予化学药物治疗。早期化学药物治疗有利于迅速发挥早期杀菌作用，促使病变吸收和减少传染性。

（2）规律：严格遵照医嘱要求规律用药，不漏服，不停药，以避免产生耐药性。

（3）全程：保证完成规定的治疗期是提高治愈率和减少复发率的重要措施。

（4）联用：联合用药系指同时采用多种抗结核药物治疗，可提高疗效，同时通过交叉杀菌作用减少和防止耐药性的产生。

（5）适量：严格遵照适当的药物剂量用药，药物剂量过低不能达到有效的血浓度，影响疗效和易产生耐药性，剂量过大易发生药物毒副反应。

3. 化疗方案

（1）初治：指新发病或抗结核化疗正规疗程未满或不规则化疗未满 1 个月者。方案为：强化期 2 个月/巩固期 4 个月。药名前数字表示月数，药名右下方数字表示每周用药次数。常用方案：2S（E）HRZ/4HR；2S（E）HRZ/$4H_3R_3$；$2S_3$（E_3）$H_3R_3Z_3$/$4H_3R_3$；2S（E）HRZ/4HRE；2RIFATER/4RIFINAH（RIFATER：卫非特；RIFINAH：卫非宁）。初治强化期第 2 个月末痰涂片仍阳性，强化方案延长 1 个月，总疗程 6 个月不变（巩固期缩短 1 个月）。若第 5 个月痰涂片仍阳性，第 6 个月阴性，巩固期延长 2 个月，总疗程 8 个月。粟粒型肺结核（无结核性胸膜炎）上述方案疗程可延长，不采用间歇治疗方案，强化期 3 个月，巩固期为 HR 方案 6～9 个月，总疗程 9～12 个月。痰菌阴性肺结核可在上述方案强化期删除 SM 或 EMB。

（2）复治：指初治失败、正规足够疗程后痰菌复阳、不规律化疗超过 1 个月及慢性排菌者。复制方案：强化期 3 个月/巩固期 5 个月。常用方案为：2SHRZE/1HRZE/5HRE；2SHRZE/1HRZE/$5H_3R_3E_3$；$2S_3H_3R_3Z_3E_3$/$1H_3R_3Z_3E_3$/$5H_3R_3E_3$。复治应根据药敏试验进行，对上述方案无效的排菌病例可参考 MDR-TB 方案用药。慢性排菌者上述方案多无效，必要时可手术治疗。

（3）MDR-TB 的治疗：对于耐 INH、RFP 两种以上药物的肺结核主张每日用药，疗程延长至 21 个月。WHO 推荐一线和二线药物可以混合用于治疗 MDR-TB。一线药物中除 INH 和 RFP 已耐药外，仍可根据药敏情况选用。MDR-TB 主要用二线药物治疗，包括：①氨基糖苷类。阿米卡星（AMK）和卷曲霉素（CPM）等。②硫胺类。丙硫异烟胺（PTH）、乙硫异烟胺（1314TH）等。③氟喹诺酮。氧氟沙星（OFLX）和左氧氟沙星。④环丝氨酸。其对神经系统损害大，应用范围受限制。⑤对氨基水杨酸钠（PAS）。其为抑菌药物，可预防其他药物产生耐药性。⑥利福布汀（RBT）。耐 RFP 菌株部分对其敏感。⑦异烟肼对氨基水杨酸盐（帕星肼）。耐 INH 菌株中部分对其敏感。

未获得（或缺乏）药敏试验结果而临床考虑 MDR-TB 时，可使用方案为强化期 AMK（或 CPM）+TH+PZA+OFLX 联合，巩固期 TH+OFLX 联合，强化期至少 3 个月，巩固期至少 18 个月，总疗程超过 21 个月。获得药敏试验结果后，可在上述方案基础上酌情调整，保证 3 种以上药物敏感，有手术适应证者应手术治疗。

（4）注意事项：临床治疗方案的制订应注意个体化。肺外结核参照肺结核方案，骨关节结核、结核性脑膜炎等疗程较其延长。化疗时应密切观察治疗反应和病情、痰菌变化。定期复查肝、肾功能，尤其对肝病史或 HBV、HCV 感染者应根据肝功能情况适时调整治疗方案。

（二）对症治疗

1. 休息与饮食　中毒症状重者卧床休息，予以进食富含营养及多种维生素的食物，维持水电解质平衡。

2. 对症处理　对高热、咯血、胸痛、失眠及盗汗者，给予相应处理。急性粟粒型肺结核合并浆膜渗出伴严重毒血症状，在有效抗结核治疗的同时，肾上腺糖皮质激素有助于改善症状、促进渗出液吸收、减少粘连。自发性气胸可行胸腔抽气、闭式引流术抽气等。合并细菌感染应及时使用有效抗生素。

（三）手术治疗

手术指征：经合理化学治疗后无效、多重耐药的厚壁空洞、大块干酪灶、结核性脓胸、支气管胸膜瘘和大咯血保守治疗无效者。肺结核大咯血经其他治疗无效、无肺硬变及胸膜粘连者也可行人工气腹止血。

八、预　　防

（一）管理传染源

加强本病防治知识的宣传。早发现、早诊断、早治疗痰菌阳性的肺结核患者。直接督导下短程化疗（directly observed therapy short course，DOTS）是控制本病的关键。

（二）切断传播途径

管理好患者的痰液。用2%煤酚皂或1%甲醛（2小时）消毒，污染物阳光下暴晒。

（三）保护易感者

新生儿出生时接种卡介苗后可获免疫力，但不提倡复种。对儿童、青少年或HIV感染者等有感染结核杆菌好发因素而结核菌素试验阳性者，酌情预防用药，如每日INH 300mg，儿童每日5～10mg/kg，一次顿服，疗程6～12个月。疑耐INH结核杆菌感染可用OFLX和EMB（或PAZ）预防。

卡介苗的由来

20世纪初，有两位细菌学家——卡默德和介兰，他们共同试制成功预防结核杆菌的人工疫苗，又称“卡介苗”。那是秋日的一个下午，卡默德和介兰走在巴黎近郊的马波泰农场的一条小路上，他们正在做试验，试图把结核分枝杆菌接种到两只公羊身上，但每次都失败了。走着走着，他们发现田里的玉米秆儿很矮，穗儿又小，便关心地问旁边的农场主：“这些玉米是不是缺乏肥料呢？”农场主说：“不是，先生。这玉米引种到这里已经十几代了，可能有些退化了。”卡默德和介兰从玉米的退化马上联想到：如果把毒性强烈的结核分枝杆菌一代代培养下去，它的毒性是否也会退化呢？用已退化了毒性的结核分枝杆菌注射到人体中，不就可以既不伤害人体，又能使人体产生免疫力了嘛。两位科学家足足花了13年的时间，终于成功培育了第230代被驯服的结核分枝杆菌作为人工疫苗。

链接

（谢　辉）

目标检测

A_1型题

1. 引起人类结核病的结核分枝杆菌主要是
   A. 牛型　B. 鼠型　C. 人型
   D. 混合型　E. 变异型
2. 肺结核的传染源是
   A. 患者　B. 排痰的患者
   C. 结核菌素试验阳性者　D. 痰多的患者
   E. 痰中有结核杆菌的患者
3. 结核菌素试验阳性的意义是
   A. 感染过结核分枝杆菌
   B. 肺部有活动性结核病灶
   C. 患者免疫功能低下
   D. 患者免疫功能过强
   E. 患者为老年人

4. Koch 现象表明
   A. 初感染时病变不易扩散
   B. 初感染时病变局部免疫反应强烈
   C. 再感染时病变不易局限化
   D. 初感染时机体变态反应明显
   E. 再感染时机体变态反应明显，病变不易扩散
5. 原发型肺结核的特点是
   A. 多见于儿童　　B. 症状明显
   C. 多数无自限性　　D. 多见于成人
   E. 不易发生血行播散
6. 初治是指
   A. 不规律化疗超过 1 个月者
   B. 规则治疗满疗程后痰菌又复阳者
   C. 慢性排菌者
   D. 不规律化疗未满 1 个月者
   E. 不规律化疗超过 2 个月者
7. 肺结核的化疗原则是：
   A. 早期、规律、足量、联合、全程
   B. 早期、规律、足量、联合、短程
   C. 早期、规律、适量、联合、全程
   D. 早期、规律、适量、联合、短程
   E. 早期、规则、足量、联合、短程
8. 菌阴肺结核是指
   A. 三次痰涂片及一次培养阴性的肺结核
   B. 两次痰涂片及一次培养阴性的肺结核
   C. 两次痰涂片及两次培养阴性的肺结核
   D. 一次痰涂片及两次培养阴性的肺结核
   E. 三次痰涂片及两次培养阴性的肺结核
9. 治疗肺结核常用的杀菌剂包括
   A. 异烟肼、利福平、吡嗪酰胺、乙胺丁醇
   B. 异烟肼、利福平、吡嗪酰胺、链霉素
   C. 异烟肼、利福平、链霉素、乙胺丁醇
   D. 异烟肼、吡嗪酰胺、链霉素、乙胺丁醇
   E. 异烟肼、利福平、链霉素、对氨基水杨酸钠

A_2 型题

10. 患者，男，15 岁。主因持续发热 1 周入院。查体：神志清楚，消瘦，发热病容，T 39℃，P 120 次/分，R 25 次/分，BP 115/70mmHg，心、肺、腹部均无阳性体征。胸部 X 线显示双肺弥漫性病变，双肺满布大小一致、分布均匀的细小粟粒样结节影。本病最可能的诊断是
    A. 细菌性肺炎
    B. 急性血行播散型肺结核
    C. 亚急性血行播散型肺结核
    D. 慢性血行播散型肺结核
    E. 继发型肺结核

A_3 型题

（11～13 题共用题干）

患者，女，15 岁，学生。平素挑食，不吃肉类，因咳嗽 1 个月入院，院外按“上感”治疗无效。入院查体：神志清楚，精神差，消瘦，T 37℃，P 80 次/分，R 20 次/分，BP 110/70mmHg，心，肺、腹部均无阳性体征。胸部 X 线显示右上肺斑片状密度增高影。血常规：WBC 5.3×10^9/L，N 0.65。血沉 55mm/h。

11. 该患者最可能的诊断是
    A. 细菌性肺炎
    B. 支气管炎
    C. 继发型肺结核
    D. 慢性血行播散型肺结核
    E. 结核球
12. 首先要做的检查是
    A. 胸部 CT 扫描
    B. 结核菌素试验
    C. 痰涂片查抗酸杆菌及痰结核菌培养
    D. 血培养
    E. 胸部 MRI 扫描
13. 如痰查到抗酸杆菌，应选用的治疗方案为
    A. 2S（E）HRZ/4HR　B. 2S（E）RZ/4HR
    C. 2S（E）HZ/4HR　D. 2S（E）HRZ/4HS
    E. 2S（E）HRZ/4R

第八节　百　日　咳

学习目标

1. 掌握百日咳的临床表现、诊断和治疗要点。
2. 理解百日咳的流行病学特征、鉴别诊断和预防措施。
3. 了解百日咳的病原学、实验室检查、发病机制和病理变化。

案例3-8

患儿，女，2岁。11月份来医院就诊。患儿半个月前出现咳嗽，体温37～38℃，伴有流涕、打喷嚏等症状。在家按“上感”治疗，约5日后，患者体温正常，卡他症状消失，但咳嗽症状加重，尤其以夜间明显。近1周以来，患儿出现阵发性痉挛性咳嗽，每次咳嗽完毕时均出现“鸡鸣样”吼声，每日咳嗽近20次。血常规结果：WBC 20.1×10^9/L，L 0.56。胸部X线片未见异常。

问题：

1. 该病例最可能的诊断是什么？
2. 确诊需做哪些检查？

百日咳（pertussis，whooping cough）是由百日咳杆菌引起的一种急性呼吸道传染病。临床上以阵发性痉挛性咳嗽，以及咳嗽终止时伴有“鸡鸣样”吸气性吼声为主要特征。多发于儿童、新生儿和2～3月龄的幼儿，以阵发青紫、窒息、屏气为主要表现。本病病程较长，可持续2～3个月以上，故名“百日咳”。

一、病原学

百日咳杆菌属鲍特杆菌属，是一种革兰染色阴性的小杆菌，光滑型（Ⅰ相细菌）有荚膜，无鞭毛，需在含有鲜血的特殊培养基上才能生长。该菌存在于患者呼吸道的分泌物中，对外界环境的抵抗力很弱，对干燥及一般消毒剂均很敏感，56℃ 30分钟或干燥数小时即死亡。

百日咳杆菌具有以下抗原和物质：外膜蛋白中的凝集抗原、丝状血凝素（FHA）及分子质量为69kDa的百日咳杆菌黏附素（pertactin），其他毒性物质还包括百日咳外毒素（PT）、热不稳定毒素（HLT）、内毒素（ET）、腺苷酸环化酶毒素（ACT）和气管细胞毒素（TCT）等。目前认为外膜蛋白中的凝集抗原、黏附素、丝状血凝素和外毒素具有诱导宿主产生保护性抗体的作用。

二、流行病学

本病全球均有发生，但多见于温带和寒带。全年均可发病，但以冬、春两季为主，一般为散发。

（一）传染源

百日咳患者、隐性感染者和带菌者为本病的传染源。从潜伏期开始至病后6周内均有传染性，以病程最初2～3周传染性最强。

（二）传播途径

本病主要经空气飞沫传播，以家庭内传播为较多。接触也可引起传播。

（三）人群易感性

人群普遍易感，幼儿易感性最强。胎儿不能从母体获得足够保护性抗体，6个月以下婴儿发病率较高。百日咳病后不能获得终生免疫，目前不少儿童时期的百日咳患者发生第二次感染，但症状较轻。保护性抗体为IgA和IgG。其中IgA能抵制细菌对上皮细胞表面的黏附，而IgG具有长期抗毒作用。接种菌苗10年后发病率可超过50%。有基础疾病者容易患病。成人也可患百日咳。

三、发病机制

百日咳杆菌侵入呼吸道后，首先黏附于呼吸道上皮细胞纤毛上，在局部繁殖并释放外毒素和毒性物质，引起上皮细胞纤毛的麻痹和细胞变性坏死，以及全身反应。目前认为凝集原和丝状血凝素，在百日咳杆菌黏附于易感者呼吸道上皮细胞时起重要作用。而外毒素在致细胞病变中起重要作用。由于呼吸道上皮细胞纤毛的麻痹和细胞破坏，使呼吸道炎症所产生的黏稠分泌物排出障碍，潴留的分泌物不断刺激呼吸道神经末梢，兴奋咳嗽神经中枢，产生剧烈、痉挛性咳嗽，直至分泌物排出为止。由于连续痉挛性咳嗽使吸气暂时中断，体内缺氧随之出现深长的吸气，当急速的气流通过痉挛状态的声门时，即发出高音调的特殊吼声。长期刺激使咳嗽中枢形成兴奋灶，以致恢复期间可因咳嗽及其他感染诱发百日咳样咳嗽。

四、临床表现

潜伏期为 2～21 天，一般为 7～10 天，典型经过分三期。

（一）痉挛前期

痉挛前期亦称卡他期，即从起病至阵发性痉咳的出现，一般为 7～10 日。患儿出现咳嗽、流涕、打喷嚏、低热、乏力等上呼吸道感染症状，2～3 日后热退，但咳嗽日益加重，尤以夜间为甚。

（二）痉咳期

考点提示： 典型百日咳的临床表现

本期症状特点是出现阵发性痉挛性咳嗽，每日数次至数十次，一般以夜间为多。每次连续短促咳嗽十余声，咳毕，接着一次深长吸气，吸气时由于声带仍处于紧张状态，空气通过狭窄的声带而发出“鸡鸣样”吼声。如此反复发作，直至吐出大量黏稠痰液和胃内容物咳嗽才停止。痉咳发作时患儿表情痛苦，通常涕泪交流、面红耳赤，重者可有大小便失禁等，由于痉咳时舌常外伸，与切牙摩擦而易发生舌系带溃疡。因阵咳剧烈频繁，血液回流受阻，头面部的静脉压力增高，可出现颈静脉怒张、眼睑水肿、两颊青紫、鼻出血、咯血、结膜下出血。咳嗽可自发，也常因进食、受寒、受累、吸入烟尘等而诱发。

婴儿百日咳常无痉咳和“鸡鸣”音，而表现为严重阵发性窒息，或因脑部缺氧导致抽搐，称为窒息性发作，可以致死。婴幼儿和体弱儿可因咳嗽引起呕吐，进食不足而致营养不良。较大儿童和成人症状轻且不典型，仅出现阵发性咳嗽或轻度咳嗽。

本期轻者持续数日，重者可长达 2～3 个月，如无继发感染，体温多正常，肺部无明显体征。

（三）恢复期

痉咳逐渐减轻至停止，此期为 2～3 周，有并发症者迁延数周。此期患者有发热则提示有并发症可能，肺炎是最常见的并发症，此外可发生肺不张、肺气肿、皮下气肿、支气管扩张等。百日咳脑病主要见于幼儿，严重痉咳使脑部缺氧、充血、水肿、脑血管痉挛或出血，可引起昏迷、惊厥及高热。百日咳脑病虽较少见，但常有后遗症，恢复者可遗留失明、偏瘫、智力减退等。

本病预后与年龄及并发症有关，如 1 岁以下婴儿预后较差，尤其 3 个月以下的婴儿预后最差。合并肺炎或脑病者预后不良。.

五、实验室检查

(一)血象检查

发病第一周末白细胞计数和淋巴细胞分类计数开始升高。痉咳期白细胞一般为(20～40)$\times 10^9$/L，淋巴细胞分类一般在60%以上，可高达90%。

(二)细菌学检查

目前常用鼻咽拭子培养。卡他期培养阳性率可达90%，发病3～4周阳性率仅为50%左右。

(三)血清学检查

ELISA检测特异性IgM抗体可作为早期检查。

六、诊断与鉴别诊断

患者出现典型阵发性痉咳，结合流行病学史及血常规检查，诊断不难，但在传染性最强的卡他期与一般上呼吸道感染较难鉴别。一般可参考下列依据：①咳嗽逐日加重且夜间显著；②有与百日咳患者的接触史或当地有百日咳流行；③咳嗽虽重，胸部无阳性体征；④血常规检查白细胞总数和淋巴细胞计数明显增高；鼻咽拭子培养出百日咳杆菌。

鉴别诊断：应注意与腺病毒等所引起的小支气管炎、呼吸道合胞病毒、副流感病毒所引起的间质性肺炎，副百日咳杆菌和支气管出血性杆菌所引起的副百日咳，支气管淋巴结核及支气管异物等相鉴别。

七、治　　疗

(一)一般治疗

本病应按照呼吸道传染病进行隔离治疗。轻症患儿可在家隔离治疗，重症幼儿则宜住监护病房隔离治疗。病室保持安静、空气新鲜，应避免刺激、哭泣，以免诱发痉咳。给予易消化、营养丰富的饮食。

(二)抗生素治疗

考点提示： 百日咳的治疗要点

早期应用足量敏感的抗生素可减轻症状和缩短症状持续时间，若在卡他期应用可减少以至阻断痉咳的发生。病程超过4周，则抗生素效果往往不佳。以红霉素为首选，用量每天30～50mg/kg，或复方磺胺甲噁唑（每日SMZ 40mg/kg及TMP 8mg/kg），疗程14～21天。也可选用氨苄西林、庆大霉素肌内注射。

(三)对症治疗

咳嗽可用镇咳祛痰剂，如氯化铵30～60mg/（kg·d），分3次服。痉咳剧烈或脑病、惊厥者可用地西泮或苯巴比妥每次2～3mg/kg，或水合氯醛每次30～40mg/kg灌肠。婴幼儿常有窒息发作，应注意守护，发生窒息时及时进行人工呼吸、吸痰、给氧。重症患者可给予泼尼松1～2mg/(kg·d)，连续3～5天，也可应用高效百日咳免疫球蛋白，每日剂量为1.25ml，能减少痉咳次数和缩短痉咳期。

八、预　　防

(一)管理传染源

考点提示： 百日咳的主要预防措施

确诊患者自起病后隔离40天，或痉咳开始后30天。接触者观察至少3周，出现症状应予隔离治疗。

（二）切断传播途径

患者的痰、口鼻分泌物应消毒处理。保持室内通风。

（三）保护易感者

接种白喉、百日咳、破伤风三联菌苗（白百破菌苗）。出生 2～3 个月即可接种，皮下注射，1 个月 1 次，连续 3 次，免疫力维持 2～5 年，1 年后加强注射 1 次，入幼儿园时可再注射 1 次。极少数接种菌苗后可发生休克或惊厥。出生时有外伤、过敏、神经疾病家族史和急性感染者不宜注射。含百日咳杆菌成分的无细胞菌苗不良反应少。

（四）药物预防

对易感者及本病接触的婴幼儿可预防性应用红霉素或 SMZ/TMP 7～10 天。

（谢　辉）

目标检测

A_1 型题

1. 百日咳的病变部位主要在
   A. 气管　B. 肺泡
   C. 主支气管　D. 支气管和细支气管
   E. 胸膜腔
2. 确诊百日咳的依据是
   A. 痉挛性咳嗽
   B. 吸气末“鸡鸣样”吼声
   C. 咳嗽症状日轻夜重
   D. 婴幼儿阵发性窒息
   E. 鼻咽拭子培养出百日咳杆菌
3. 百日咳患者的血常规特点是
   A. 白细胞总数正常或降低
   B. 白细胞总数增高，以中性粒细胞增高为主
   C. 白细胞总数增高，以淋巴细胞增高为主
   D. 白细胞总数降低，以中性粒细胞降低为主
   E. 白细胞总数降低，以淋巴细胞降低为主
4. 治疗百日咳首选的抗生素是
   A. 红霉素　B. 氯霉素
   C. 青霉素　D. 卡那霉素
   E. 利福平
5. 预防百日咳最有效的措施是
   A. 隔离患者
   B. 早期应用足量敏感抗生素
   C. 对患者的痰液及口鼻分泌物及时进行消毒处理
   D. 注射百白破疫苗
   E. 注射免疫球蛋白

A_2 型题

6. 患儿，男，1 岁。11 月份咳嗽，伴有低热、打喷嚏、流泪等症状，在家口服“感冒退热冲剂”及“小儿止咳糖浆”7 天，效果不好，患儿第 8 天出现咳嗽加剧，尤以夜晚为甚，第 20 日出现痉咳，继续服用止咳药物治疗，但无效，此时患儿体温正常，吸气末伴有“鸡鸣样”声音，同时伴有呕吐。血常规：WBC 20×10^9/L，N 0.65，胸部 X 线片显示肺纹理轻度增重。该病例的诊断应先考虑
   A. 肺结核　B. 肺炎
   C. 支气管炎　D. 流行性感冒
   E. 百日咳

A_3 型题

（7～9 题共用题干）

患儿，男，1 岁。主因咳嗽 20 天入院。患儿 20 天前出现咳嗽，伴有发热（体温 37.5～38℃）、流涕、打喷嚏，5 天后体温降至正常，卡他症状消失，但咳嗽症状加重，尤以夜间为甚，10 天前出现阵发性痉挛性咳嗽，每天十余次，每次咳毕均出现“鸡鸣样”吸气性吼声。双肺呼吸音清晰，胸部 X 线片正常。血常规：WBC 22×10^9/L，N 0.60。

7. 该病例最可能的诊断是
   A. 支气管炎　B. 肺炎
   C. 肺结核　D. 上呼吸道感染
   E. 百日咳
8. 治疗本病首选的抗生素是
   A. 红霉素　B. 青霉素
   C. 氯霉素　D. 链霉素
   E. 庆大霉素
9. 预防本病最有效的措施是
   A. 隔离患者　B. 注射免疫球蛋白
   C. 注射抗毒素　D. 注射百白破疫苗
   E. 预防服药

第九节 白　　喉

学习目标

1. 掌握白喉的临床表现、诊断和治疗要点。
2. 理解白喉的流行病学特征、鉴别诊断和预防措施。
3. 了解白喉的病原学、实验室检查、发病机制和病理变化。

案例3-9

患儿，男，6岁。1周前出现发热，体温38℃，咽痛，伴乏力、食欲减退，在家口服感冒药治疗无效来医院就诊。查体：体温 38.5℃，咽部红肿，扁桃体、腭弓、腭垂及咽后壁均可见灰白色分泌物，不易拭去，颈部可触及一肿大的淋巴结，有压痛，双肺、心脏、腹部均无阳性体征。血常规：白细胞总数 15×10^9/L，N 0.85。

问题：

1. 本病例最可能的诊断是什么？
2. 确诊应做哪些检查？

白喉（diphtheria）是由白喉杆菌引起的急性呼吸道传染病。临床特点为咽、喉或鼻等处假膜形成及全身中毒症状，严重者可并发心肌炎或周围神经麻痹。

一、病　原　学

白喉杆菌属棒状杆菌属，革兰染色阳性，形态细长微弯，一端或两端稍膨大，内有异染颗粒。菌体排列不规则，不能运动，无芽胞。用奈瑟（Neisser）染色菌体呈黄褐色，颗粒呈黑蓝色，此种明显的异染颗粒的颜色与菌体的颜色特点可用于与其他杆菌的鉴别。根据在亚酸钾培养基上菌落的形态、生化特性及动物的致病力，可将菌株分为三型：重型株、中间型株及轻型株。一般认为重型株和中间型株与本病的流行有关，散发病例大多由轻型株引起。三型均能产生外毒素，是一种抗原性很强的复合蛋白质，为本病的主要致病因素。

白喉杆菌对冷热、干燥抵抗力强。在干燥环境中假膜可生存 12 周。在玩具、衣物上可存活数日。对湿热及化学消毒剂敏感，58℃ 10 分钟或 5%石炭酸 1 分钟即可死亡，阳光直射下仅能存活数小时。

二、流　行　病　学

（一）传染源

患者和带菌者是本病的传染源。患者从潜伏期末即可向外排菌；健康带菌者占人群的 0.1%～5%，流行时带菌率可达 10%～20%；恢复期带菌率为 10%左右。因此，轻型、不典型患者和健康带菌者在流行病学上有重要意义。

（二）传播途径

本病主要经呼吸道飞沫传播，也可经食物、玩具及物品间接传播。偶尔可经破损的皮肤传播。

（三）人群易感性

人群普遍易感，儿童易感性更高，近年来发现成年人发病较多。这是因为在儿童中广泛开展计划免疫，对该病有较强的免疫力，而成年人由于多年来白喉发病甚少，几乎无隐性感染，又缺乏人工免疫的机会，因而易感染发病。6个月以内的婴儿有来自母体的免疫力，患病机会较少。本病患病后可获得持久免疫。人体对白喉的免疫力，可作锡克（Schick）试验加以测定，阳性反应者表示对白喉无免疫力。我国白喉已经很少见。

（四）流行特征

本病可见于世界各地。四季均可发病，以春、冬季较多，散发为主。实施计划免疫后儿童发病数明显下降，发病年龄推迟。

三、发病机制

白喉杆菌侵袭力较弱，侵入上呼吸道后仅在黏膜表层组织繁殖，常不侵入深部组织和血流。白喉杆菌外毒素毒性强烈，可引起细胞破坏、纤维蛋白渗出、白细胞浸润。大量渗出的纤维蛋白与白喉性坏死组织、炎症细胞、细菌等凝结而形成特征性白喉假膜。在喉、气管、支气管形成的假膜与黏膜粘连不紧，易脱落，发生机械性梗阻造成窒息。假膜越广泛，毒素吸收量也越多，病情也越重。白喉杆菌分泌的外毒素由局部吸收，通过淋巴进入血液循环引起全身性毒血症，外毒素与组织细胞迅速结合，影响细胞蛋白质的合成，导致细胞中毒坏死和退行性变，引起多脏器病理变化，其中以心肌、肾脏和肾上腺以及周围神经等受损较为显著。

四、临床表现

潜伏期为1～7天，多为2～4天。按病变部位分为以下几种类型。

（一）咽白喉

咽白喉最常见，占患者数的80%左右，根据病情轻重又分为以下4型。

1. 轻型　全身症状轻，可仅轻微发热、咽痛。假膜多限于扁桃体，呈点状或小片状。假膜可不明显，而白喉杆菌培养阳性。

2. 普通型　起病慢，咽痛、中度发热、食欲缺乏、全身不适等。咽充血，扁桃体肿大，24小时后即可见片状灰白色假膜。可有颌下淋巴结肿大及压痛。

考点提示： 白喉的临床类型及主要表现

3. 重型　全身症状重，体温常超过39℃，面色苍白、恶心、呕吐。假膜广泛而厚，可扩大至腭弓、腭垂和咽后壁。色灰黄污秽、口臭。可有淋巴结周围软组织水肿。常有心肌炎或周围神经麻痹。

4. 极重型　假膜范围更广泛，呈污黑色，腐败口臭味。扁桃体和咽部高度肿胀，影响呼吸和吞咽。颈部淋巴结肿大，颈部锁骨上窝软组织明显水肿，呈现所谓的“牛颈征”。体温达40℃，烦躁不安，心脏扩大或中毒性休克等，抢救不及时常易死亡。

（二）喉白喉

喉白喉约占白喉的20%，其中原发性喉白喉约占25%，其余为咽白喉延续而成。典型症状为犬吠样咳嗽，声嘶或失声，吸气性呼吸困难，且进行性加重。重者有鼻翼扇动、三凹征、口唇青紫、烦躁不安等。假膜延至气管、支气管，或假膜脱落常窒息死亡。

（三）鼻白喉

鼻白喉多继发于咽白喉，原发性鼻白喉少见。全身症状轻，外毒素吸收较少，主要表现为鼻塞，浆液血性鼻涕，上唇常糜烂，表皮脱落，同时可有睡眠不安、张口呼吸、低热等症状。婴幼儿多见，症状较轻，容易漏诊。

（四）其他部位白喉

其他部位白喉极少见，皮肤白喉表现为皮肤的慢性溃疡，此外尚有眼结膜、耳、口腔、食管、外阴、子宫颈和脐部白喉等，均有炎症及假膜形成，但全身症状轻。

五、实验室检查

（一）血象

外周血白细胞升高，多为（10～20）$\times 10^9$/L，中性粒细胞明显升高，严重时可出现中毒颗粒。

（二）细菌学检查

取假膜与黏膜交界处标本图片可见排列不规则的两端着色较深的棒状杆菌，标本也可接种于 Loeffler 血培养基中，8～12 小时可见白喉杆菌生长。荧光标记特异性抗体染色查白喉杆菌，阳性率和特异性均较高，可用于早期诊断。

六、诊断与鉴别诊断

（一）诊断依据

1. 流行病学资料　发病年龄、季节、预防接种史、白喉患者接触史等。

2. 临床表现　咽部有光滑的灰白色假膜不易擦去，伴全身中毒症状，应提示咽白喉。声音嘶哑，犬吠样咳嗽或伴有进行性喉梗阻症状，喉镜检查可见假膜，考虑喉白喉。婴儿有顽固性鼻塞，流浆液血性分泌物，鼻孔周围见糜烂，表皮剥脱，可能为鼻白喉。

3. 实验室检查　典型临床表现者同时细菌培养阳性可确诊。如表现不典型，细菌学检查阳性，应做锡克试验与细菌毒力试验，两者均阳性可诊断为白喉。只有毒力试验阳性，可能为带菌者。

（二）鉴别诊断

咽白喉主要与急性扁桃体炎鉴别；喉白喉则需与急性喉炎、喉头异物、喉头水肿等相鉴别。

七、治　　疗

（一）一般治疗

卧床休息，直至恢复为止，轻者卧床 2～3 周，重者或已有心肌炎者则卧床 4～6 周及以上。高热量、流质饮食，维持水与电解质平衡，注意口腔护理。

（二）病原治疗

早期使用抗毒素和抗生素是治疗成功的关键。

1. 抗毒素　应尽早给予足量抗毒素（病后 3～4 天内），以中和局部及血液中的游离毒素。

考点提示： 白喉的抗毒素治疗及病原治疗的敏感抗生素

（1）抗毒素的剂量：早期轻型患者 3 万～5 万 U，肌内注射；早期中型患者 3 万～5 万 U，半量肌内注射，半量静脉缓慢滴注，重症或晚期患者 6 万～10 万 U，稀释于 100～200ml 葡萄糖溶液中静脉缓慢滴注。

静脉滴入可使血清中抗毒素浓度迅速升高，可迅速中和血中的外毒素及咽部的外毒素。但注射前必先做皮肤过敏试验（简称皮试），阳性者需进行脱敏治疗。

（2）皮肤过敏试验与脱敏疗法：白喉抗毒素为马血清制剂，属异种蛋白。为了防止血清过敏反应，注射前必须询问患者既往有无马血清注射史，有无过敏性疾病史，注射前必须做马血清皮肤过敏试验，阴性者可注射，阳性者需做脱敏处理后才能注射。

皮肤过敏试验：取白喉抗毒素 0.1ml，用生理盐水稀释至 1ml，取 0.1ml 稀释液于前臂屈侧做皮内注射，对侧用生理盐水作对照，经 15～30 分钟后，局部无红肿者，为阴性反应，可立即给予抗毒素注射；如局部有红肿而对照侧无红肿者，为阳性反应，需进行脱敏疗法处理。

脱敏疗法：用抗毒素小剂量逐渐递增的方法。首先采用 1∶20 稀释血清 0.05ml 皮下注射，如无反应，每隔 20 分钟按下列顺序注射。①0.05ml 稀释 20 倍的抗毒素，皮下注射。②0.05ml 稀释 10 倍的抗毒素，皮下注射。③0.1ml 不稀释的抗毒素，皮下注射。④0.2ml 不稀释的抗毒素，皮下注射。⑤0.5ml 不稀释的抗毒素，肌内注射。⑥1ml 不稀释的抗毒素，静脉注射。⑦其余的估计治疗剂量，从肌肉或静脉给予，在治疗过程中若发生反应，下一次必须减量。如出现急性变态反应的表现，立即注射 0.1%肾上腺素 0.5～1ml，并停止抗毒素注射。应用抗毒素后 2～3 周有时会出现血清病，可给予抗过敏药物治疗。

2. 抗生素　与抗毒素同时应用。抗生素治疗可抑制白喉杆菌生长，缩短病程和带菌时间。首选青霉素，80 万～160 万 U，肌内注射，2～4 次/天，小儿酌减，连用 7～10 天。青霉素过敏者可改用红霉素，40～50mg/（kg · d），分 4 次口服，共 10 天。也可用阿奇霉素片或头孢菌素。

（三）对症治疗

并发心肌炎或中毒症状重者可用肾上腺皮质激素。酌情用镇静剂。喉梗阻或脱落假膜堵塞气道者行气管切开或喉镜取膜。咽肌麻痹者鼻饲，必要时呼吸机辅助治疗。

八、预　　防

（一）管理传染源

按呼吸道传染病隔离治疗患者至症状消失、假膜脱落及连续 2 次咽拭子培养阴性方可解除隔离。密切接触者检疫 7 天，带菌者应给予红霉素口服 7 天，至细菌培养连续 3 次阴性，方可解除隔离。对细菌培养阳性的接触者应隔离并予以抗生素治疗。若细菌培养阴性而锡克试验阳性者，注射白喉类毒素；体弱多病的易感儿童则用白喉抗毒素 1000U 肌内注射，再注射白喉类毒素。

考点提示： 预防白喉的主要措施

（二）切断传播途径

患者鼻咽分泌物及所用物品应严格消毒。呼吸道分泌物用双倍 5%甲酚皂溶液或石炭酸处理 1 小时；污染衣物或用具煮沸 15 分钟，不能煮沸的物品用 5%甲酚皂溶液浸泡 1 小时。

（三）保护易感者

新生儿出生后 3 个月注射“百白破”三联疫苗。7 岁以上儿童首次免疫或流行期易感者，接种吸附精制白喉类毒素或吸附精制白喉和破伤风毒素。密切接触的易感者可肌内注射精制白喉抗毒素 1000～2000U（儿童 1000U），有效预防期为 2～3 周。

（谢　辉）

目 标 检 测

A_1 型题

1. 白喉的主要致病因素为
   A. 侵袭力　　B. 内毒素
   C. 外毒素　　D. 链激酶
   E. 透明质酸酶
2. 白喉的特征性病变为

A. 化脓性病变　　B. 形成假膜
C. 变态反应性病变　　D. 咽峡炎
E. 败血症

3. 白喉的并发症较多见的是
A. 关节炎
B. 肾小球肾炎
C. 中毒性肝炎
D. 心肌炎及周围神经麻痹
E. 中毒性肝炎及软腭麻痹

4. 白喉最常见的类型是
A. 喉白喉　　B. 咽白喉
C. 鼻白喉　　D. 皮肤白喉
E. 口腔白喉

5. 关于极重型咽白喉的叙述不正确的是
A. 起病急、假膜范围广、呈黑色
B. 扁桃体和咽部高度肿胀
C. 呈“牛颈征”
D. 全身中毒症状重，可出现心律失常
E. 可无假膜，出现“三凹征”

6. 关于喉白喉的叙述不正确的是
A. 多由咽白喉向下扩散所致
B. 呈犬吠样咳嗽
C. 常有“三凹征”
D. 主要表现为鼻塞、血性浆液性鼻涕
E. 可因为窒息死亡

7. 关于鼻白喉的叙述不正确的是
A. 多由咽白喉向下扩散所致
B. 主要表现为呈犬吠样咳嗽、声音嘶哑
C. 外毒素吸收少
D. 主要表现为鼻塞，血性浆液性鼻涕
E. 全身症状轻

8. 关于白喉的预后的叙述不正确的是
A. 与治疗的早晚无关
B. 年龄越小，预后越差
C. 并发心肌炎者预后差
D. 并发肺炎者预后差
E. 喉白喉及重型咽白喉预后差

9. 白喉患者临床表现不典型，细菌学检查阳性，下列说法正确的是
A. 仅毒力试验阳性即可确诊为白喉
B. 锡克试验与毒力试验两者均阳性可确诊为白喉
C. 锡克试验与毒力试验两者均阴性可确诊为白喉
D. 仅锡克试验阳性即可确诊为白喉
E. 锡克试验阳性、毒力试验阴性可确诊为白喉

10. 关于白喉的治疗下列说法正确的是
A. 仅用抗生素
B. 仅用抗毒素
C. 抗生素与抗毒素合用，以抗生素为主
D. 抗生素与抗毒素合用，以抗毒素为主
E. 以上均不正确

A_3型题

（11～13 题共用题干）

患儿，主因发热、咽痛 5 日入院。查体：T 38.5℃，P 120 次/分，R 20 次/分，咽部红肿，扁桃体、腭弓及咽后壁上均可见片状光滑灰白色膜状物，不易拭去。患儿双侧颌下淋巴结肿大、有压痛。血常规：WBC 20×10^9/L，N 0.90。

11. 本病例最可能的诊断是
A. 急性扁桃体炎　　B. 鹅口疮
C. 咽白喉　　D. 猩红热
E. 获得性免疫缺陷综合征，即艾滋病（AIDS）

12. 患儿同时伴有犬吠样咳嗽、声音嘶哑、吸气性呼吸困难，且进行性加重，喉镜检查喉部也可见同样形态的膜状物，则表明患儿同时伴有
A. 鼻息肉　　B. 喉白喉
C. 真菌性食管炎　　D. 喉结核
E. 声带小结

13. 本病应选择
A. 氯霉素　　B. 红霉素
C. 抗毒素　　D. 抗毒素加青霉素
E. 青霉素

第十节　炭　疽

学习目标

1. 掌握炭疽的临床表现、诊断和治疗方法。
2. 理解炭疽的流行病学特征、鉴别诊断和预防措施。
3. 了解炭疽的病原学、实验室检查、发病机制和病理变化。

案例3-10

患者，30 岁，牧民。1 周前在宰杀一病牛的过程中不慎割伤上肢腕部皮肤，继 5 天前伤口周围可见红斑，之后形成疱疹，2 天前伤口周围皮肤坏死、破溃，且形成黑色焦痂，轻度瘙痒，无疼痛感，T 38℃，食欲缺乏。血常规：WBC 20×10^9/L，N 0.85。

问题：

1. 该病例最可能的诊断是什么？
2. 如何确诊？
3. 如何处理？

炭疽（anthrax）是炭疽杆菌引起的人畜共患的急性传染病。炭疽主要为食草动物（牛、羊、马等）的传染病。人因食用病畜肉或接触病畜及其产品而感染。主要表现为以局部皮肤坏死及特异黑痂为特征的皮肤炭疽，其次为肺炭疽和肠炭疽。可以继发炭疽杆菌脑膜炎及炭疽杆菌败血症，病死率较高。由于经济的发展和卫生条件的改善，自然发生的炭疽病例已有明显降低，而将炭疽杆菌制成生物武器，用于恐怖活动却时有发生。

一、病 原 学

炭疽杆菌是革兰染色阳性杆菌，较粗大，镜下形态呈竹节状，在体内形成荚膜，在体外环境下形成芽胞。本菌繁殖体对紫外线、加热及常用消毒剂均很敏感，而芽胞抵抗力很强，在自然条件下能存活数十年，在皮毛中也能存活数年。煮沸 10～15 分钟能杀死芽胞，但一般认为煮沸 40 分钟更为安全。在湿热 120℃ 40 分钟、120℃高压蒸汽消毒 10 分钟或干热 140℃ 3 小时均可杀灭芽胞。

炭疽杆菌能产生毒力很强的外毒素，能引起组织水肿和出血，也可导致全身毒血症。

二、流 行 病 学

炭疽散布于世界各地，尤以南美洲、亚洲及非洲等牧区较多见，呈地方性流行。近年来由于世界各国的皮毛加工等集中于城镇，炭疽也暴发于城市，成为重要职业病之一。目前本病在国内的发病率已逐渐下降。全年均可发病，7～9 月份为流行高峰。吸入型多见于冬春季。

考点提示： 炭疽的主要传染源及传播途径

（一）传染源

传染源主要是患病的牛、马、羊、骆驼等草食动物和猪，它们的皮、毛、肉等均可携带病菌。上述动物可因吞食染菌食物而得病。人直接或间接接触其分泌物及排泄物可感染。炭疽病人的痰、粪便及病灶渗出物具有传染性。

（二）传播途径

直接或间接接触病畜或其排泄物以及染菌的动物皮毛、肉等可引起皮肤炭疽；吸入带芽胞的尘埃可引起肺炭疽；进食染菌的肉类可引起肠炭疽。

（三）人群易感性

人群普遍易感，但农民、牧民、屠宰场和毛皮加工人员、兽医及实验室工作人员感染机会较多。夏季因皮肤暴露多而较易感染。病后能获较持久免疫力。

三、发病机制

炭疽杆菌从皮肤伤口侵入，迅速繁殖产生强烈外毒素，引起局部组织缺血、坏死和周围组织水肿及毒血症。由于该菌荚膜多肽抗原有抗吞噬作用，使细菌易于扩散而引起邻近淋巴结炎和毒血症，有时细菌进入血液循环而形成败血症。吸入该菌后可引起严重肺炎和肺门淋巴结炎。经消化道感染可产生急性肠炎和肠系膜淋巴结炎。肺、肠感染易发生炭疽败血症，细菌播散全身则引起脑膜炎等多脏器炎症及感染性休克。

四、临床表现

潜伏期一般为1～5天，亦可长至12天，肺炭疽可短至12小时，肠炭疽可短至12～18小时。

（一）皮肤炭疽

考点提示： 皮肤炭疽和肺炭疽的主要临床表现

皮肤炭疽最为多见，约占95%。皮肤炭疽多见于面、颈、肩、手和脚等裸露部位，初为丘疹或斑疹，第2日顶部出现水疱，内含淡黄色液体，周围组织硬而肿，第3～4日中心区呈现出血性坏死，稍下陷，周围有成群小水疱，水肿区继续扩大。第5～7日水疱坏死破裂成浅小溃疡，血样分泌物结成黑色似炭块的干痂，痂下有肉芽组织形成炭疽痈。周围组织有非凹陷性水肿。黑痂坏死区的直径大小不等，自1～2cm至5～6cm，水肿区直径可达5～20cm，坚实、疼痛不明显、溃疡不化脓等为其特点（图3-15、彩图3-4）。继之水肿渐退，黑痂在1～2周内脱落，再过1～2周愈合成瘢痕。发病1～2日后出现发热、头痛、局部淋巴结肿大及脾肿大等。少数病例局部无黑痂形成而呈现大块状水肿，累及部位大多为组织疏松的眼睑、颈、大腿等，患处肿胀透明而坚韧，扩展迅速，可致大片坏死。全身毒血症明显，病情危重，若治疗贻误，可因循环衰竭而死亡。如病原菌进入血液，可产生败血症，并继发肺炎及脑膜炎。

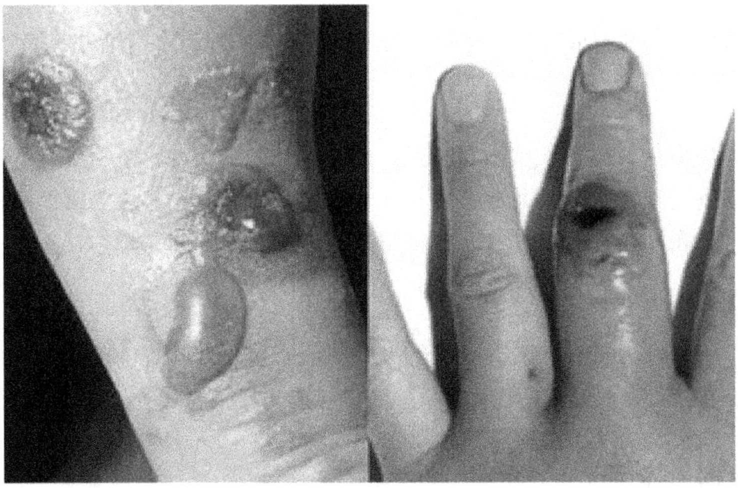

图3-15 皮肤炭疽

（二）肺炭疽

肺炭疽较少见，临床诊断也较困难。急性起病，干咳、低热、全身不适、乏力等。2～4天后症状加重，出现寒战、高热、咳嗽加剧，咳血性痰，同时伴有胸痛、呼吸困难、发绀、心率加快、肺部出现湿啰音及喘鸣音等。胸部X线片显示纵隔增宽、支气管肺炎及胸腔积液等表现。常伴有败血症与感染性休克，病死率极高。

（三）肠炭疽

肠炭疽极罕见。轻症类似食物中毒，腹痛、腹泻、呕吐、水样稀便，常在数日内恢复。重症者高热、腹痛明显，常有呕吐、腹泻、血样便及腹膜炎体征，同时伴有严重毒血症症状，常发生败血症，死于中毒性休克。

（四）脑膜型炭疽

临床症状有剧烈头痛、呕吐、抽搐与脑膜刺激征。病情凶险，发展特别迅速，病人可于起病后 2～4 日死亡。脑脊液多呈血性。

（五）炭疽败血症

炭疽败血症多继发于肠、肺炭疽。除原有表现加重外，可有高热、头痛、呕吐、出血及感染性休克等严重毒血症表现。

既往皮肤炭疽病死率高达 15%～25%，使用青霉素正规治疗后一般无死亡病例。重症肠炭疽病死率达 25%～75%，肺炭疽及炭疽脑膜炎病死率常在 90%以上，如经及时诊治则可降低病死率。

五、实验室检查

（一）血象

白细胞增高，一般为（10～20）$\times 10^9$/L，可高达（60～80）$\times 10^9$/L，中性粒细胞显著增多。

（二）病原学检查

分泌物、水疱液、血液、脑脊液培养阳性是确诊依据。涂片见粗大的革兰阳性、呈竹节样排列的杆菌有助于临床诊断。

（三）血清学检查

血清学检查主要用于炭疽的回顾性诊断和流行病学调查。用免疫印迹试验检测患者血清中抗荚膜抗体和 PA 外毒素抗体敏感且具有特异性。

六、诊断与鉴别诊断

（一）诊断

根据与病畜或其产品的接触史，特征性的皮肤黑色焦痂，对诊断皮肤炭疽有特异性。但肺炭疽及肠炭疽常不易诊断。病灶渗出物、痰、吐泻物、血液、脑脊液或病死动物内脏直接涂片镜检，见有粗大、竹节状革兰染色阳性杆菌或用上述取材作细菌培养、动物接种、串珠试验、串珠荧光试验及特异性嗜菌体裂解试验等阳性可确定诊断。

（二）鉴别诊断

应与皮肤炭疽鉴别的疾病有痈、蜂窝织炎、丹毒、恙虫病；肺炭疽应与大叶性肺炎、肺鼠疫、钩端螺旋体病（肺大出血型）相区别；肠炭疽应与细菌性痢疾、细菌性食物中毒、出血坏死性肠炎相鉴别；炭疽败血症及脑膜炎炭疽则应与其他病原引起的败血症和脑膜炎相区别。

七、治　　疗

（一）一般治疗及对症治疗

对病人应严格隔离，其分泌物及排泄物要严格消毒或焚毁。给予高热、流质或半流质饮食，对呕吐、腹泻或进食不足者给予适量静脉补液。对有出血、休克或神经系统症状者，应给予相应处理。对皮肤恶性水肿或重症患者，可应用肾上腺皮质激素，对控制局部水肿的发展及减轻毒血症有效，氢化可的松每天 100～200mg 静脉滴注，或地塞米松每天 10～20mg 静脉滴注。

考点提示： 炭疽病原治疗的首选药物

（二）局部处理

皮肤炭疽严禁触摸、挤压患处，不宜切开引流，以免感染扩散和发生败血症。局部可用1∶2000高锰酸钾液湿敷和消毒纱布敷盖。可将患处固定和抬高。

（三）病原治疗

炭疽杆菌对青霉素敏感，故青霉素为首选，此外头孢菌素类、氨基糖苷类、喹诺酮类也有较好疗效，多西环素、红霉素也有一定疗效。

皮肤炭疽与轻型肠炭疽用青霉素，每天240万～400万U，分3～4次肌内注射，疗程7～10天。多西环素，每天200～400mg分次口服；或红霉素，每天1.5～2.0g口服或静脉滴注；亦可用环丙沙星，每天750mg，分2～3次口服，或每天400mg分2次静脉滴注。

肺炭疽、肠炭疽与炭疽杆菌脑膜炎或败血症患者用青霉素每天1000万～2000万U静脉滴注，并同时合用庆大霉素，每天16万～24万U，疗程在2周以上。

八、预　　防

防治牲畜炭疽是预防人间炭疽的关键。

（一）严格管理传染源

疫区牲畜进行预防接种及动物检疫。加强牲畜管理，发现病畜立即予以隔离或宰杀，尸体焚烧或深埋。及时就地隔离患者。皮肤炭疽患者隔离至创口痊愈、痂皮脱落、溃疡痊愈。其他类型患者应隔离至症状消失，分泌物或排泄物细菌培养每5天1次，连续2次阴性为止。接触者应观察8天，并服用抗菌药物预防。

（二）切断传播途径

（1）封锁疫区，严禁疫区牲畜及畜产品外运。对疫区要严格消毒处理。

（2）对患者衣物、用具应分别采取煮沸、环氧乙烷、高压蒸汽等法消毒，低值物品一律焚烧处理。

（3）对染菌及可疑染菌的皮毛等畜产品应予严格消毒。

（三）保护易感者

加强卫生宣传教育，普及预防知识。对从事畜产品的加工人员、疫区饲养员、放牧员、兽医、畜产品收购人员等可施行人用炭疽杆菌减毒活菌苗皮肤划痕接种（严禁注射），每年一次。方法为在左臂外侧三角肌皮肤上滴菌苗2滴，相距3～4cm，用针头通过菌苗划出1～1.5cm“井”字痕，以划破表皮而不出血为度。接种后仅见局部红肿，3～4天内消退。接种后2天可产生免疫力，半年后开始下降，可维持1年。

（谢　辉）

目标检测

A_1型题

1. 炭疽的主要传染源是
   A. 患者　B. 带菌者
   C. 食草动物和猪　D. 鼠类
   E. 蚊虫
2. 炭疽最多见的临床类型是
   A. 肺炭疽　B. 皮肤炭疽
   C. 肠炭疽　D. 炭疽败血症
   E. 炭疽脑膜炎
3. 肺炭疽的临床表现不包括
   A. 咳嗽、发热　B. 咳血性痰
   C. 呼吸困难　D. 肺部有湿啰音
   E. 很少发生败血症
4. 肠炭疽的临床表现不包括
   A. 发热
   B. 腹痛、腹泻

C. 呕吐
D. 重症者可出现血样便及腹膜炎体征
E. 不易发生败血症

5. 关于炭疽败血症的叙述不正确的是
A. 多继发于肠炭疽
B. 多继发于肺炭疽
C. 可出现感染性休克
D. 毒血症症状严重
E. 预后好

6. 对皮肤炭疽的处理正确的是
A. 局部挤压排脓
B. 切开引流
C. 局部按摩
D. 局部用 1∶2000 高锰酸钾溶液湿敷
E. 以上都正确

7. 治疗炭疽首选的抗生素是
A. 红霉素　　B. 多西环素
C. 青霉素　　D. 庆大霉素
E. 链霉素

A_3 型题

（8～10 题共用题干）

患者，皮革厂工人。3日前接触过一批新收到的皮毛，2 天前突然出现咳嗽，无痰，伴发热，T 38℃，当天出现寒战、高热，咳嗽加重，咳血性痰，呼吸困难，发绀，P 136 次/分，双肺部均可闻及湿啰音，BP 85/50mmHg。胸部 X 线片示右侧胸腔积液征象。血常规：WBC 30×10^9/L，N 0.90。

8. 该病例最可能的诊断是
A. 大叶性肺炎　　B. 肺结核
C. 肺炭疽　　D. 肺鼠疫
E. 败血症鼠疫

9. 确认本病的检查是
A. 血培养　　B. 脑脊液培养
C. 痰涂片直接镜检　　D. 尿涂片检查
E. 血清学检查

10. 治疗本病首选的抗生素是
A. 红霉素　　B. 氯霉素
C. 链霉素　　D. 青霉素
E. 庆大霉素

第十一节 鼠　疫

学 习 目 标

1. 掌握鼠疫的临床表现、诊断和治疗方法。
2. 理解鼠疫的流行病学特征、鉴别诊断和预防措施。
3. 了解鼠疫的病原学、实验室检查、发病机制和病理变化。

案例3-11

患者，男，35 岁，农民。9 月份发病，发病前家中曾经发现死鼠，患者高热，寒战，烦躁不安，意识模糊，体温 40℃，颜面及结膜充血，肝脾大，皮肤可见散在出血点，腹股沟淋巴结肿大、疼痛，与周围组织粘连、发硬。血常规：WBC40×10^9/L，N 0.95。

问题：

1. 该病例最可能的诊断是什么？
2. 要确诊需做何种检查？

鼠疫（plague）是由鼠疫耶尔森菌引起的一种烈性传染病，传染性极强、病死率很高，属我国法定传染病中的甲类传染病，为自然疫源性疾病。自然宿主为鼠类等多种啮齿类动物，传播媒介为多种蚤类。临床上主要表现为发热、严重的毒血症症状、淋巴结肿大和出血倾向。通常分为腺鼠疫、肺鼠疫、败血症鼠疫等类型。

一、病原学

鼠疫耶尔森菌，亦称鼠疫杆菌，为革兰染色阴性、两端钝圆、两极浓染的椭圆形小杆菌。在动物体内和早期培养基中有荚膜，在普通培养基上生长缓慢，在陈旧培养基中或炎性病灶中常呈球形、棒形、线形等多种形态。鼠疫杆菌能产生内毒素、外毒素和一些有致病性的抗原成分。该菌对外界抵抗力较弱，特别是对热和干燥敏感。日晒、煮烤和常用化学消毒剂均可将其杀灭。但在脓液或痰液中可存活 10～20 天，在鼠蚤体内可存活 1 个月，在尸体中可存活数周或数月。本菌可存在于患者的各种组织、血液或体液中，粪便亦可带菌。

二、流行病学

（一）传染源

传染源主要是鼠类和其他啮齿类动物。黄鼠属和旱獭属是最主要的储存宿主，它们是冬眠啮齿类动物，可以携带病菌越冬，次年再感染幼鼠，对鼠的自然疫源的形成和鼠疫杆菌的种族延续均起重要的作用。黄胸鼠、褐家鼠是人间鼠疫流行的重要传染源。肺鼠疫患者痰中含有大量鼠疫杆菌，可经呼吸道传播，也为人间鼠疫流行的重要传染源。

（二）传播途径

考点提示： 鼠疫的主要传染源及传播途径

1. 经鼠蚤叮咬传播　鼠蚤吸入病鼠血液后，鼠疫杆菌便在其前胃大量繁殖，形成菌栓，使胃腔发生堵塞，当该蚤再次吸吮人血时，吸入血液遇阻反流，病菌即随之侵入人体。

2. 经皮肤传播　接触疫蚤粪便，病鼠的皮肉、内脏、血液和患者的痰液、脓血分泌物，均可经破损皮肤或黏膜感染。

3. 呼吸道传播　肺鼠疫患者痰中鼠疫杆菌可借飞沫及尘埃经呼吸道感染他人，并引起人间肺鼠疫流行。

（三）人群易感性

人群对鼠疫普遍易感，可形成阴性感染。患病后免疫力较持久。预防接种获得一定免疫力，可降低易感性。

（四）流行特征

1. 鼠间鼠疫与人间鼠疫的关系　人间鼠疫流行均发生在动物间鼠疫之后。首先是野鼠间鼠疫流行，再由野鼠传至家鼠，家鼠鼠疫流行时大批家鼠死亡，鼠蚤离开死鼠，人被疫蚤叮咬即可感染。也有人在猎杀旱獭等野生啮齿类动物时感染。

2. 流行季节　本病流行有一定季节性，一般多在 7～11 月份，以蚤类繁殖活力最盛的季节发病较多。在旱獭皮价值最高的季节发病率较高。肺鼠疫多流行于寒冷、人群聚集密度较大的冬季。

三、发病机制

鼠疫杆菌侵入人体后，经淋巴管至局部淋巴结，引起强烈的出血坏死性淋巴结炎，即腺鼠疫。病菌尚可经血循环进入肺组织，引起“继发性肺鼠疫”，病菌由呼吸道排出通过飞沫感染他人，则为“原发性肺鼠疫”。各型鼠疫均可发生全身感染、鼠疫败血症和严重中毒症状。

四、临床表现

潜伏期一般为 2～5 天。腺鼠疫或败血症鼠疫为 2～7 天，原发性肺鼠疫为 1～3 天，甚至仅数小时，曾接受过预防接种者可延长至12天。

（一）腺鼠疫

腺鼠疫最常见，此型以急性淋巴结炎为特征，多见于流行初期（图3-16，图3-17）。起病急骤，高热寒战，脉搏细速，全身乏力，肌肉疼痛，常伴恶心、呕吐。好发部位为腹股沟淋巴结，其次为腋下，颈部及颌下较少，多为单侧。发病时即出现局部淋巴结疼痛、肿大与变硬，1～2天后迅速加重。第2～4天最为明显，一般为2cm×3cm，大者达3～7cm。淋巴结与周围组织粘连成团块，局部红、肿、热、剧痛，而使患者采取强迫体位。患者毒血症症状随之加重，言语不清，意识模糊，烦躁不安，颜面及结膜高度充血，呈醉酒状，步履蹒跚，肝脾大，皮肤黏膜见有出血点及瘀斑。未经及时治疗者淋巴结迅速化脓、破溃，多数病例可在3～5天内死于严重毒血症与心力衰竭。重症腺鼠疫易转为败血症鼠疫，少数可转为肺鼠疫。

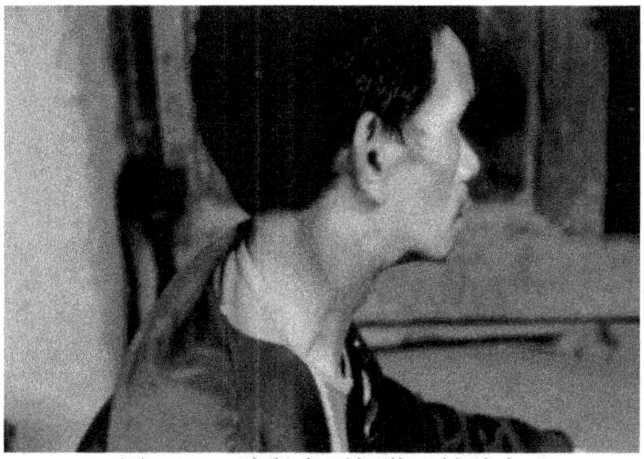

图3-16　腺鼠疫颈部淋巴结肿大

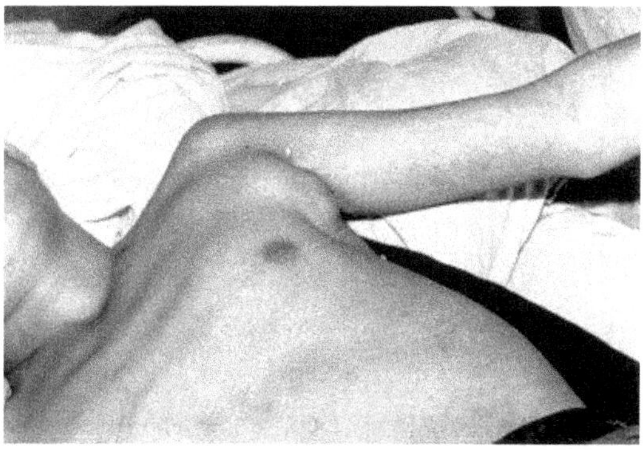

图3-17　腺鼠疫腋下淋巴结肿大

（二）肺鼠疫

肺鼠疫可分为原发性和继发性两种类型。原发性肺鼠疫是由呼吸道直接吸入鼠疫杆菌而引起的。起病急，除高热、寒战等严重全身毒血症症状外，尚有咳嗽、咳大量泡沫样血痰、剧烈胸痛、呼吸急促等呼吸系统症状。病初咳嗽轻微，呈稀薄痰。随后出现泡沫样血痰，痰内含大量鼠疫杆菌。患者呼吸极为困难，明显发绀，但肺部体征不多，仅局部叩诊呈浊音，听诊可闻及散在细湿啰音或胸膜摩擦音等，多在2～3天内因心力衰竭、出血、休克而死亡。继发性肺鼠疫是在腺鼠疫或败血症型鼠疫症状基础上，病情突然加剧，出现原发性肺鼠疫呼吸系统表现。

考点提示： 鼠疫的常见临床类型及主要表现

（三）败血症鼠疫

败血症鼠疫既可原发，亦可继发于腺鼠疫、肺鼠疫。败血症鼠疫是最凶险的一型，病死率极高，又称暴发型鼠疫。继发者可有原先类型的相应表现而病情进一步加重，突发高热伴以严重败血症症状及中枢神经系统症状，并有出血倾向。患者寒战、高热、谵妄或昏迷、面色苍白、呼吸急促、脉搏细弱、血压下降、极度衰竭、皮下及黏膜广泛出血，还可有鼻出血、咯血、便血等感染性休克和弥散性血管内凝血（DIC）表现，因皮肤发绀及皮肤广泛发生瘀斑、坏死，使患者皮肤呈紫黑色，故曾有"黑死病"之称。原发败血症型鼠疫少见。

（四）其他少见型鼠疫

根据鼠疫杆菌侵袭部位不同，尚可发生：①皮肤鼠疫（面、颈、腰、臂、股、足部）。皮肤局部呈丘疹，有压痛，迅速融合成痈，表面呈黑色炭疽样痂皮，基底为坚硬的溃疡。②肠鼠疫。急起发热、呕吐、腹泻、黏液血性便，便中含鼠疫杆菌。③眼鼠疫。结膜充血肿胀、剧痛，迅速发展为化脓性结膜炎。④咽、扁桃体鼠疫。以发热，扁桃体充血、肿大、周围脓肿，颈淋巴结肿大等为主要表现。既往鼠疫病死率很高，腺鼠疫为20%～70%，肺鼠疫与败血症鼠疫可高达90%以上，自应用抗菌药物治疗后，病死率已显著下降，近30年来已降至5%～10%。

五、实验室检查

（一）常规检查

1. 血常规　外周血白细胞总数大多升高，常达（20～30）×10^9/L及以上。初为淋巴细胞增高，以后中性粒细胞显著增高，红细胞、血红蛋白与血小板减少。

2. 尿常规　有蛋白尿及血尿。尿沉渣中可见红细胞、白细胞和管型。

3. 便常规　大便潜血可阳性。

（二）细菌学检测

1. 涂片检查　用血、尿、粪便及脑脊液作涂片或印片，革兰染色，可找到G^-两端浓染的短杆菌。阳性率为50%～80%。

2. 细菌培养　动物的脾、肝等脏器或患者的淋巴结穿刺液、脓、痰、血、脑脊液等，接种于普通琼脂或肉汤培养基可分离出鼠疫杆菌。

（三）血清学检测

1. 间接血凝法（IHA）　用FI检测患者或动物血清中FI抗体，常用于流行病学调查及回顾性诊断。

2. 酶联免疫吸附试验（ELISA）　较IHA更敏感，适合大规模流行病学调查。

3. 荧光抗体法（FA）　用荧光标记的特异性抗血清检测可疑标本，可快速准确诊断。特异性和灵敏性均较高。

（四）分子生物学检测

分子生物学检测主要有DNA探针和聚合酶链反应（PCR），检测鼠疫杆菌特异性基因，近年来应用较多。

六、诊断与鉴别诊断

（一）诊断

1. 流行病学资料　起病前10天内曾到过鼠疫疫区或有鼠类、旱獭等动物或鼠疫患者的接触史。

2. 临床表现　起病急骤，有严重的全身中毒症状、急性淋巴结炎、出血倾向、肺炎、败血症等表现。

3. 实验室检查　从淋巴结穿刺液、脓液、血液等标本中检出鼠疫杆菌，血清学、分子生物学检查结果阳性均可确诊。

（二）鉴别诊断

腺鼠疫以急性淋巴结炎为特征，应与其他急性淋巴结炎、钩端螺旋体病、丝虫病等鉴别。肺鼠疫需与大叶性肺炎、肺炭疽进行鉴别。败血症鼠疫应与炭疽败血症、钩端螺旋体病、流行性出血热及其他病因所致的败血症相鉴别。皮肤鼠疫应与皮肤炭疽鉴别。

七、治　　疗

（一）严密隔离

严格执行灭蚤、防鼠措施。提倡就地治疗，不宜长途转运患者，以防疾病扩散。对肺鼠疫败血症患者应住单人房间隔离，严禁外人接触，患者分泌物、排泄物须随时消毒。

出院（解除隔离）标准：患者体温正常，一般情况良好且符合下列条件者，可解除隔离出院。①重症患者须咽拭子培养鼠疫杆菌阴性；②腺鼠疫在症状消失后，其淋巴结穿刺液经细菌检查 3 次阴性；③肺鼠疫在症状消失后，每隔 3 天检查痰菌（简称检菌）1 次，连续 6 次检菌阴性；④败血症鼠疫在症状消失后，血培养 3 次阴性；⑤皮肤鼠疫对创面每隔 3 天检查细菌 1 次，3 次检菌阴性或创面完全愈合。

考点提示： 鼠疫病原治疗的首选药物

（二）护理与饮食

消除患者紧张心理，安静卧床休息，给予流质或半流质饮食，可静脉滴注生理盐水、葡萄糖溶液及维生素 C 等。

（三）病原治疗

争取早期、足量注射给药，以两种抗菌药联合应用疗效更佳。疗程 7～10 日。抗菌药物中以链霉素、庆大霉素、四环素、多西环素效果最佳，氯霉素、卡那霉素、环丙沙星、磺胺类药物、多黏菌素、氨苄西林也有疗效，第三代头孢菌素也有效，但青霉素无效。

（四）对症治疗

烦躁及局部疼痛者予以镇静及止痛治疗。中毒症状严重者予以肾上腺糖皮质激素。肺鼠疫、败血症鼠疫予以吸氧。休克患者及时抗休克治疗等。腺鼠疫的淋巴结炎应避免挤压以防扩散。早期可热敷，已化脓时可切开引流。皮肤鼠疫的溃疡可局部注射链霉素或外敷 0.5%～1%链霉素软膏或 5%磺胺软膏。眼鼠疫可用氯霉素或链霉素眼药水。

八、预　　防

鼠疫为我国传染病防治法规定管理的甲类传染病，一旦发生，危害甚大，必须坚持监测疫情，采取以灭鼠灭蚤及预防接种为主的综合性预防措施。

（一）严格管理传染源

1. 疫情监测　在鼠疫自然疫源地设立监测机构，长期监测疫情。在疫源地内及可能有鼠疫传入的口岸，建立报告网，早期发现疫情，及时上报。疫情报告内容为：①报告自死鼠（獭）；②报告不明高热患者及急死患者；③报告高热伴有淋巴结肿大、皮肤疱疹、溃疡或胸痛、咳嗽、咯血患者。

考点提示： 鼠疫的预防措施

2. 广泛开展灭鼠工作。

3. 严格管理传染源　早期发现患者，紧急上报疫情，对患者和疑似者应分别进行严格隔离消毒，就地治疗。腺鼠疫隔离至淋巴结肿大完全消散后再观察 7 天，肺鼠疫隔离至痰培养 6 次阴性，接触者检疫 9 天，曾接受过预防接种者应检疫 12 天。

（二）切断传播途径

患者排泄物、分泌物应严格及时消毒，可能染菌的物品应严格消毒或彻底焚毁。患者尸体在严密包裹后焚烧。死鼠和捕杀的可疑动物亦应焚毁。

（三）保护易感者

1. 加强个人防护　医务及防疫人员必须穿五紧服，戴厚棉花纱布口罩和防护眼镜，着橡皮手套及穿长筒胶靴。接触患者或死鼠后可选择口服四环素或磺胺嘧啶等药物预防。

2. 预防接种　自鼠间鼠疫开始流行时，疫区居民即应普遍施行预防接种。从事鼠防工作及进入疫区人员均应提前 2 周预防接种，再进入疫区工作。

鼠疫杆菌活菌苗（EV 无毒株）接种方法：①皮下法：一次皮下注射。成人 1ml，7～14 岁 0.5ml，6 岁以下 0.3ml。②划痕法（菌浓度与皮下法不同）：成人 3 滴，7～14 岁 2 滴；6 岁以下 1 滴；在每滴处各划一“井”字痕，两“井”字间相隔 2～3cm。一般于接种 10 天出现抗体，1个月达高峰，免疫期为1年，必要时6个月再接种一次。一般每年加强接种一次。

（谢 辉）

目标检测

A_1型题

1. 鼠疫的病原体为
   A. 鼠疫奈瑟菌　B. 鼠疫耶尔森菌　C. 溶血性链球菌　D. 鼠疫棒状杆菌　E. 志贺菌
2. 关于腺鼠疫的叙述不正确的是
   A. 最常见
   B. 多见于流行初期
   C. 特征性表现为急性淋巴结炎
   D. 伴有明显的毒血症症状
   E. 不转变为败血症鼠疫
3. 关于肺鼠疫的叙述不正确的是
   A. 发热
   B. 起病急骤
   C. 病情重但肺部体征不多
   D. 病情不重但肺部体征明显
   E. 咳嗽、咳泡沫样血痰
4. “黑死病”是指
   A. 肠鼠疫　B. 败血症鼠疫　C. 腺鼠疫　D. 皮肤鼠疫　E. 扁桃体鼠疫
5. 暴发型鼠疫是指
   A. 败血症鼠疫　B. 皮肤鼠疫　C. 肺鼠疫　D. 腺鼠疫　E. 肠鼠疫
6. 治疗鼠疫无效的药物是
   A. 链霉素　B. 四环素　C. 庆大霉素　D. 青霉素　E. 多西环素
7. 处理腺鼠疫的淋巴结炎，不正确的措施是
   A. 早期可以热敷
   B. 5%～10%鱼石脂乙醇外敷
   C. 化脓时切开引流
   D. 挤压以排出脓液
   E. 以上均不正确
8. 鼠疫患者血常规检查特点是
   A. 白细胞总数明显升高，以中性粒细胞升高为主
   B. 白细胞总数正常或降低
   C. 白细胞总数明显降低，以中性粒细胞降低为主
   D. 白细胞总数明显升高，以淋巴细胞升高为主
   E. 白细胞总数明显降低，以淋巴细胞降低为主

A_3型题

（9～11题共用题干）

患者，男，30岁，农民。1周前到过鼠疫疫区，前一天出现高热、寒战，伴有咳嗽，初咳稀薄痰，当日转为泡沫样血痰，量多，同时出现胸痛、呼吸急促，故来就诊。查体：体温40℃，脉搏125次/分，血压115/75mmHg，肺部听诊可闻及散在细湿啰音，心率快，125次/分，心律齐，腹部未见异常。血常规：WBC 32×10^9/L，N 0.98。

9. 该病例最可能的诊断是
   A. 大叶性肺炎　B. 肺结核　C. 腺鼠疫　D. 肺鼠疫　E. 败血症型鼠疫
10. 目前最重要的处理措施是
    A. 在家输抗生素治疗
    B. 转上级医院积极抢救治疗
    C. 住呼吸科普通病房治疗
    D. 住单人病房严密隔离，家属可以探视
    E. 住单人病房严密隔离，严禁与任何人接触，医务人员应严格做好防护
11. 治疗本病应首选的抗生素是
    A. 青霉素加链霉素
    B. 青霉素加庆大霉素
    C. 青霉素加多西环素
    D. 青霉素加四环素
    E. 链霉素加庆大霉素

第四章　螺旋体感染性疾病

学 习 目 标

1. 掌握钩端螺旋体病的临床表现、诊断、鉴别诊断和治疗原则。
2. 理解钩端螺旋体病的流行病学特征和预防措施。
3. 了解钩端螺旋体病的病原学、发病机制和病理变化。

钩端螺旋体病

案例4-1

患者，男，34岁，农民。因发热伴头痛、全身酸痛、明显乏力、下肢疼痛不能行走1天于9月5日入院。患者病前一周曾收割水稻。入院查体：T 39.5℃，P 105次/分，R 26次/分，眼结膜充血，双侧腹股沟淋巴结肿大，如蚕豆大小，有压痛。心肺无异常。

问题：

1. 患者最可能的诊断是什么？
2. 为明确诊断，需进一步做哪些检查？
3. 请写出诊断依据及治疗原则。
4. 如何预防该病的发生？

钩端螺旋体病（leptospirosis）简称钩体病，是由一组致病性钩端螺旋体（简称钩体）引起的自然疫源性急性传染病。传染源主要是猪和鼠类，经皮肤和黏膜接触含钩体的水而感染。临床特点为起病急骤、高热、全身酸痛、眼结膜充血、明显的腓肠肌压痛、浅表淋巴结肿大、出血倾向等，重者可并发肺弥漫性出血、肝肾衰竭、脑膜炎、心肌炎、溶血性贫血等，危及生命。

一、病　原　学

钩体形态长而纤细，有12～18个螺旋，长6～20μm，宽约0.1μm，菌体的一端或两端有钩，常呈“C”形或“S”形（图4-1），呈螺旋式运动，有较强的穿透力。钩体革兰染色呈阴性，在光学显微镜下，镀银染色易查见。在暗视野显微镜下，可见钩体沿长轴旋转运动。钩体由菌体、轴丝和外膜组成。形成原浆抗原、轴抗原和外膜抗原。外膜具有抗原性和免疫原性，其相应抗体为保护性抗体。

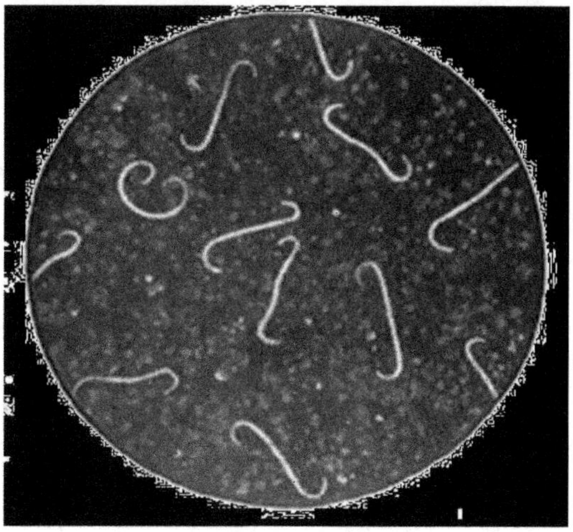

图4-1　光学显微镜下的钩体

钩体需氧，常用含兔血清的培养基进行

培养，可接种于幼龄豚鼠腹腔内进行分离。钩体在水和泥土中可存活 1～3 个月，在干燥环境下数分钟死亡。易被漂白粉、70%乙醇、石炭酸、稀盐酸、肥皂水等杀死。

钩体的抗原结构复杂，全世界现已发现 24 个血清群、200 多个血清型。我国已分离 19 个血清群和 75 个血清型，常见的是黄疸出血群、波摩那群、犬群、流感伤寒群、七日热群等。我国北方地区以波摩那群为主，犬群为次；南方地区以黄疸出血群较多且毒力最强，是以黑线姬鼠为主要传染源的稻田型钩体病的主要菌群（型）。钩体可从患者的血、尿和脑脊液中分离出来，其代谢产物和毒素具有致病作用。病后可获同型菌株的持久免疫。

二、流行病学

（一）传染源

鼠类和猪是主要的传染源。鼠类以黑线姬鼠为主，该鼠感染钩体后带菌率高，带菌期长，甚至终生带菌，所带的钩体主要为黄疸出血群，由尿排出钩体污染水、土壤和食物，是我国南方稻田型钩体病的主要传染源。猪带的钩体主要是波摩那群。猪分布广、数量多，带菌率高，排菌期长，污染面宽，农民接触机会多，是我国北方钩体病的主要传染源。犬、牛、羊、马、猫等也可成为传染源。人的带菌时间短，排菌量小，尿为酸性，不适宜钩体生存，故作为传染源的意义不大。

（二）传播途径

考点提示： 钩体病的传播途径

直接接触病原体为本病主要的传播途径。

1. 接触疫水传播　秋收季节，野鼠，主要是黑线姬鼠在稻田活动，排出菌尿，农民收割时接触疫水，经皮肤黏膜特别是破损的皮肤黏膜感染而发病。当暴雨冲流或洪水淹没时，钩体污染池塘、沼泽，引起雨水型或洪水型钩体病流行。

2. 接触病畜排泄物传播　饲养或屠宰工人、实验室工作人员因接触带菌的排泄物、血或脏器等而感染。

3. 消化道传播　进食被鼠、猪的带菌尿液污染的食品、水而感染。

4. 母婴传播　患钩体病的孕妇可经胎盘感染胎儿。

（三）人群易感性

人群对本病普遍易感。感染或疫苗接种后，可产生同型钩体的持久免疫力，但不同型别之间无交叉免疫。新进入疫区的人发病率极高，且病情较重。

（四）流行特征

1. 地区分布　本病分布广泛，遍及全世界，热带、亚热带地区流行较为严重。我国有 26 个省、市、自治区有本病的发生和流行，以南方和西南各省较为多见。

2. 季节分布　本病全年均可发生，主要流行于夏秋季，6～10 月份最多，因而有“打谷黄”、“黄瘟病”之称。

3. 年龄、性别及职业分布　青壮年农民发病率较高，男性高于女性，亦可见于儿童和野外工作者、渔民、矿工、屠宰工人等。

4. 主要流行类型　流行形式为稻田型、洪水型及雨水型三个主要类型（表 4-1）。我国南方以稻田型为主，北方呈洪水型暴发流行。

表4-1　钩体病主要临床类型及其特点

项目	稻田型	雨水型	洪水型
主要菌群	黄疸出血群	波摩那群	波摩那群
主要传染源	鼠类	猪与犬	猪
传播因素	鼠尿污染	暴雨积水	洪水淹没
感染地区	稻田、水塘	地势低洼村落	洪水泛滥区
发病情况	较集中	分散	较集中
国内地区	南方水稻耕作区	北方和南方	北方和南方
临床类型	流感伤寒型、黄疸出血型、肺出血型	流感伤寒型	流感伤寒型、少数脑膜脑炎型

三、发病机制与病理解剖

钩体穿过破损的皮肤、黏膜进入血液，迅速地进入人体各组织器官中生长繁殖，形成钩体败血症，引起临床上严重的中毒症状与有关内脏的病变。恢复期可出现免疫病理反应，引起眼及中枢神经系统等后发损伤。

钩体病的基本病变是全身毛细血管中毒性损害。轻者只有全身中毒症状，重者则有内脏及组织的病变，其中肝、肺、肾、心、脑、横纹肌、肾上腺等受到损害较为严重。损伤的机制多系钩体毒素与组织器官间相互作用的结果，亦可能有多种细胞因子参与其发病的过程。

肝：肝大，肝细胞退行性变与坏死，肝间质水肿，肝束离群，有中性粒细胞浸润和星形细胞增殖，肝内胆管内可有胆汁淤积。

肺：肺肿胀，弥漫性点片状出血。肺微血管广泛充血、白细胞浸润不明显。电镜观察，肺微血管内偶见钩体或变性钩体。肺出血病变可遍及全肺，发生弥漫性大出血而死亡。

肾：肾小管呈退行性变与坏死或出血性肾小管病变。间质水肿，可见钩体与单核细胞、淋巴细胞浸润和小出血灶。

脑膜与脑：出现血管损伤和炎症浸润，表现为脑炎和脑膜炎。

横纹肌及心肌：腓肠肌肿胀，横纹消失与出血。心肌纤维细胞肿胀，可见灶性坏死，间质水肿、出血和以单核细胞为主的炎性细胞浸润。

四、临床表现

潜伏期为7～14日。临床经过可分为早期、中期、恢复期三个时期，各期临床表现如下。

（一）早期（钩体败血症期）

早期病程为2～3日，为早期钩体败血症期阶段，系各型钩体病所共有。以早期中毒症状综合征为特点，表现为三症状：发热、肌肉酸痛（腓肠肌及腰背酸痛较明显）、身软（全身乏力、肢体软弱）和三体征：眼红（眼结膜充血）、腿痛（腓肠肌压痛、重者拒压）和浅表淋巴结肿大（腹股沟、腋下淋巴结红肿与疼痛）等。

（二）中期（器官损伤期）

中期病程为3～10日，为症状明显阶段，其表现因临床类型而异，分为以下各型：

1. 流感伤寒型（感染中毒型）　此型在流行期间最为常见。多数病人起病后出现前述早期中毒性症状群，无明显器官损害，是早期临床表现的继续，经治疗后热退或自然缓解，病程一般为5～10日。但本型亦可有较重的病例，起病急骤、高热、烦躁、谵妄、昏迷、抽搐，甚至发生呼吸和循环衰竭等危象。少数病人可出现腹痛、腹泻，迅速出现休克状态。亦偶可见黏膜出血、鼻出血、皮肤出血等。

2. 肺出血型　本型是无黄疸钩体病人常见的死亡原因，肺出血症状一般发生在病后2～5日。根据病情发展又分为两型：

（1）轻度肺出血型：咳嗽、血痰或咯血，无呼吸困难与发绀。肺部可闻少许湿啰音，胸部X线片提示肺纹理增多、点状及小片状阴影，经及时适当治疗后较易痊愈。

（2）肺弥漫性出血型：表现为肺弥漫性出血。发生的原因有：感染毒力强的黄疸出血群钩体；无免疫力的人群；病后未及时休息也未应用有效药物治疗者；抗生素特别是青霉素治疗后发生严重赫氏反应者。

临床表现：气促、心悸与窒息感，多有不同程度咯血，呼吸、脉搏增快，出现奔马律，双肺较多湿啰音，发热及中毒症状进行性加重。胸部X线片见双肺广泛点片状阴影。危重时病人极度烦躁不安，昏迷，显著发绀，呼吸不规则，双肺布满湿啰音。大量咯血，继而可在口鼻涌出不凝泡沫状血液，迅速窒息死亡。

3. 黄疸出血型　曾称外耳病。于病程4～5日以后出现黄疸、出血倾向和肾损害。根据病情轻重分为轻、中、重三种程度。

（1）轻度：食欲减退、厌油、上腹部不适，无明显出血表现。轻度黄疸，血清总胆红素<85μmol/L，谷丙转氨酶升高；尿中蛋白阳性，可见红细胞、白细胞与管型。

考点提示： 钩体病的临床分型及各型主要表现

（2）中度：消化道症状明显，伴有皮肤黏膜瘀点、鼻出血等出血倾向，中度黄疸，血清胆红素为85～170μmol/L，谷丙转氨酶升高；尿中蛋白阳性，可见红细胞、白细胞与管型。

（3）重度：消化道症状重，出血倾向也较重（皮下瘀斑、鼻出血、呕血与便血），尿少，重度黄疸。血清胆红素>170μmol/L，肝功能及凝血功能检查均明显异常。尿中蛋白强阳性，有较多红细胞、白细胞及管型。严重者发生酸中毒、尿毒症、肝性脑病。本型死亡原因有：急性肾衰竭、肝衰竭、严重出血。国内外报道均显示黄疸出血型病例有逐年减少的趋势，可能与早期诊断、及时有效治疗有关。

4. 脑膜脑炎型　本型以脑膜炎或脑炎症状和体征为特点，一般在钩体起病后2～3日出现头痛加重，烦躁甚至恶心、呕吐，颈有抵抗感，凯尔尼格征阳性等脑膜炎症状和嗜睡、神志不清、谵妄、瘫痪、抽搐和昏迷等脑炎表现。重者可发生脑水肿、脑疝与呼吸衰竭等。脑脊液检查：压力增高，蛋白稍增加，白细胞一般在500×10^6/L以下，淋巴细胞为主，氯化物正常，糖多正常，脑脊液钩体培养阳性率较高。以脑膜炎表现为主者，预后较好；以脑炎或脑膜炎症候群为主者，一般病情较重，预后较差。

5. 肾衰竭型　钩体发生肾损害十分普遍，主要表现为蛋白尿和少量细胞及管型。仅严重病例可出现氮质血症、少尿和无尿甚至肾衰竭。但多数肾功能不全均并发出现于黄疸出血型病人，并为其致死的主要原因。单独肾衰竭型较为少见。

（三）恢复期（后发症期）

多数病人经2周左右热退后痊愈，但少数病人在发热消退恢复后可能出现下列后发症。

1. 后发热　一般认为是一种迟发型变态反应。经治疗或病情自然缓解1～5日后出现发热，体温38℃左右，持续1～2日自退。血内嗜酸粒细胞增多。

2. 眼后发症　多见于波摩那群钩体，起于热退1周至1个月，表现为巩膜表层发炎、球后神经炎或玻璃体混浊，以虹膜睫状体炎、脉络膜炎或葡萄膜炎为多见。有畏光、眼红、眼痛及视物模糊等症状，大多数预后良好，如反复发作可引起失明。

3. 反应性脑膜炎　少数病人在后发热期同时出现脑膜炎症状，但脑脊液钩体培养阴性，预后良好。

4. 闭塞性脑动脉炎　见于波摩那群钩体流行之后的2～5个月，表现为偏瘫、失语、反复短暂肢体瘫痪。脑血管造影表现为脑基底部多发性动脉狭窄。

五、实验室检查

（一）血常规检查

白细胞总数和中性粒细胞正常或略高，红细胞沉降率增高。

（二）尿常规检查

约 2/3 的病人有轻度蛋白尿，镜检可见白细胞、红细胞或管型。

（三）特异性检查

1. 病原体检查　病程早期可从病人血、尿、脑脊液中经高速离心以后用暗视野法检查钩体。也可在发病 1 周内抽血接种于柯氏培养基培养 1～8 周，阳性率为 20%～70%，由于培养时间长，对急性期病人帮助不大。

2. 分子生物学检查　应用聚合酶链反应（PCR）可特异、敏感、简便、快速地检测全血、血清、脑脊液、尿液中的钩体 DNA。分子生物学检查适用于钩体病发生血清转换前的早期诊断。

（四）血清学检查

1. 显微凝聚试验（MAT）　检查血清中存在特异性抗体，一般在病后 1 周出现阳性，逐渐增高，以超过 1∶400 效价为阳性。流行区常以 2 周间隔时间，效价增高 4 倍以上为阳性。此法是目前国内最常用的钩体血清学诊断方法。

2. 酶联免疫吸附试验（ELISA）　本试验的特异性和敏感性均高于显微凝聚试验，用此法检测钩体的 IgM 抗体，对早期诊断有重要价值。

六、诊断与鉴别诊断

（一）诊断依据

1. 流行病学资料　流行地区、流行季节（6～10 月份）、易感者在近期（28 日内）有疫水或病畜接触史。

2. 临床表现　急性起病且有三症状（发热、酸痛、全身软）和三体征（眼红、腿痛、浅表淋巴结肿大）的早期中毒综合征者；或并发肺出血、黄疸、肾损害、脑膜脑炎。

3. 实验室检查　血中白细胞数略高，红细胞沉降率加快，尿常规异常，特异性血清检查或病原学检查阳性。

（二）鉴别诊断

考点提示：钩体病的诊断依据

1. 流感伤寒型应与下列疾病鉴别

（1）败血症：有局部感染灶或迁徙性化脓病灶，结膜充血和腓肠肌压痛少见，血、骨髓培养有细菌生长。

（2）伤寒：起病缓慢，体温呈逐日阶梯状上升，白细胞减少。血、骨髓培养有伤寒杆菌生长，血肥达反应阳性。

2. 黄疸出血型应与下列疾病鉴别

（1）流行性出血热：流行季节以 10～12 月份为高峰，无疫水接触史，结膜充血伴有明显水肿，皮肤出血多位于腋下等处，早期尿蛋白显著，且有“三红”、“三痛”表现和五期经过。

（2）急性黄疸型病毒性肝炎：起病缓，消化道症状突出，肝区胀痛，肝功能损害显著，肝炎病毒标志物检测阳性。

（3）急性溶血性贫血：急起寒战、高热，尿呈酱油色，病前有吃蚕豆或使用某些药物的病史，血红蛋白及红细胞降低，网织红细胞增多，无热病容、出血倾向、肌肉压痛、疼痛等。

3. 肺出血型应与下列疾病鉴别

（1）肺结核和支气管扩张咯血：曾有结核病与支气管扩张的病史、咳嗽和咯血，但多无急性发热等中毒症状，X线检查可见肺结核阴影和支气管扩张影像。

（2）大叶性肺炎：多发生于寒冷季节，急起畏寒、高热、胸痛、咳嗽、咳铁锈色痰，有肺实变征，白细胞及中性粒细胞显著增多，胸部X线片见大片阴影。

4. 脑膜脑炎型应与各种脑膜炎鉴别　化脓性脑膜炎、病毒性脑炎和结核性脑膜炎均无疫水接触史，全身酸痛、腓肠肌压痛等不显著，无结膜充血和腹股沟淋巴结肿大。脑脊液检查、病原体分离和血清免疫学检查对鉴别有帮助。

七、治　　疗

对各型钩体病应强调“三早一就”，即早期发现、早期诊断、早期治疗和就地抢救。

（一）病原治疗

1. 青霉素　为首选药物，具有直接杀死病原体的作用。成人常用剂量为40万U，每6～8小时肌内注射一次，5～7日为一疗程。但其治疗首剂后发生赫氏反应者较多。为减少赫氏反应，宜采用小剂量、分次给药方案，即青霉素首剂5万U肌内注射，4小时后再肌内注射5万U，再过4小时才开始给予20万～40万U肌内注射，每6～8小时肌内注射一次，至热退后3日，疗程为5～7日。

考点提示： 赫氏反应

赫氏反应

赫氏反应是一种青霉素治疗后的加重反应，多在首剂青霉素治疗后0.5～4小时内发生，因为大量钩体被青霉素杀灭裂解后释放钩体毒素所致。当青霉素剂量较大时容易发生赫氏反应。其表现为：寒战、高热、头痛、全身酸痛、心率和呼吸增快，原有症状加重，部分患者出现体温骤降，四肢厥冷。一般可持续30分钟至1小时。危重患者大出血时，可先静脉滴注氢化可的松及肌内注射镇静剂。等病情稳定后再给予青霉素治疗，以避免赫氏反应诱发大出血。

链接

2. 庆大霉素　能抑制钩体的繁殖，适用于对青霉素过敏者的治疗。成人8万U肌内注射，每8小时一次，疗程同青霉素。

3. 四环素　0.5g，每6小时口服一次，疗程为5～7日。

（二）一般治疗

早期卧床休息，给予易消化、高热量饮食，保持水、电解质平衡，补充维生素，高热者酌情给予物理降温，并加强病情观察和护理。

（三）对症治疗

1. 赫氏反应　尽快使用镇静剂及肾上腺糖皮质激素，心率超过140次/分，可适当使用强心剂。

2. 肺弥漫性出血型　①宜用适量镇静剂；②及早使用氢化可的松静脉滴注；③酌用强心剂，如毒毛花苷K、毛花苷丙；④抗生素；⑤止血；⑥吸氧。

3. 黄疸出血型　除使用青霉素外，加强护肝、解毒、止血治疗，还可参考急性黄疸型肝炎治疗。如有肾衰竭，注意维持水、电解质、酸碱平衡，及时采用血液透析、腹膜透析治疗。

4. 脑膜脑炎型　除使用青霉素外，可参考流行性乙型脑炎的治疗。

（四）后发症治疗

1. 后发热、反应性脑膜炎 一般采取简单对症治疗，短期即可缓解。

2. 眼后发症 使用青霉素，同时扩瞳、热敷，氢化可的松滴眼或结膜下注射氢化可的松，口服维生素及血管扩张药等。

3. 闭塞性脑动脉炎 多采用大剂量青霉素联合肾上腺糖皮质激素治疗，辅以血管扩张药物等。如有瘫痪，可采用针灸、推拿等康复治疗。

八、预 防

应采取综合性预防措施，灭鼠、防鼠，管理好猪、犬及注射钩体疫苗是减少发病和防止流行的关键。

（一）管理传染源

1. 灭鼠 田间野鼠是稻田型钩体病流行的主要传染源，应因地制宜采用各种有效方法消灭田鼠。

2. 猪的管理 开展圈养积肥，防止猪粪、尿污染阴沟、稻田、河流、水井等水源，在流行区加强病畜检查和治疗工作，对猪预防接种。

3. 犬的管理 消灭野犬，拴养家犬或不养犬。

4. 患者的管理 发现患者及时隔离治疗，并对其血、尿、痰严格管理。

（二）切断传播途径

1. 疫源地的改造 开沟排水，消除死水；防洪排涝，收割前放干田中积水。

2. 环境卫生和消毒 牲畜饲养地和屠宰场应搞好环境卫生和消毒工作。

3. 注意个人防护 流行地区、流行季节，人避免在池塘、水沟中嬉戏、游泳、捕鱼；工作需要时，可穿长筒橡胶鞋，戴橡皮手套。

考点提示： 钩体病的预防措施

（三）保护易感人群

1. 预防接种 在钩体病流行的地区采用多价钩体疫苗接种，对易感人群在流行前 1 个月完成疫苗接种，1 个月左右后产生免疫力，可维持 1 年左右。

2. 药物预防 对高度怀疑已受钩体感染者，可每日肌内注射青霉素 80 万～120 万 U，连续 2～3 日，或口服多西环素 200mg，每周 1 次。

（陈媛玲）

目标检测

A_1 型题

1. 钩端螺旋体病的主要传播途径是
   A. 接触疫水传播
   B. 接触病畜排泄物传播
   C. 消化道传播
   D. 母婴传播
   E. 飞沫传播
2. 钩端螺旋体病的主要传染源是
   A. 鼠类和猪　B. 鼠类和犬
   C. 病人　D. 携带者
   E. 牛
3. 钩端螺旋体病最常见的临床类型是
   A. 流感伤寒型　B. 肺出血型
   C. 脑膜脑炎型　D. 黄疸出血型
   E. 肾衰竭型
4. 黄疸出血型钩端螺旋体病的常见死亡原因是
   A. 肝衰竭　B. 上消化道大出血
   C. 肺大出血　D. 呼吸衰竭
   E. 肾衰竭
5. 钩端螺旋体病的易感人群是
   A. 牧民　B. 渔民
   C. 农民　D. 兽医
   E. 野外工作者
6. 钩端螺旋体病治疗首剂使用大剂量青霉素后

可出现

A. 过敏性休克　　B. 呼吸衰竭

C. 肾衰竭　　D. 弥漫性肺出血

E. 赫氏反应

A_2型题

7. 患者，男，34岁，农民。因畏寒、发热、全身酸痛、明显乏力、下肢疼痛不能行走于8月17日入院。患者病前一周曾收割水稻。入院查体：T 39℃，P 105次/分，R 26次/分，眼结膜充血，双侧腹股沟淋巴结肿大，如蚕豆大小，有压痛。心肺无异常。首先考虑

A. 流行性出血热　　B. 流行性感冒

C. 钩端螺旋体病　　D. 登革热

E. 伤寒

A_3型题

（8～11题共用题干）

患者，男，17岁，于8月1日入院。患者7日前出现畏寒、高热、头痛、全身乏力。自服感冒药无效。2日前，出现尿黄、尿量减少，每日约600ml。入院查体：T 39.5℃，P 120次/分，R 30次/分，BP 100/70mmHg，双眼结膜充血，双侧腹股沟淋巴结肿大、压痛，心、肺无异常，肝右肋缘下2cm，脾肋缘下3cm。胆红素360μmol/L，其余检查正常。

8. 该病人最可能的诊断是

A. 病毒性肝炎　　B. 钩体病黄疸出血型

C. 流行性出血热　　D. 伤寒

E. 急性溶血性贫血

9. 为了明确诊断最需要做的检查是

A. 钩体培养及药敏试验

B. 显微凝聚试验

C. 酶联免疫吸附试验

D. PCR法测钩体的DNA

E. 暗视野显微镜查钩体

10. 患者肌内注射青霉素15分钟后，出现寒战、体温进一步升高，体温达41℃，头痛、全身痛加重，呼吸急促，P 146次/分，R 40次/分，BP 80/60mmHg，双肺可闻及湿啰音，首先应考虑可能为

A. 青霉素过敏反应

B. 钩体病合并败血症

C. 钩体病合并肺炎

D. 赫氏反应

E. 钩体病合并感染性休克

11. 此时正确的处理是

A. 停用青霉素

B. 使用抗生素

C. 抗休克

D. 使用镇静剂、肾上腺糖皮质激素及强心剂

E. 暂时观察

第五章　原虫感染性疾病

学 习 目 标

1. 掌握阿米巴病、疟疾、弓形虫病的临床表现、诊断和治疗。
2. 理解阿米巴病、疟疾、弓形虫病的流行病学特征、实验室检查和预防措施。
3. 了解阿米巴病、疟疾、弓形虫的病原学、发病机制和病理变化。

第一节　阿 米 巴 病

阿米巴病（amebiasis）是溶组织内阿米巴（entamoeba histolytica）感染人体所致的一种寄生虫病。根据病变部位和临床表现的不同，阿米巴病分为肠阿米巴病和肠外阿米巴病。肠阿米巴病的主要病变部位在结肠，表现为痢疾样症状；肠外阿米巴病的病变可发生在肝、脑和肺，表现为各脏器的脓肿。

一、肠阿米巴病

案例5-1

患者，男，38 岁。因腹痛、腹泻 7 日就诊。患者发病前有吃生瓜果的病史。患者体温正常，腹泻，每日大便在 10 次左右，量中等，为暗红色果酱样，有腥臭味。腹痛，为间歇性隐痛，右下腹有压痛。

问题：

1. 患者最可能的诊断是什么？
2. 为明确诊断，进一步需做哪些检查？
3. 请写出诊断依据及治疗原则。
4. 如何预防该病的发生？

肠阿米巴病（intestinal amebiasis）是由溶组织内阿米巴感染所引起的肠道疾病，病变多见于近端结肠和盲肠，典型表现为腹痛、腹泻、黏液血便等痢疾样症状，又称为阿米巴痢疾。本病易复发转为慢性，也可导致肠外并发症。

（一）病原学

溶组织内阿米巴生活史有滋养体和包囊两个期。

1. 滋养体（trophozoite）　按其形态分为大滋养体和小滋养体两型，寄生于结肠壁内或肠腔内，以二分裂法繁殖。大滋养体直径为 20～60μm，具有侵袭与破坏组织的能力，多见于急性患者的粪便和病灶组织中，又称组织型滋养体。当宿主免疫功能良好或环境不利时可变为小滋养体，直径为 10～20μm，无明显侵袭能力，不吞噬红细胞，寄生于结肠腔，又称肠腔型滋养体。小滋养体为大滋养体和包囊的中间型，当宿主免疫功能及肠道环境恢复正常时，形成包囊。滋养体抵抗力弱，在体外极易死亡，且易被胃酸杀灭，无传播作用。

2. 包囊（cysts） 呈无色透明的类圆球形，直径为10～20μm，外周为透明的囊壁，内含1～4个核，中央有核仁，成熟的4核包囊有感染性。包囊对外界抵抗力较强，能耐受人体胃酸的作用，在潮湿的环境中能存活数周或数月，在粪便中能存活2周以上，在水中能存活5周，普通饮水消毒的余氯浓度无杀灭作用，但加热至50℃数分钟即可杀死，10%石炭酸、50%乙醇可杀死包囊。

（二）流行病学

1. 传染源 凡粪便中排出阿米巴包囊的宿主均为传染源，以无症状排包囊者最为重要，其次是慢性和恢复期患者。急性期患者多排出滋养体，不成为传染源。

2. 传播途径 主要通过被包囊污染的食物、饮水、蔬菜、手等经口感染，苍蝇和蟑螂可携带包囊，也起到一定的传播作用。

3. 人群易感性 人群普遍易感，营养不良、免疫低下及接受免疫抑制剂治疗者，发病机会多，且病情较重。感染后产生的特异抗体滴度较高，但不具有保护性作用，故重复感染多见。

4. 流行特征 本病遍及全球，以热带、亚热带地区多见。感染率与当地经济条件、卫生状况、生活环境和饮食习惯有关。通常以青壮年感染率为高，男性多于女性，农村高于城市，夏秋季多见。

（三）发病机制与病理解剖

1. 发病机制 阿米巴包囊污染的食物或水经口摄入后，未被胃液杀死的包囊经胃进入小肠下段，囊壁被肠液消化，滋养体脱囊而出，一边分裂繁殖，一边随粪便下降至盲肠或结肠等部位，以细菌和食物残渣为营养。若机体情况良好，滋养体变为包囊，成为无症状排包囊者。若原虫侵袭力强，或机体营养不良、感染、肠道功能紊乱、肠壁受损时，小滋养体可侵入肠壁发育成大滋养体。大滋养体在黏膜下层繁殖、扩散，并释放出多种酶，引起组织溶解性坏死，并不断向纵深发展，形成局限性脓肿。肠组织内的滋养体可随血流进入肝、肺、脑等部位，引起栓塞和梗死，以及迁徙性感染，造成这些脏器的液化和脓肿形成；亦可随坏死组织落入肠腔，随粪便排出体外。

2. 病理解剖 病变主要在结肠，也可累及盲肠、升结肠、直肠、乙状结肠、阑尾和回肠末端。病变初期为细小的散在性浅表糜烂，继而形成较多孤立而色泽较浅的小脓肿，破溃后形成边缘不整、口小底大的烧瓶样溃疡，基底为黏膜肌层，从中可排出棕黄色坏死物质，内含溶解的细胞碎片、黏液和阿米巴原虫，临床上出现痢疾样症状。溃疡由针帽大小至3～4cm不等，呈圆形或不规则，溃疡间黏膜大多完好。病灶周围炎症一般较轻，当继发细菌感染时，黏膜可广泛充血水肿。若溃疡不断深入，可广泛破坏黏膜下层，使大片黏膜坏死脱落，若进一步累及肌层及浆膜层可并发肠出血和肠穿孔。慢性期病变，组织破坏与修复并存，局部肠黏膜上皮增生，肠壁肥厚，可有肠息肉、肉芽肿或呈瘢痕性狭窄。

（四）临床表现

潜伏期一般为1～2周。短者4日，长者1年以上。

1. 无症状型（包囊携带者） 最常见，临床无症状，多于粪检时查到阿米巴包囊。当被感染者的免疫力低下时，可转变为急性阿米巴痢疾。

2. 急性阿米巴痢疾

（1）轻型：临床症状较轻，表现为腹痛、腹泻，粪便中可发现溶组织内阿米巴滋养体和包囊。肠道病变轻微，有特异抗体形成。当机体抵抗力下降时，可发生痢疾样症状。

（2）普通型：起病多缓慢，以腹痛、腹泻开始。大便每日十余次，量中等，粪质较多，混有黏液和脓血，呈暗红色果酱样，有腥臭味。伴有腹胀和轻度腹痛，盲肠与升结肠部位轻度压痛。全身中毒症状较轻，多无发热或仅有低热。若病变累及直肠，可有里急后重。大便镜检可发现滋养体。症状持续数日或数周后可自行缓解，但易复发或转变为慢性。

考点提示：急性阿米巴痢疾的临床表现

（3）暴发型：极少见，多发生在感染严重、体弱、营养不良者。起病急，畏寒、高热、剧烈腹痛、腹胀，伴有恶心、呕吐及频繁腹泻，粪便为水样或洗肉水样，有奇臭，里急后重及腹部压痛明显。有不同程度的脱水与电解质紊乱，有时可出现休克，易并发肠出血和肠穿孔并发症。若不积极抢救，可在 1～2 周内因毒血症或并发症而死亡。

3. 慢性型　急性阿米巴痢疾患者的临床表现若持续存在达 2 个月以上，则转为慢性。临床症状可持续存在或反复发作。经常有腹痛、腹泻或与便秘交替出现。粪便呈黄糊状，带少量黏液及血液，有腐臭，便次为每日 3～5 次，常伴有脐周及下腹部疼痛。劳累、受凉、饮食不慎等均可诱发症状。久病者常伴有贫血、乏力、消瘦等。易并发阑尾炎和肝脓肿。

（五）并发症

1. 肠道并发症

（1）肠出血：肠黏膜溃疡累及肠壁血管时可引起不同程度的肠出血，侵袭大血管时，可致大出血并发生失血性休克。

（2）肠穿孔：多见于暴发型或有深溃疡的患者。穿孔部位多在盲肠、阑尾和升结肠。以慢性穿孔多见，无激烈腹痛，而有进行性腹痛、腹胀、肠鸣音消失及局限性腹膜刺激征。X 线检查可见膈下游离气体，有肠粘连时有的可形成局部脓肿或内瘘。

（3）阑尾炎：临床症状与一般的阑尾炎相似，但起病常较缓慢，易发生穿孔。

考点提示：肠阿米巴病的并发症

（4）结肠病变：慢性病例由于粘连增生常可在盲肠、乙状结肠及直肠等处引起肉芽肿及阿米巴瘤。可有腹痛、大便习惯改变或间歇性痢疾样发作，部分患者可发生完全性肠梗阻或肠套叠。

2. 肠外并发症：阿米巴滋养体可经肠壁静脉、淋巴管或直接蔓延至肝、肺、胸膜、心包、脑、泌尿生殖道或邻近皮肤，形成脓肿或溃疡，发生相应脏器的阿米巴病，其中最常见的是阿米巴肝脓肿。

考点提示：肠阿米巴病的粪便检查

（六）实验室检查

1. 血常规检查　暴发型和普通型阿米巴痢疾并发细菌感染时，血白细胞总数增高，以中性粒细胞增多为主，轻型、慢性阿米巴痢疾白细胞总数和分类均正常，少数患者嗜酸粒细胞增多。

2. 粪便检查　粪便呈暗红色果酱样，腥臭味、粪质多，含血及黏液。粪便镜检中可查到滋养体、包囊、大量聚团状红细胞、少量白细胞和夏科-莱登晶体（charcot-leyden），检出伸展伪足运动、吞噬红细胞的阿米巴滋养体具有确诊意义。为提高粪检阳性率，取黏液脓血部分送检，送检标本必须新鲜，勿与尿液混合，注意保温保湿，在室温下必须在 30 分钟内检查。

3. 血清学检查

（1）检测特异性抗体：常用酶联免疫吸附试验（ELISA）、间接血凝试验（IHA）、间接荧光抗体试验（IFTA）等，检测溶组织内阿米巴滋养体的 IgG 或 IgM 抗体。血清学检查 IgG 抗体阴性者，一般可排除本病，特异性 IgM 抗体阳性提示近期感染或现症感染，阴性者不排除本病。

（2）检测特异性抗原：单克隆抗体或多克隆抗体检测患者粪便中溶组织内阿米巴滋养体抗原，灵敏度高、特异性强，检测阳性可作为确诊的依据。

4. 分子生物学检测　DNA 探针杂交技术、聚合酶链反应（PCR）可用于检测或鉴定患者粪便、脓液或血液中溶组织内阿米巴滋养体 DNA，也是特异和灵敏的诊断方法。

5. 乙状结肠镜或纤维结肠镜检查　必要时做结肠镜检查，肠壁可见大小不等的散在性溃疡，表面覆盖黄色脓液，边缘整齐，稍充血，溃疡间黏膜正常。取溃疡边缘部分涂片及活检可查到滋养体。

（七）诊断

1. 流行病学资料　询问发病前是否有不洁饮食史或与慢性腹泻患者密切接触史。

考点提示： 肠阿米巴病的诊断依据和鉴别诊断

2. 临床表现　起病缓慢，中毒症状轻，每日排暗红色果酱样大便 3～10 次，每次便量较多，有特殊腥臭味，无发热或仅有低热，常无里急后重感，但腹胀、腹痛、右下腹压痛明显，容易反复发作。

3. 实验室检查　粪便中检测到阿米巴滋养体和包囊可确诊。可在血液中检测出抗溶组织内阿米巴滋养体的抗体，粪便中可检测出溶组织内阿米巴滋养体抗原或特异性 DNA。

4. 诊断性治疗　当临床上高度怀疑本病而又无法确诊时，选用抗阿米巴药物治疗，如效果确切，诊断亦可成立。

（八）鉴别诊断

1. 细菌性痢疾　起病急，临床上以发热、腹痛、腹泻、里急后重及黏液脓血便为特征。每日排便多达 10 次以上，每次排便量少，粪质少，左下腹压痛常见。血中白细胞总数增多，中性粒细胞比例升高。粪便镜检有大量红、白细胞，并有脓细胞。粪便培养有痢疾杆菌生长。

2. 血吸虫病　患者有血吸虫疫水接触史。间歇性腹泻、肝脾大、血嗜酸粒细胞增高，粪便中检出血吸虫卵或孵出毛蚴。免疫学检测血吸虫抗体阳性。

3. 结肠癌、直肠癌　患者多数年龄较大，有排便习惯改变并有不畅感，粪便变细且含有血液，伴有渐进性腹胀感。肛门指检、X 线钡餐造影、结肠镜检查有助于鉴别诊断。

4. 慢性非特异性溃疡性结肠炎　临床表现与慢性肠阿米巴病相似。粪便多次病原体检查阴性，血清阿米巴抗体阴性，病原治疗无效时，可考虑本病。结肠镜检查有助于诊断。

5. 肠结核　多数有原发性结核病灶存在，有长期低热、盗汗、消瘦，粪便多呈黄色糊状，带黏液而少脓血，腹泻与便秘交替，结核菌素试验阳性。

（九）预后

预后一般良好，有肠道并发症及治疗不彻底者易反复发作。暴发型、合并细菌性痢疾者预后较差，并发严重肠出血、肠穿孔、弥漫性腹膜炎者预后不良。

（十）治疗

1. 一般治疗　急性期应卧床休息，给予流质、半流质无渣饮食，注意补充水分和热量。慢性期应加强营养，增强体质，避免刺激性食物。暴发型给予输血、输液等支持疗法。

2. 病原治疗

考点提示： 肠阿米巴病的病原学治疗

（1）硝基咪唑类：对阿米巴滋养体有强大杀灭作用，是治疗肠内、外各型阿米巴病的首选药物。副作用有一过性白细胞减少、恶心、腹泻、眩晕、共济失调等，停药后可消失。妊娠 3 个月内、哺乳期以及有血液病史和神经系统疾病者禁用。

1）甲硝唑：成人口服每次 0.4g，每日 3 次，10 日为 1 个疗程。儿童 35mg/（kg·d），分 3 次口服，10 日为 1 个疗程。重症阿米巴病可用甲硝唑静脉滴注，成人每次 0.5g，每隔 8 小时一次，病情好转后改为 12 小时一次，或口服，10 日为 1 个疗程。

2）替硝唑：成人每日 2g，1 次口服，5 日为 1 个疗程。重症者可静脉滴注。

（2）二氯尼特：是目前最有效的杀包囊的药物，成人口服每次 0.5g，每日 3 次，10 日为 1 个疗程。孕妇禁用。

3. 抗菌药物　主要通过抑制肠道共生细菌而影响阿米巴的生长繁殖，尤其在合并细菌感染时效果较好。可选用巴龙霉素或喹诺酮类等抗菌药。

4. 并发症治疗　肠大量出血者应及时输血，肠穿孔者应在替硝唑和抗生素控制下及时进行外科手术。

（十一）预防

彻底治疗患者和无症状排包囊者。做好卫生宣传工作，加强粪便管理，消灭苍蝇和蟑螂，防止食物被污染。养成良好的卫生习惯，饭前便后要洗手，不饮生水，不吃生菜。

二、肝阿米巴病

案例5-2

患者，男，30岁。因发热、右上腹疼痛、盗汗、消瘦30日入院。患者2年前有慢性腹泻史。查体：T 38. 5℃，P 96次/分，皮肤巩膜无黄染，右下胸隆起，局部有水肿，肝肋缘下3cm，有压痛及叩痛。

问题：

1. 该患者最可能的诊断是什么？
2. 为明确诊断，需做哪些检查？
3. 请写出诊断依据及主要的治疗措施。

肝阿米巴病（hepatic amebiasis）由溶组织内阿米巴通过门静脉到达肝脏，引起细胞溶化、坏死，形成脓肿，又称为阿米巴肝脓肿（amebic liver abscess），是肠阿米巴病最常见的重要肠外并发症。以长期发热、全身性消耗、肝区疼痛、肝脏肿大有压痛、白细胞增多为主要临床特征。约半数患者在1周或数年前曾有患肠阿米巴病的病史。

（一）发病机制与病理变化

1. 发病机制　阿米巴肝脓肿可发生在溶组织内阿米巴感染数月或数年之后。侵入肠壁的溶组织内阿米巴滋养体可经门静脉、淋巴管或直接蔓延侵入肝脏引起小静脉炎和周围静脉炎。并在肝脏内繁殖，形成微静脉栓塞，使肝脏缺血、坏死；阿米巴的溶组织作用可使组织液化，坏死扩大而形成脓肿。自原虫侵入至脓肿形成，平均需1个月以上的时间。由于原发病灶多在盲肠、升结肠，该处血流大部分进入肝右叶，同时右叶占肝脏总体积的4/5，血流经过右叶远多于左叶，因而80%左右的肝脓肿见于右叶。因原虫经门静脉血行扩散，故早期以多发性小脓肿较为常见，以后互相融合形成单个大脓肿。脓肿较大时，可使肝包膜伸展而引起疼痛，并向邻近组织穿破，引起各种并发症。

2. 病理变化　脓肿中央为一大片坏死区，其脓液为液化的肝组织，含有溶解和坏死的肝细胞、红细胞、脂肪、夏科-莱登晶体，呈棕褐色或"巧克力"色，有腥臭味。如脓腔有继发细菌感染时，则脓液失去典型特征，呈黄色或黄绿色，有臭味，并有大量脓细胞，临床上可出现毒血症表现。

（二）临床表现

临床表现的轻重与脓肿的位置、大小及是否合并细菌感染等有关。起病多缓慢，常以不规则发热、盗汗等症状开始，偶有突然高热、寒战起病。发热以弛张热或间歇热多见，清晨体温较低，黄昏时体温最高，夜间热退而盗汗，可持续数月。常伴食欲缺乏、恶心、呕吐、腹胀及体重下降。肝脏进行性肿大、肝区疼痛、压痛伴叩击痛。当脓肿向上发展时，因刺激膈神经，疼痛可向右肩部放射，如疼痛接近膈肌，可出现反应性胸膜炎和右侧胸腔积液，引起咳嗽、气急、右胸痛等症状；脓肿浅表时可有局限性隆起、压痛和波动感；脓肿位于肝前下缘时，常表现为右上腹痛、压痛、反跳痛、肌紧张，似胆囊炎；脓肿位于右叶中央部时，症状不明显，待脓肿增大时，才出现肝区下垂样疼痛；左叶肝脓肿时，疼痛出现早，类似溃

考点提示：肝阿米巴病的临床表现

疡病穿孔表现或有剑突下肝肿大或中、左上腹部包块。本病很少引起脾肿大。多发脓肿时可出现黄疸。慢性病例发热多不明显，可有消瘦、贫血、水肿等。少数病人肝大可向邻近器官或组织穿破而并发脓胸、肺脓肿、膈下脓肿、心包积液、弥漫性或局限性腹膜炎。

（三）诊断

1. 临床表现　起病缓慢，长期不规则发热，右上腹痛，肝脏肿大、肝区压痛及叩击痛，有痢疾史和腹泻病史，需考虑本病的可能。抗菌药物治疗无效时，更应考虑本病。

2. 实验室检查

（1）血常规检查：急性期白细胞总数及中性粒细胞增多。慢性期白细胞数大多正常，血红蛋白降低。

（2）粪便检查：可找到阿米巴滋养体和包囊。

（3）肝脓肿穿刺液检查：选择局部压痛最明显处或在超声波定位下进行，一般多在右侧腋中线第 7、8 肋间穿刺。如获典型脓液，即有诊断意义。若在脓液中找到阿米巴滋养体或阿米巴抗原，即可明确诊断。

（4）肝功能检查：大部分有轻度肝功能受损的表现。

（5）血清学检查：溶组织内阿米巴 IgG 抗体阴性者，一般可排除本病，特异性 IgM 抗体阳性提示近期或现症感染，阴性不能排除本病。单克隆抗体、多克隆抗体检测患者粪便溶组织内阿米巴滋养体抗原可明确诊断。

（6）分子生物学检测：DNA 探针杂交技术、聚合酶链反应（PCR）检测溶组织内阿米巴 DNA，有助于诊断。

（7）影像学检查：①X 线检查：可见右侧膈肌抬高，运动受限，胸膜反应或积液；②B 超检查：提示肝肿大，可明确脓肿的数目、部位、大小；③其他：必要时可做 CT、MRI 等检查。

3. 诊断性治疗　经各种检查不能确诊而又高度怀疑本病时，可用高效、速效的抗阿米巴药物如甲硝唑等治疗，若治疗有效，可以确诊。

（四）鉴别诊断

1. 细菌性肝脓肿　与阿米巴肝脓肿的区别见表 5-1。

考点提示：阿米巴肝脓肿与细菌性肝脓肿的鉴别

表5-1　阿米巴肝脓肿与细菌性肝脓肿的区别

项目	阿米巴肝脓肿	细菌性肝脓肿
病史	有肠阿米巴病史	常在败血症或腹部化脓性疾患后发生
症状	起病缓慢，病程长，毒血症状轻	起病急，毒血症状显著，如高热、寒战
肝脏	肿大与压痛显著，可局部隆起，脓肿常为大型单个，右叶多见	肿大不显著，局部压痛较轻，隆起，脓肿常为小型，多发
肝穿刺	脓量多，大多呈棕褐色，可找到肝组织阿米巴滋养体	脓液少，黄白色，细菌培养阳性，肝组织病理检查可见化脓性病变
血常规检查	白细胞轻、中度增高，细菌培养阴性	白细胞总数、中性粒细胞显著增多，细菌培养可阳性
阿米巴抗体	阳性	阴性
治疗反应	甲硝唑、氯喹治疗有效	抗生素治疗有效
预后	相对较好	易复发

2. 原发性肝癌　一般无明显的发热，有慢性肝炎或肝硬化病史，消瘦明显，肝肿大迅速，质地坚硬而表面不平，经甲胎蛋白或影像学检查可明确诊断。

3. 其他　肝棘球蚴病、急性血吸虫病、膈下脓肿、胆囊炎、胆石症等亦应鉴别。

（五）治疗

1. 病原学治疗　抗阿米巴治疗应选用组织内杀阿米巴药物为主，并辅以肠内抗阿米巴药，以达根治。

（1）硝基咪唑类：①甲硝唑：首选，成人每次 0.4g，每日 3 次，连服 10 日为 1 个疗程。一般病情于 2 周左右恢复，脓腔吸收在 4 个月左右，必要时可重复使用。②替硝唑：成人每日 2.0g，清晨 1 次口服，5 日为 1 个疗程。

（2）氯喹：少数对硝基咪唑类无效者可换氯喹。口服磷酸氯喹，成人每次 0.5g（基质 0.3g），每日 2 次，2 日后改为每次 0.25g（基质 0.15g），每日 2 次，2～3 周为 1 个疗程。

（3）抗生素：并发细菌感染者可选用对病原菌敏感的抗生素。

2. 肝穿刺引流　B 超显示肝脓肿直径在 3cm 以上，靠近体表者；经 5～7 日药物治疗无显著改变者；脓肿位置浅表，压痛明显，随时有穿孔危险者，可行肝穿刺引流，以加快脓肿愈合。应于抗阿米巴治疗后 2～4 日，B 超探查定位下进行。穿刺次数不宜过多，以免继发感染。每次穿刺尽量吸尽脓液，脓液黏稠，应注入生理盐水冲洗后再抽取。较大脓肿在抽脓后，可注入甲硝唑 0.5g，有助于脓腔愈合。

3. 对症与支持疗法　患者应卧床休息，给予高热量、高蛋白饮食，补充维生素。

4. 外科治疗　适应证：左叶肝脓肿，估计穿刺易损伤邻近重要器官者；肝脓肿穿破入腹腔，引起弥漫性腹膜炎者；多发性脓肿，致穿刺引流困难或失败者；经抗阿米巴治疗、肝穿刺及抗生素等反复治疗无效或引流不畅者。

（六）预防

本病的预防在于及时彻底治疗肠阿米巴病。

（陈媛玲）

目标检测

A_1 型题

1. 溶组织内阿米巴的致病型态（阶段）是
   A. 幼虫　B. 成虫
   C. 大滋养体　D. 小滋养体
   E. 包囊
2. 溶组织内阿米巴具有传染性的型态是
   A. 幼虫　B. 成虫
   C. 大滋养体　D. 小滋养体
   E. 包囊
3. 阿米巴痢疾并发脓肿最常见的部位是
   A. 胸腔　B. 腹腔
   C. 肝脏　D. 肺脏
   E. 肠腔
4. 确诊阿米巴痢疾的依据是
   A. 典型果酱样大便
   B. 腥臭味脓血便
   C. 全身中毒症状轻
   D. 发热、右下腹压痛
   E. 大便镜检找到阿米巴滋养体或包囊
5. 确诊阿米巴肝脓肿的依据是
   A. 既往有阿米巴痢疾的病史
   B. 肝脏肿大及压痛
   C. 胸透右侧膈肌抬高、活动受限
   D. 肝穿刺抽到巧克力样脓液
   E. 肝脏 B 超见液性暗区
6. 治疗阿米巴病的首选药物是
   A. 甲硝唑　B. 替硝唑
   C. 二氯尼特　D. 巴龙霉素
   E. 氯喹
7. 典型急性阿米巴痢疾的粪便呈
   A. 暗红色果酱样便　B. 黏液脓血便
   C. 黄色水样便　D. 蛋花样便
   E. 陶土样便
8. 阿米巴痢疾最重要的传染源是
   A. 无症状带包囊者
   B. 急性阿米巴痢疾患者
   C. 感染的动物
   D. 阿米巴易感者
   E. 暴发型患者

A_2 型题

9. 患者，男，39 岁。因腹泻 7 日于 2006 年 8 月 1 日就诊。患者发病前有吃生瓜果的病史。患者体温正常，腹泻，每日大便在 10 次左右，量中等，为暗红色果酱样，有腥臭味。腹痛，为间歇性隐痛，右下腹有压痛。该病人首先考虑
A. 急性细菌性痢疾　B. 急性阿米巴痢疾
C. 慢性细菌性痢疾　D. 慢性阿米巴痢疾
E. 包囊携带着

A_3 **型题**

（10～13 题共用题干）

患者，男，32 岁，因腹泻 3 日就诊。患者不洁饮食史后出现腹泻，大便为暗红色果酱样，每日 8～10 次，量中等，有特殊的腥臭味，伴右下腹间歇性隐痛。T 37℃，P 78 次/分，R 20 次/分，BP 120/70mmHg。心、肺无异常。腹软，右下腹部压痛，肝、脾未触及。血常规：WBC 7.6×10^9/L，N 0.68，L 0.32。取新鲜脓血便检查，显微镜下可见大量红细胞、少量白细胞及夏科-莱登结晶。

10. 该患者首先考虑
A. 急性阿米巴痢疾
B. 慢性阿米巴痢疾
C. 急性细菌性痢疾
D. 轮状病毒性肠炎
E. 细菌性食物中毒

11. 该患者要明确诊断，需要做的检查为
A. 乙状结肠镜或纤维结肠镜检查
B. 血常规
C. 血清中查阿米巴原虫抗体
D. 粪便中查阿米巴滋养体和包囊
E. 粪便培养阿米巴原虫

12. 该患者病原学治疗首选
A. 甲硝唑　B. 替硝唑
C. 二氯尼特　D. 青霉素
E. 氯喹

13. 若该患者 1 年后出现肝区疼痛、肝脏肿大，B 超检查发现肝区有液性暗区，首选考虑
A. 肝癌　B. 阿米巴肝脓
C. 细菌性肝脓肿　D. 病毒性肝炎
E. 药物性肝炎

第二节　疟　　疾

案例5-3

患者，女，20 岁，大学生。因畏寒、发热、大汗后热退 3 日，于 2000 年 9 月 5 日入院。患者家住云南省瑞丽市，暑假回家居住，有被蚊虫叮咬史。患者畏寒、发热、大汗，无明显规律。查体：急性病容，T 39℃，P 116 次/分，BP 120/80mmHg，心、肺无异常。肝脾不大。

问题：

1. 患者最可能的诊断是什么？
2. 为明确诊断，需进一步做哪些检查？
3. 请写出诊断依据及治疗原则。
4. 如何预防该病的发生？

疟疾（malaria）是疟原虫经雌性按蚊叮咬传播的寄生虫病。临床特征为间歇性、周期性、发作性的寒战、高热，继之大汗后缓解。反复发作，可致贫血和脾肿大。恶性疟疾发热不规则，常侵犯内脏，引起脑型疟疾等凶险发作。

一、病原学

疟疾的病原体为疟原虫。感染人类的疟原虫共有 4 种：即间日疟原虫、三日疟原虫、卵形疟原虫、恶性疟原虫（图 5-1、彩图 5-1）。疟原虫的发育过程需两个宿主，在人体内进行无性繁殖，故人为疟原虫的中间宿主，在蚊体内进行有性繁殖，故蚊为疟原虫的终末宿主。四种疟原虫的生活史基本相同（图 5-2）。

考点提示： 疟原虫的种类

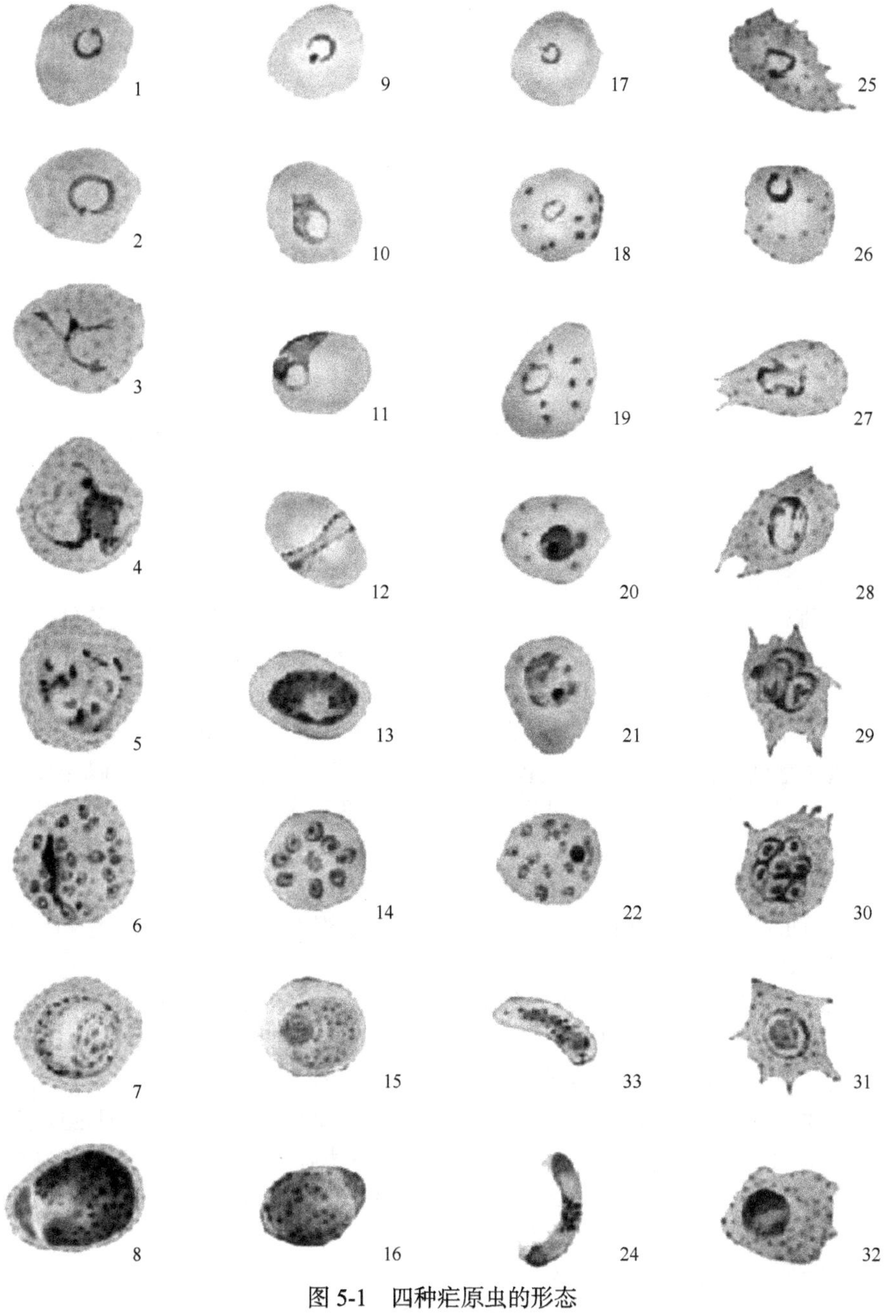

图 5-1　四种疟原虫的形态

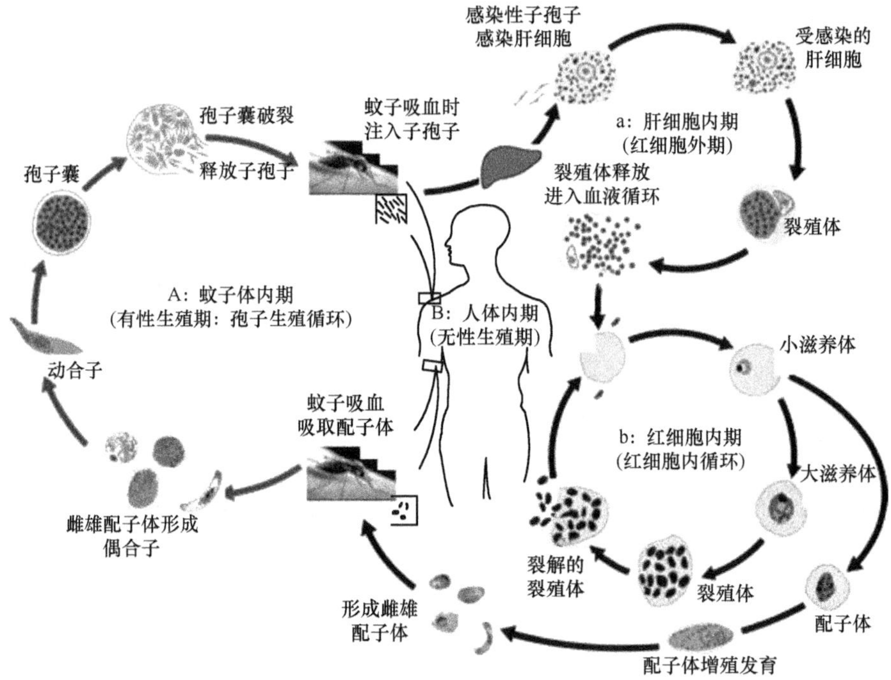

图 5-2 疟原虫生活史

（一）疟原虫在人体内的发育

1. 肝细胞内的发育　疟原虫在肝细胞内的发育时期称红细胞外期（简称红外期）或称肝细胞内期。寄生于雌性按蚊体内的感染性子孢子于雌性按蚊叮人吸血时随其唾液进入人体，经血液循环而迅速进入肝脏。子孢子在肝脏内进行裂体增殖，子孢子发育成为成熟的裂殖体，裂殖体可分裂成数以万计的裂殖子。在虫体发育期间，肝细胞胀大，最后肝细胞破裂，逸出的裂殖子散到肝窦间隙，部分被吞噬细胞吞食而消灭，部分则侵入红细胞内发育繁殖。

疟原虫子孢子在遗传学上具有两种类型：即速发型子孢子和迟发型子孢子。速发型子孢子在肝细胞内的发育较快，只需 12～20 日就能发育成为成熟的裂殖体。迟发型子孢子又称休眠体，发育较慢，需经 6～11 个月才能发育成成熟的裂殖体并感染红细胞，成为复发的根源。间日疟原虫和卵形疟原虫既有速发型子孢子，又有迟发型子孢子。三日疟和恶性疟无迟发型子孢子，故无远期复发。

2. 红细胞内的发育　疟原虫在红细胞内的发育时期称红细胞内期（简称红内期）。裂殖子侵入红细胞内先后发育成小滋养体（环状体）、大滋养体、裂殖体，最后形成许多裂殖子，感染的红细胞被胀破，逸出的裂殖子部分被吞噬细胞吞食而消灭，小部分侵入其他红细胞，重复上述裂体增殖而引起周期性临床发作。间日疟周期为 48 小时；三日疟周期为 72 小时；恶性疟周期为 36～48 小时，且发育先后不一，故发作不规则；卵形疟周期为 48 小时。

部分疟原虫裂殖子在红细胞内经 3～6 代增殖后，发育为雌性配子体和雄性配子体。配子体在人体内的存活时间为 30～60 日。

（二）疟原虫在蚊体内的发育

考点提示： 疟原虫的生活史

病人的血液被雌性按蚊吸入胃内后，雌、雄配子体则在蚊胃内发育为雌、雄配子，两者交配受精结合成合子，进一步发育成动合子，穿过胃壁，在弹性纤维膜下成为囊合子，囊合子再进一步发育成孢子囊，内含成千上万个子孢子。子孢子从囊内逸出，进入蚊唾液腺内，此时按蚊即具有传染性。当按蚊再次叮人时，子孢子就进入人体，继续其无性繁殖周期。

二、流行病学

（一）传染源

传染源为疟疾患者和带疟原虫者。

（二）传播途径

经雌性按蚊叮咬皮肤为主要的传播途径，此外，输入含疟原虫的血液也可造成感染；患疟原虫的孕妇，也可通过损伤的胎盘造成胎儿先天性感染。

传播疟疾最重要的是中华按蚊，是平原地区间日疟传播的主要传播媒介；山区传播疟疾以微小按蚊为主；丘陵地区则以雷氏按蚊嗜人血亚种为重要媒介。海南岛山林地区主要的传播媒介是大劣按蚊。

（三）易感人群

人群普遍易感，感染后可获短暂免疫力，各型疟疾之间无交叉免疫。在疫区，外来人口和儿童发病率较高。

（四）流行特征

疟疾在热带和亚热带地区流行最重，温带次之。这主要因为本病流行与生态环境及媒介因素关系密切。流行区以间日疟最广，恶性疟主要流行于热带，亦最严重。三日疟及卵形疟相对少见。我国除云南和海南两省为间日疟和恶性疟混合流行外，主要以间日疟流行为主。发病以夏秋季节较多，在热带和亚热带则较少受季节的影响。此外，随着对外开放和人员交流的迅速发展，我国内地亦发现不少由境外带回的疟疾或疟疾流行地区。

本病在全球致死的寄生虫病中居第一位。目前全球约有 106 个国家 20 亿人居住在疟疾流行区，每年新发疟疾患者为 3 亿～5 亿例，病死为 100 万～300 万例，多为儿童，特别是 5 岁以下的幼儿。

三、发病机制与病理解剖

（一）发病机制

临床发作主要是因受感染的红细胞破裂时，裂殖子、疟原虫的代谢产物、变性的血红蛋白及红细胞碎片等进入血，引起异性蛋白反应并释放激肽类物质，刺激体温调节中枢，引起高热、寒战、大汗等典型症状。裂殖子从破裂的红细胞逸出后，部分可再侵入其他红细胞，进行裂体增殖，不断循环，因而导致周期性临床发作。疟疾反复发作或重复感染获得一定免疫力后，血中仍有疟原虫增殖，但可不出现疟疾发作，而成为带虫者。

疟疾病人临床表现的严重程度与感染疟原虫的种类密切相关。恶性疟原虫能侵犯各阶段的红细胞，可使 20%以上的外周血红细胞受感染，血液中疟原虫密度很高，而且，恶性疟原虫在红细胞内繁殖周期较短，只有 36～48 个小时。因此，贫血和其他临床症状均较严重。间日疟和卵形疟仅侵犯网织红细胞，三日疟仅侵犯衰老的红细胞，且红细胞感染率低，故贫血和其他临床表现均较轻。

恶性疟原虫在红细胞内增殖时，可使受感染的红细胞体积增大成为球形，胞膜出现微孔，彼此较易黏附成团，并较易黏附于微血管内皮上，引起微血管局部管腔变窄或堵塞，使相应部位的组织细胞发生缺血性缺氧而引起变性、坏死。如发生于脑部，则引起脑型疟疾。

（二）病理解剖

疟原虫在人体内增殖引起强烈的吞噬反应，以致全身单核吞噬细胞系统显著增生，肝脾肿大，以脾大显著。周围血中单核细胞增多，血浆蛋白增高。脾脏在早期充血肿大，并有疟色素沉着，吞噬细胞增生活跃，到晚期则因结缔组织增生而更加肿大，质地变硬，甚至脾功能亢进。镜检可见脾髓内网状组织纤维化，血管及血窦壁增厚，脾髓中多数为单核细胞。肝仅轻微肿大，肝细胞可有混浊肿胀与变性，以小叶中心为甚，库普弗细胞大量增生，内含疟原虫和疟色素。脑型疟疾病人的脑组织水肿，充血明显，白质内有弥漫性小出血点。显微镜检脑内微血管明显充血，管腔内充满疟原虫和疟色素。含疟原虫的红细胞常有凝聚现象，阻塞微血管引起灶状坏死与环状出血等。

四、临床表现

潜伏期：间日疟和卵形疟为13～15日，三日疟为24～30日，恶性疟为7～12日。多数起病较急，部分病人有乏力、低热、畏寒、头痛、肌肉酸痛、食欲减退等前驱症状。

（一）典型发作

1. 间日疟　寒战、高热、大汗，常呈间日发作。

考点提示： 典型疟疾发作的主要临床表现

（1）寒战期：突然发冷，继以剧烈寒战，面色苍白，口唇和指甲发绀，脉速有力，血压升高，常伴恶心、头痛等，此期持续数分钟至2小时。

（2）高热期：寒战停止后继而高热，体温可高达 40℃或更高。病人颜面潮红、皮肤干热、脉搏快而有力、头痛、肌肉酸痛、口渴，有时可出现恶心、呕吐等。发热过高者，可出现烦躁不安、谵妄、抽搐等症状，此期持续2～6小时。

（3）大汗期：高热后期全身大汗淋漓，随之体温骤降至正常或正常以下。除感疲乏外，顿觉轻松舒适，常安然入睡，此期持续1～2小时。

2. 三日疟　症状与间日疟相同，但为三日发作一次。

3. 卵形疟　与间日疟相似，但症状轻，发作持续时间较短。

4. 恶性疟　起病急缓不一，常先出现间歇性低热，继以弛张热或持续高热，热型多不规则，可每日或隔日发作，常无明显的缓解间歇，严重者可致凶险发作。

（二）非典型发作

疟疾发作失去周期性和间歇性的规律，即为非典型发作。其原因为同种疟原虫的重复感染或不同种类疟原虫的混合感染，扰乱疟疾发作的规律性；有些患者于病程后期，由于机体免疫力的增强，或抗疟药物治疗不彻底等因素，也可导致不典型发作。

（三）其他症状和体征

反复发作可致脾明显肿大，质地较硬。肝轻度肿大、压痛，血清氨基转移酶可增高。恶性疟贫血较明显，三日疟贫血较轻。

（四）凶险发作

凶险发作多见于恶性疟疾，偶见于间日疟和三日疟。常发生在缺乏免疫力的小儿与初次进入疟区的外来人口，病后又未及时诊治者。

1. 脑型　最为严重，多急起高热，剧烈头痛、呕吐，继而烦躁、抽搐、昏迷，多有脑膜刺激征和阳性病理反射。部分患者可因脑水肿和呼吸衰竭而死亡。血涂片中易找到疟原虫，脑脊液压力增高，白细胞大多正常或轻度增加，蛋白质增多，糖和氯化物正常。

2. 过高热型　急起持续高热，体温可达41℃以上。皮肤绯红、干燥，呼吸急促、谵妄、抽搐、昏迷，可在数小时内死亡。

3. 胃肠型　除有寒战、高热外，主要表现为胃肠道症状。恶心、呕吐、腹痛、腹泻，类似急性胃肠炎表现。吐泻重者可致休克、肾衰竭。

（五）再燃与复发

1. 再燃　疟疾经抗疟治疗后，体温正常，病情好转，再次出现寒战、发热，是抗疟治疗不彻底，红细胞中仍残存疟原虫，因免疫力下降而导致病情再次反复。再燃多见于病愈后的 1～4 周，可多次出现，四种疟原虫均可发生。

2. 近期复发　疟疾发作数次后，由于体内产生一定的免疫力或经过治疗后暂停发作，但红细胞内仍残存疟原虫，尚未完全消灭，经 1～3 个月，出现与初发相似的临床症状发作，但病情较轻。

考点提示：疟原虫的复发和再燃

3. 远期复发　疟疾发作停止后，红细胞内疟原虫虽被消灭，但肝细胞内迟发型子孢子仍存在，再次侵入红细胞内引起临床发作。其发作与初发相似，但症状较轻。远期复发多在初发的半年以后，恶性疟、三日疟、输血疟一般无远期复发。

（六）其他疟疾

1. 输血疟疾　由输入带疟原虫的血液而引起，潜伏期为 7～10 日，长者为 1 个月左右。临床症状与蚊传疟疾相似。因只有红细胞内期疟原虫，故治愈后一般无复发。

2. 婴儿疟疾　发热多不规则，少有寒战、大汗等表现。可为弛张热或持续高热。常有呕吐、腹泻，以致感染性休克或惊厥等。脾大显著，贫血出现早而严重，血涂片中可查见大量疟原虫，病死率高。

五、并　发　症

（一）溶血性尿毒综合征

溶血性尿毒综合征又称黑尿热，与疟原虫感染、患者缺乏葡萄糖-6-磷酸脱氢酶（G-6-PD）等有关，使用奎宁和伯氨奎宁等抗疟药物是诱因。患者发生急性血管内溶血，引起血红蛋白尿，严重者导致肾缺血和肾小管坏死。表现为急起寒战、高热、腰痛、呕吐、酱油样尿（血红蛋白尿）、急性贫血、黄疸，严重者可发生急性肾衰竭。尿检有白蛋白、血红蛋白、管型，尿胆原阳性。

（二）疟疾性肾病

1. 急性肾小球肾炎　见于重症恶性疟和间日疟患者。表现为水肿、少尿、血压升高，尿中有蛋白质、红细胞和管型，抗疟治疗有效。

2. 肾病综合征　多见于三日疟长期反复发作者，也见于恶性疟。表现为进行性蛋白尿、贫血、水肿。抗疟药治疗无效，对肾上腺糖皮质激素反应也不良。

六、实验室检查

（一）血常规检查

白细胞数正常或减少，单核细胞增多，多次发作后，红细胞和血红蛋白可有不同程度的下降，网织红细胞增多。

考点提示：疟原虫的外周血检查方法

（二）疟原虫检查

血中查到疟原虫是确诊的可靠依据。可采用血液厚、薄涂片结合查疟原虫。厚涂片比薄涂片易发现疟原虫，阳性率高；薄涂片易于观察，可确定疟原虫的种类。在发作起 6 小时内，血内疟原虫较多，易于查出。一次检查阴性而临床上又不能排除疟疾时，应反复做血涂片检查，必要时做骨髓穿刺涂片检查疟原虫，阳性率较外周血液涂片高。

（三）免疫学检查

可用酶联免疫吸附试验、放射免疫测定等，检测疟原虫的特异性抗体与特异性抗原，具有方便、快速、敏感的特点。但患者常于感染后 3～4 周才有特异性抗体产生，因而检测特异性抗体价值较小，仅用于本病的流行病学调查。

（四）分子生物学检查

特异性 DNA 探针技术及 PCR 技术直接测疟原虫的 DNA，灵敏度很高。

七、诊　断

（一）流行病学资料

发病前到过疟疾流行区，有过蚊虫叮咬虫，以及输血后 1～2 周出现发热的患者均需考虑疟疾的可能。有疟疾既往史的患者出现不明原因的发热时，也要考虑疟疾再燃或复发的可能。

（二）临床表现

临床表现为寒战、高热、大汗周期性发作，伴贫血、脾大，间歇期无症状，是诊断疟疾的有力依据，但也可不规则发热。发病初期及恶性疟，其发热常不规则，临床诊断有一定困难。脑型疟疾有急起高热、寒战、昏迷、抽搐等症状。

（三）实验室检查

血常规检查白细胞数正常或减少，单核细胞增多，红细胞和血红蛋白减少。血涂片、骨髓涂片找到疟原虫。

（四）诊断性治疗

多次未能查到疟原虫，但临床上高度怀疑疟疾者，可试用氯喹治疗。氯喹总量 600mg 顿服；或分 2 次服，每次 300mg，间隔 6～8 小时。如 3 日内体温下降，症状消失，发作停止，可拟诊断为疟疾。如未控制，又非来自疟疾的耐药区，可基本排除疟疾。

八、鉴别诊断

（一）一般疟疾

1. 伤寒　起病缓慢，持续高热，相对缓脉，玫瑰疹、特殊中毒症状，白细胞减少，肥达反应可阳性，血、骨髓、尿、粪便培养有伤寒杆菌生长。

2. 急性血吸虫病　有血吸虫疫水接触史，疫水接触部位常出现皮疹，血常规检查白细胞总数增加，嗜酸粒细胞增加，粪便可查到血吸虫卵，粪便孵化常为阳性。

3. 败血症　虽有畏寒、发热，但无定时规律，全身中毒症状严重而无缓解间歇。多有原发性感染灶和（或）迁徙性化脓灶，白细胞总数和中性粒细胞增高，有核左移现象，血培养有病原菌生长。

4. 钩端螺旋体病　有疫水接触史，急起持续高热，眼结膜充血、腓肠肌压痛，腹股沟淋巴结肿大并压痛。血清学试验阳性，血、尿、脑脊液中可检出钩端螺旋体。

（二）脑型疟疾

1. 流行性乙型脑炎　一般无寒战与多汗，神经系统中毒症状重且有定位体征，脾不肿大，无贫血。白细胞计数多增高，脑脊液呈病毒性脑膜炎改变。

2. 中毒性痢疾　多见于 2～7 岁儿童，突然高热、昏迷、抽搐、休克，甚至循环、呼吸衰竭。白细胞总数和中性粒细胞增加，消化道症状缺乏。灌肠或肛拭取粪便检查，可见白细胞、脓细胞及吞噬细胞，培养有痢疾杆菌生长。

九、预　后

间日疟、三日疟预后较好，但恶性疟患者的病死率很高。婴幼儿感染、延误诊治和耐多种抗疟药虫株感染者病死率较高。

十、治　疗

（一）抗疟原虫治疗

1. 杀灭红细胞内裂体增殖疟原虫、控制发作的药物

考点提示：抗疟原虫的药物治疗

（1）氯喹：对红细胞内期的无性体均有迅速较强的杀灭作用，口服吸收快，排泄慢，作用持久，是控制发作的首选药物。服药后24～48小时退热，48～72小时血中疟原虫转阴。副作用有头晕、恶心、呕吐、腹痛等，有可能致胎儿畸形，故孕妇忌用。过量可致心动过缓、血压下降、心律不齐等，老年人和心脏病患者慎用。首剂口服磷酸氯喹1g（基质0.6g），6～8小时再服0.5g，第2～3日各服0.5g，3日总量2.5g。

（2）哌喹：口服总剂量1200mg。第1日每次服200mg，1日服2次，第2、3日各400mg顿服。

（3）蒿甲醚：用于恶性疟的治疗，口服总剂量640mg，分7日口服，每日1次，每次80mg，首剂加倍。

（4）青蒿琥酯：用于恶性疟的治疗，口服总剂量800mg，分7日口服，每日1次，每次100mg，首剂加倍。

（5）双氢青蒿素：用于恶性疟的治疗，口服总剂量480mg，分7日口服，每日1次，每次60mg，首剂加倍。

（6）磷酸咯萘啶：用于恶性疟的治疗，口服总剂量1600mg。第1日服2次，每次400mg，间隔8小时，第2、3日各服1次，每次400mg。

（7）盐酸甲氟喹：该药的半衰期约为14日，成人顿服750mg即可。对耐氯喹的疟原虫感染亦有较好疗效。

2. 杀灭红细胞内裂体增殖疟原虫、用于脑型疟疾的病原学治疗的药物

（1）青蒿琥酯：成人用60mg加入5%碳酸氢钠0.6ml，摇匀至完全溶解，再加5%葡萄糖注射液5.4ml，使最终为10mg/ml青蒿琥酯溶液，做缓慢静脉注射。或按1.2mg/kg计算每次用量。首剂注射后4、24、48小时分别再注射1次。若患者的神志恢复正常，可改为口服，每次服100mg，连服2～3日。

（2）氯喹：可用于敏感疟原虫的治疗。用量为16mg/kg，加入5%葡萄糖注射液中，于4小时内静脉滴注，继以8mg/kg，于2小时内滴完。每日总量不宜超过35mg/kg。

（3）奎宁：用于耐氯喹疟原虫株感染患者。二盐酸奎宁加入5%葡萄糖注射液中，于4小时内静脉滴注。12小时可重复使用。清醒后可改为口服，静脉滴注过快可致心律不齐、低血压等，甚至死亡。

（4）磷酸咯萘啶：按3～6mg/kg计算，用生理盐水或等渗葡萄糖注射液250～500ml稀释后做静脉滴注，12小时可重复使用。清醒后可改为口服。

脑型疟疾的病原学治疗，目前最常用的是青蒿琥酯的静脉注射剂型。

3. 杀灭红细胞内疟原虫配子体和肝细胞内迟发型子孢子、用于防止复发和传播的药物

（1）磷酸伯氨喹：杀灭红细胞内疟原虫配子体和肝细胞内迟发型子孢子，防止疟疾的复发和传播。口服总剂量180mg，每日1次，每次22.5mg，连服8日。由于伯氨喹可使G-6-PD缺陷的患者发生急性血管内溶血，严重者可因急性肾衰竭而致命。因此，于应用前常规检测G-6-PD活性，确定无缺陷后才给服药治疗。

（2）他非诺喹：是美国研制的杀灭红细胞内疟原虫配子体和肝细胞内迟发型子孢子的药物。初步临床试验显示，成人每日口服300mg，连服7日，对于预防疟疾复发效果良好。

目前，疟疾的病原学治疗需分别应用两类药物，首先必须先用一种杀灭红细胞内裂体增殖疟原虫的药物，如氯喹和青蒿琥酯。作G-6-PD活性检测，若结果正常，则再运用一种杀灭红细胞内疟原虫配子体和肝细胞内迟发型子孢子的药物，如伯氨喹，以防复发。间日疟和卵形疟虽无复发问题，但为了杀灭其配子体，防止传播，亦必须用伯氨喹治疗。

（二）对症及支持治疗

发作期间应卧床休息，多饮水，高热时给予物理降温或药物降温。反复发作、慢性患者给予高热量饮食，严重贫血患者可少量多次输血。脑型疟疾出现脑水肿与昏迷，应及时给予脱水治疗。监测血糖以便及时发现和纠正低血糖。超高热患者可用肾上腺糖皮质激素。应用低分子右旋糖酐，对改善微血管堵塞有一定帮助。

十一、预　　防

（一）管理传染源

健全疫情报告制度，根治现症疟疾患者及带疟原虫者。

（二）切断传播途径

切断传播途径的方法主要是灭蚊。可用物理、化学方法杀蚊、灭蚊。使用纱窗、纱门、驱蚊剂、蚊帐等防蚊措施，防止蚊虫叮咬。

（三）保护易感人群

1. 防止蚊虫叮咬　使用纱窗、纱门、驱蚊剂等防蚊措施。

2. 预防服药　是目前较常用的措施。进入疟疾流行地区的人员，应于传播季节定期服用抗疟药。哌喹，每次服 600mg，每月 1 次，睡前服。或用氯喹，每次服 300mg，每 7～10 日服 1 次。疟疾流行地区的夜晚室外工作者，也应定期预防服药。

3. 疫苗预防　抗子孢子疫苗、红细胞内期的裂殖子和配子抗原疫苗，目前正在研制中。

（陈媛玲）

目标检测

A_1 型题

1. 疟疾发作具有周期性，其间歇期的长短取决于
   A. 侵入的子孢子的数量
   B. 子孢子在肝细胞内发育的时间
   C. 裂殖体在红细胞内的发育时间
   D. 疟原虫毒力的强弱
   E. 机体免疫力的强弱
2. 寄生在人体的疟原虫最常见的是
   A. 三日疟原虫　B. 间日疟原虫
   C. 卵形疟原虫　D. 恶性疟原虫
   E. 三日疟原虫与恶性疟原虫混合
3. 疟疾的症状发作与下列哪项有关
   A. 疟原虫在人体肝细胞内增殖
   B. 疟原虫在人体红细胞内增殖
   C. 疟原虫在人体红细胞内形成大量滋养体，使红细胞破裂入血
   D. 疟原虫在人体红细胞内形成大量裂殖子，使红细胞破裂入血
   E. 疟原虫在人体肝细胞内形成子孢子入血
4. 间日疟原虫在人体红细胞内的增殖周期为
   A. 12 小时　B. 24 小时　C. 36 小时
   D. 48 小时　E. 72 小时
5. 疟疾发作出现寒战、高热、出汗等症状，属于
   A. 变态反应　B. 过敏反应
   C. 吞噬反应　D. 异性蛋白反应
   E. 炎症反应
6. 疟疾的凶险发作主要是由下列哪种疟原虫引起
   A. 三日疟原虫　B. 间日疟原虫
   C. 卵形疟原虫　D. 恶性疟原虫
   E. 三日疟原虫与恶性疟原虫混合
7. 蚊叮咬人体时，进入人体内导致疟原虫感染的是
   A. 合子　B. 动合子
   C. 囊合子　D. 子孢子
   E. 配子体
8. 蚊叮咬人体时，进入人体内导致疟疾传播的是
   A. 合子　B. 动合子
   C. 囊合子　D. 子孢子
   E. 配子体
9. 确诊疟疾，临床上最常用的方法是
   A. 外周血涂片、染色后查疟原虫
   B. 骨髓涂片、染色后查疟原虫
   C. 脑脊液涂片、染色后查疟原虫
   D. 血液培养
   E. 骨髓培养

10. 杀灭红细胞内裂体增殖疟原虫，控制疟疾发作首选的药物是
    A. 氯喹　　B.哌喹
    C. 蒿甲醚　　D. 青蒿琥酯
    E. 双氢青蒿素
11. 脑型疟疾首选的药物为
    A. 氯喹
    B. 青蒿琥酯静脉注射液
    C. 青蒿琥酯片剂
    D. 奎宁
    E. 磷酸咯萘啶
12. 疟原虫感染导致的贫血表现最轻的是
    A. 三日疟原虫　　B. 间日疟原虫
    C. 卵形疟原虫　　D. 恶性疟原虫
    E. 混合感染
13. 疟原虫感染导致的贫血表现最重的是
    A. 三日疟原虫　　B. 间日疟原虫
    C. 卵形疟原虫　　D. 恶性疟原虫
    E. 混合感染

A_2 型题

14. 疟疾患者经氯喹治疗后，体温正常，未再到疟疾流行区，1 年后再次出现寒战、高热、大汗，最可能的诊断为
    A. 再次感染疟原虫
    B. 疟疾再燃
    C. 疟疾近期复发
    D. 疟原虫产生耐药性
    E. 疟疾远期复发
15. 疟疾患者经氯喹治疗后，体温正常，未再到疟疾的流行区，3 周后再次出现寒战、发热、大汗，最可能的诊断为
    A. 再次感染疟原虫
    B. 疟疾再燃
    C. 疟疾近期复发
    D. 疟原虫产生耐药性
    E. 疟疾远期复发

A_3 型题

（16～18 题共用题干）

患者，20 岁，女性，大学生。因畏寒、发热、大汗后热退 3 日，于 2013 年 9 月 5 日入院。患者家住云南省瑞丽市，暑假回家居住，有被蚊虫叮咬史。患者畏寒、发热、大汗，无明显规律。查体：急性病容，T 39℃，P 116 次/分，BP 120/80mmHg，心、肺无异常。肝脾不大。

16. 该患者首先考虑
    A. 疟疾　　B. 伤寒
    C. 流行性乙型脑炎　　D. 败血症
    E. 钩体病
17. 为明确诊断，最需要做的检查是
    A. 血常规　　B. 外周血涂片查疟原虫
    C. 血培养　　D. 抽血查疟原虫抗体
    E. 用 PCR 查疟原虫 DNA
18. 若明确诊断，为控制症状发作应首选
    A. 氯喹　　B. 抗生素
    C. 干扰素　　D. 青霉素
    E. 双氢青蒿素

第三节　弓形虫病

案例5-4

患儿，女，24 天。因黄疸 23 天入院。患儿母亲怀孕期间曾养猫，该患儿生后第 2 天出现黄疸，逐渐加重，伴吃奶少、精神差、大便颜色变浅。入院查体：T 37℃，P 145 次/分，R 40 次/分，全身黄疸，肝脾可触及。入院初步诊断为：新生儿肝炎综合征。

问题：

1. 该患儿最可能的诊断是什么？
2. 如果考虑弓形虫感染致新生儿肝炎综合征，需要做哪些检查？

弓形虫病（toxoplasmosis）是由弓形虫感染引起的人兽共患性原虫疾病。通过先天性和获得性两种途径传播给人，人感染后多呈隐性感染，免疫功能低下的宿主可引起中枢神经系统损害和全身播散性感染。先天感染者常致胎儿畸形，且病死率高，是优生学关注的重点问题。弓形虫病也是艾滋病患者重要机会性感染之一。

一、病原学

弓形虫是专性细胞内寄生的原虫，生活周期需要两个宿主：中间宿主和终末宿主。中间宿主为哺乳动物、鱼类、鸟类、昆虫类和人，终末宿主为猫和猫科动物。发育过程包括两个阶段五个期。两个发育阶段为无性生殖和有性生殖。五个期包括：滋养体、包囊、裂殖体、配子体和卵囊。中间宿主体内只出现滋养体和包囊，终宿主体内五个期均存在。

（一）中间宿主内发育

考点提示： 弓形虫生活史的两个宿主

人及其他哺乳动物和鸟类吞食卵囊，囊内子孢子逸出后穿过肠壁，经血液和淋巴循环播散至全身各组织细胞内增殖。急性期，速殖子在细胞质内迅速分裂形成假包囊。受侵细胞破裂后，速殖子又侵入新的细胞增殖，随着机体特异性免疫的形成，速殖子增殖减慢进入缓殖子期，在其外有囊壁形成，形成包囊。包囊在宿主体内可长期存在（隐性感染），可存活数月、数年甚至终身。包囊也是中间宿主之间或终宿主之间相互传播的主要形式。

（二）终宿主内发育

终宿主内发育主要是猫科动物吞食卵囊，囊内子孢子在小肠内逸出进入小肠上皮细胞内先行无性繁殖，产生裂殖体。然后形成配殖体进行有性繁殖，雌、雄配殖体结合受精成为合子，然后发育成为卵囊。卵囊随粪便排出体外，在适宜温度和湿度的环境中，经 2～4 日发育为有感染性的成熟卵囊。不同发育阶段的弓形虫抵抗力有明显不同。滋养体对温度和一般消毒剂都很敏感；包囊的抵抗力较强；卵囊对酸、碱和常用消毒剂抵抗力较强，对热抵抗力弱，80℃ 1 分钟即死亡。

二、流行病学

（一）传染源

考点提示： 弓形虫病的传染源和传播途径

弓形虫病的传染源主要是动物，猫和猫科动物因粪便中排卵囊数量多且持续时间长，是本病最重要的传染源。我国猪的弓形虫感染率也较高，是重要的传染源。人与人之间通过输血、器官移植或母婴可传播。

（二）传播途径

1. 先天性传播　指通过胎盘而感染，孕妇显性感染和隐性感染均可传染胎儿。

2. 获得性传播　指人体由外界环境中获得的感染。主要是进食含卵囊或包囊的食物或水经消化道感染。如食入生或半生的肉类、未消毒的乳汁及长期接触生肉者；与猫、犬等密切接触而感染；输血或器官移植可感染；在实验室中弓形虫可经破损的皮肤和黏膜而侵入人体。

（三）人群易感性

人类普遍易感。胎儿和婴幼儿的易感性比成人高，免疫缺陷或免疫抑制者易感染本病。饲养动物者、兽医、屠宰人员、肉类加工厂工人和剥制动物皮毛的工人为高危人群。

（四）流行特征

本病呈全球分布，动物和人感染均普遍，多为隐性感染和原虫携带者。我国为流行地区，人群感染率较高，牧区、少数民族地区、农村感染率更高，其分布无明显的季节差异，一般呈散发，偶见家庭聚集现象。

三、发病机制与病理解剖

（一）发病机制

弓形虫主要经消化道侵入人体，然后滋养体经局部淋巴结或直接进入血液循环形成虫血症，进一步侵犯各种组织器官，在细胞内以速殖子形式迅速增殖，细胞破坏后再侵入邻近细胞。如此反复，引起局部组织细胞坏死病灶，同时伴以单核细胞浸润为主的炎症反应。如宿主的免疫功能正常，则形成隐性感染或潜伏性感染，完整的包囊周围多无病理反应。如宿主免疫功能下降，包囊破裂，出现虫血症扩散，其缓殖子还可引起迟发型变态反应，导致坏死和肉芽肿样反应。

（二）病理解剖

弓形虫病变可见于人体任何器官。好发部位为淋巴结、眼、脑、心、肝、肺和肌肉，其中淋巴结、眼、脑的病变具有特征性。淋巴结是获得性弓形虫病最常侵犯的部位，表现为高度的滤泡增生，生发中心的边缘细胞质呈嗜酸变性，组织巨噬细胞不规则积聚。眼可产生单一或多发性坏死灶，呈坏死性视网膜炎，随后出现肉芽肿性脉络膜炎、虹膜睫状体炎、白内障和青光眼，并有炎性细胞浸润。病灶中可见滋养体和包囊。脑可表现为局灶性或弥漫性脑膜脑炎，伴有坏死和小神经胶质细胞结节（图 5-3、彩图 5-2）。先天性弓形虫尚可见脑室周围钙化灶、脑积水等。肺内可见坚硬的白色结节、坏死斑。脾脏肿大、坏死，血管周围有浸润现象。

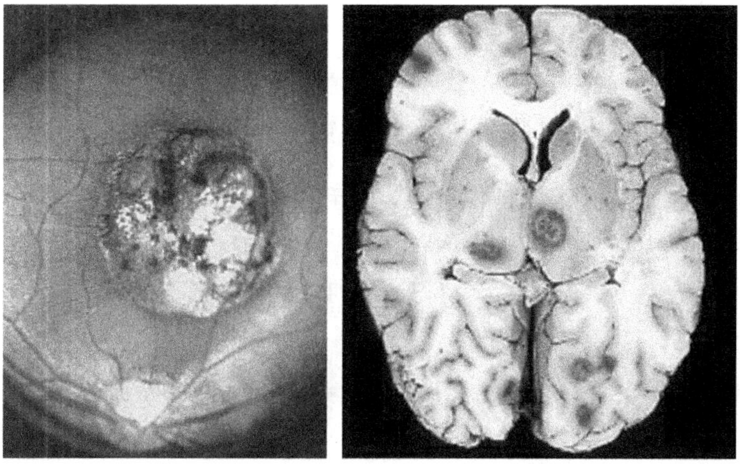

A　　　　　　　　　　B

图 5-3　眼弓形虫病灶和脑弓形虫病灶

A. 眼弓形虫病眼底病变：弓形虫眼病的主要特征为视网膜和脉络膜损伤；B. 脑弓形虫病病理标本：脑弓形虫病是艾滋病常见的并发症之一，图中脑切面显示广泛的坏死灶

四、临床表现

多数为无症状带虫者，仅少数人发病。临床表现较为复杂。

（一）先天性弓形虫病

母体感染如发生在妊娠早期，多引起流产、死产或生下发育缺陷儿；妊娠中期感染，多出现死胎、早产和严重的脑、眼疾患；妊娠晚期感染，胎儿发育可以正常，但可有早产，或出生后数月、数年发生先天性弓形虫病、斜视、失明、耳聋、心脏畸形、心脏传导阻滞、癫痫、小脑畸形或智力低下等。

考点提示： 先天性弓形虫病的主要临床表现

（二）获得性弓形虫病

病情轻重不一，局限性感染以淋巴结炎最为多见。除浅表淋巴结肿大外，纵隔、肠系膜、腹膜后等深部淋巴结亦可肿大。肿大的淋巴结质硬，大小约 3cm，可伴有压痛，但不化脓。在艾滋病、恶性肿瘤等免疫功能低下者，常有全身症状，表现为发热、全身不适、夜间盗汗、关节及肌肉疼痛、咽痛、皮疹、头痛、呕吐等，可并发脑炎、心肌炎、肺炎、肝炎、胃肠炎等。

五、并 发 症

本病并发症主要是继发细菌感染。婴幼儿、肿瘤、艾滋病患者及长期使用免疫抑制剂患者患弓形虫病后，极易继发细菌感染。

六、实验室检查

（一）病原学检查

考点提示： 弓形虫病的病原学和免疫学检查方法

1. 直接涂片　取患者血液、脑脊液、痰液、腹水等作涂片，用常规染色或免疫细胞化学法检测，在涂片中可发现弓形虫花环、链条和簇状群体，位于细胞质内。淋巴结、肝、胎盘等活组织切片，经瑞氏或姬氏染色镜检可找到滋养体或包囊，但检出率低。

2. 动物接种　将体液或组织液接种于小鼠腹腔或做组织细胞培养，可造成感染或找到病原体。

3. 弓形虫 DNA 检测　近年来用核酸原位杂交或 PCR 方法检测弓形虫 DNA，有助于弓形虫感染的诊断。

（二）免疫学检测

1. 检测血清中的抗虫体表膜抗体　所用抗原主要有速殖子可溶性抗原和包膜抗原。前者的抗体出现早，可用间接免疫荧光试验等方法检测。后者的抗体出现晚，可用间接血凝试验等方法检测。

2. 检测血清或体液中弓形虫循环抗原　常用 ELISA 法，具有较高的特异性和敏感性，是弓形虫急性感染的可靠指标。

七、诊断与鉴别诊断

（一）诊断

本病临床表现复杂，诊断较难。应综合临床表现、病原学及免疫学检查进行诊断。临床上若遇视网膜脉络膜炎、脑积水、小脑畸形等患者，应考虑本病的可能。但需做病原学和免疫学检查以明确诊断。

（二）鉴别诊断

本病应与单核细胞增多症、淋巴瘤、病毒性脑炎、新型隐球菌性脑膜炎、结核性脑膜炎等相鉴别。

八、治　　疗

（一）病原学治疗

考点提示： 弓形虫病的病原学治疗药物

成人弓形虫感染多为无症状带虫状态，一般不需抗虫治疗。以下几种情况需抗虫治疗：急性弓形虫病；艾滋病、恶性肿瘤、器官移植等免疫功能低下者发生弓形虫感染；确诊为孕妇急性弓形虫感染；先天性弓形虫病。目前公认有效的抗弓形虫药物有：乙胺嘧啶、磺胺类药物、螺旋霉素、克林霉素和阿奇霉素、罗红霉素等大环内酯类抗生素。

1. 螺旋霉素　成人每日 2～3g，儿童每日 50～100mg/kg，分 4 次口服。3 周为一个疗程，间隔 1 周，再服一个疗程。适用于孕妇。

2. 乙胺嘧啶和磺胺嘧啶联合使用　对弓形虫病有协同作用。

3. 其他　乙胺嘧啶与克林霉素、阿奇霉素等联合治疗艾滋病伴弓形虫脑炎有一定的疗效。

（二）支持疗法

可采取加强免疫功能的措施，如使用胸腺素等药物。对弓形虫脑炎和弓形虫病可使用肾上腺糖皮质激素，以防治脑水肿。

九、预　防

为预防弓形虫病，应对育龄妇女进行血清学检测。确定妊娠早期感染弓形虫应给予人工流产，中晚期妊娠应给予预防性治疗。预防水平传播，不吃生肉、生蛋、生乳及不熟的肉，不与猫、犬等动物密切接触。防止猫类污染餐具、水源、食物等。对屠宰场、肉类加工厂和畜牧工作人员做好个人防护。

（陈媛玲）

目标检测

A_1 型题

1. 弓形虫病最重要的传染源，同时也是其终末宿主的是
   A. 猪　B. 犬　C. 猫
   D. 人　E. 鸟类
2. 关于弓形虫病的说法正确的是
   A. 免疫功能低下者，不易发生弓形虫病
   B. 感染弓形虫后，多数人有症状
   C. 弓形虫病主要并发症是继发细菌感染
   D. 人与人之间不会传播弓形虫病
   E. 弓形虫脑炎不用肾上腺糖皮质激素

第六章　蠕虫感染性疾病

学 习 目 标

1. 掌握日本血吸虫病、钩虫病、蛔虫病、蛲虫病、肠绦虫病与囊虫病的临床表现、诊断及鉴别诊断、治疗和预防措施。

2. 理解日本血吸虫病、钩虫病、蛔虫病、蛲虫病、肠绦虫病与囊虫病的病原学、流行病学及实验室检查。

3. 了解日本血吸虫病、钩虫病、蛔虫病、蛲虫病、肠绦虫病与囊虫病的发病机制。

第一节　日本血吸虫病

案例6-1

患者，男，40 岁，东北人，从事金融行业。因发热、头痛 4 天于 8 月 30 日到医院就诊，伴轻微腹痛、腹泻及呕吐，偶咳嗽。1 个月前在江西旅游时曾下河游泳。查体：T 39.5℃，肝剑突下 2cm、肋下 2cm，质软，脾可及。B 超示：肝脾大，右肝见钙化灶。实验室检查：WBC 28×10^9/L，E 65%。肝功能：ALT 60U/L，ALP 35g/L。血清乙、丙型肝炎病毒标志物均阴性。

问题：

1. 患者最可能的诊断及依据是什么？
2. 如何进一步确诊？
3. 如何进行治疗？

日本血吸虫病（schistosomiasis japonica）是日本血吸虫寄生于门静脉系统所引起的疾病。因皮肤黏膜接触含有尾蚴的疫水而感染，主要病变为虫卵沉积于肠道和肝等组织而引起的虫卵肉芽肿。急性期患者有发热、腹痛、腹泻或脓血便，肝肿大与压痛等，血中嗜酸粒细胞显著增多；慢性期以肝脾肿大或慢性腹泻为主；晚期以门静脉周围肝纤维化为主，可发展为肝硬化，表现为显著的门静脉高压症、巨脾与腹水。

目前公认的寄生于人体的血吸虫主要有五种，即日本血吸虫、曼氏血吸虫、埃及血吸虫、间插血吸虫和湄公血吸虫，它们均可致人体患血吸虫病。我国流行的血吸虫病是日本血吸虫病。

一、病　原　学

日本血吸虫成虫雌雄异体，寄生在人或其他哺乳动物的门静脉系统，主要在肠系膜下静脉内。存活时间一般为 2～5 年，最长可达 20 年以上，雌性成虫在肠系膜下静脉内产卵，一条雌虫每日可产卵 1000 个左右。大部分虫卵沉积于宿主肠黏膜及肝组织内，部分虫卵从肠壁穿破血管，随粪便排出体外。虫卵入水后，在 25～30℃经 2～24 小时孵化成为毛蚴，毛蚴有趋光性和向上性，在水下做直线运动，钻入中间宿主钉螺体内继续发育成长，经母胞蚴和子胞蚴两代发育繁殖，7～8 周后逸出尾蚴，每日数十条至百余条不等，分批从钉螺体内逸出。尾蚴尾部分叉，活动能力较强，随水漂流，具有传染性。当人、畜接触疫水时，尾蚴迅速从皮肤或黏膜钻入人、畜体内，尾部脱落，而体部在血管内随血流经肺到达肝，约 1 个月后，在肝内发育为成虫。随后逆血流移行至肠系膜下静脉内产卵，重复其生活史。

在日本血吸虫的生活史中，人是终末宿主，钉螺是唯一必需的中间宿主，日本血吸虫病是人畜共患病，除人以外，家畜中的牛、羊、犬、猪等以及多种野生哺乳动物共 40 余种可作为日本血吸虫的保虫宿主（图 6-1～图 6-5、彩图 6-1～彩图 6-4）。

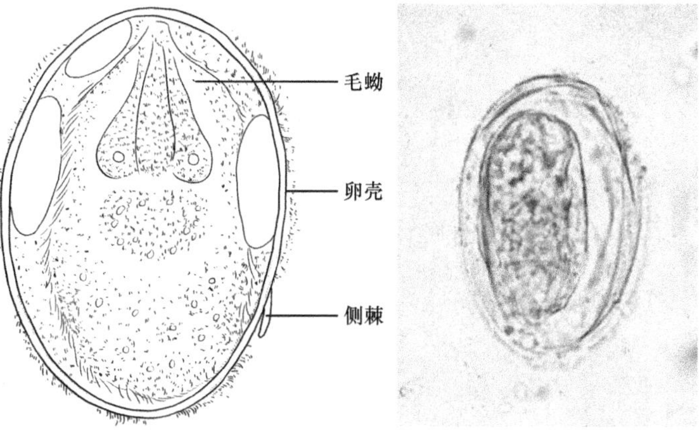

图 6-1　日本血吸虫虫卵

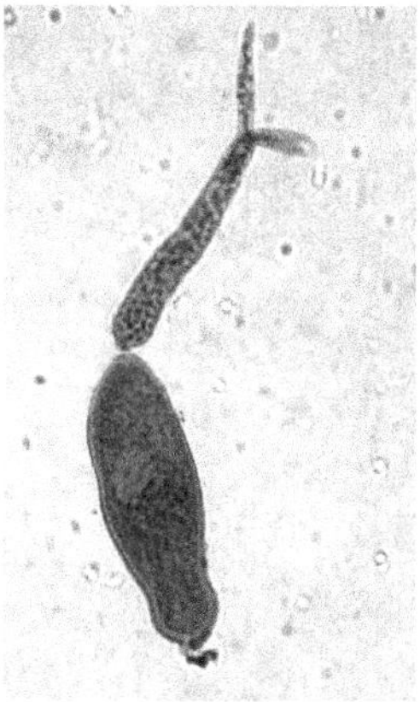
图 6-2　日本血吸虫的感染阶段：尾蚴

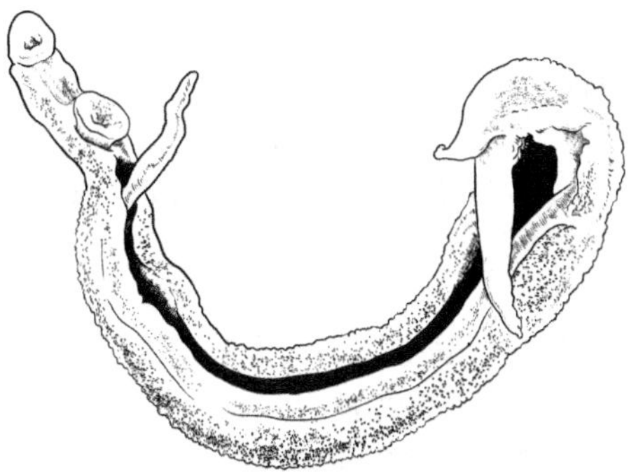
图 6-3　日本血吸虫的成虫

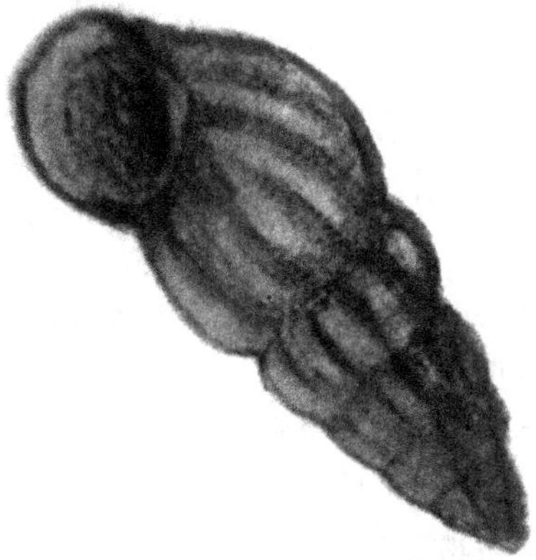
图 6-4　日本血吸虫的中间宿主：钉螺

二、流 行 病 学

（一）传染源

日本血吸虫是人畜共患病，传染源是患者和保虫宿主。保虫宿主种类较多，主要有牛、猪、犬、马、羊、猫及鼠类等。在流行病学上患者和病牛是重要的传染源。

考点提示：日本血吸虫病的传播途径

（二）传播途径

构成血吸虫病的传播必须具备三个条件，即虫卵随粪便入水、钉螺的存在与孳生、人畜皮肤黏膜接触疫水。

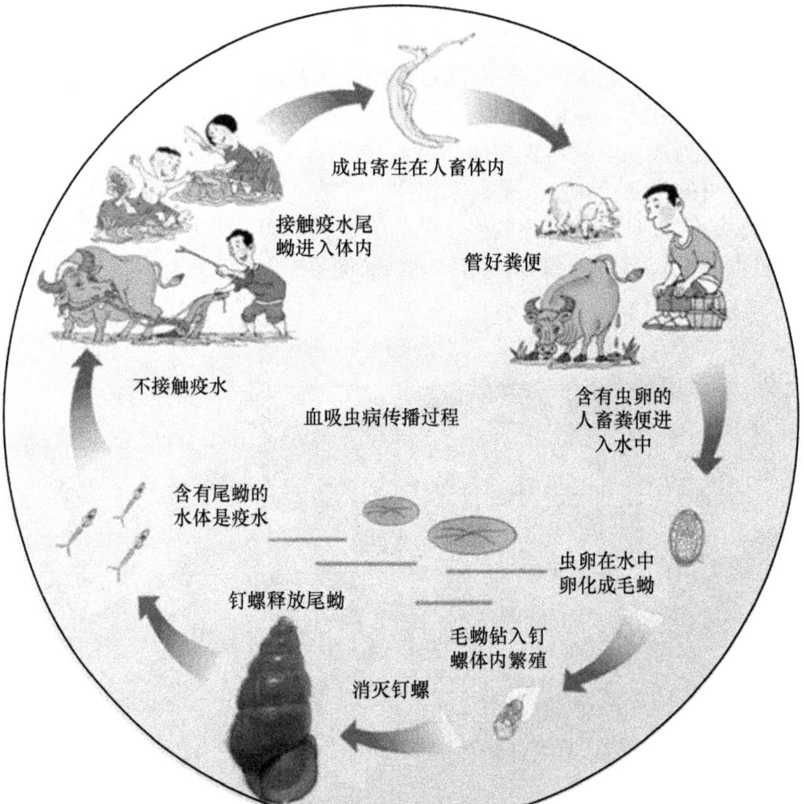

图 6-5　日本血吸虫的生活史

（三）人群易感性

人群普遍易感，以青壮年农民、渔民较多，与接触疫水的机会较多有关。男性感染率高于女性，夏秋季感染机会最多，与气温高、尾蚴在钉螺体内发育快、活动力强、人畜接触疫水机会多有关。感染后有部分免疫力。来自非流行区的无免疫力者如遭受大量尾蚴感染，易发生急性血吸虫病，有时为集体感染而发病，呈暴发流行。

（四）流行特征

血吸虫病广泛分布于非洲、亚洲、南美和中东等 76 个国家。目前全球近 8 亿人口处于患血吸虫病的风险中，约有 2.3 亿人感染血吸虫，每年死于本病者达百万之多。

据湖北江陵西汉古尸的研究表明，血吸虫病在我国大约有 2100 年以上的历史。在我国血吸虫病主要分布在江苏、浙江、江西、安徽、福建、上海、广东、广西、湖南、湖北、云南、重庆、四川等 13 个省、自治区和直辖市的 373 个县。经过近几十年大规模的综合防治，目前全国有广东、广西、福建、浙江和上海 5 个省（市、自治区）已达到传播阻断标准，其余 8 省、市血吸虫病流行范围也大幅度缩小。我国血吸虫病流行区根据不同的地理环境、钉螺分布、流行病学特点可分为湖沼、水网、山丘三种类型。其中，湖沼区（如湖南、湖北、江西、安徽等）疫情较重，有大面积江湖洲滩，钉螺分布广；水网型钉螺沿河沟呈网状分布，居民因在河边生活用水而感染；山丘（如云南、四川等）型钉螺沿水系呈线状分布，病人少而分散，防治难度较大。

三、发病机制与病理解剖

（一）发病机制

血吸虫的尾蚴、幼虫、成虫及虫卵均可引起宿主的免疫反应。尾蚴穿破皮肤可引起局部变态反应而导致尾蚴性皮炎。幼虫在血流移行过程中，其抗原可逃逸宿主的免疫攻击，不引起严重的病变。成虫有抗原性，一方面激发机体产生部分保护性抗体；另一方面形成免疫复合物沉积于器官引起免疫复合物病变。血吸虫虫卵是引起宿主组织损伤和病理变化的最主要因素。成虫逆行至门静脉内产卵，虫卵随血流沉积于肝和结肠，引起虫卵肉芽肿从而导致血管纤维化。虫卵肉芽肿的形成大致可分四个阶段：①虫卵在沉积部位发育成熟，卵内毛蚴分泌可溶性抗原（SEA）并由卵壳缓慢释出，导致T细胞致敏；②致敏T细胞，特别是辅助性T细胞产生各种淋巴因子；③淋巴因子吸引巨噬细胞及嗜酸粒细胞和单核细胞等聚集于虫卵周围，形成虫卵肉芽肿；④卵内毛蚴衰老或死亡，SEA的释出量减少或消失，肉芽肿退化和局部纤维化。由于日本血吸虫产卵量大，引起的虫卵肉芽肿体积较大，其中央出现坏死现象，形成嗜酸性脓肿。虫卵周围出现嗜酸性棒状辐射物，系抗原抗体复合物沉积于肉芽肿内所致，称为何博礼现象（Hoeppli phenomenon）。脓肿和坏死细胞被成纤维细胞、类上皮细胞、单核细胞与淋巴细胞所取代，同时有多核巨噬细胞形成，酷似结核病灶，称为假结核性虫卵肉芽肿。最后，发展为纤维化与瘢痕组织。急性血吸虫病患者血液中检出循环免疫复合物与特异性抗体的阳性率甚高，故急性血吸虫病是体液与细胞免疫反应的混合表现；而慢性晚期血吸虫病的免疫病理变化属于迟发性变态反应。

考点提示： 何博礼现象，假结核性虫卵肉芽肿，伴随免疫

血吸虫病引起肝纤维化是在肉芽肿基础上产生的。可溶性抗原、巨噬细胞与T细胞均产生成纤维细胞刺激因子，促使成纤维细胞增殖与胶原合成。血吸虫性纤维化胶原类型主要是Ⅰ、Ⅲ型。晚期血吸虫病肝内胶原以Ⅰ型为主。Ⅰ型胶原纤维之间交叉连接牢固，构成不可逆的粗大纤维束，而Ⅲ型胶原是细小纤维，易被胶原酶降解。此外，细胞外间质中含纤维连接蛋白与层黏蛋白，均为非胶原糖蛋白。纤维连接蛋白介导成纤维细胞与胶原蛋白相互结合构成结缔组织基质；而层黏蛋白对纤维蛋白的黏附功能有补充作用。

人体感染血吸虫后可产生部分免疫力，这是一种伴随免疫（concomitant immunity），即针对再感染的童虫有一定的杀伤作用，但原发感染的成虫不被破坏，这种原发感染继续存在而针对再感染获得一定免疫力的现象称为伴随免疫。现已证明，血吸虫皮质表面覆盖有宿主抗原，由于其抗原伪装逃避免疫攻击，故能在体内长期寄生，这种血吸虫能逃避宿主免疫效应的现象，称为免疫逃逸（immune evasion）。

（二）病理解剖

日本血吸虫主要寄生于肠系膜下静脉和直肠上静脉内，虫卵主要沉积在结肠与肝脏，故其病变最为显著。

1. 病理过程　虫卵肉芽肿反应是本病的基本病理改变。但自尾蚴钻入皮肤到成虫产卵，每个发育阶段均可对人体造成损害。

第一阶段：尾蚴性皮炎。表现为局部组织水肿、充血、中性粒细胞和单核细胞浸润及局部皮肤红色丘疹，持续1～3天。

第二阶段：幼虫移行。童虫随血流入右心而达肺，部分可穿破肺毛细血管引起点状出血及白细胞浸润，严重者可发生“出血性肺炎”。

第三阶段：虫卵肉芽肿形成。成虫及其代谢物仅产生轻微静脉内膜炎和轻度贫血及嗜酸粒细胞增加，不引起机体严重的病理损害。而虫卵引起本病的主要病理损害，形成典型的虫卵肉芽肿及纤维化病变。

2. 病理改变

（1）结肠病变：主要在直肠、乙状结肠与降结肠，其次为横结肠与阑尾。急性期为黏膜炎症、充血、水肿及黏膜下层有黄色的虫卵结节，部分破溃后形成溃疡，可排脓血便。慢性期由于纤维组织增生，肠壁增厚，可引起肠息肉及结肠狭窄，加之肠系膜可增厚、相互缠结形成痞块而诱发肠梗阻。此外，虫卵沉积于阑尾，可诱发阑尾炎。在息肉增生的基础上有时可并发结肠癌。

（2）肝脏病变：早期肝大，表面可见粟粒状黄色虫卵结节。晚期门静脉分支周围与门静脉区纤维组织增生，肝切面可见白色的纤维素从不同角度插入肝内，呈典型的干线型肝纤维化。肝表面有粟粒状虫卵结节及结缔组织沟纹。其特点是门静脉周围硬化，产生门静脉肝血窦前阻塞，引起门静脉高压。

（3）脾脏病变：脾因阻塞性充血而肿大，长期淤血引起纤维组织增生，并发脾功能亢进，表现为红细胞、白细胞、血小板减少。门静脉阻塞后引起门静脉高压可使侧支循环开放，腹壁静脉扩张，尤以食管下段与胃底静脉曲张更为明显，易破裂引起上消化道出血。

（4）异位损害：指血吸虫虫卵和（或）成虫寄生在门静脉系统之外的器官所致的病变，以肺与脑部较为多见。肺部病变表现为间质性粟粒状嗜酸性虫卵肉芽肿伴周围肺泡渗液。脑部虫卵肉芽肿病变以顶叶、颞叶多见，多发生在感染后 6 个月至 1 年内。

四、临 床 表 现

本病潜伏期长短不一，大多数患者为 30～60 日，平均 40 日。血吸虫病临床表现复杂多样，根据病期早晚、感染轻重、虫卵沉积部位以及人体的免疫反应不同，临床上可分为急性、慢性、晚期血吸虫病及异位损害。

（一）急性血吸虫病

急性血吸虫病发生于初次大量感染或再次严重感染后 1 个月左右，即成虫大量排卵期。病程一般不超过 6 个月。临床表现以发热等全身反应为主。

考点提示： 日本血吸虫病的临床分型及各型主要表现

1. 发热　病人均有发热。热度高低、期限与感染程度呈正比。体温为 38～40℃，热型以间歇型、弛张型为多见，不规则低热次之。少数重症患者可有稽留热，表情淡漠、听力低下，相对缓脉等酷似伤寒。发热期限短者仅 2 周，大多数为 1 个月左右，重症患者发热可长达数月，以致出现消瘦、贫血、水肿和恶病质等。

2. 过敏反应　表现为荨麻疹、血管神经性水肿、淋巴结肿大及支气管哮喘等。以荨麻疹为常见，多见于发热早期，位于躯干和四肢。血中嗜酸粒细胞增加，有重要诊断参考价值。

3. 消化系统症状　发热期间，患者可有食欲下降，腹部不适等。半数以上患者可有腹痛、腹泻，呕吐等。腹泻一般为 3～5 次/日，多为稀水样便，少数为黏液、脓血便，里急后重可有可无，有时腹泻与便秘交替，排脓血便者仅 10%左右。重症患者可出现高度腹胀、腹水、腹膜刺激征，腹部有压痛与柔韧感，类似结核性腹膜炎。

4. 肝脾大　90%以上患者肝大伴压痛，以左叶为显著。半数以上患者可有轻度脾肿大。

5. 肺部症状　可有轻度咳嗽、咳痰，重者可咳血痰，并有胸闷、气促等。肺部偶可闻干湿啰音。胸部 X 线检查，可有肺纹理增多，粟粒状或呈绒毛、斑点、絮状阴影，以下肺叶多见。多于 3～6 个月后全部消退。

（二）慢性血吸虫病

慢性血吸虫病由急性期未经治疗或治疗不彻底发展而来，或在流行区小量多次感染后形成。

1. 无症状型　此型患者多无症状，仅在粪便中检出血吸虫卵，查体时发现肝大，B 超检查肝可呈现网络样改变。

2. 有症状型　以腹泻最常见，可伴腹痛及里急后重，大便稀或带黏液脓血，2～3 次/日，症状时轻时重，病程迁延者可出现肠梗阻、贫血、消瘦、体重下降等。重者可出现内分泌紊乱，性欲减退，女性有月经紊乱及继发不孕等。腹部体征：早期肝大，以左叶为主，质地中等；随着肝纤维化的产生，肝逐渐缩小，质硬，表面结节，凹凸不平。脾可充血而逐渐肿大。病变的肠系膜、大网膜及淋巴结等粘连缠结，下腹部可扪及痞块。

（三）晚期血吸虫病

反复或大量感染血吸虫尾蚴后，未经及时抗病原治疗，虫卵损害肝脏较重，形成血吸虫病性肝硬化。临床症状以门静脉高压为主。根据晚期主要临床表现，可分为以下 4 型：

1. 巨脾型　脾下缘超过脐水平线，或向内侧肿大超过正中线，质地坚硬，常扪及切迹，伴有脾功能亢进，白细胞减少、血小板减少及贫血，可有出血倾向。本型最为常见，占晚期血吸虫病绝大多数。

2. 腹水型　腹水是晚期血吸虫病肝功能失代偿的表现。腹水形成与门静脉阻塞、低蛋白血症、肝淋巴循环障碍以及继发性醛固酮增多而引起水、钠潴留有关。腹水反复发作，可呈进行性加剧，患者腹胀、腹部膨隆并有腹壁静脉曲张。少数患者于脐周可听到连续性血管杂音——克–鲍综合征。常有下肢水肿，可因并发上消化道出血、肝性脑病、恶病质或感染而死亡。本型约占晚期患者的 25%（图 6-6、彩图 6-5）。

3. 结肠肉芽肿型　以腹痛、腹泻、便秘等较常见，有时有水样便、血便或黏液脓血便，可出现腹胀及肠梗阻。左下腹可扪及包块，有压痛，少数可癌变。此型以结肠病损为主要表现，病程可迁延几年至十几年。

4. 侏儒型　主要因幼年时期反复感染，导致内分泌腺（如腺垂体和性腺等）萎缩和功能减退，进而影响体格生长及生殖系统发育。表现为身材矮小，面容苍老，性器官发育不全，睾丸细小，无月经，第二性征缺如，骨骼生长发育受限。本型极少见。

上述 4 型的表现有时往往合并存在，因此分型应以临床主要表现为依据。

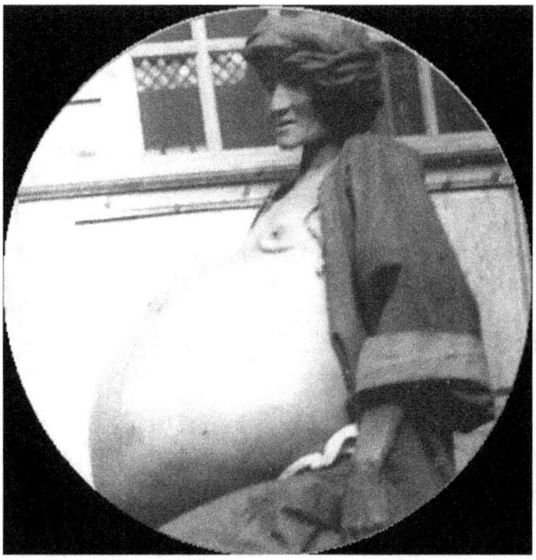

图 6-6　晚期血吸虫病的巨脾和腹水

（四）异位血吸虫病

1. 肺血吸虫病　多见于急性血吸虫病患者，以虫卵沉积引起肺间质病变为主，呼吸道症状大多轻微，且常被全身症状所掩盖，表现为发热、干咳、咳血丝痰及胸痛等，有时可闻及干、湿啰音，胸部 X 线片可见两肺中下野粟粒样浸润阴影。肺部病变经病原治疗后 3～6 个月可逐渐吸收消失。

2. 脑血吸虫病　为虫卵沉积于脑部所致。急性型见于急性血吸虫病患者，其可出现意识障碍、脑膜刺激征、瘫痪、抽搐、腱反射亢进、锥体束征等脑部症状或体征。脑脊液可有嗜酸粒细胞增高或有蛋白质与白细胞轻度增多。慢性型多在感染后 3～6 个月后发生，主要表现为癫痫发作。颅脑 CT 扫描显示病变常位于顶叶。如极早进行病原治疗，多数可痊愈。

五、并 发 症

血吸虫病的并发症多见于晚期的患者。

1. 肝硬化并发症 ①上消化道出血：较常见，发生率为10%左右。晚期患者由于门静脉高压，大多数伴有食管下段或胃底静脉曲张。表现为呕血与黑便，大量出血可引起血压下降及继发休克。②肝性脑病：大出血、大量放腹水及过度利尿可诱发肝性脑病。并发肝性脑病者多为晚期腹水型患者。③继发感染：由于患者免疫力下降、低蛋白血症、门静脉高压等，极易并发感染，如病毒性肝炎、伤寒、腹膜炎、革兰阴性杆菌败血症、阑尾炎等。

2. 肠道并发症 ①肠梗阻：血吸虫病的严重结肠病变可引起肠腔狭窄而导致不完全性肠梗阻，以乙状结肠与直肠为多见，常与网膜粘连成团而扪及腹内包块。②阑尾炎：虫卵沉积于阑尾黏膜下层常可诱发急性阑尾炎，且因穿破并发腹膜炎呈局限性阑尾脓肿。③结肠癌：晚期肉芽肿型患者偶可并发结肠癌，发病年龄较轻，大多为腺癌，恶性程度较低，转移较晚。

六、实验室检查

（一）血象

血吸虫病患者在急性期外周血象以嗜酸粒细胞显著增加为主要特点。白细胞总数多在（10～30）$\times 10^9$/L，嗜酸粒细胞占20%～40%，最多者可高达90%以上。慢性患者外周血嗜酸粒细胞多在20%以内，极重型病人嗜酸粒细胞常不增加，甚至消失；晚期因脾功能亢进引起红细胞、白细胞与血小板明显减少。

（二）粪便检查

常用粪便沉淀后的毛蚴孵化法（沉孵法），每天送检一次，连续3天。新近的试验方法有改良加藤厚涂片法或虫卵透明法，可提高虫卵检出率。虫卵的检出和孵出毛蚴是血吸虫病确诊最直接的依据。

考点提示： 日本血吸虫病的病原学及免疫学检查

（三）直肠黏膜活组织检查

直肠镜检可见黏膜黄斑、息肉、充血、水肿、溃疡与斑痕等，自病变处取标本，置光景镜下压片，检出血吸虫卵的阳性率很高。

（四）免疫学检查

免疫学检查方法较多，主要用于检测血吸虫感染者所产生的特异性抗体。其包括血吸虫抗原皮内试验、环卵沉淀试验（COPT）、间接血凝试验（IHA）、酶联免疫吸附试验（ELISA）等。敏感性均在80%以上，优点为采血微量，操作简便，可用作现场筛查可疑病例或综合查病。缺点是不能区分是既往感染还是现症病人感染，因患者血清中抗体在治愈后持续时间较长；另外可出现假阳性，因与华支睾吸虫病、并殖吸虫病存在交叉免疫反应。目前，国内采用循环抗原酶免疫法（EIA）检测病人血中循环抗原可诊断活动性感染，本方法敏感、特异、简便、快速，并可作为疗效考核的指标。

（五）肝功能检查

急性期病人血清中球蛋白增高，血清谷丙转氨酶轻度增高。晚期由于肝硬化，常有血清白蛋白明显降低，白蛋白及球蛋白比例下降或倒置。此外，血、尿羟脯氨酸及透明质酸、胶原（Ⅰ、Ⅱ、Ⅲ、Ⅳ型）的测定，可动态监测肝纤维化的情况。

（六）肝影像学检查

1. B型超声检查 可见肝体积缩小，表面结节，肝门静脉内径增宽（≥6mm），脾肿大。B超可反映肝纤维化的程度，并可指导肝穿刺定位。

2. CT扫描 晚期血吸虫病病人可见肝包膜增厚钙化，与肝内钙化中隔相垂直。重度肝纤维化可显示龟背样图像。脑血吸虫病颅脑 CT 显示片状、结节状、混合密度或等密度块影，可分为四型：脑炎型、梗死型、肉芽肿型及萎缩型。但为非特异性，需结合临床方可确诊。

七、诊断与鉴别诊断

（一）诊断

1. 流行病学资料　有在流行区生活、居住、旅游史，疫水接触史。

2. 临床特征　急性期表现为发热、荨麻疹、肝大与压痛、血中嗜酸粒细胞增多等。凡来自流行区有长期不明原因腹泻、腹痛或脓血便、肝脾大者，均应考虑慢性血吸虫病的可能。临床上有过急性感染史且出现巨脾、腹水、腹内痞块、肠梗阻等，均应怀疑晚期血吸虫病的可能。

3. 实验室检查　结合寄生虫学和免疫学检查指标进行诊断。粪便检出活卵或孵化出毛蚴即可确诊。轻型患者排出虫卵较少，而且间歇出现，需反复多次检查；晚期血吸虫患者由于肠壁纤维化，虫卵不易从肠壁中排出，阳性率较低，免疫学方法特异性、敏感性较高，血液循环抗原检测阳性均提示体内有活动的成虫寄生。

考点提示：日本血吸虫病的诊断依据及鉴别诊断

（二）鉴别诊断

1. 急性血吸虫病的鉴别　应与伤寒、阿米巴肝脓肿、粟粒性肺结核、败血症等相鉴别。急性血吸虫病患者血中嗜酸粒细胞显著增加及检出血吸虫卵有重要鉴别价值，此外，上述疾病的原发表现及不同的病原体也可将它们与急性血吸虫病相鉴别。

2. 慢性血吸虫病的鉴别　应与慢性痢疾、肠结核、无黄疸型病毒性肝炎等相鉴别。慢性痢疾通过粪便检测到痢疾杆菌及溶组织内阿米巴而确诊。肠结核多继发于肺或其他部位的结核，常伴低热、盗汗、乏力、消瘦等结核中毒症状，纤维结肠镜检均有助于明确诊断。慢性肝炎病人大多数有反复食欲减退、肝区胀痛、明显乏力及肝功能损害较明显等表现，而慢性血吸虫病患者则多数症状不明显，食欲、肝功能无明显异常。肝炎病毒免疫学标志物的检测有助于诊断。

3. 晚期血吸虫病的鉴别　应与结节性肝硬化相鉴别。后者在我国多由病毒性肝炎引起，也可见于酒精中毒、营养不良、药物或化学毒物中毒等。肝细胞损害较明显，临床上乏力、食欲减退、黄疸、蜘蛛痣、肝掌较多见。脾大不及血吸虫病肝硬化明显，血清谷丙转氨酶常增高，肝炎病毒免疫学标志物检测可阳性，病程进展快，预后较差。但仍要依据病原学及免疫学检测作出鉴别。值得注意的是，在国内流行区血吸虫病合并乙型病毒性肝炎较为常见。

此外，在流行区的癫痫患者应排除脑血吸虫病的可能。

八、治　　疗

（一）病原治疗

目前普遍采用吡喹酮（pyquiton，praziquantel）治疗。

1. 吡喹酮的药理及药代动力学　目前国内外应用的吡喹酮是左旋吡喹酮与右旋吡喹酮各半组成的消旋体，左旋吡喹酮是主要杀虫成分，而右旋吡喹酮几乎无效，且毒性较大。吡喹酮是一种新型抗血吸虫药物，吡喹酮对血吸虫的各个阶段均有显著的杀虫作用，对日本血吸虫，尤其是雌虫的杀虫作用更强。服药后可使虫体痉挛性麻痹，且部分虫体在门静脉内死亡。吡喹酮口服吸收迅速，1～2 小时内达血药峰值。在门静脉血中的药物浓度较周围静脉血中药物浓度高 10 倍以上。脑脊液中药物浓度为血药浓度的 15%～20%。吡喹酮主要分布于肝，其次为肾、肺、肾上腺、垂体等，很少通过胎盘，无器官特异性蓄积现象。吡喹酮的半衰期为 1～1.5 小时，其代谢产物的半衰期为 4～5 小时。80%的药物在 4 天内主要由肾脏以代谢产物的形式排出，15%见于胆汁，10%由肠黏膜分泌。哺乳期妇女服药后，其乳汁中

考点提示：日本血吸虫病的病原治疗

药物浓度相当于血清中的25%。

2. 吡喹酮治疗血吸虫病的剂量与疗程

（1）急性血吸虫病：成人总剂量为120mg/kg，体重以60kg为限；儿童总剂量为140mg/kg，4～6日疗法，每日剂量分2～3次口服。

（2）慢性血吸虫病：成人总剂量为60mg/kg，体重以60kg为限；儿童体重＜30kg，总剂量为70mg/kg，2日疗法，每日剂量分2～3次口服。

现场大规模治疗：轻、中度流行区总剂量为40mg/kg，一剂疗法；重流行区为50mg/kg，一日剂量等分2次口服。

（3）晚期血吸虫病：以适当减少总剂量或延长疗程为宜，以免引起中毒反应。如患者一般情况较好，肝功能代偿尚佳，总量可按（40～60）mg/kg，2天分次服完，每日剂量分2～3次口服。

3. 吡喹酮的毒副作用　动物试验证明其毒性甚低，且无致突变、致畸与致癌作用。少数患者出现以下副作用：精神神经系统以头昏、头痛、乏力、四肢酸痛、眩晕等较常见；消化系统以腹痛、腹胀、恶心、腹泻较多见；心血管系统以胸闷、心悸、期前收缩等较多见；其他可有皮疹、发热、黄疸或谷丙转氨酶增高。上述反应多不需处理，数日内便消失。

4. 吡喹酮治疗血吸虫病的疗效　急性血吸虫病病人平均退热时间为3.9～9.5日。对慢性血吸虫病疗效更好，据流行区一组1278例粪便孵化复查结果显示，近期与远期疗效分别高达99.4%与98.4%。但在湖北和四川重流行区可能由于重复感染，远期疗效较低(75.3%～88.2%)。本药具有高效、低毒、副作用轻、口服方便、疗程短等优点，是治疗血吸虫病较理想的药物。

（二）对症治疗

急性血吸虫病病人应住院治疗，卧床休息、补充营养及支持治疗，高热、中毒症状重者可用小剂量肾上腺皮质激素。晚期血吸虫病患者按肝硬化治疗。巨脾型病人应降低门静脉高压，消除脾功能亢进，可作脾切除加大网膜腹膜固定术。对食管静脉曲张并发上消化道出血病人可采取硬化剂注射疗法或静脉断流手术。腹水型患者可采用中西医结合疗法。顽固性腹水可使用腹水浓缩器回输法治疗，同时，腹水病人应给予低盐、高蛋白饮食。其他并发症如原发性腹膜炎、肝性脑病的治疗与门脉性肝硬化的治疗相同。

九、预　防

（一）管理传染源

在流行区每年对病人和病牛进行普查与普治。

（二）切断传播途径

考点提示： 日本血吸虫病的预防措施

1. 加强粪便及水源管理　粪便无害化处理如粪便堆肥法、粪尿密封法、沼气池等。不用新鲜粪便施肥，防止粪便污染水源。

2. 灭螺　是最关键的预防措施。可采用物理法如土埋法等灭螺，或化学药物灭螺，可用氯硝柳胺或溴乙酰胺，反复进行。

（三）保护易感人群

尽量避免接触疫水。严禁儿童在疫水中游泳、洗澡、捕捉鱼虾，也不应在早晨或雨后赤足行走在河边草地上，防止接触含有尾蚴的露珠或水滴。必须接触疫水时，可采用75%苯二甲酸二丁酯乳剂或油膏涂于接触皮肤部位，药效维持4小时。以脂肪酸为基质，加碱皂化后，掺入氯硝柳胺（2%）和松节油制成的防护剂，有杀死尾蚴的作用。

预防性服药：在感染季节，对于重流行区特定人群，用吡喹酮25mg/kg或40mg/kg，一次顿服，每隔14天或1个月服药1次。青蒿素衍生物蒿甲醚和青蒿琥酯能杀灭5～21天的血吸虫幼虫。在接触疫水后15天口服蒿甲醚，剂量为6mg/kg，以后每15天一次，连服4～

10 次；或者在接触疫水后 7 天口服青蒿琥酯，剂量为 6mg/kg，顿服，以后每 7 天一次，连服 8～15 次。现场证实可降低血吸虫的感染率。

（陈吉刚）

目标检测

A_1 型题

1. 关于日本血吸虫的叙述正确的是
   A. 日本血吸虫雌雄同体
   B. 日本血吸虫的中间宿主是人
   C. 日本血吸虫的终宿主是钉螺
   D. 日本血吸虫对人具有感染性的是尾蚴
   E. 通过粪—口途径感染
2. 日本血吸虫主要寄生部位是
   A. 门静脉肠系膜静脉系统　B. 肝
   C. 肺　D. 脑部
   E. 结肠
3. 日本血吸虫病的主要病理变化是
   A. 尾蚴性皮炎
   B. 过敏性皮炎
   C. 虫卵肉芽肿
   D. 成虫寄生在门静脉引起阻塞
   E. 细胞变性坏死
4. 日本血吸虫病虫卵肉芽肿属于
   A. Ⅰ型变态反应　B. Ⅱ型变态反应
   C. Ⅲ型变态反应　D. Ⅳ型变态反应
   E. Ⅴ型变态反应
5. 引起日本血吸虫病主要病理变化的是
   A. 尾蚴　B. 童虫　C. 成虫
   D. 虫卵　E. 毛蚴
6. 血吸虫病异位损害的部位多见于
   A. 肝、结肠　B. 肝、肺　C. 肺、脑
   D. 脑、肺　E. 肺、结肠
7. 血吸虫病肠道并发症最常见的是
   A. 阑尾炎　B. 肠穿孔
   C. 结肠癌　D. 不完全性肠梗阻
   E. 肠出血
8. 急性血吸虫病血象检查最突出的特点是
   A. 中性粒细胞显著增多
   B. 嗜酸粒细胞显著增多
   C. 嗜碱粒细胞显著增多
   D. 肥大细胞显著增多
   E. 血小板显著增多
9. 确诊血吸虫病的实验室方法是
   A. 血常规检查　B. 血清学检查
   C. 肝功能检查　D. 肝脏 B 超
   E. 粪便镜检或直肠黏膜活检
10. 排除慢性血吸虫病最可靠的指标是
   A. 无腹泻史
   B. 无肝脾肿大
   C. 未到过血吸虫疫区
   D. 粪便找血吸虫虫卵阴性
   E. 环卵沉淀试验阴性
11. 晚期血吸虫病的临床类型不包括
   A. 巨脾型　B. 腹水型
   C. 侏儒型　D. 黄疸型
   E. 结肠肉芽肿型

A_3 型题

（12～15 题共用题干）

患者，男性，52 岁。9 月 8 日来诊，发热 2 周伴腹泻。查体：皮肤可见荨麻疹，脾可及，肝未及。血白细胞 12×10^9/L，嗜酸粒细胞 40%。ALT 86U/L。

12. 采集病史时，应特别注意
   A. 结核病史　B. 疫水接触史
   C. 近期用药史　D. 肝病史
   E. 腹泻次数、性质
13. 进一步最有价值的检查是
   A. 腹部 CT　B. 骨穿
   C. 胸部 X 线　D. 皮内试验
   E. 粪便毛蚴孵化
14. 确诊后，对该病人最有效的治疗措施是
   A. 降体温　B. 青霉素
   C. 吡喹酮　D. 喹诺酮类
   E. 硫酸二氯酚
15. 该病病变最显著的部位是在
   A. 皮肤、脾　B. 肝、脾
   C. 脾、结肠　D. 肝、结肠
   E. 肝、皮肤

第二节 钩 虫 病

案例6-2

患者，男性，60岁，农民。因反复黑便5年入院。5年前无诱因出现黑便，2天1次，质硬，每次量为200～300g，后渐进性出现头昏、疲乏、食欲下降、胸闷、活动后气促，去当地医院就诊，查Hb 70g/L，胃镜示胃窦部多发溃疡，故以“胃窦溃疡并出血，失血性贫血”给予输血、止血、抑酸等处理，症状好转后出院；出院后仍间断有黑便，又先后多次就诊，行骨穿检查表现为“缺铁性贫血”，溃疡部位多次活检只发现炎性细胞，未发现异形细胞，曾分析是否合并有肠道钩虫感染，但大便多次检查未找到虫卵故被排除，经专家会诊后仍不排除胃癌的可能，输血症状好转后出院。本次家属直接抬送患者至医院要求输血治疗，查重度贫血貌，稍活动即感胸紧、心慌、气促，Hb 45g/L，结合病史及各项检查结果不排除胃癌的可能，给予止血、输血，纠正贫血Hb达75 g/L后行内镜下胃窦溃疡再次活检，内镜下十二指肠球部及降部共见3条肉红色钩虫蠕动，胃窦部多发小溃疡，即以“十二指肠钩虫病，胃窦溃疡”给予驱虫治疗7天后大便隐血试验转阴，内镜未发现钩虫虫体后出院，患者现已恢复正常劳动能力。

问题：

1. 患者就诊过程给我们什么提示？
2. 如何减少本病的发生？

钩虫病是由十二指肠钩虫和（或）美洲钩虫寄生于小肠内所致的肠道寄生虫病，俗称“黄种病”、“懒黄病”。当人体接触钩虫的传染期幼虫时，幼虫即钻入皮肤而引起感染发病。临床上以贫血、营养不良、胃肠功能失调，劳动力下降为主要表现；轻者可无症状，称钩虫感染，重者可致心功能不全及发育障碍。

一、病 原 学

寄生于人体的钩虫主要有十二指肠钩口线虫（简称十二指肠钩虫）和美洲板口线虫（简称美洲钩虫），雌虫较粗长，雄虫细短，尾部有交合伞。成熟十二指肠钩虫雌虫日平均产卵10 000～30 000个，美洲钩虫为5000～10 000个。成虫寿命可长达5～7年，但大多数在1～2年内排出体外。十二指肠钩虫与美洲钩虫的生活史基本相同。

成虫寄生于人体小肠上段，虫卵随粪便排出体外后，在温暖（25～30℃）、潮湿（相对湿度为60%～80%）、荫蔽、含氧充足的疏松土壤中，卵内细胞不断分裂，24～48小时内进行第一次蜕皮，发育为杆状蚴。经5～7天后，进行第二次蜕皮后发育为丝状蚴，即感染期蚴。丝状蚴活动力强，可生存数周。感染期蚴具有明显的向温性，当其与人体皮肤或黏膜接触并受到体温的刺激后，虫体活动力显著增强，经毛囊、汗腺口或皮肤破损处主动钻入人体，时间需30分钟至1小时。钩蚴钻入皮肤后，在皮下组织移行并进入小静脉或淋巴管，随血流经右心至肺，穿出毛细血管进入肺泡，沿肺泡并借助小支气管、支气管上皮细胞纤毛摆动向上移行至咽，随吞咽活动经食管、胃到达小肠，幼虫在小肠内迅速发育，并在感染后的第3～4天进行第三次蜕皮，形成口囊吸附肠壁，摄取营养，再经10天左右，进行第四次蜕皮后逐渐发育为成虫。自感染期蚴钻入皮肤至成虫交配产卵，一般需时4～7周（图6-7，图6-8）。成虫借虫囊内钩齿（或板齿）咬附在肠黏膜上，以血液、组织液、肠黏膜为食。

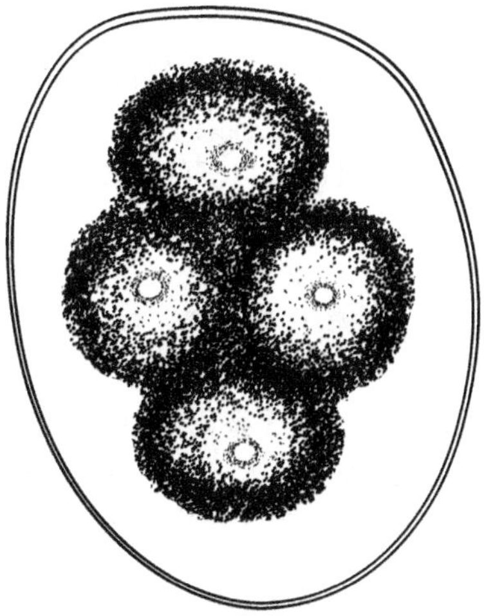

图 6-7　钩虫卵

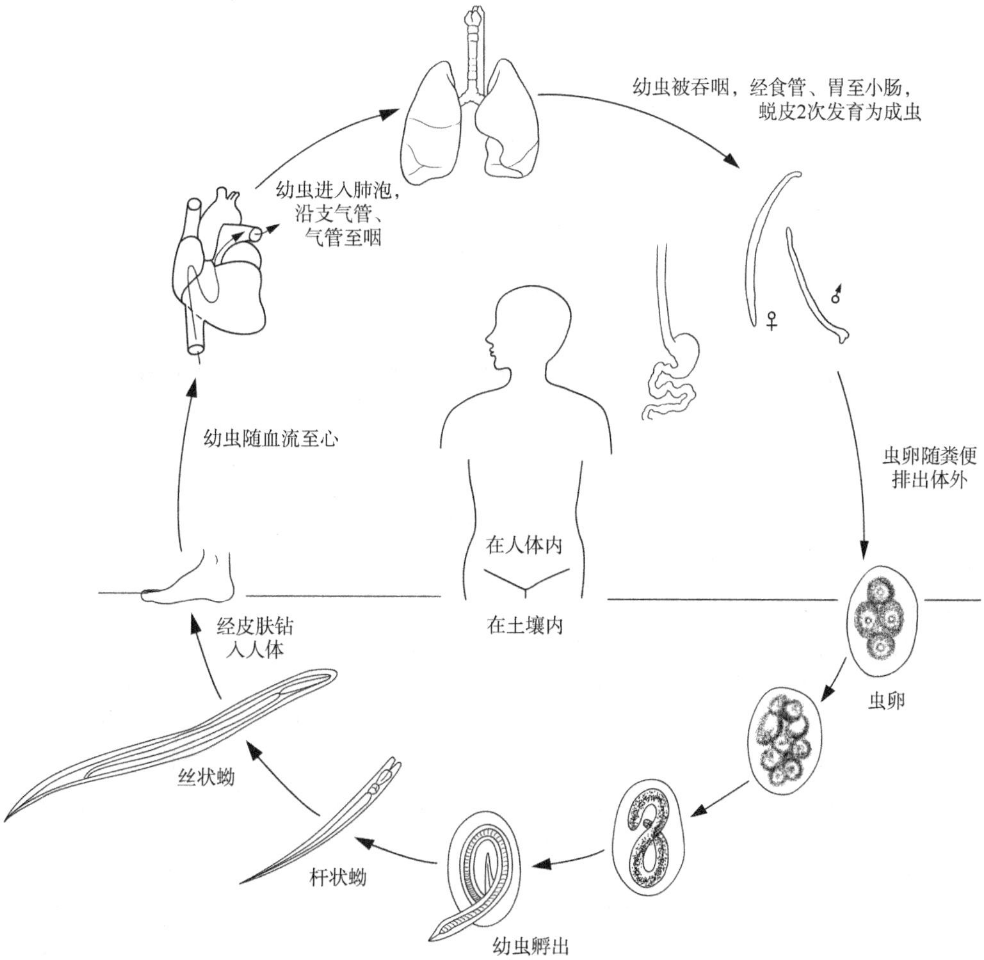

图 6-8　钩虫生活史

二、流行病学

钩虫病是世界上分布极为广泛的寄生虫病之一，在欧洲、美洲、非洲、亚洲均有流行，全球约有 10 亿人以上有钩虫感染。尤以热带及亚热带地区最普遍。农村感染率高于城市。感染高度流行地区感染率在 80%以上，一般感染率为 5%～30%。我国地处温带及亚热带地区，在淮河及黄河一线以南，平均海拔 800m 以下的丘陵地和平坝地仍是钩虫的主要流行区。其中尤以四川、广东、广西、福建、江苏、江西、浙江、湖南、安徽、云南、海南及台湾等地较为严重。

1. 传染源　主要是钩虫感染者与钩虫病患者。钩虫病患者粪便排出的虫卵数量最多，其作为传染源的意义更大。

2. 传播途径　主要经皮肤感染。未经无害化处理的新鲜粪便施肥，污染土壤和农作物，成为重要的感染场所，是引起传播的重要因素。人们常因从事田间种菜、耕作等劳动时，足或手部皮肤直接接触含有钩虫幼虫的泥土或农作物后感染，也可因生食含有钩虫幼虫的不洁蔬菜、瓜果而受到感染。

3. 人群易感性　普通易感，以青壮年农民感染率最高，大多为菜农、桑民、茶农、棉农、矿工和砖瓦厂工人。儿童较少见，男性高于女性，可重复感染。

三、发病机制

丝状蚴侵入人体皮肤后，局部可出现钩蚴性皮炎，早期皮肤出现红色丘疹，1～2 天出现充血、水肿及细胞浸润的炎症反应。当幼虫移行至肺部时，可引起肺部点状出血及炎症，表现为支气管肺炎、支气管炎、支气管哮喘。钩虫口囊咬附在小肠黏膜绒毛上皮，以摄取黏膜上皮与血液为食，同时分泌抗凝血物质，致使被咬黏膜不断渗血，由于每日更换部位，渗血量远较钩虫吸血量为多，严重者黏膜下层可出现大片出血性瘀斑，甚至引起消化道大出血。慢性失血是钩虫病贫血的主要原因，长期小量失血可消耗体内铁质储存，产生低色素小细胞性贫血；常伴低蛋白血症、水肿。长期严重贫血与缺氧可引起心、肝、肾等重要脏器出现不同程度的脂肪变性及退行性变。儿童期严重感染可因缺血、缺氧、低蛋白血症导致生长发育障碍。

四、临床表现

临床表现包括幼虫和成虫两个阶段。大多数为轻度感染，无临床症状，约 10%较重的感染者出现轻重不一的临床表现。

（一）幼虫寄生引起的临床表现

幼虫寄生引起的临床表现主要是钩蚴性皮炎和钩蚴性肺炎。

考点提示：钩虫幼虫和成虫寄生引起的主要临床表现

1. 钩蚴性皮炎　俗称“粪毒”、“地痒疹”或“粪疙瘩”等，在丝状蚴侵入部位，如指（趾）间、足背、足踝、手或臀部等处，可出现红色点状疱丘疹，奇痒。一般 3～4 日后炎症消退，7～10 日皮损自行愈合。若皮肤抓破，可继发细菌感染，形成脓疱。

2. 钩蚴性肺炎　多发生在感染后 1 周，由于大量钩蚴移行至肺部，病人出现咳嗽、咳痰、咽部发痒、声嘶、低热等，以夜间为甚，可持续数周。肺部检查可闻及干啰音或哮鸣音。X 线检查显示肺纹理增粗或点片状浸润阴影，数日后自行消退。

（二）成虫寄生引起的临床表现

成虫寄生引起的临床表现主要包括慢性失血所致的贫血症状和肠黏膜损伤引起的多种消化道症状，极个别患者出现精神神经症状。

1. 贫血症状　是钩虫病的主要特征。重度感染后 3～5 个月后逐渐出现进行性贫血，病人常表现为精神不振、面色苍白、消瘦、指甲扁平或反甲，劳动后心悸与气促。患者脸色蜡黄，表情淡漠。严重者可有营养不良性水肿、贫血性心脏病和心功能不全的表现。

2. 消化道症状　多在感染后1～2个月逐渐出现上腹隐痛或不适，食欲减退、消化不良、腹泻、消瘦和乏力等。重度感染者有异嗜癖，如食生米、泥土等。偶有发生消化道出血者，表现为持续黑便，常被误诊为十二指肠溃疡出血。

3. 婴幼儿期感染者症状较重，可导致生长发育障碍。孕妇钩虫病易并发妊娠高血压综合征；妊娠期感染更易发生缺铁性贫血，引起流产、早产或死胎，新生儿病死率增高。

五、实验室检查

1. 血象　有不同程度的小细胞低色素性贫血，血清铁浓度一般在9mol/L以下。网织红细胞数正常或轻度增高，白细胞数大多正常，嗜酸粒细胞数略增多，但严重贫血患者嗜酸粒细胞数常不增多。

2. 骨髓游离含铁血黄素与铁粒细胞减少或消失，当骨髓内储铁耗尽血清铁显著降低时，才出现周围血中血红蛋白明显减少。

3. 粪便检查　粪便隐血试验可呈阳性反应。

（1）直接图片和饱和盐水漂浮法：钩虫卵的比重较饱和盐水低，漂浮法可提高钩虫卵的检出率。

（2）钩蚴培养法：采用滤纸条试管法，将定量的粪便涂在滤纸上然后置于含水试管中培养，对孵出丝状蚴进行虫种鉴别和计数。但此方法耗时长，不能用于快速诊断。

（3）掏虫法：在驱虫治疗后收集24～48小时内全部粪便，用水冲洗并按虫种计数。此法主要用于新药驱虫的疗效考核。

4. 胃、肠镜、胶囊内镜等物理检查　胃、肠镜检查时在十二指肠、盲肠等有时可见活的虫体。胃肠道钡餐X线检查有时可见十二指肠下段和空肠上段黏膜纹理紊乱、增厚、蠕动增加、被激惹而呈节段性收缩现象等。

六、诊断与鉴别诊断

（一）诊断

在流行区有赤足下田和“粪毒”史以及贫血等临床表现，应怀疑钩虫病，粪便检查以检出钩虫卵或孵化出钩蚴是确诊的依据。

考点提示：钩虫病的诊断要点

实验室检查血象示不同程度贫血，属小细胞低色素性贫血，可见血红细胞计数减少，嗜酸粒细胞轻度增多，血红蛋白降低；粪便检查直接涂片或饱和盐水漂浮法可找到钩虫卵，粪隐血试验可呈阳性；胃、肠镜检查在十二指肠、盲肠等处有时可见活的虫体。

（二）鉴别诊断

钩虫病人有上腹隐痛，尤其有黑便时应与十二指肠溃疡、慢性胃炎等相鉴别，胃肠钡餐与胃镜检查有助于诊断。钩虫病贫血需与其他原因引起的贫血相鉴别，如妊娠期因生理性铁质需要增加而摄入不足以及其他原因胃肠道有慢性失血所致的贫血等。

七、治　　疗

本病主要是病原学治疗和对症治疗。

（一）局部治疗

局部治疗即治疗钩蚴性皮炎。钩蚴感染后24小时内，局部皮肤可用左旋咪唑涂肤剂（左旋咪唑750 mg，硼酸1.3g，薄荷1.3g加50%乙醇溶液至100ml）或15%阿苯达唑软膏涂擦，每日2～3次，重者连用2天。

考点提示：钩虫病的治疗

（二）驱虫治疗

1. 阿苯达唑 400mg，每日 1 次，连服 2～3 天。

2. 甲苯咪唑 200mg，每日 1 次，连服 3 日，2 岁以上儿童和成人剂量相同；1～2 岁儿童剂量减半。

（三）对症治疗

补充铁剂，改善贫血。应针对贫血和低蛋白血症积极治疗，补充足量的铁剂，贫血一般在治疗 2 个月左右得以纠正；血象恢复正常后，再继续服用小剂量铁剂 2～3 个月。给予维生素 C、维生素 B_{12}、叶酸和高蛋白饮食。严重贫血时可少量输血，同时有助于改善心功能。

八、预 防

采取综合性防治措施，要积极治疗病人，注意局部皮肤防护。

（一）管理传染源

普查普治，宜集中在冬季进行，治疗后应在 2 个月内进行复查，以减少传染源。

（二）切断传播途径

粪便管理是关键。搞好粪便管理，杀灭虫卵，防止污染。不随地大便，不用生粪施肥。推广粪便无害化处理，可采用粪尿混合储存、高温堆肥、三坑式沉淀密封粪池、加用化学灭卵剂等多种方法消灭钩虫卵。不吃不卫生蔬菜，以防钩蚴经口感染。

（三）保护易感人群

重点在宣传教育，提高对钩虫病的认识。注意个人防护，在易感季节，田间潮湿多水时，尽量安排在不易感染的作物区劳动。提倡穿鞋下地下矿，局部可用明矾水、碘酊、左旋咪唑涂擦。

（陈吉刚）

目标检测

A_1 型题

1. 钩虫病的传染源主要是
   A. 猪　B. 犬　C. 鼠类
   D. 钩虫病病人与带虫者　E. 土壤
2. 钩虫病贫血的主要原因是
   A. 胃肠功能紊乱致吸收障碍
   B. 钩虫的有毒物质抑制造血功能
   C. 慢性失血致体内铁储备损耗过多
   D. 异嗜症致营养摄入减少
   E. 以上都不是
3. 确诊钩虫感染的依据是
   A. 贫血
   B. 人血白蛋白和血清铁降低
   C. 嗜酸粒细胞轻度增多
   D. 粪便中找到钩虫
   E. 粪便中找到钩虫卵
4. 钩虫病的主要临床表现是
   A. 营养不良　B. 发育障碍
   C. 慢性失血性贫血　D. 异嗜症
   E. 腹部疼痛不适

A_2 型题

5. 某菜农从菜地回来后，感觉两手指、脚趾间奇痒和烧灼感，局部有红色点状丘疹，首先考虑
   A. 荨麻疹　B. 过敏性皮炎
   C. 钩蚴性皮炎　D. 尾蚴性皮炎
   E. 接触性皮炎

第三节 蛔 虫 病

案例6-3

患儿，男，8 岁。2 小时前突发脐周绞痛，呈阵发性加重，伴恶心，呕吐 3 次，为胃内容物，遂急诊入院。查体：T 37.8℃，P 80 次/分，心肺（–），腹胀，肝脾未扪及，可触及条索状包块，肠鸣音亢进，闻及气过水声。血象：WBC 11×10^9/L，N 0.6，E 0.2。

问题：

1. 患者最可能的诊断是什么？
2. 为明确诊断，需做哪些检查？
3. 请写出诊断依据及治疗原则。
4. 如何减少本病的发生？

蛔虫病（ascariasis）是由蛔虫引起的一种常见的肠道寄生虫病。因食用被蛔虫卵污染的饮水、食物而经口感染。临床表现依寄生或入侵部位、感染程度不同而异。可有发热、咳嗽、荨麻疹、上腹部及脐周反复发作性疼痛，有时腹泻，睡眠时磨牙。巩膜血管末端可见蓝色小点，面部有斑片状色素变浅等，如蛔虫误入胆道则可致胆道蛔虫症。

一、病　原　学

蛔虫的成虫形似蚯蚓，活体为乳白色或粉红色。雌雄异体，雄虫较小，尾端卷曲，雌虫较大，尾部垂直，寄生在人体小肠内并产卵，雌虫每天产卵可达 13 万～30 万个，虫卵有受精卵（图 6-9、彩图 6-6）和未受精卵之分，未受精卵不能发育。自粪便排出的受精卵，在适宜的条件下经 3 周即发育成感染性虫卵，这种虫卵能在土壤中生存 5 年，一般调味品如酱油、醋、辣椒、生拌蔬菜和盐水泡菜都不能杀灭虫卵，人如果吃了带有成熟虫卵的食物即可得病。虫卵在小肠孵化发育成幼虫，然后侵入肠壁，经淋巴管或微血管移行到肝脏，再经右心到肺，穿破肺部微血管到肺泡，以后沿支气管、气管逆行至咽喉部，随唾液或食物吞入，在空肠经第 4 次蜕皮发育为童虫，再经数周发育为成虫。自吞食感染性虫卵到成虫产卵约需 2 个月，成虫的寿命一般在 1 年左右（图 6-10）。

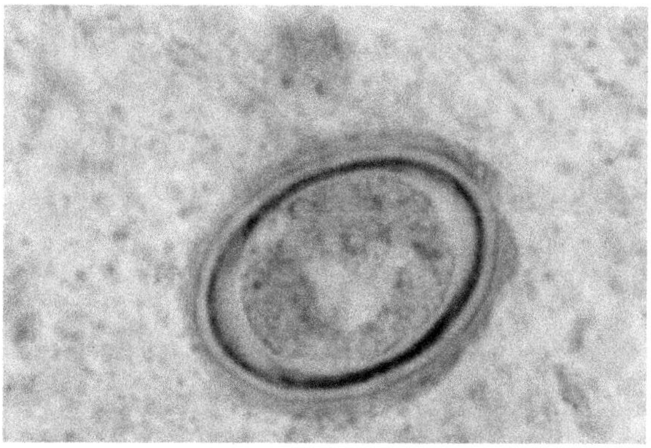

图 6-9　受精的蛔虫卵

二、流 行 病 学

蛔虫的分布呈世界性，尤其在温暖、潮湿和卫生条件差的地区，人群感染较为普遍。

1. 传染源　患者及带虫者粪便含受精卵，是主要的传染源。猪、犬、鸡、猫、鼠等动物及昆虫等，可携带虫卵或吞食后排出存活的虫卵，也可成为传染源。

2. 传播途径　感染性虫卵经口吞入为主要传播途径。生食未洗净的蔬菜、瓜果是受染的重要因素；污染的手指也易将虫卵带入口内。

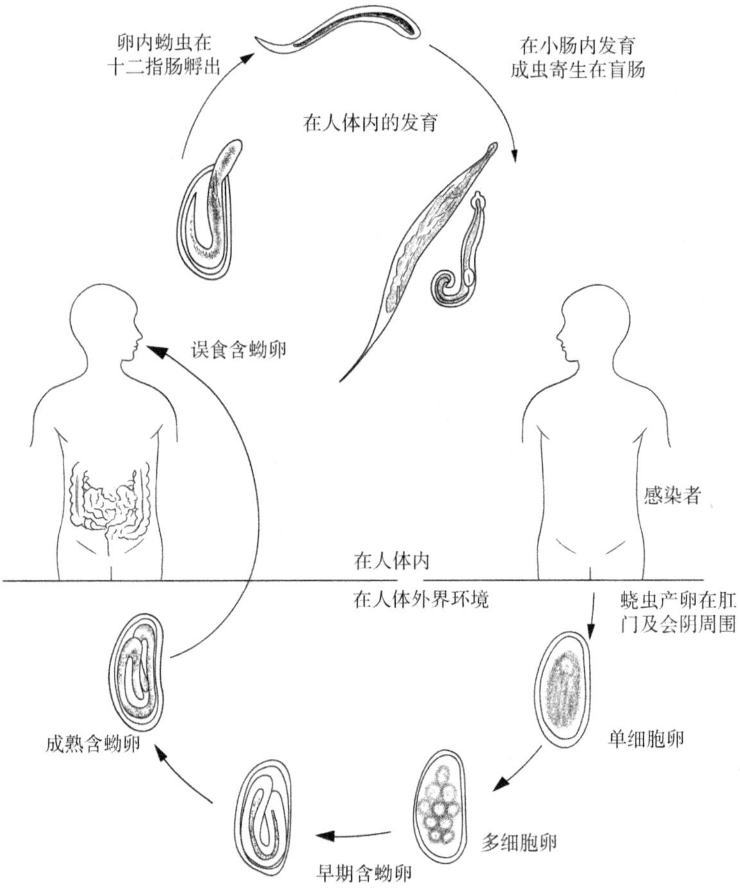

图 6-10　蛔虫生活史

3. 人群易感性　普遍易感，蛔虫感染率农村高于城市，儿童高于成人。

蛔虫病是世界上流行最广的人类蠕虫病，据 WHO 估计全球有 13 亿患者，儿童特别是学龄前儿童感染率高。中国约有 5. 31 亿人感染，平均感染率为 46. 99%，最高达 71. 12%。由于在全国学校贯彻肠道感染综合防治方案，近年来感染率逐渐下降。

三、发病机制

感染期虫卵被吞入胃内后，大部分被胃酸杀死，仅少数入肠，孵化发育成幼虫，随血流经肺时其代谢产物和幼虫死亡可产生炎症反应。幼虫损伤毛细血管导致出血及细胞浸润、炎性渗出与分泌物增多，可导致支气管痉挛和哮喘，部分病人肺部 X 线检查，可见浸润性病变，病灶常有游走现象；成虫寄生在空肠和回肠上段，可引起上皮细胞脱落或轻度炎症反应。大量成虫可缠结成团引起不完全性肠梗阻。蛔虫钻孔可引胆道、胰管、阑尾蛔虫病等。蛔虫卵和蛔虫碎片可能与胆石形成有关。

四、临床表现

人感染蛔虫后，可不产生症状，称蛔虫感染。但儿童、体弱或营养不良者易出现症状。

（一）蛔虫蚴移行症

蛔虫蚴移行症即幼虫期致病。短期内食入大量感染期虫卵污染的食物，蛔虫蚴于肺移行时可出现发热、咳嗽、哮喘、血痰以及血中嗜酸粒细胞增多。双肺可闻及干啰音。胸部 X 线片可见肺门阴影增粗、肺纹理增多与点状、絮状炎症浸润影。

（二）肠蛔虫病

肠蛔虫病多无症状，少数有腹痛与脐周压痛，不定时反复发作。严重感染者有食欲减退、体重下降与贫血等。蛔虫致肠梗阻者常有阵发性腹部绞痛、呕吐和肛门停止排气、排便。可见随粪便排出蛔虫。

（三）异位蛔虫

考点提示：蛔虫病的主要临床表现

蛔虫离开寄生部位至其他器官引起相应病变及临床表现称为异位蛔虫。除常见的胆道蛔虫病、胰管蛔虫病、阑尾蛔虫病以外，蛔虫还窜入脑、眼、耳鼻喉、气管、支气管、胸腔、腹腔、泌尿生殖道等。蛔虫的某些分泌物作用于神经系统可引起头痛、失眠、智力发育障碍，严重时可出现癫痫或昏迷。

（四）过敏反应

蛔虫代谢产物可引起宿主的肺、皮肤、结膜、肠黏膜过敏，出现哮喘、荨麻疹、结膜炎或腹泻等。

蛔虫有钻孔习性，因而可产生各种并发症。

1. 胃与十二指肠蛔虫病　是胆道蛔虫病的前驱或其发展过程中的初期表现，临床症状主要是阵发性上腹痛，蛔虫被吐出后，症状即行缓解。

2. 胆道蛔虫病　为最常见的并发症，临床上起病急骤，上腹或右上腹突然发生阵发性、钻孔性极为难受的绞痛，可放射至右侧肩背部，致使患者辗转不安，腹痛程度较胆石症引起者更为强烈，常伴有恶心、呕吐；蛔虫全部钻入胆管后腹痛可稍缓解，在胆管内死亡后腹痛可消失，故腹痛与蛔虫活动有关。约半数患者吐出蛔虫；腹部体征：无腹肌紧张，仅在剑突下偏右有局限性压痛点。绝大多数患者蛔虫可自动从胆管退出，仅极少数患者需外科手术治疗。胆道蛔虫病患者如果腹痛等症状不缓解则提示并发胆道细菌性感染，尤其蛔虫全部钻入肝外或肝内胆管后可引起化脓性胆管炎与蛔虫性肝脓肿，患者出现发热，局部腹膜刺激征，肝脏进行性肿大与压痛，白细胞显著增多等。可并发大肠埃希菌败血症与中毒性休克，个别病例并发胆道大量出血，出现便血或兼有呕血等症状。

3. 蛔虫性肠梗阻　多见于重度感染的儿童。由于大量蛔虫在小肠内相互缠结成团而致机械性阻塞，大多为不完全性肠梗阻。临床上起病急骤，有脐周阵发性腹痛，伴频繁呕吐，常吐出胆汁与蛔虫，腹胀明显，腹部柔软，约半数患儿可见肠型与蠕动波。约 70%患儿可扪及条索状肿块，有活动性绳索感为本病的特征。腹部平片可见多数液平面与肠充气。由于患儿呕吐与厌食，常发生失水与代谢性酸中毒。蛔虫性肠梗阻如时间过长，肠壁循环障碍、缺血坏死可并发肠穿孔、肠坏死与肠扭转。蛔虫进入腹腔可发生弥漫性腹膜炎，如不及时手术，病死率较高。

4. 蛔虫性腹膜炎　蛔虫可从小肠或阑尾穿孔进入腹腔，穿孔一般很小，故极少数患者有气腹存在。临床上表现为亚急性腹膜炎，有腹痛、腹胀、全腹压痛，但腹肌痉挛不明显。腹腔穿刺液中有时可发现虫卵。手术时可见蛔虫及许多灰白色粟粒状虫卵肉芽肿结节。

此外蛔虫钻入阑尾可引起阑尾炎，钻入胰管可引起急性出血性胰腺炎。

五、实验室检查

（一）血常规

幼虫移行、异位蛔虫病及并发感染时血白细胞和嗜酸粒细胞增多。

（二）病原学检查

粪便涂片或饱和盐水漂浮法可检出虫卵。改良加藤法虫卵查出率较高。

（三）影像学检查

胆道蛔虫病腹部彩超可显示蛔虫位于扩张的胆总管内或见一至数条 2～5mm 宽的双线强回声带。胃蛔虫病 X 线钡餐检查，可见胃内有可变性圆条状阴影。十二指肠蛔虫病 X 线检查可见糊状、环形、“弹簧”或“8”字形阴影像等。CT 或 MRI 检查主要对胰管内微小蛔虫诊断有帮助。

六、诊　　断

根据流行病学史，有咳嗽、哮喘样发作、肺部炎症、腹痛等表现，应考虑蛔虫病可能。粪便查见蛔虫卵，或粪便排出蛔虫，或呕吐出蛔虫均可确诊。出现胆绞痛、胆管炎、胰腺炎时应注意异位蛔虫病的可能，超声机逆行胰胆管造影有助于诊断。

七、治　　疗

（一）驱虫治疗

考点提示：蛔虫病的驱虫治疗

1. 苯咪唑类药物　为广谱、高效、低毒驱虫药，可抑制蛔虫摄取葡萄糖，使虫体麻痹。阿苯达唑 400mg，顿服，虫卵阴转率达 90%以上，可以同时杀死虫体及虫卵。甲苯咪唑 200 mg/次，1～2 次/天，疗程为 1～2 天。一般无副作用，偶有轻泻与腹痛，有时可引起蛔虫骚动和游走，服药后有吐蛔虫现象。孕妇及 2 岁以下儿童忌用。

2. 噻嘧啶　为广谱驱线虫药，驱虫作用较快。儿童剂量为 10mg/kg，成人为 500mg，一次顿服。副作用轻微，有头昏、头痛、恶心、呕吐、腹痛等。

3. 左旋咪唑　儿童剂量为 2. 5mg/kg，成人为 150～200mg，一次顿服。副作用可有轻度胃肠道反应。

（二）并发症治疗

1. 胆道蛔虫症　以内科治疗为主。治疗原则为解痉止痛，早期驱虫与抗炎。可用阿托品 0. 5mg 加异丙嗪 25mg。蛔虫大多可自动从胆管退出。早期驱虫可防止复发与并发症。如有发热，应采用适当抗生素控制感染。近年来内镜逆行胆管胰脏造影对胆道蛔虫病有诊断价值，可将蛔虫从十二指肠取出。外科手术仅限于伴有胆总管或肝内胆管有泥沙样胆色素结石与化脓性梗阻性胆管炎的患者，蛔虫性肝脓肿则需早期手术祛虫与引流。

2. 蛔虫性肠梗阻　多数梗阻为不完全性，内科治疗包括禁食，胃肠减压，解痉止痛，静脉补液，纠正失水与酸中毒，腹痛缓解后驱虫，服豆油或花生油等有松解蛔虫团的作用。如并发肠坏死、穿孔或发展为完全性肠梗阻及出现腹膜炎者应及时手术治疗，不可耽误。

八、预　　防

加强宣传教育，普及卫生知识，养成良好的卫生习惯，注意饮食卫生和个人卫生，做到饭前、便后洗手，不生食未洗净的蔬菜及瓜果，不饮生水，防止食入蛔虫卵，减少感染机会。

在儿童集体单位（幼儿园、小学）进行普查、普治，以保障儿童健康。加强粪便管理，改善环境卫生，做好灭蝇、防蝇工作以防虫卵扩散。

（陈吉刚）

目标检测

A_1 型题

1. 蛔虫病的感染阶段是
   A. 感染期虫卵　B. 成虫
   C. 幼虫　D. 童虫
   E. 受精蛔虫卵
2. 蛔虫成虫引起的主要症状是
   A. 发热、咳嗽　B. 荨麻疹
   C. 腹痛、食欲减退　D. 哮喘、呼吸困难
   E. 皮疹
3. 下列哪项是胆道蛔虫病的主要特点
   A. 右上腹压痛、反跳痛和肌紧张
   B. 右下腹胀痛
   C. 右上腹阵发性呈钻孔性绞痛
   D. 右下腹隐痛
   E. 脐周隐痛
4. 下列对蛔虫病患者脐周疼痛的处理不妥的是
   A. 卧床休息　B. 轻揉腹部
   C. 热敷脐部　D. 用适当的解痉止痛药
   E. 注射哌替啶止痛

第四节　蛲　虫　病

案例6-4

患儿，男，5岁。左眼内眦奇痒20余天，自觉似小虫钻动感，流泪。既往有肛门瘙痒史。查体：双眼视力均为1.5，右眼正常，左眼球结膜内眦部充血，角膜、巩膜无异常发现，在下泪小点上发现乳白色、尖细约1.5mm、摆动频繁的线头样物体。用眼科镊夹出观察确认为活虫，继续查找共取出6条。测量虫体长10mm 2条、11mm 3条、4 mm 1条，经鉴定为蛲虫。给予患者冲洗泪道，局部滴用氯霉素眼药水，以预防泪道感染。观察患者大便可见蛲虫活动，检查收回的冲洗液未发现蛲虫。

问题：

1. 请写出诊断依据及治疗措施。
2. 如何减少本病的发生？

蛲虫病是由蠕形住肠线虫（蛲虫）寄生于人体肠道内引起的传染病。临床以肛门、会阴部瘙痒为主要特征。该病遍及世界各地，估计有2亿多人感染，患者和感染人群主要是儿童。

一、病　原　学

蛲虫属尖尾科蛲虫属，成虫细小，呈乳白色。口囊不明显，口孔周围有三唇瓣，咽管末端呈球形。雄虫长2～5mm，尾部向腹而卷曲，生殖器官呈管形；雌虫长8～13mm，尾端长而尖细，生殖器官为双管型。虫卵无色透明，呈椭圆形，两侧不对称，一侧扁平，一侧稍凸。卵壳厚而透明，由最内层的脂层及两层壳质层组成，壳质层有一光滑的蛋白质膜。虫卵自虫体排出时，卵内已有一个蝌蚪形的胚胎，在适宜环境下发育为含幼虫的虫卵，即感染性虫卵（图6-11、彩图6-7）。

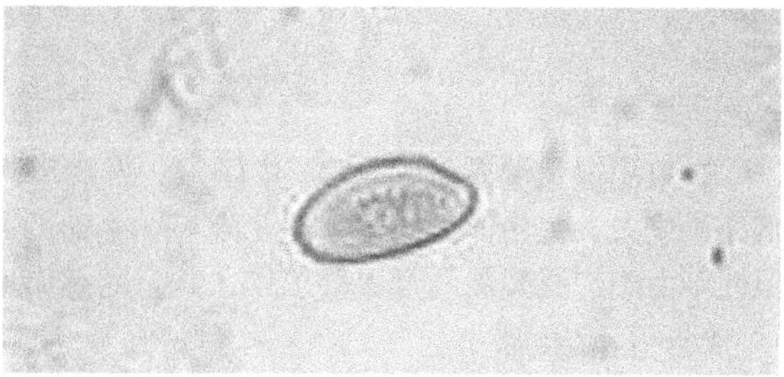

图6-11　蛲虫卵

蛲虫的生活史简单，无外界土壤发育阶段。成熟的虫卵被吞食后，虫卵在十二指肠内孵化，幼虫沿小肠下

行至结肠发育为成虫。自吞食虫卵到发育为成虫需要 15～28 天。成虫在小肠下段或大肠前段进行交配，雄虫即死亡随粪便排出，部分雌虫亦可随粪便排出。妊娠的雌虫在盲肠结肠移行，头部可钻入黏膜吸取营养，并可吸血。雌虫一般不在肠内产卵，当患者熟睡时爬出肛门受到空气的刺激开始大量排卵，每次产卵约 1×10^4 个。排卵后的雌虫多数枯萎死亡。黏附在肛门周围的虫卵，在温度及湿度适宜的条件下经 6 小时左右即可发育成感染期的成虫（图 6-12），蛲虫不需要中间宿主。虫卵随污染的手、食物等进入人体肠道并发育为成虫。这种自身感染是蛲虫病的特征，也是要多次治疗才能治愈的原因。

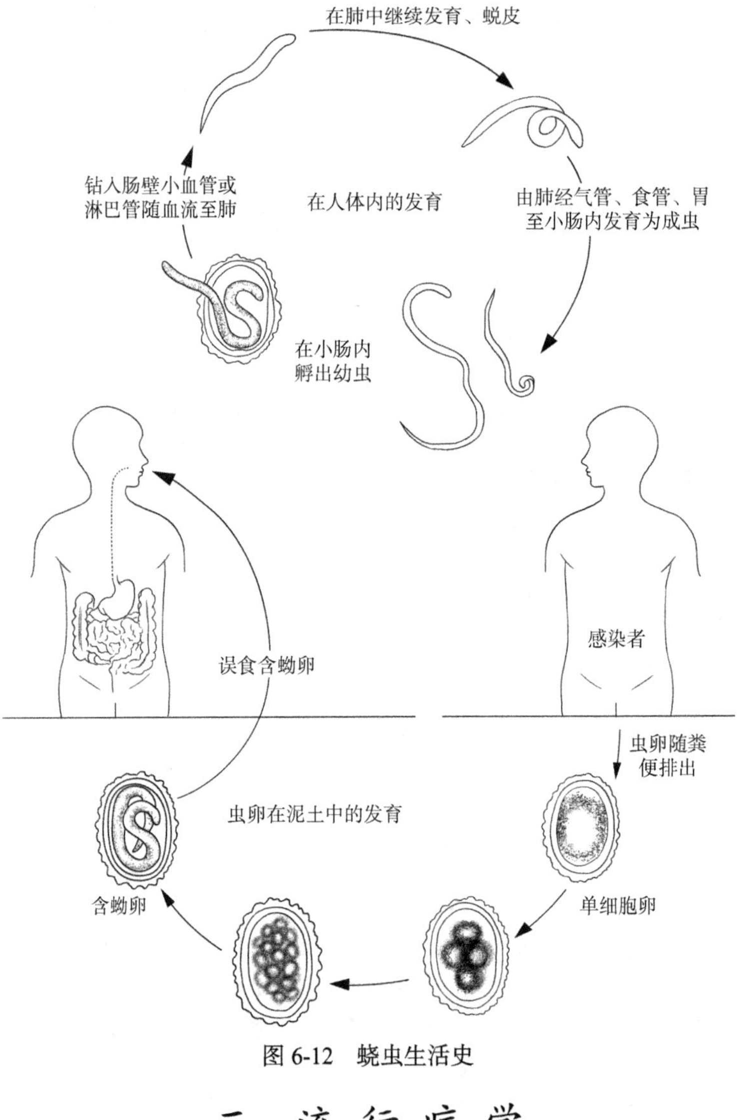

图 6-12　蛲虫生活史

二、流行病学

蛲虫病遍及世界各地。发展中国家的发病率高于经济发达国家；一般农村高于城市、儿童高于成人，在集体机构（如幼儿园等）生活的儿童感染率更高。儿童感染率在 40%以上，但近年由于广泛开展儿童保健工作，儿童的感染率普遍下降。

（一）传染源

人是蛲虫唯一的终宿主，病人是唯一的传染源，排出体外的虫卵即具有传染性。

（二）传播途径

本病主要经消化道传播。

1. 异体感染　通过被蛲虫卵污染的食品、玩具和异物等，最后经口感染，也可由鼻吸入空气中飞扬的蛲虫卵再吞入消化道而感染。

2. 自身感染　患儿用手在肛门附近搔抓，手被蛲虫卵污染，而后再经口感染。

3. 逆行感染　虫卵在肛门周围孵化，幼虫经肛门进入肠道寄生。

4. 呼吸道感染　虫卵可漂浮于空气尘埃中，从口鼻吸入而咽下感染。

（三）易感人群

人对本病普遍易感，但以儿童特别是集体生活的儿童感染率为高。本病有家庭聚集性。

三、发病机制

虫体在肠内不同的发育阶段，可刺激肠壁及神经末梢，造成胃肠神经功能失调。成虫附着于肠黏膜可引起局部炎症，雌虫穿入深层肠黏膜寄生后可引起溃疡、出血、黏膜下脓肿。雌虫在肛门周围产卵可刺激皮肤，引起局部发痒、发炎或局部湿疹、出血和继发感染，长期刺激也可引起不同程度的神经功能失调。在少数情况下蛲虫亦可侵入肠壁及肠外组织，引起以虫体（或虫卵）为中心的肉芽肿。蛲虫的异位损害侵袭部位非常广泛，最常见的是女性生殖系统、盆腔、腹腔脏器等。肺及前列腺的损害亦有报道。由于异位损害的器官不同，患者可表现出多种多样的临床症状及不同的体征，常常造成误诊。蛲虫肉芽肿的形成肉眼所见为白色中心微黄色的小结节。组织切片显示外层为胶原纤维的被膜，内层为一肉芽组织包绕着的中心坏死区，坏死区内有虫体或虫卵。

四、临床表现

1. 肛门周围或会阴部瘙痒　为主要症状，是由蛲虫产生的毒性物质和机械刺激所产生，夜间尤甚，影响睡眠，小儿哭闹不安，磨牙。由于奇痒抓破后造成肛门周围皮肤脱落、充血、皮疹、湿疹，甚而诱发化脓性感染。

2. 消化道症状　蛲虫钻入肠黏膜，以及在胃肠道内机械或化学性刺激可引起食欲减退、恶心、呕吐、腹痛、腹泻等症状。

考点提示： 蛲虫病的主要临床表现

3. 精神症状　寄生虫在体内排出的代谢产物，导致患者精神兴奋，失眠不安，小儿夜惊咬指等。小儿的异嗜症状，蛲虫病患者最为常见，如嗜食土块、煤渣、食盐等。

4. 其他症状　由蛲虫的异位寄生所引起，如阴道炎、输卵管炎、子宫内膜炎等。也可侵入阑尾发生阑尾炎，甚至发生腹膜炎。

五、实验室检查

1. 成虫检查　根据雌虫的生活习性，于患者入睡后1～3小时在其肛门、会阴、内衣等处可找到成虫，反复检查可确诊。

2. 虫卵检查　最常用棉签拭子法及透明胶纸粘贴法。一般于清晨便前检查，连续检查3～5次，检出率可接近100%。由于雌虫多不在肠道内产卵，粪便虫卵检出率小于50%。

六、诊　　断

如肛门周围或会阴部经常奇痒，患儿夜间烦躁不安时，应注意有蛲虫病的可能，若在患儿肛门、会阴、内衣等处查到虫体、虫卵即可确诊。

七、治　　疗

驱蛲虫治疗可快速有效治愈。由于蛲虫病患者是本病的传染源，蛲虫病又极易自身感染、接触感染、吸入感染等，这使得蛲虫病易广泛流行，以及在分布上具有儿童集体机构聚集性和家庭聚集性的特点，因此在治疗上应同时集体服药治疗，以达到根治的目的。

（一）内服药

1. 阿苯达唑　儿童患者 200mg 顿服，2 周后重复一次，几乎可全部治愈。

考点提示：蛲虫病的治疗

2. 甲苯咪唑　主要是抑制虫体摄入葡萄糖。成人与儿童剂量相同，100mg/d，连服 3 天，治愈率达 95%以上。孕妇尽量避免使用。

（二）局部用药

1. 用 2%氯化氨基汞软膏或 10%氧化锌油膏涂抹肛门，既可止痒，又可减少自身重复感染。

2. 用 0.2%甲紫和 3%百部药膏挤入肛门内少许，连续应用数天。

八、预　　防

强调应用综合性的防治措施，这样才可有效地防止再感染，达到消灭蛲虫病的目的。治疗与预防同时进行，个人防治与集体防治同时进行。

（一）管理传染源

对感染率大于 50%的集体儿童机构或家庭内感染，可进行普查普治，7～10 天后再重复一次，既有治疗价值，又有预防价值。

（二）切断传播途径

注意个人卫生和公共卫生，教育幼儿养成良好的卫生习惯，勤剪指甲，勤洗肛门，勤换衣服，勤晾晒被褥，饭前便后洗手，不吸吮手指。

驱虫治疗须知

1. 家长可定时带孩子去医院化验大便，以确定有无寄生虫及是哪种寄生虫，并有针对性地选用驱虫药。因为有的驱虫药对多种寄生虫有效，有的只对一种寄生虫有效，切勿自认为孩子有虫，盲目服用驱虫药，影响孩子健康。

2. 驱虫药一般在空腹时服用。可在饭后两小时服用，这时胃肠食物已基本排空，药物易与虫体充分接触，驱虫效果更好。如果服药前 1 小时食用适量酸醋，有助于虫体的驱除。如果服药后较长时间不排便，应适量服些泻药以促便排出。

3. 服药剂量要适量。剂量不足，虫体没有被麻痹，虫体受到药物刺激出现游窜，易引起腹痛、肠梗阻和胆道蛔虫等，而且驱不出来。剂量过大，易中毒而且损害肝脏，因此要避免常服或过量服用驱虫药。但是，肝肾功能不全、脾胃虚弱、急性发热的儿童应慎用或禁用驱虫药。

4. 用药时，要注意观察不良反应，如左旋咪唑（驱钩蛔）、甲苯咪唑（安乐士）、阿苯达唑（肠虫清）等咪唑类广谱驱虫药，极少数患者在服药后 10～40 天逐渐出现缄默少动、情感淡漠、思维抑制、记忆力障碍和计算力锐减等精神呆滞症状，有的有不同程度的意识障碍。国内曾发生一例服用两粒驱虫药导致半身瘫痪的病例。因此有咪唑类驱虫药过敏史或家族过敏史者儿童要慎用该类药物，并向医师说明。

5. 2 岁以下的幼儿慎服驱虫药。两岁以内的幼儿肝肾发育尚不完善，药物会伤害幼儿的肝肾，因此应慎用驱虫药。

链接

（陈吉刚）

目标检测

A$_1$ 型题

1. 蛲虫病的传染源是
   A. 患者是唯一传染源
   B. 患者和带虫者
   C. 带虫者
   D. 感染的动物
   E. 以上都不是
2. 关于蛲虫病的流行病学，以下叙述错误的是
   A. 蛲虫患者是唯一的传染源
   B. 农村发病率高于城市
   C. 儿童感染率较成人高
   D. 误食虫卵为主要传播方式
   E. 集体儿童机构中传播率低
3. 蛲虫的主要症状是
   A. 腹部阵发性绞痛
   B. 上腹部压痛
   C. 腹痛、腹泻
   D. 夜间肛门、会阴部瘙痒和虫爬感
   E. 夜惊、烦躁
4. 下列不符合蛲虫病临床表现的是
   A. 哭闹不安
   B. 肛门及会阴部皮肤瘙痒
   C. 烦躁、易怒、恶梦、磨牙等
   D. 恶心、呕吐、腹痛
   E. 尤以白天为重
5. 诊断蛲虫病的主要方法是
   A. 饱和盐水漂浮法
   B. 粪便直接涂片法
   C. 透明胶纸法检查虫卵
   D. 粪便查成虫
   E. 粪便查抗原

第五节　肠绦虫病与囊虫病

案例6-5

患儿，女，4 岁。因大便中发现有乳白色、面条样节片就诊，无发热、头痛、恶心及呕吐，无腹痛、腹泻，无发作性肢体强直，无意识障碍。查体：T 36.5℃，P 90 次/分，R 20 次/分。神志清楚，营养中等，自主体位，语言流利，皮肤、黏膜无黄染及出血点，无皮下结节。心肺未发现异常。腹软，无压痛及反跳痛。实验室检查及脑 CT 均未发现异常。

问题：

1. 患者最可能的诊断是什么？
2. 为明确诊断，需做何检查？
3. 请写出诊断依据及治疗原则。
4. 如何减少本病的发生？

一、肠 绦 虫 病

肠绦虫病是由猪带绦虫或牛带绦虫寄生在人体小肠所引起的疾病；古代医籍将绦虫称为“白虫”或“寸白虫”。人吃了未煮熟的、含活囊尾蚴的猪肉或牛肉而被感染。

（一）病原学

寄生于人体的绦虫有四大类，即带绦虫、膜壳绦虫、棘球绦虫和裂头绦虫。绦虫雌雄同体，人是猪带绦虫、牛带绦虫和短膜壳绦虫的终末宿主。在我国最常见的是猪带绦虫和牛带绦虫，其次是膜壳绦虫。

猪或牛带绦虫成虫为乳白色，扁长如带状，可分为头节、颈节和体节。头节为吸附器，颈节为其生长部分，体节分未成熟、成熟和妊娠三种节片。猪带绦虫成虫长 2～4m，牛带绦

虫为 4～8m。成虫寄生于人体小肠上部，头节多固定于十二指肠或空肠，妊娠节片内充满虫卵（图 6-13、彩图 6-8），可随粪便一同排出，中间宿主猪或牛吞食后，虫卵在十二指肠内经消化液作用 24～72 小时后孵出六钩蚴，六钩蚴钻破肠壁，随淋巴、血液散布全身，主要在骨骼肌内经 60～70 天发育成囊尾蚴。含囊尾蚴的猪肉俗称“米猪肉”（图 6-14、彩图 6-9）。人进食含活囊尾蚴的猪肉或牛肉后，囊尾蚴进入体内吸附在肠壁上，颈节逐渐分裂，形成体节，经 2～3 个月而发育为成虫。成虫虫体脱节，从肛门排出体外，故可在内裤或被服上发现白色的虫体节片，节片随大便排出则可见粪便中有虫体节片。人体也可成为猪带绦虫的中间宿主，误食其虫卵后，可患囊尾蚴病。猪带绦虫在体内可存活 25 年以上，牛带绦虫可达 30～60 年以上。

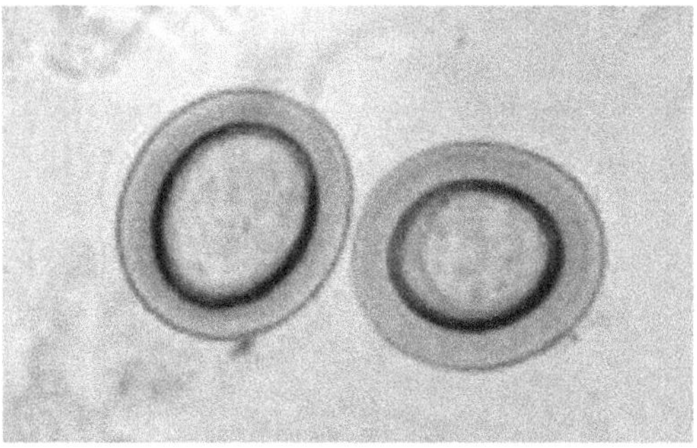

图 6-13 带绦虫虫卵

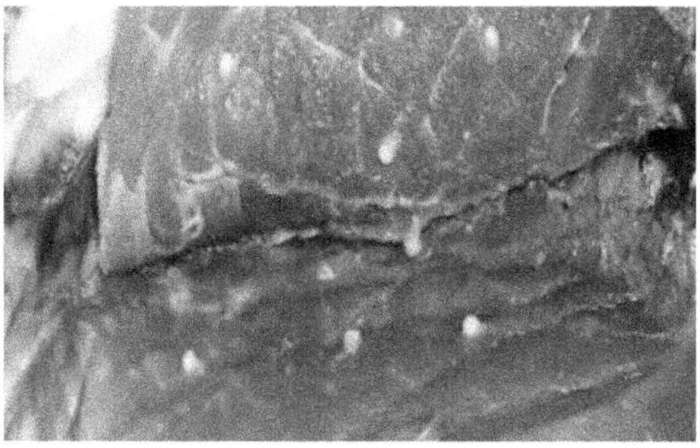

图 6-14 米猪肉

（二）流行病学

1. 传染源 患者是猪带绦虫病和牛带绦虫病的主要传染源，从粪便排出猪带绦虫虫卵或牛带绦虫虫卵，分别使猪或牛感染而患囊尾蚴病。鼠是短膜壳绦虫的保虫宿主，因此，鼠和人是短膜壳绦虫病的传染源。

考点提示： 肠绦虫病的传染源和主要传播途径

2. 传播途径 猪带绦虫病和牛带绦虫病是因食生或未熟的含有囊尾蚴的猪肉或牛肉而受感染。这与饮食习惯有关，亦可因生尝肉馅或生肉与熟食用同一砧板与炊具造成熟食被污染。

3. 人群易感性 普遍易感，不分性别与年龄均可感染。猪带绦虫病与牛带绦虫病以青壮年较多，男性多于女性。短膜壳绦虫则以儿童居多。

4. 流行情况 牛带绦虫病主要流行于西藏、四川、广西、新疆、宁夏等少数民族地区，且常呈地方性流行。东北、华北、河南、云南、内蒙古、上海等地猪带绦虫病多见，且多为散发。短膜壳绦虫主要见于华北和东北地区。

（三）发病机制

猪带绦虫与牛带绦虫以小钩和（或）吸盘钩挂吸附在小肠黏膜上，引起局部损伤及炎症。多条绦虫寄生偶可导致不全性肠梗阻。短膜壳绦虫的蚴虫寄生在小肠黏膜内可引起微绒毛肿胀。其成虫则可引起灶性出血与浅表溃疡等病变，幼虫可致肠微绒毛肿胀引起小肠吸收与运动功能障碍。寄生人体的绦虫大量吸取宿主肠内的营养成分，可造成病人营养不良、贫血等。虫体的代谢产物可能有一定的毒性作用。

考点提示： 肠绦虫病的临床表现

（四）临床表现

潜伏期为 2～3 个月。症状轻微，常因粪便中发现白色节片而就医。由于虫体吸取人体养料并刺激肠壁及其代谢产物的毒性作用，部分病人可出现腹痛、腹胀、腹泻、恶心、乏力等消化系统症状，偶见神经过敏、失眠、磨牙、癫痫样发作与晕厥等神经系统症状。牛带绦虫妊娠节片蠕动能力强，常由肛门自行爬出，在肛门周围短时间蠕动，滑落至会阴或大腿，几乎所有患者都有肛门瘙痒不适感。猪带绦虫活动力常弱，孕节常数节相连地自链体脱落，随粪便排出体外；因自体感染而同时患有囊虫病者可占 2.5%～25%。

（五）实验室检查

1. 血象　白细胞总数大多正常，嗜酸粒细胞可轻度增高，多出现在疾病早期。

2. 虫卵检查　粪便或肛门拭子监测阳性率较低，不能鉴别虫种。

3. 妊娠节片检查　采用压片法检查绦虫妊娠节片内子宫的分支数目及形状可鉴别虫种。

4. 头节检查　驱虫治疗 24 小时后留取全部粪便检查头节，可帮助考核疗效和鉴别虫种。头节被驱出表明治疗彻底，根据头节形状及小钩有无可区分虫种。

5. 免疫学检查　用虫体匀浆或虫体蛋白质作抗原进行皮内试验、环卵沉淀试验、补体结合试验或乳胶凝集试验可测出体内虫体；用酶联免疫吸附试验可检测宿主粪便中的特异性抗原，具有高度的敏感性和特异性。

（六）诊断

考点提示：肠绦虫病的诊断依据

1. 流行病学资料　在流行地区，有吃生的或未煮熟牛肉、猪肉的习惯史。

2. 临床表现　上腹或脐区隐痛，食欲异常，腹泻或便秘，消瘦，乏力等；呕吐或粪便排出白色带状节片即可诊断。

3. 实验室检查

（1）血象：病程早期血嗜酸粒细胞可轻度增加，白细胞总数多无变化。

（2）粪便检查：可用直接涂片或集卵法查绦虫卵，查获虫卵可确诊为绦虫病，但不能鉴别虫种，因为猪带绦虫和牛带绦虫的虫卵极相似，镜下亦难区分。

（3）妊娠节片检查：采用压片法检查，可鉴别虫种。猪带绦虫妊娠节片内子宫分支为 7～13 个，呈树枝状；而牛带绦虫则为 15～30 个，呈对分支状。

（4）免疫学和分子生物学检查：用于绦虫病的诊断具有较高的灵敏性和特异性。

（七）治疗

考点提示：肠绦虫病的治疗

目前治疗肠绦虫病的药物较多，主要是驱虫治疗，疗效显著，可痊愈。

1. 吡喹酮（praziquantel）　为新型广谱抗蠕虫药，除有抗血吸虫作用，也是一个高效抗绦虫药，为目前首选药。吡喹酮杀绦虫的原理主要是损伤破坏虫体表层表面细胞，使其体表膜对钙离子通透性增加，引起虫体肌肉麻痹与痉挛，颈部表皮损伤，进而破溃死亡。剂量为 20 mg/kg，清晨空腹顿服，有效率达 95%以上，1 小时后服泻药，效果良好。

2. 甲苯咪唑　能抑绦虫摄取葡萄糖，使虫体内源性糖原耗竭，虫体死亡。剂量为 300mg/次，1 天两次，连服 3 天，驱绦虫率约为 80%。

不论应用何种驱虫剂，应注意下列几点：①驱虫后均应留取 24 小时全部粪便，淘洗检查头节以确定疗效。查得头节表示治疗成功，未查得头节，并不表示驱虫失败，因头节不一定在治疗的当天排出，也可能是驱虫药物使虫节破坏或变形而难于辨认。②治疗猪带绦虫病时，应先服止吐药，以免虫卵反流入胃，进入小肠，孵化成为六钩蚴，进入肠壁血管，随血液分布于全身，发育为囊虫，形成皮下和肌肉囊虫病、脑囊虫病、眼囊虫病等。③治疗后观察 3 个月，对仍有节片或虫卵排出者则应复治。

链接

（八）预防

开展卫生宣传，纠正吃生肉的习惯是预防本病的关键。对绦虫病患者进行早期、彻底的治疗，加强人粪便管理，避免污染牧场，防止猪、牛感染；注意个人卫生，坚持饭前便后洗手；不吃“米猪肉”，不吃生肉和未煮熟的肉。食物生熟要分开，刀、菜板、菜盒用开水洗刷后使用；严格肉类检查，禁止含有囊虫的肉类出售。此外，应对炊事人员进行宣传，须将肉类煮熟烧透，菜刀与菜板应生熟分开。

二、囊虫病

囊虫病（cysticercosis），又称囊尾蚴病、猪囊尾蚴病，是由猪带绦虫的幼虫（囊尾蚴，cellulosae）寄生于人体所致的疾病，为人畜共患的寄生虫病。人因吞食猪带绦虫卵而感染。囊尾蚴可侵入人体各种组织和器官，如皮下组织、肌肉及中枢神经系统引起病变，其临床症状常因寄生部位及感染程度不同而异，其中以脑囊尾蚴病为最严重，甚至危及生命，危害性极大。

（一）病原学

人体不仅是猪带绦虫的终宿主，又是其中间宿主。猪带绦虫成虫可引起肠绦虫病，猪带绦虫的囊尾蚴可引起囊尾蚴病。人体通过污染食物和自家感染使虫卵进入肠道后，卵内的六钩蚴即脱壳而出，穿过肠壁进入血流，随血液循环散布全身，9～10 周发育为囊尾蚴。囊尾蚴按其形态和大小可分为 3 型：纤维素型、葡萄状和中间型。纤维素型最常见，位于皮下结缔组织而得名，脑囊尾蚴患者以该型多见。寄生于人体的囊尾蚴寿命一般在 3～10 年，长者可达 20 年或更久，虫体死后多发生纤维化和钙化。

（二）流行病学

1. 传染源　猪带绦虫病患者是囊尾蚴病的唯一传染源。

考点提示： 囊尾蚴病的流行病学特征

2. 传播途径　因吞食猪带绦虫卵经口感染为主要传播途径。人体囊尾蚴病的感染方式有两种：

（1）自身感染：即猪带绦虫病患者粪便中的虫卵污染本人手指，再经口感染自己，或者猪带绦虫病患者由于呕吐等逆蠕动使妊娠节片或虫卵反流入胃而感染。

（2）异体感染：因食污染有猪带绦虫卵的蔬菜、生水、食物而获得囊尾蚴病。

3. 人群易感性　普遍易感，以青壮年多见，男性多于女性，农民较多见，近年来儿童和城市居民患病率有所增加。

4. 流行特征　本病呈世界性分布，感染率与生食猪肉习惯有关。我国东北三省、云南、贵州、河南、湖北、山东及安徽等地多见并有流行，农村发病率高于城市。

（三）发病机制与病理

猪带绦虫卵通过自体感染或异体感染的方式进入宿主的胃、十二指肠，在消化液和胆汁的作用下，六钩蚴自胚膜孵出，钻入肠黏膜，通过小血管进入血液循环至全身各组织器官。六钩蚴侵入组织后引起局部炎症反应，初期为中性粒细胞和嗜酸粒细胞浸润，之后以浆细胞和淋巴细胞为主，伴有炎症介质的释放，出现成纤维细胞增生。囊尾蚴在生长发育过程中体积渐增可对周围组织形成挤压作用，而且不断向宿主排泄代谢产物及释放毒素类物质，导致宿主出现不同程度的损害。囊尾蚴还从宿主获得一定的营养物质，从而引起宿主营养缺乏，影响宿主正常的生长发育。

病理变化根据囊虫寄生的部位、数目、死活及局部组织的反应不同而不同。脑组织是囊尾蚴寄生的常见部位，病变也最为严重，多发生在灰质、白质交界处，以额、颞、顶及枕叶多见，常引起癫痫发作；囊尾蚴由脉络丛进入脑室及蛛网膜下隙可引起脑室扩大、脑积水及蛛网膜炎，重者可出现脑疝；大量囊尾蚴在脑组织中可引起脑组织充血、水肿、坏死及脑膜肥厚和粘连，导致颅内压增高及器质性精神病和痴呆。寄生于皮下组织和肌肉的囊尾蚴形成皮下结节，大量寄生时可引起假性肌肥大。在眼部常寄生于视网膜、玻璃体、眼肌及眼结膜处，引起视力障碍。

（四）临床表现

考点提示：囊尾蚴病的临床类型及各型主要表现

潜伏期为 3 个月至数年，以 5 年内居多。临床表现与感染轻重和囊尾蚴寄生部位有关，可分为脑囊尾蚴病、眼囊尾蚴病及皮下组织和肌肉囊尾蚴病。

1. 脑囊尾蚴病　占囊尾蚴病的 60%～90%，轻重不一，以癫痫发作最常见，根据囊尾蚴寄生部位及病理变化的不同，可分为以下 4 型：

（1）皮质型：最常见，占脑囊尾蚴病的 84%～100%。囊尾蚴多寄生在运动中枢的灰质与白质交界处，常无临床症状。若寄生在运动区，以反复发作各种类型的癫痫为突出症状，发作形式有大发作、小发作、精神运动性发作或局限发作等。严重感染者以颅内压增高为特征。表现为明显头痛、头晕、呕吐、复视、视盘水肿等症状。病程达数月至数年不等。

（2）脑室型：以第四脑室多见，囊尾蚴阻塞脑室孔，早期表现为颅内压增高，囊尾蚴悬于室壁，当患者头位急速改变时，囊尾蚴突然阻塞脑脊液通道而致颅内压骤增，患者出现突发眩晕、剧烈头痛、呕吐甚至猝死，或发生小脑扁桃体疝。

（3）蛛网膜下隙型或颅底型：主要病变为囊尾蚴性脑膜炎，局限在颅底颅后窝，初期有低热、头痛、呕吐、颈强直等颅内压增高症，以及眩晕、耳鸣、听力减退、共济失调、面神经麻痹等，预后较差。

（4）混合型：以上三型混合存在，其中以皮质型和脑室型混合存在的症状最重。

2. 眼囊尾蚴病　占囊尾蚴病的 2%左右，可寄生于眼的任何部位，以玻璃体及视网膜下最多见，常为单侧感染。早期感到眼前有椭圆形黑影飘动和伸缩变形及蠕动的阴影；晚期由于眼内组织受到干扰和炎症形成，视力可显著下降，甚至失明。

3. 皮下组织和肌肉囊尾蚴病　约 1/2 的病人常有皮下或肌肉内囊尾蚴结节（图 6-15、彩图 6-10），多呈圆形或椭圆形，直径为 0.5～1.5cm，质地较硬、有弹性，数目多少不一，从几个到成百上千个，分布于头和躯干，四肢较少，可在皮下或肌肉中自由推动，无压痛，少数严重感染者可感觉肌肉酸痛、发胀，并引起假性肌肥大。结节可陆续出现或自行消失。

（五）实验室检查

1. 血象　多数患者外周血象正常，少数患者嗜酸粒细胞轻度升高。

2. 脑脊液　脑囊尾蚴病颅内压升高患者脑脊液压力明显升高，细胞数为（10～100）$\times 10^6$/L，以淋巴细胞升高为主，蛋白含量升高，糖和氯化物多正常。

3. 病原学检查

（1）粪便检查：在合并猪带绦虫病的患者粪便中可找到虫卵或结节。

（2）皮下结节活组织检查：皮下及肌肉囊尾蚴病患者可做皮下结节活检，找到猪囊尾蚴可直接确诊。

4. 免疫学检查　采用猪囊尾蚴液纯化后作为抗原与患者血清或脑脊液行皮内试验、间接血凝试验、酶联免疫吸附试验等，检测短程特异性 IgG4 抗体具有较高的敏感性和特异性，但也有假阳性和假阴性结果，临床应慎用。

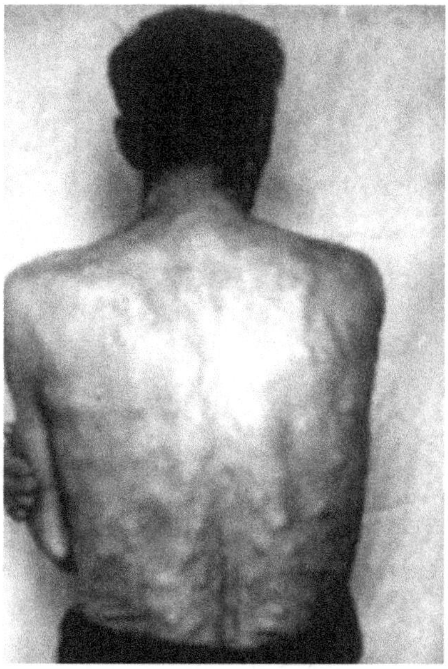

图 6-15　皮下囊虫病

5. 影像学检查

（1）头颅 CT 及 MRI 检查：对脑囊尾蚴病诊断与定位具有重要价值。CT 能显示 < 1cm

的囊性低密度病灶，可确诊大部分脑囊尾蚴病；头颅 MRI 检查对脑内囊尾蚴的数量、范围、囊内头节的检出率明显高于 CT，更易发现脑室及脑室孔处病灶，但对钙化灶的敏感性低于 CT。MRI 还可以鉴别囊尾蚴的死活，对指导临床治疗和疗效考核有重要价值。

（2）X 线检查：囊尾蚴患者若病程超过 10 年，X 线检查可发现肌肉组织中椭圆形囊尾蚴钙化阴影，但出现时间晚，阳性率低，缺乏早期诊断价值。

（3）脑室造影：脑室型患者可见梗阻性脑积水，第四脑室梗阻部位有充盈缺损，残影随体位改变。

（4）检眼镜、裂隙灯或 B 超检查：对疑诊眼囊尾蚴病患者应行检眼镜、裂隙灯或 B 超检查，若发现视网膜下或眼玻璃体内囊尾蚴蠕动，即可确诊。B 超检查皮下组织和肌肉囊尾蚴结节可显示圆形或卵圆形液性暗区，囊壁清晰，完整光滑，囊内可见一强回声光团，居中或位于一侧。

6. 病理检查　皮下结节应常规做活组织检查，病理切片中见到囊腔中含囊尾蚴头节可确诊。

（六）诊断和鉴别诊断

1. 是否在流行区进食生的或未熟透的猪肉、既往有无肠绦虫病史、是否在粪便中发现绦虫卵或节片等流行病学资料是本病的重要诊断参考，结合临床特征及影像学检查可作出诊断。

2. 鉴别诊断　脑囊尾蚴病应注意与原发性癫痫、结核性或隐球菌性脑膜炎相鉴别；皮下囊虫结节应与皮脂腺囊肿、神经纤维瘤、风湿性皮下结节等鉴别；眼囊尾蚴病应与眼内肿瘤、眼内异物、视网膜炎等鉴别。

（七）治疗

1. 病原治疗

考点提示： 囊尾蚴病的治疗

（1）阿苯达唑：对皮下组织和肌肉囊尾蚴病、脑囊尾蚴病均有良好疗效，为首选药，有效率达 85%以上。剂量为 20 mg/（kg · d），分 2 次口服，疗程为 10 天，每隔 2～3 周重复 1 个疗程，一般需 2～3 个疗程。不良反应有头痛、低热，少数有视力障碍、癫痫等。

（2）吡喹酮：本药可穿过囊尾蚴的囊壁，有强烈杀囊尾蚴的作用，疗效较阿苯达唑强而迅速，但不良反应发生率高且严重。治疗皮下肌肉型总剂量为 120mg/kg，每天 3 次，3～5 天为一个疗程。治疗脑型总剂量为 200mg/kg，每天 3 次，10 天为一个疗程。

2. 对症治疗　颅内压增高者，宜先给予 20%甘露醇 250ml 快速静脉滴注，加用地塞米松 5～10mg，连用 3 天后再行病原治疗。癫痫发作频繁者，可酌情选用地西泮、苯妥英钠、苯巴比妥等药物。

3. 手术治疗　脑囊尾蚴病患者颅内压过高（超过 400mmH_2O）或有脑室通道梗阻时，药物治疗前应行颅脑开窗减压术或脑室分流术。眼囊尾蚴病者应手术摘除眼内囊尾蚴，不采取驱虫药物治疗，以免虫体被药物杀死后引起全眼球炎而失明。皮下组织和肌肉囊尾蚴病发生部位表浅且数量不多时，也可采用手术摘除。

（八）预防

考点提示： 囊尾蚴病的预防措施

1. 管理传染源　在流行区开展普查普治，彻底治疗猪带绦虫病患者，并对感染绦虫的猪进行驱虫治疗，宰杀带囊虫的生猪，深埋或做工业原料等。

2. 切断传播途径　注意饮食卫生，改变不良的卫生习惯，不吃生的或未熟透的猪肉，严格实施食品管理法，严禁带囊虫的猪肉上市。

3. 提高人群免疫力　众多研究显示囊尾蚴病疫苗可使免疫动物获得很高的保护力，包括天然蛋白疫苗、重组蛋白疫苗、核酸疫苗等，并有望应用于人体。

（陈吉刚）

目标检测

A_1 型题

1. 绦虫病的传染源是
   A. 绦虫患者　B. 猪　C. 牛
   D. 犬　E. 猫
2. 囊尾蚴病的主要传染源是
   A. 猪带绦虫患者　B. 牛带绦虫患者
   C. 猪　D. 牛
   E. 犬
3. 猪带绦虫成虫主要寄生在人体的
   A. 横纹肌　B. 皮下组织
   C. 结肠　D. 小肠
   E. 脑组织
4. 人患囊尾蚴病的原因是误食
   A. 六钩蚴　B. 猪带绦虫囊尾蚴
   C. 猪带绦虫卵　D. 牛带绦虫卵
   E. 猪带绦虫成虫
5. 脑囊尾蚴病最常见的临床类型是
   A. 癫痫型
   B. 颅内压增高型
   C. 脑膜炎型
   D. 痴呆型
   E. 骨髓型
6. 绦虫病的主要表现是
   A. 头痛　B. 癫痫
   C. 视力障碍　D. 皮下结节
   E. 胃肠道症状及大便中排出白色带状节片
7. 绦虫病的致病阶段是
   A. 虫卵　B. 囊尾蚴
   C. 童虫　D. 成虫
   E. 节片
8. 下列不符合脑囊尾蚴病临床表现的是
   A. 高血压　B. 脑炎或脑膜炎
   C. 癫痫　D. 精神失常
   E. 脊髓受压，脑占位性病变
9. 治疗囊尾蚴病常用的药物是
   A. 槟榔　B. 阿苯哒唑
   C. 氯硝柳胺　D. 乙胺嗪
   E. 吡喹酮
10. 下列绦虫，人既可作为其终宿主又可作为其中间宿主的是
    A. 猪带绦虫
    B. 牛带绦虫
    C. 细粒棘球绦虫
    D. 猪带绦虫和牛带绦虫
    E. 短膜壳绦虫
11. 可引起自体内感染的蠕虫有
    A. 蛔虫　B. 牛带绦虫
    C. 肺吸虫　D. 猪带绦虫
    E. 猪囊尾蚴
12. 绦虫病的确诊依据是
    A. 消化道症状　B. 贫血
    C. 嗜酸粒细胞增多　D. 癫痫症状
    E. 粪便中找到绦虫卵

参考文献

1. 李兰娟，任红. 2013. 传染病学. 第 8 版. 北京：人民卫生出版社.
2. 陈灏珠，林果为，王吉耀. 2013. 实用内科学. 第 14 版. 北京：人民卫生出版社.
3. 《国家执业医师资格考试应试指导》专业组. 2009. 国家执业医师资格考试应试指导.北京：中国协和医科大学出版社.
4. 彭文伟. 2000. 现代感染性疾病与传染病学. 北京：科学出版社.
5. 王明琼. 2012. 传染病学. 第 3 版. 北京：科学出版社.
6. 李梦东. 2004. 实用传染病学. 第 3 版. 北京：人民卫生出版社.
7. 彭文伟. 2003. 传染病学. 第 6 版. 北京：人民卫生出版社.
8. 王明琼. 2009. 传染病学学习指导及习题集. 第 4 版. 北京：人民卫生出版社.
9. 杨绍基，任红. 2008. 传染病学. 第 7 版. 北京：人民卫生出版社.
10. 赵志新. 2007. 传染病学学习指导及习题集. 北京：人民卫生出版社.
11. 徐小元. 2006. 传染科教学案例选编.北京：北京大学医学出版社.
12. 王忠灿，尤明春，黎本贵. 2008. 手足口病防治手册. 苏州：苏州大学出版社.
13. 李兰娟. 2011. 传染病学. 第 2 版. 北京：高等教育出版社.
14. 中华人民共和国卫生部. 2004. 人禽流感诊治方案（试行）.
15. 中华人民共和国卫生部. 2009. 甲型 H1N1 流感诊疗方案. 第 3 版.
16. 马亦林，李兰娟. 2011. 传染病学. 第 5 版. 上海：上海科学技术出版社.
17. 中华人民共和国卫生部. 2008. 中华人民共和国卫生行业标准——霍乱诊断标准 WS 289-2008. 北京：人民卫生出版社.
18. 中华医学会. 2004. 临床诊疗指南（结核病分册）.北京：人民卫生出版社.
19. 陈兴保. 2002. 现代寄生虫病学. 北京：人民军医出版社.
20. 手足口病预防指南（2014 版）.

《传染病学》教学大纲

一、课程的性质、任务和目标

《传染病学》是研究各种传染病在人体内外环境中发生、发展、传播、诊断方法和治疗，同时兼顾流行病学和预防措施研究的科学。该门课程专业性、技术性、实用性很强，是临床医学专业必修课程之一。本教材适于三年制高职、高专临床医学专业学生。通过学习，让学生掌握传染病的基本知识、基本理论、基本技能，具有对这些疾病的初步诊断、治疗和预防能力，能在基层、社区从事常见传染病的防治、宣传教育工作。

二、课程基本要求

由于传染病具有特定的病原体，其中包括病毒、衣原体、支原体、立克次氏体、细菌、螺旋体、真菌以及引起寄生虫病的原虫、蠕虫等，同时具有感染后免疫特点，因此，微生物学、寄生虫学、免疫学、生物化学和病理生理学知识是本学科的必备基础，同时，传染病学是一门临床医学，属临床内科学的一部分，儿童是多种急性传染病的主要患者，故必须掌握内科学和儿科学的基本理论和知识。然而，传染病学作为一门独立的学科，有着它自身的特点。因此，三年制高职、高专临床医学专业学生学习该课程时，对其基本知识、基本理论、基本技能具体要求如下；

1. 基本理论和基本知识要求

（1）掌握常见传染病的临床表现、诊断、鉴别诊断和治疗措施。

（2）熟悉《传染病学》研究的内容、研究方法，以及与《流行病学》之间的关系。

（3）熟悉常见传染病的预防和消毒措施。

（4）了解传染病在人体内发生、发展的一般规律及其基本特征。

2. 基本技能要求

（1）熟练掌握病史采集、体格检查，书写医嘱，填写各项有关记录。

（2）掌握常见传染病的诊疗常规、鉴别诊断及急症处理。

（3）掌握常见传染病消毒隔离制度及隔离技术操作。

（4）熟悉传染病房清洁区、污染区、半污染区的划分及消毒药物选择和消毒方法及操作。

三、课程教学内容及教学要求

本版教材教学内容分为六章，包括传染病学总论、病毒性传染病、细菌性传染病、螺旋体感染性疾病，原虫感染性疾病，蠕虫感染性疾病。临床教学分为两部分，即理论教学和临床见习，教学的重点是传染病的常见病及多发病。具体内容及教学要求安排如下：

教学内容	教学要求			教学活动
	了解	理解	掌握	
第一章　总论				
第一节　概述	√			理论讲授
第二节　感染与免疫				理论讲授
(一)感染的概念和构成因素			√	
(二)感染过程中病原体的作用		√		
(三)感染过程中人体的免疫的作用		√		
(四)感染过程的表现			√	

续表

教学内容	教学要求			教学活动
	了解	理解	掌握	
第三节　传染病的发病机制				理论讲授
(一)传染病发生发展的特征			√	
(二)传染病组织损伤的发生机制		√		
(三)传染病重要的病理生理变化	√			
第四节　传染病的流行过程与影响因素				理论讲授
(一)流行过程的概念及应具备的条件			√	
(二)疫源地	√			
(三)传染病流行过程的影响因素	√			
第五节　传染病的特征				理论讲授
(一)传染病的基本特征			√	
(二)传染病的临床特点			√	
第六节　传染病的诊断			√	理论讲授
第七节　传染病的治疗			√	理论讲授
第八节　传染病的预防			√	理论讲授
第二章　病毒感染性疾病				
第一节　病毒性肝炎				理论讲授
(一)病原学		√		
(二)流行病学		√		
(三)发病机制与病理特点		√		
(四)临床表现			√	
(五)实验室检查		√		
(六)并发症	√			
(七)诊断及鉴别诊断			√	
(八)预后	√			
(九)治疗			√	
(十)预防			√	
第二节　流行性出血热				理论讲授
(一)病原学		√		
(二)流行病学		√		
(三)发病机制与病理	√			
(四)临床表现			√	
(五)实验室检查		√		
(六)并发症		√		
(七)诊断及鉴别诊断			√	
(八)预后	√			
(九)治疗			√	
(十)预防			√	
第三节　艾滋病				理论讲授
(一)病原学		√		
(二)流行病学		√		
(三)发病机制与病理	√			
(四)临床表现			√	
(五)实验室检查		√		
(六)诊断及鉴别诊断			√	
(七)治疗			√	
(八)预防			√	
第四节　流行性乙型脑炎				理论讲授
(一)病原学		√		
(二)流行病学		√		
(三)发病机制与病理	√			
(四)临床表现			√	
(五)实验室检查		√		
(六)并发症	√			
(七)诊断及鉴别诊断			√	
(八)预后	√			
(九)治疗			√	
(十)预防			√	
第五节　狂犬病				理论讲授
(一)病原学		√		
(二)流行病学		√		
(三)发病机制	√			
(四)临床表现			√	
(五)实验室检查		√		
(六)诊断及鉴别诊断			√	
(七)治疗			√	
(八)预防			√	
第六节　麻疹				理论讲授
(一)病原学		√		

续表

教学内容	教学要求			教学活动
	了解	理解	掌握	
(二)流行病学		√		
(三)发病机制	√			
(四)临床表现			√	
(五)实验室检查		√		
(六)并发症		√		
(七)诊断及鉴别诊断			√	
(八)预后	√			
(九)治疗			√	
(十)预防			√	
第七节　流行性腮腺炎				理论讲授
(一)病原学		√		
(二)流行病学		√		
(三)发病机制与病理	√			
(四)临床表现			√	
(五)实验室检查		√		
(六)并发症		√		
(七)诊断及鉴别诊断			√	
(八)治疗			√	
(九)预防			√	
第八节　传染性非典型肺炎				建议自学
(一)病原学		√		
(二)流行病学		√		
(三)发病机制	√			
(四)临床表现			√	
(五)实验室检查		√		
(六)诊断及鉴别诊断		√		
(七)治疗			√	
(八)预防			√	
第九节　手足口病				理论讲授
(一)病原学		√		
(二)流行病学		√		
(三)发病机制	√			
(四)临床表现		√		
(五)实验室检查		√		
(六)诊断及鉴别诊断			√	
(七)治疗			√	
(八)预防			√	
第十节　水痘和带状疱疹				理论讲授
(一)病原学		√		
(二)流行病学		√		
(三)发病机制	√			
(四)临床表现			√	
(五)实验室检查		√		
(六)诊断及鉴别诊断			√	
(七)治疗			√	
(八)预防			√	
第十一节　流行性感冒(附：人禽流行性感冒)				理论讲授
(一)病原学		√		
(二)流行病学		√		
(三)发病机制与病理	√			
(四)临床表现			√	
(五)实验室检查		√		
(六)诊断及鉴别诊断			√	
(七)治疗			√	
(八)预防			√	
第三章　细菌感染性疾病				
第一节　伤寒				理论讲授
(一)病原学		√		
(二)流行病学		√		
(三)发病机制	√			
(四)临床表现			√	
(五)实验室检查		√		
(六)诊断及鉴别			√	
(七)治疗			√	
(八)预防			√	
第二节　细菌性痢疾				理论讲授
(一)病原学		√		
(二)流行病学		√		
(三)发病机制与病理	√			
(四)临床表现			√	

续表

教学内容	教学要求			教学活动
	了解	理解	掌握	
(五)实验室检查		√		
(六)诊断与鉴别诊断			√	
(七)治疗要点			√	
(八)预防			√	
第三节　细菌性食物中毒				建议自学
(一)病原学		√		
(二)流行病学		√		
(三)发病机制	√			
(四)临床表现			√	
(五)实验室检查		√		
(六)诊断与鉴别诊断			√	
(七)治疗			√	
(八)预防			√	
第四节　霍乱				理论讲授
(一)病原学		√		
(二)流行病学		√		
(三)发病机制与病理	√			
(四)临床表现			√	
(五)实验室检查		√		
(六)诊断与鉴别诊断			√	
(七)治疗要点			√	
(八)预防			√	
第五节　流行性脑脊髓膜炎				理论讲授
(一)病原学		√		
(二)流行病学		√		
(三)发病机制	√			
(四)临床表现			√	
(五)实验室检查		√		
(六)诊断与鉴别诊断			√	
(七)治疗要点			√	
(八)预防			√	
第六节　猩红热				建议自学
(一)病原学		√		
(二)流行病学		√		
(三)发病机制与病理	√			
(四)临床表现			√	
(五)并发症	√			
(六)诊断与鉴别诊断			√	
(七)治疗			√	
(八)预防			√	
第七节　肺结核				理论讲授
(一)病原学		√		
(二)流行病学		√		
(三)发病机制与病理	√			
(四)临床表现			√	
(五)实验室检查		√		
(六)诊断与鉴别诊断			√	
(七)治疗			√	
(八)预防			√	
第八节　百日咳				建议自学
(一)病原学	√			
(二)流行病学		√		
(三)发病机制	√			
(四)临床表现			√	
(五)实验室检查		√		
(六)诊断及鉴别诊断		√		
(七)治疗			√	
(八)预防			√	
第九节　白喉				建议自学
(一)病原学	√			
(二)流行病学		√		
(三)发病机制	√			
(四)临床表现			√	
(五)实验室检查		√		
(六)诊断及鉴别诊断		√		
(七)治疗			√	
(八)预防			√	
第十节　炭疽				建议自学
(一)病原学	√			
(二)流行病学		√		
(三)发病机制	√			
(四)临床表现			√	

续表

教学内容	教学要求			教学活动
	了解	理解	掌握	
(五)实验室检查		√		
(六)诊断及鉴别诊断			√	
(七)治疗			√	
(八)预防			√	
第十一节　鼠疫				建议自学
(一)病原学	√			
(二)流行病学		√		
(三)发病机制	√			
(四)临床表现			√	
(五)实验室检查		√		
(六)诊断及鉴别诊断		√		
(七)治疗		√		
(八)预防			√	
第四章　螺旋体感染性疾病				
钩端螺旋体病				理论讲授
(一)病原学		√		
(二)流行病学		√		
(三)发病机制与病理	√			
(四)临床表现			√	
(五)实验室检查		√		
(六)诊断及鉴别诊断			√	
(七)治疗			√	
(八)预防			√	
第五章　原虫感染性疾病				
第一节　阿米巴病				理论讲授
(一)病原学		√		
(二)流行病学		√		
(三)发病机制	√			
(四)临床表现			√	
(五)并发症		√		
(六)实验室检查		√		
(七)诊断及鉴别诊断		√		
(八)预后	√			
(九)治疗			√	
(十)预防		√		
第二节　疟疾				理论讲授
(一)病原学		√		
(二)流行病学		√		
(三)发病机制与病理	√			
(四)临床表现			√	
(五)并发症	√			
(六)实验室检查		√		
(七)诊断及鉴别诊断			√	
(八)预后	√			
(九)治疗			√	
(十)预防			√	
第三节　弓形虫病				建议自学
(一)病原学	√			
(二)流行病学		√		
(三)发病机制与病理	√			
(四)临床表现			√	
(五)实验室检查		√		
(六)诊断及鉴别		√		
(七)治疗			√	
(八)预防			√	
第六章　蠕虫感染性疾病				
第一节　日本血吸虫病				理论讲授
(一)病原学		√		
(二)流行病学		√		
(三)发病机制与病理	√			
(四)临床表现			√	
(五)并发症		√		
(六)实验室检查		√		
(七)诊断及鉴别诊断			√	
(八)治疗			√	
(九)预防			√	
第二节　钩虫病				建议自学
(一)病原学	√			
(二)流行病学		√		
(三)发病机制	√			

续表

教学内容	教学要求			教学活动
	了解	理解	掌握	
(四)临床表现			√	
(五)实验室检查		√		
(六)诊断及鉴别诊断		√		
(七)治疗			√	
(八)预防			√	
第三节　蛔虫病				建议自学
(一)病原学	√			
(二)流行病学		√		
(三)发病机制	√			
(四)临床表现		√		
(五)实验室检查		√		
(六)诊断及鉴别诊断		√		
(七)治疗			√	
(八)预防			√	
第四节　蛲虫病				建议自学
(一)病原学	√			
(二)流行病学		√		
(三)发病机制	√			
(四)临床表现			√	
(五)实验室检查		√		
(六)诊断及鉴别诊断		√		
(七)治疗			√	
(八)预防			√	
第五节　肠绦虫病与囊虫病				建议自学
(一)病原学	√			
(二)流行病学		√		
(三)发病机制	√			
(四)临床表现				
(五)实验室检查		√		
(六)诊断及鉴别诊断		√		
(七)治疗			√	
(八)预防			√	

四、教学时数分配

章节	内容	课时分配建议（46学时）		
		总学时	理论课时	见习及病案讨论课时
第一章	总论	6	4	2
第二章	病毒感染性疾病	20	18	2
第三章	细菌感染性疾病	14	12	2
第四章	螺旋体感染性疾病	2	2	
第五章	原虫感染性疾病	2	2	
第六章	蠕虫感染性疾病	2	2	
合计		46	40	6

目标检测参考答案

第一章　总　　论

1. B　2. E　3. C　4. A　5. C　6. D　7. B　8. A
9. D　10. D　11. E　12. C　13. E　14. E　15. D
16. A　17. B　18. C　19. B　20. B　21. A　22. A
23. D　24. E　25. B　26. B　27. A　28. C　29. B
30. E　31. A　32. C　33. A　34. C　35. D　36. C
37. D　38. E　39. D　40. D　41. C　42. A　43. E
44. A　45. E　46. E

第二章　病毒感染性疾病

第一节　病毒性肝炎

1. C　2. C　3. D　4. A　5. B　6. B　7. C　8. A
9. D　10. C　11. D　12. D　13. D　14. C　15. B
16. E　17. D　18. E　19. C　20. D　21. B　22. C
23. D　24. B

第二节　流行性出血热

1. C　2. B　3. E　4. B　5. D　6. B　7. E　8. C
9. D　10. E　11. B　12. E　13. C　14. D　15. C

第三节　艾滋病

1. C　2. D　3. A　4. B　5. A　6. C　7. A　8. E
9. D　10. E　11. E　12. D　13. C　14. C

第四节　流行性乙型脑炎

1. B　2. E　3. E　4. D　5. C　6. A　7. D　8. C
9. D　10. E　11. E　12. E　13. C　14. D　15. C

第五节　狂犬病

1. C　2. E　3. B　4. B　5. D　6. E　7. D　8. C
9. D　10. D　11. D　12. E　13. B　14. D　15. E
16. C

第六节　麻疹

1. E　2. B　3. D　4. B　5. C　6. B　7. D　8. D
9. D

第七节　流行性腮腺炎

1. B　2. A　3. A　4. A

第八节　传染性非典型肺炎

1. A　2. A　3. D　4. B　5. A　6. D　7. E　8. D
9. E　10. E　11. E　12. E

第九节　手足口病

1. B　2. A　3. B　4. A　5. B　6. C　7. C　8. D
9. B

第十节　水痘和带状疱疹

1. A　2. E　3. B　4. C　5. A

第十一节　流行性感冒（附）

1. B　2. A　3. C　4. B　5. E　6. A　7. E　8. B
9. D　10. C　11. D

第三章　细菌感染性疾病

第一节　伤寒

1. A　2. A　3. D　4. E　5. D　6. C　7. E　8. E
9. E　10. A　11. D　12. E　13. B　14. E　15. C
16. E　17. C　18. D　19. E

第二节　细菌性痢疾

1. C　2. C　3. B　4. B　5. D　6. C　7. C　8. D
9. C

第三节　细菌性食物中毒

1. C　2. B　3. D　4. A　5. D　6. B

第四节　霍乱

1. B　2. C　3. C　4. B　5. C　6. D　7. C　8. A
9. C　10. B　11. D

第五节　流行性脑脊髓膜炎

1. A　2. A　3. A　4. C　5. D　6. B　7. A　8. B
9. E

第六节　猩红热

1. D　2. B　3. B　4. B　5. E　6. B　7. B　8. C
9. D　10. C　11. C

第七节　肺结核

1. C　2. E　3. A　4. E　5. C　6. D　7. C　8. A
9. B　10. B　11. C　12. C　13. A

第八节　百日咳

1. D　2. E　3. C　4. A　5. D　6. E　7. E　8. A
9. D

第九节　白喉

1. C　2. B　3. D　4. B　5. E　6. D　7. B　8. A
9. B　10. D　11. C　12. B　13. D

第十节　炭疽

1. C　2. B　3. E　4. E　5. E　6. D　7. C　8. C
9. C　10. D

第十一节　鼠疫

1. B　2. E　3. D　4. B　5. A　6. D　7. D　8. A
9. D　10. E　11. E

第四章　螺旋体感染性疾病

钩端螺旋体病

1. A　2. A　3. A　4. C　5. C　6. E　7. C　8. B
9. B　10. D　11. D

第五章　原虫感染性疾病

第一节　阿米巴病

1. C　2. E　3. C　4. E　5. D　6. A　7. A　8. A

9. B 10. A 11. D 12. A 13. B

第二节 疟疾

1. C 2. B 3. D 4. D 5. D 6. D 7. D 8. E
9. A 10. A 11. B 12. A 13. D 14. E 15. B
16. A 17. B 18. A

第三节 弓形虫病

1. C 2. C

第六章 蠕虫感染性疾病

第一节 日本血吸虫病

1. D 2. A 3. C 4. D 5. D 6. C 7. A 8. B
9. E 10. E 11. D 12. B 13. E 14. C 15. D

第二节 钩虫病

1. D 2. C 3. E 4. C 5. C

第三节 蛔虫病

1. A 2. C 3. C 4. E

第四节 蛲虫病

1. A 2. E 3. D 4. E 5. C

第五节 肠绦虫病与囊虫病

1. A 2. A 3. D 4. C 5. A 6. E 7. D 8. A
9. B 10. A 11. E 12. E

彩　　图

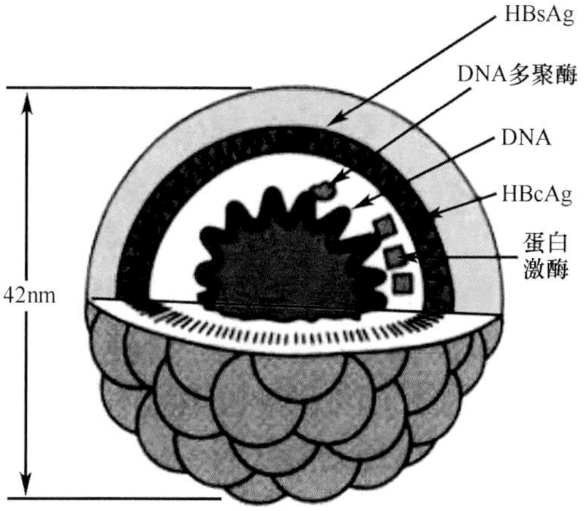

彩图 2-1　乙型肝炎病毒（Dane 颗粒）结构模式图

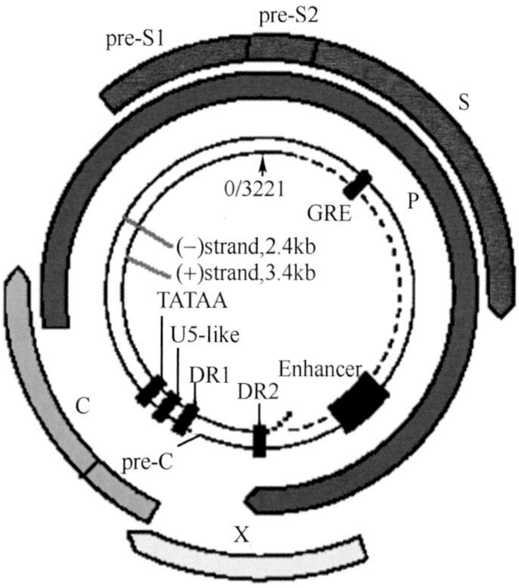

彩图 2-2　HBV 基因结构和编码蛋白模式图

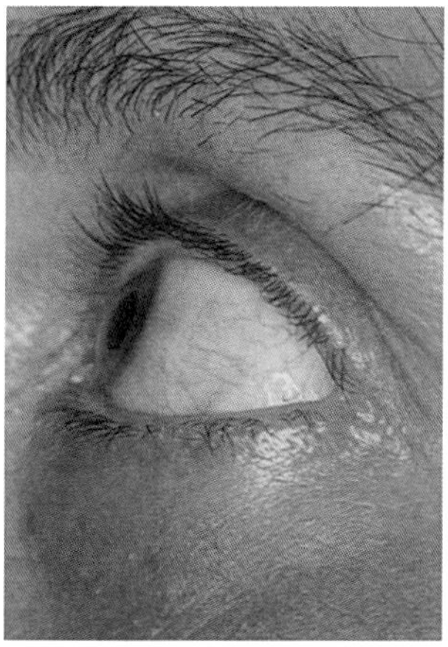

彩图 2-3　病毒性肝炎患者巩膜黄染

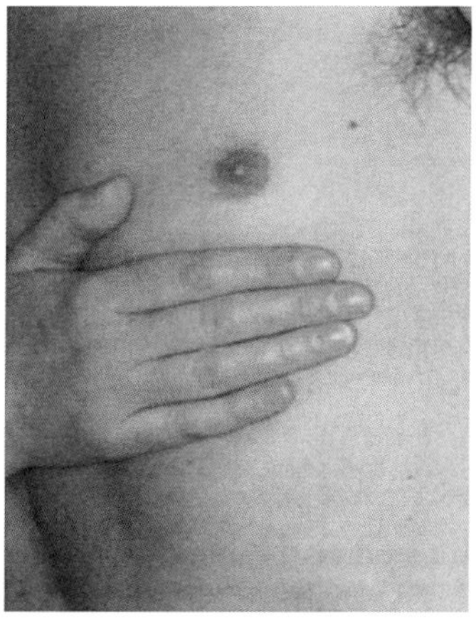

彩图 2-4　病毒性肝炎患者皮肤黄疸

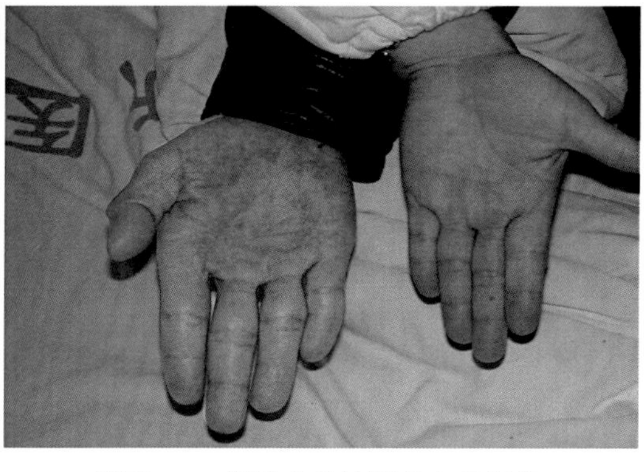

彩图 2-5　慢性病毒性肝炎患者肝掌

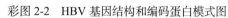

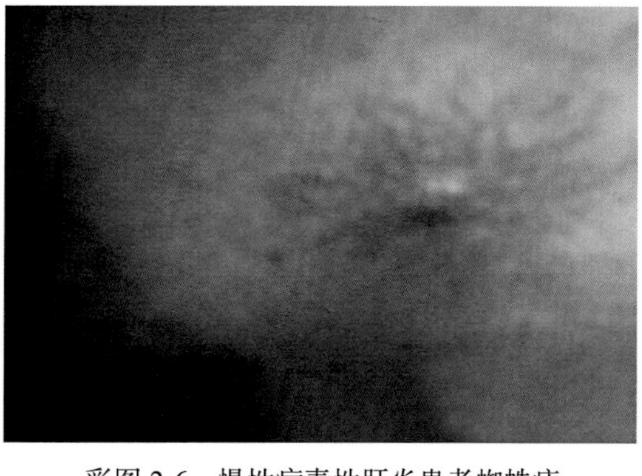

彩图 2-6　慢性病毒性肝炎患者蜘蛛痣

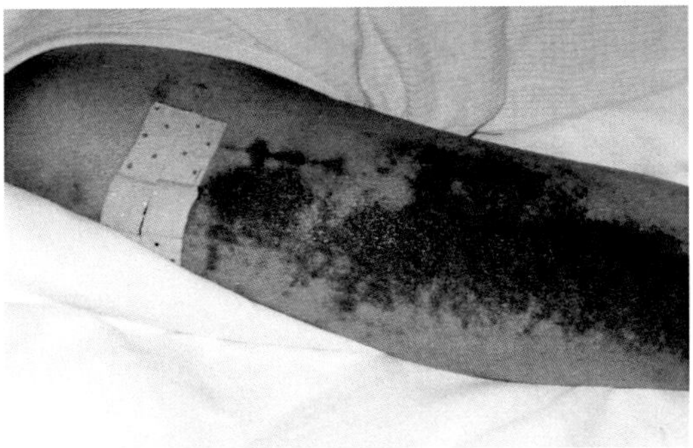

彩图 2-7　重症病毒性肝炎患者皮肤瘀斑

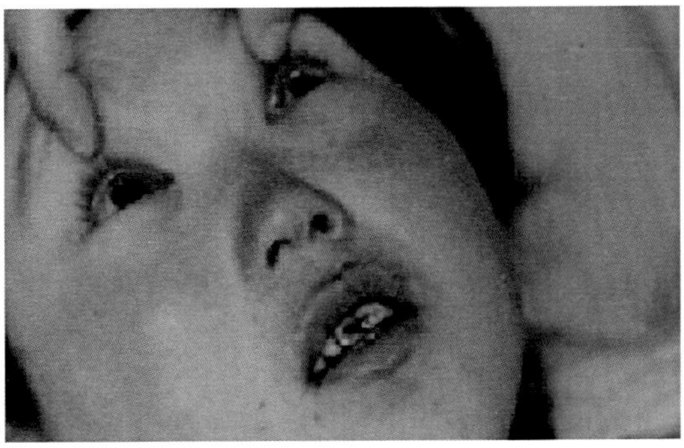

彩图 2-8　流行性出血热患者眼结膜充血

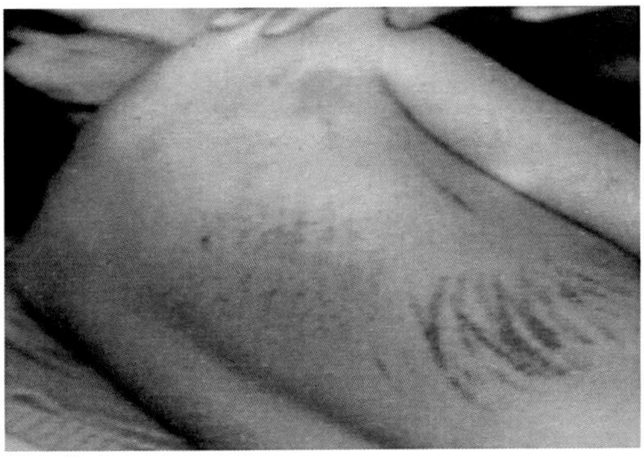

彩图 2-9　流行性出血热患者背部抓痕

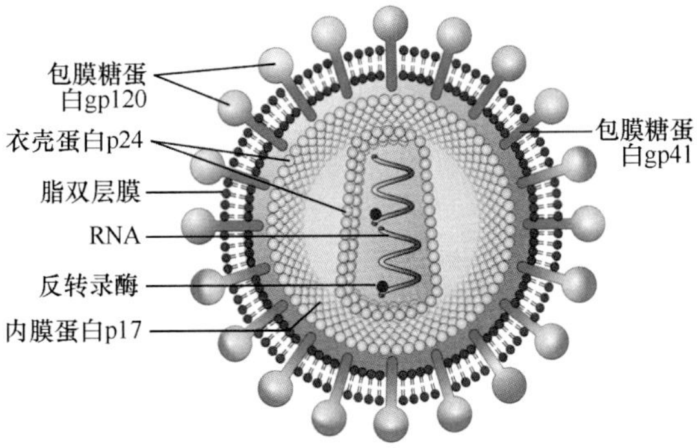

彩图 2-10　HIV 病毒模拟图

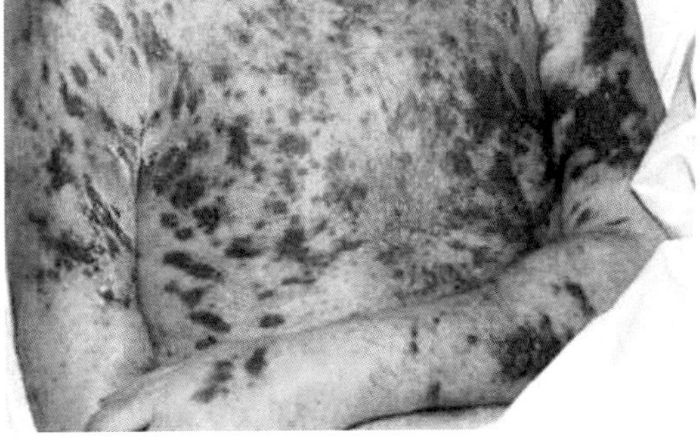

彩图 2-11　卡波西肉瘤

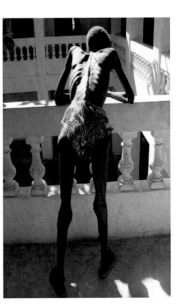

彩图 2-12　艾滋病恶病质

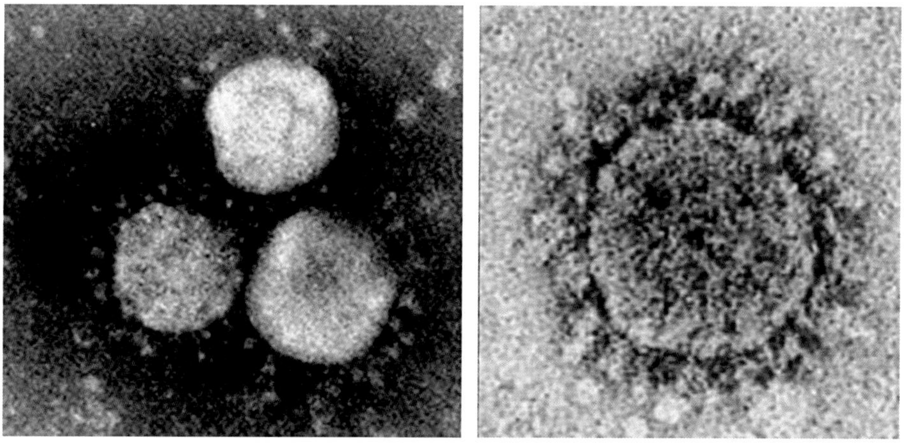

彩图 2-13　电镜下的 SARS 冠状病毒

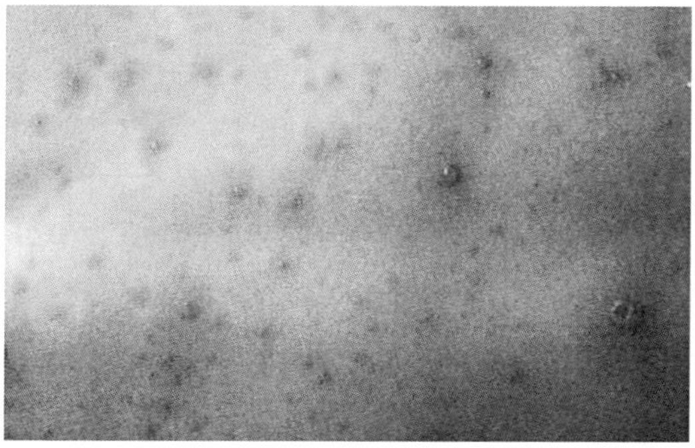

彩图 2-14　水痘四期皮疹

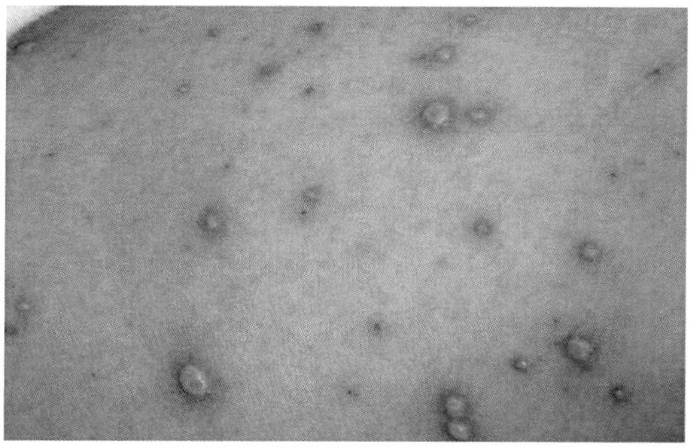

彩图 2-15　水痘脓疱疹

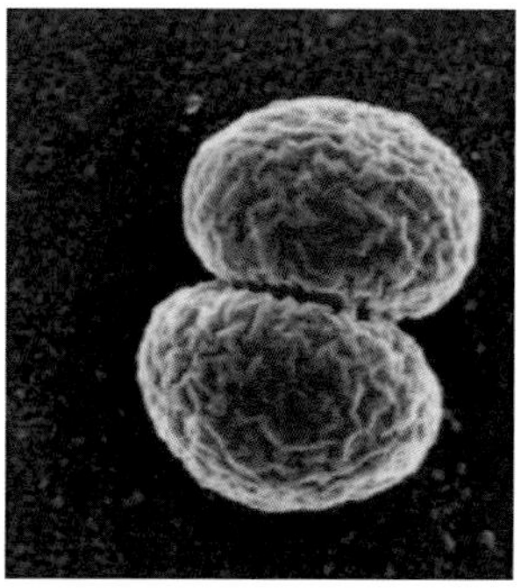

彩图 3-1　脑膜炎双球菌示意图

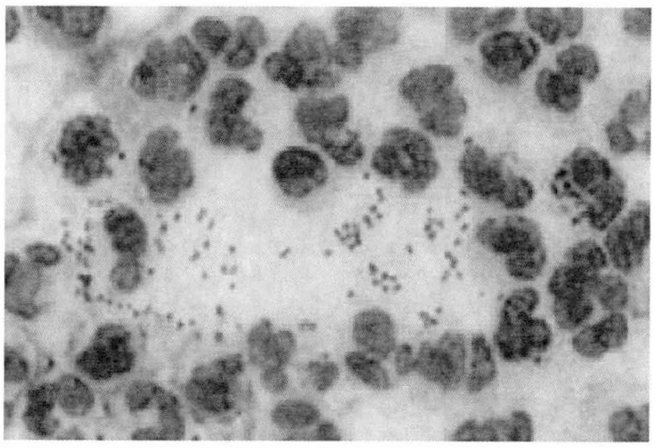

彩图 3-2　经革兰染色的细胞外脑膜炎双球菌

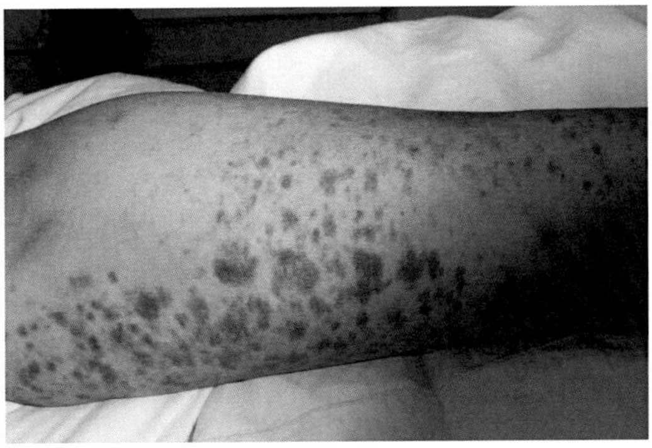

彩图 3-3　流脑患儿皮肤的瘀点、瘀斑

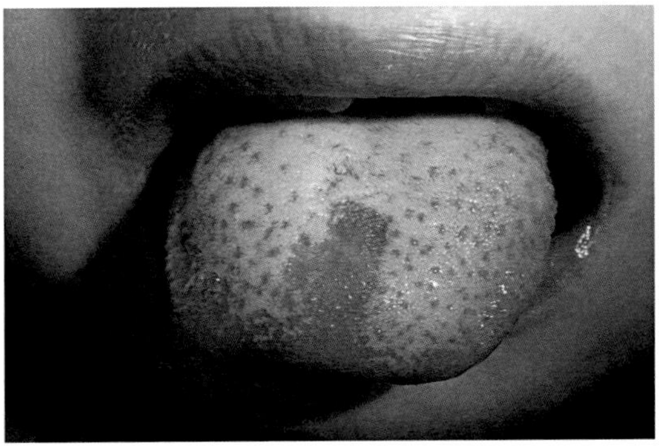

彩图 3-4　猩红热草莓舌

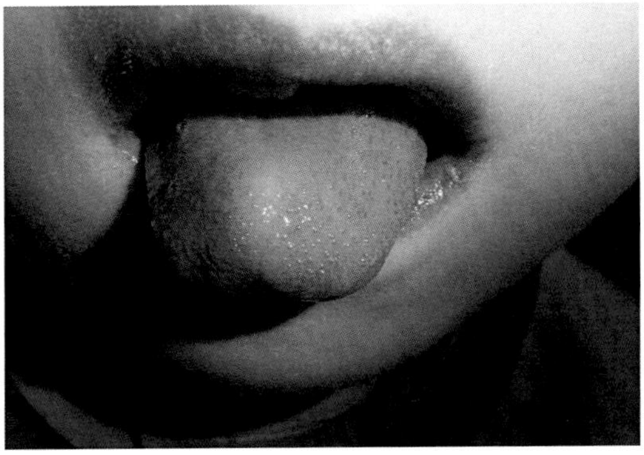

彩图 3-5　猩红热杨梅舌

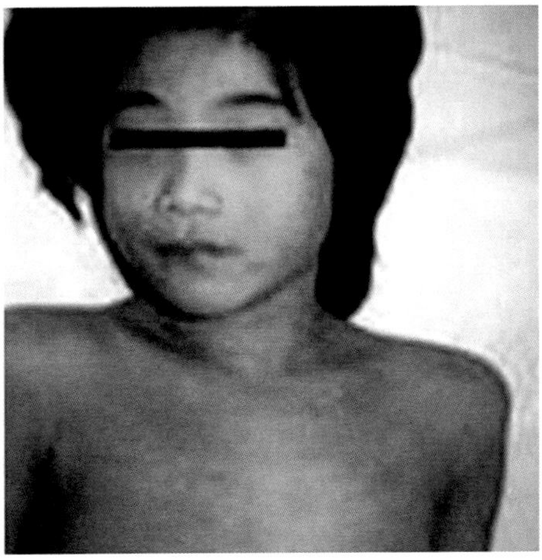

彩图 3-6　猩红热皮疹

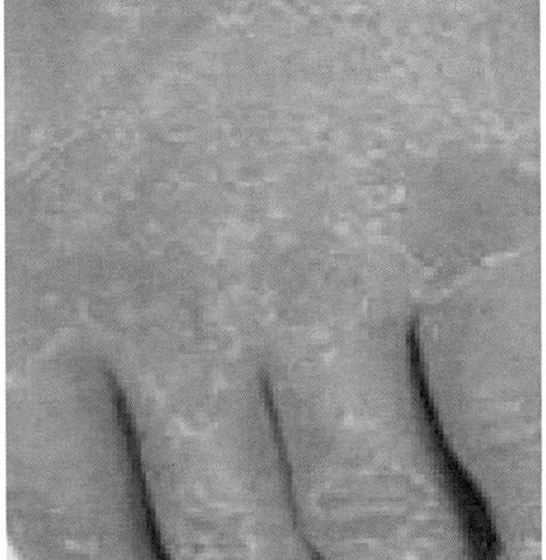

彩图 3-7　猩红热患儿手部脱皮

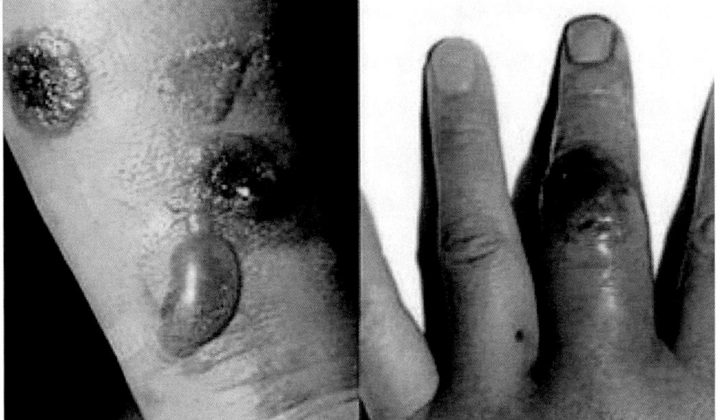

彩图 3-8　皮肤炭疽

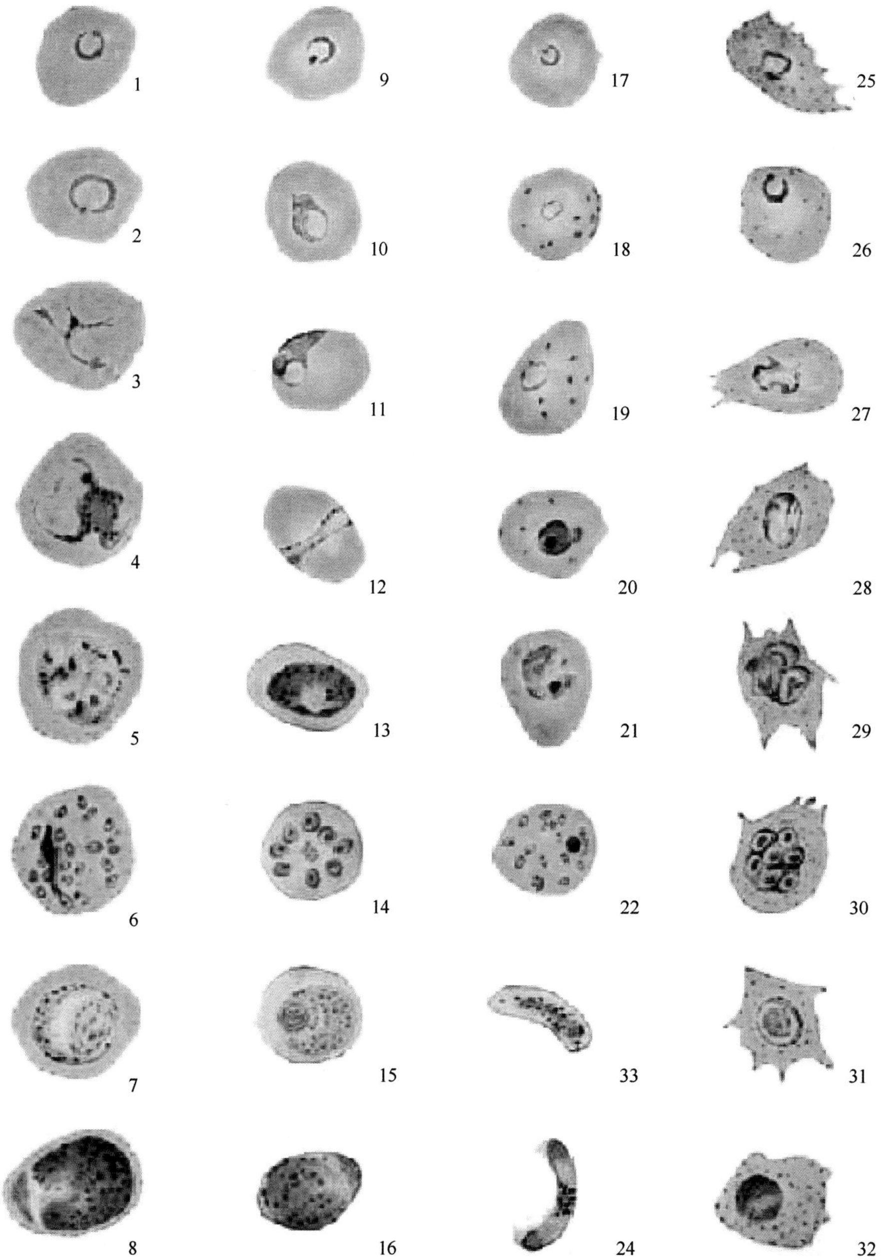

彩图 5-1　四种疟原虫的形态

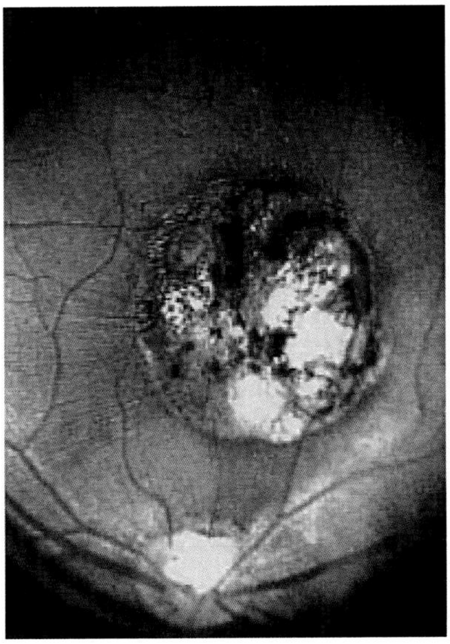

A

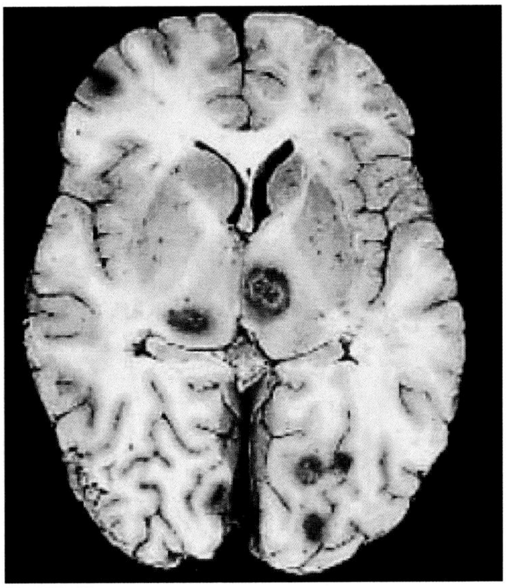

B

彩图 5-2　眼弓形虫病灶和脑弓形虫病灶

A. 眼弓形虫病眼底病变：弓形虫眼病的主要特征为视网膜和脉络膜损伤；B. 脑弓形虫病病理标本：脑弓形虫病是艾滋病患者常见的并发症之一，图中脑切面显示广泛的坏死灶

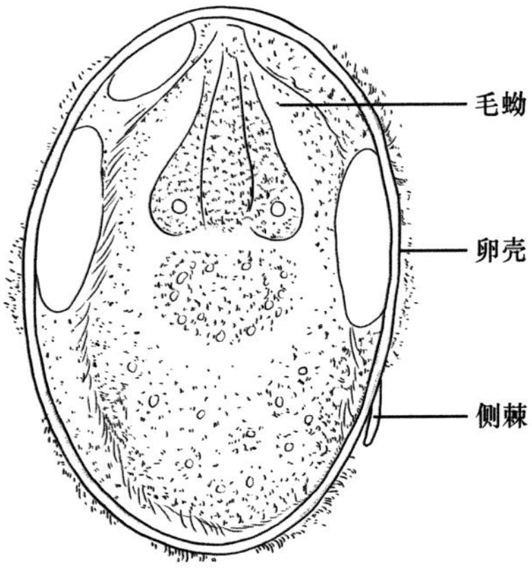

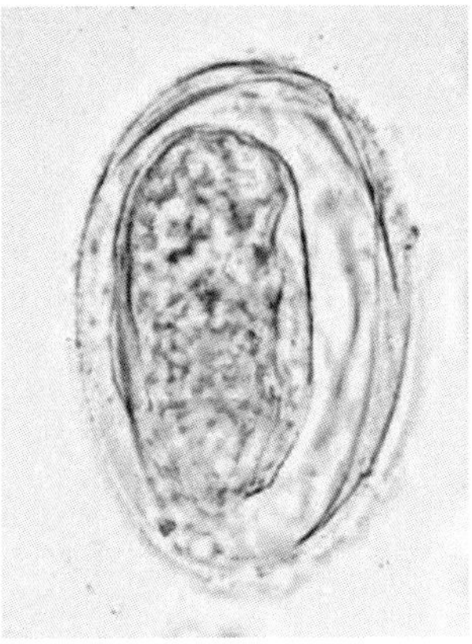

彩图 6-1　日本血吸虫虫卵

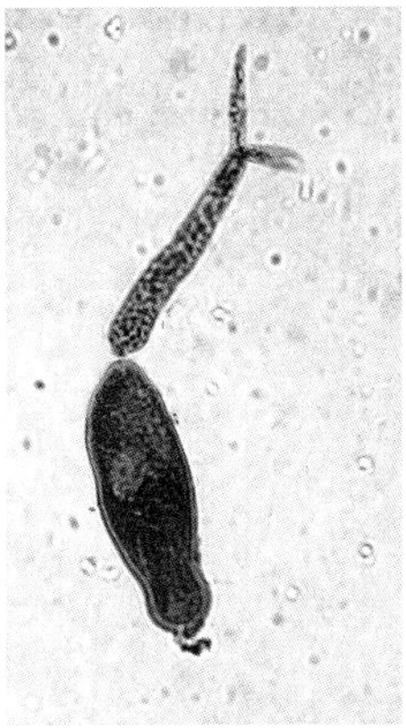

彩图 6-2　日本血吸虫的感染阶段：尾蚴

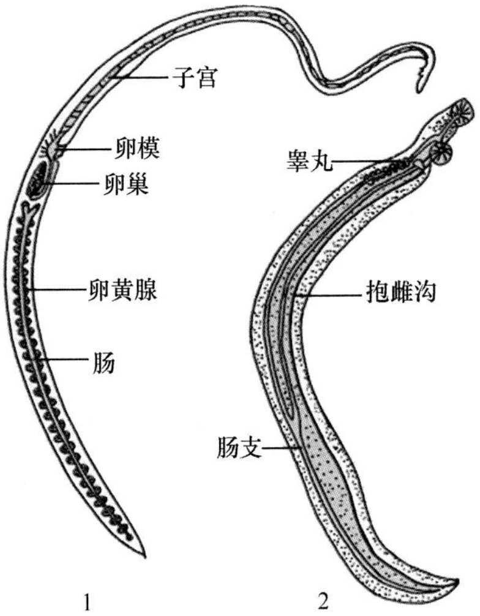

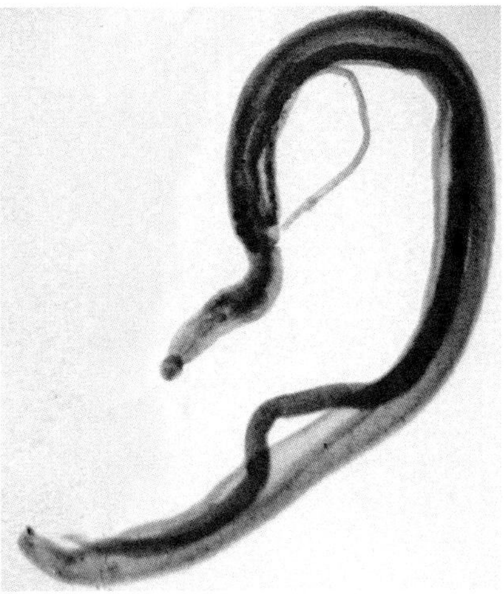

雌雄合抱

彩图 6-3　日本血吸虫的成虫

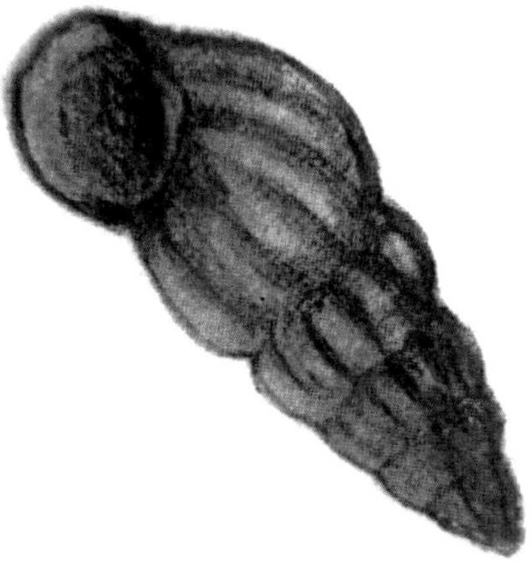

彩图 6-4　日本血吸虫的中间宿主：钉螺

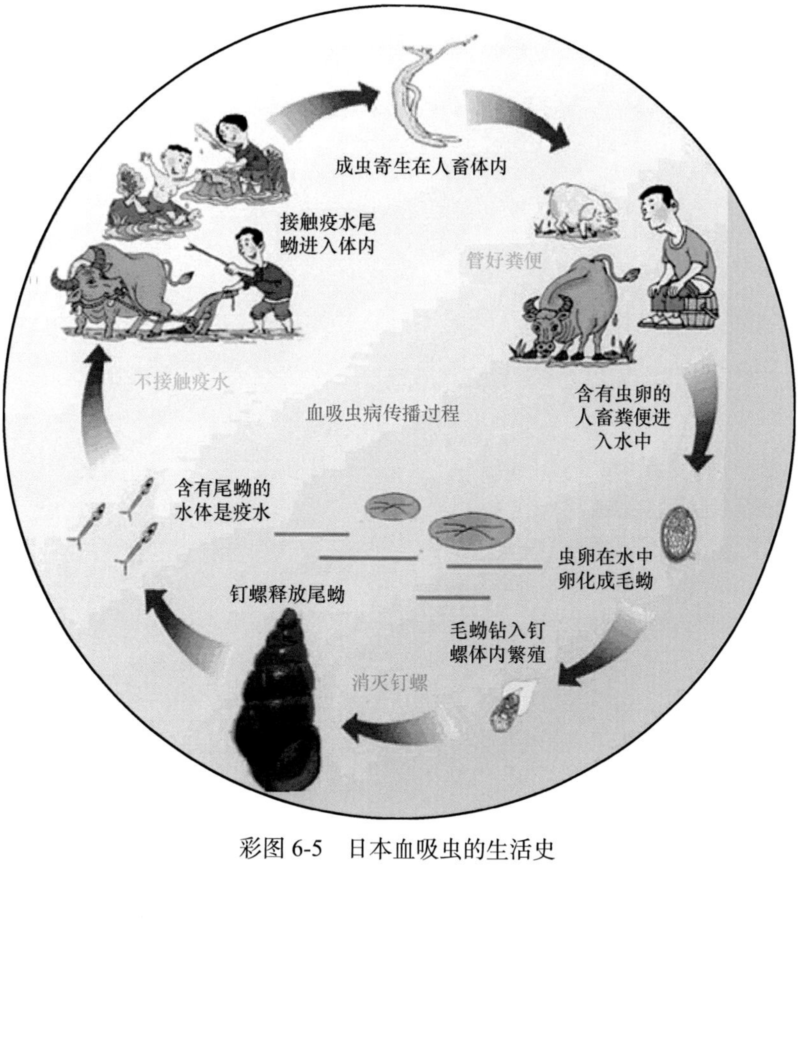

彩图 6-5　日本血吸虫的生活史

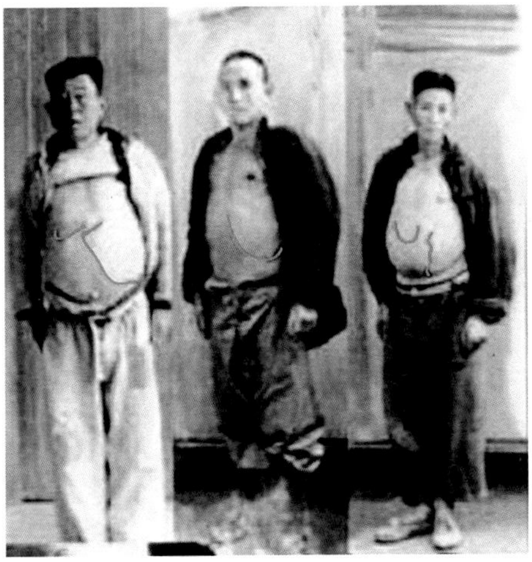

彩图 6-6　晚期血吸虫病的巨脾和腹水

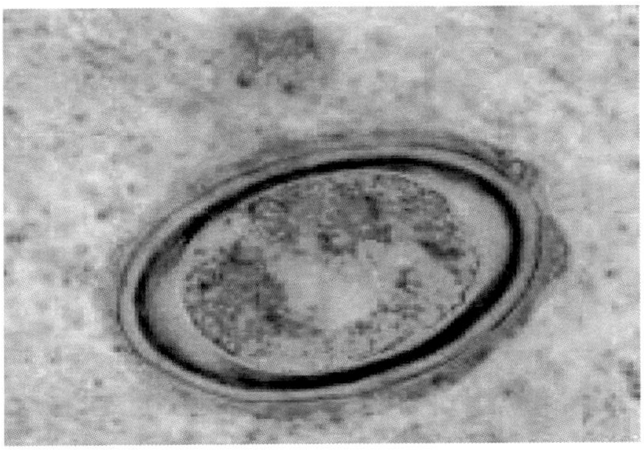

彩图 6-7　受精的蛔虫卵

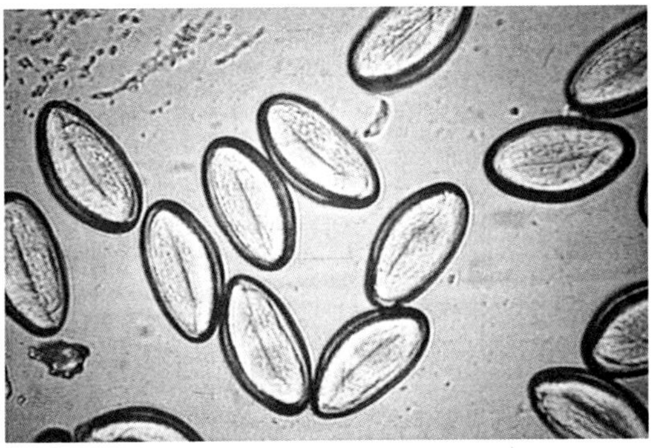

彩图 6-8　蛲虫卵

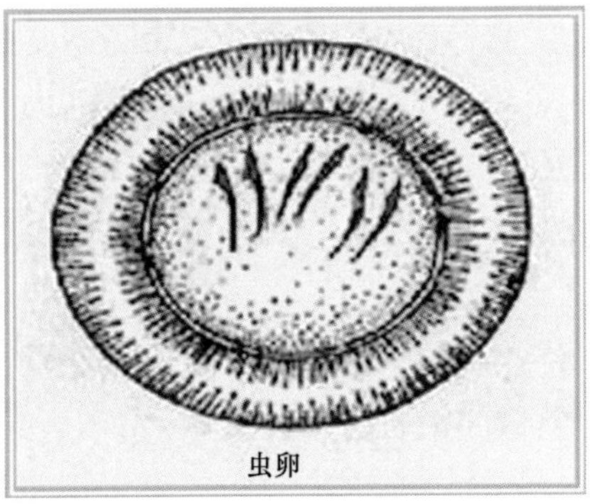

彩图 6-9　带绦虫卵

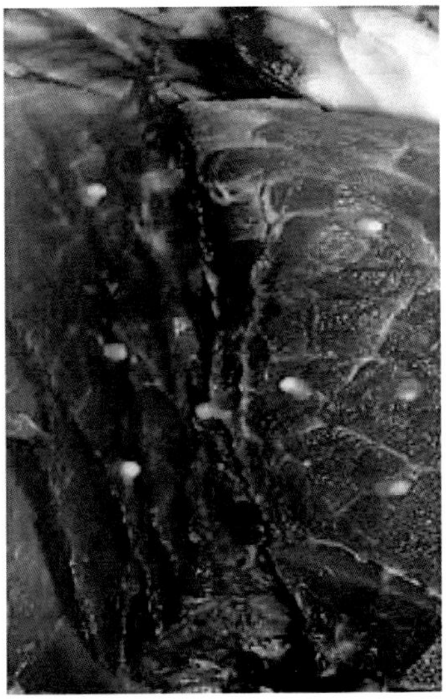

彩图 6-10　米猪肉

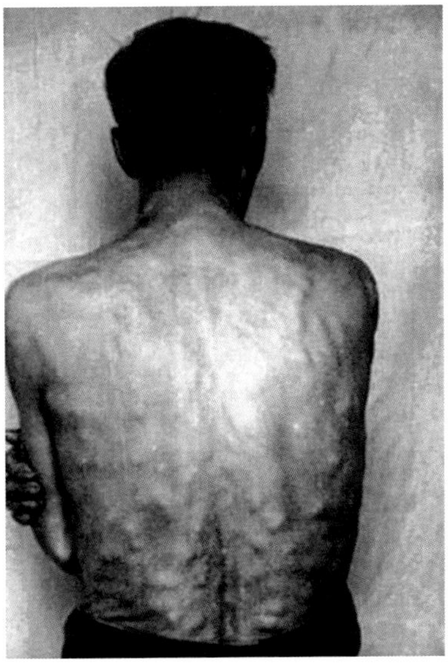

彩图 6-11　皮下囊虫病